U0224208

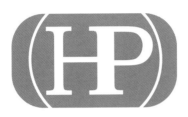

用心研创　值得尊重

皮书研创
不在于发现新大陆，而在于分享新方案

侯胜田教授
"健康经济与管理系列"总主编

健康经济与管理系列

森林康养蓝皮书

中国森林康养发展报告（2022）

李　莉　侯胜田　主　编

王春波　韩雪飞　李益辉　副主编

中国商业出版社

图书在版编目（CIP）数据

中国森林康养发展报告.2022/李莉，侯胜田主编
.--北京：中国商业出版社，2022.11
（健康经济与管理系列.森林康养蓝皮书）
ISBN 978 - 7 - 5208 - 2292 - 3

Ⅰ.①中…　Ⅱ.①李…②侯…　Ⅲ.①森林生态系统
—医疗保健事业—产业发展—研究报告—中国—2022
Ⅳ.①R199.2

中国版本图书馆 CIP 数据核字（2022）第 205261 号

责任编辑：管明林

中国商业出版社出版发行
（www.zgsycb.com 100053　北京广安门内报国寺 1 号）
总编室：010 - 63180647　编辑室：010 - 83114579
发行部：010 - 83120835/8286
新华书店经销
北京博海升彩色印刷有限公司印刷
＊
787 毫米×1092 毫米　16 开　25.5 印张　475 千字
2022 年 11 月第 1 版　2022 年 11 月第 1 次印刷
定价：188.00 元

＊＊＊＊＊
（如有印装质量问题可更换）

《中国森林康养发展报告（2022）》

编 委 会

名 誉 主 任：贾治邦

主　　　　任：张　蕾

副 主 任：李　莉　徐卫伟　侯胜田

主　　　编：李　莉　侯胜田

副 主 编：王春波　韩雪飞　李益辉

常 务 编 委：（按姓氏笔画排序）

丁章超　王　苗　王国付　王春波　师东菊

朱桂祯　向月应　刘　楠　刘国栋　李　英

李　享　李　莉（北京市中医药研究所）

李　莉（北京林业大学）　　　李东科　李益辉

杨思秋　吴建平　何　梅　冷文涛　张　燕

张秀丽　张建国　陈令君　陈继林　欧阳静

罗惠宁　赵汉青　荣胜忠　侯胜田　徐卫伟

徐鸿虹　郭　昆　曹　峰　蒋　锋　韩雪飞

编　　　　委：（按姓氏笔画排序）

丁章超　王　苗　王天琦　王国付　王春波

王思宇　白思敏　白科阳　冯居君　师东菊

曲婉莹　朱桂祯　向月应　刘　楠　刘国栋

刘庶明　关竹君　孙　一　孙布克　李　英

李　享　李　莉（北京市中医药研究所）

李　莉（北京林业大学）　　　李　莹　李元欣

李艺清　李东科　李永杰　李益辉　杨思秋

吴建平	何　梅	何雅莉	冷文涛	张　红
张　燕	张秀丽	张建国	陈令君	陈继林
欧阳静	罗惠宁	郑心文	赵　勤	赵汉青
赵红梅	荣胜忠	胡玉安	侯胜田	姜梦吟
徐卫伟	徐施为	徐鸿虹	高　娜	郭　昆
曹　峰	曹永葆	曹晓红	崔玉范	董美佳
蒋　锋	韩雪飞	焦科兴	温　婷	

课题组成员：（按姓氏笔画排序）

丁章超	王　苗	王天琦	王国付	王春波
王思宇	王思涵	尹　薇	白思敏	白科阳
冯居君	师东菊	曲婉莹	朱桂祯	向月应
刘　楠	刘国栋	刘庶明	关竹君	孙　一
孙布克	孙美琪	李　英	李　享	
李　莉（北京市中医药研究所）		李　莉（北京林业大学）		
李　莹	李元欣	李艺清	李东科	李永杰
杨思秋	肖建才	时佳美	吴建平	何　梅
何雅莉	冷文涛	沈远哲	张　红	张　燕
张秀丽	张建国	陈令君	陈继林	欧阳静
罗惠宁	郑心文	赵　勤	赵汉青	赵红梅
荣胜忠	胡玉安	侯胜田	姜梦吟	顾海松
徐卫伟	徐施为	徐鸿虹	高　娜	郭　昆
曹　峰	曹永葆	曹晓红	崔玉范	董美佳
蒋　锋	蒋立聪	韩雪飞	焦科兴	温　婷

秘　书　长：冷文涛

副秘书长：刘国栋　王天琦　李艺清

秘书处成员：李　享　焦科兴　董美佳　杨思秋

《中国森林康养发展报告（2022）》
主要编撰者简介

李　莉　医学博士，研究员，现任北京市中医药研究所资源中心学科带头人，北京中医药大学临床医学院特聘副教授。北京中医医院道地药材标准化及溯源体系"明药工程"首席专家、北京市中医药管理局一带一路"新时代神农尝百草工程"项目负责人、国际中医药健康产业发展智库特聘专家、国家自然基金委评议评审专家、中国中药协会精准专业委员会副主任委员兼副秘书长、北京中医药发展基金会黄精专业委员会副主任委员。主要从事道地药材种质评价与标准化研究，中药资源开发利用研究、运用整体观和全息论针对国内外不同禀赋体质人群的中医康养体系研究功能食品开发利用。

侯胜田　管理学博士，北京中医药大学教授、国家中医药发展与战略研究院健康产业研究中心主任。兼任上海交通大学健康长三角研究院健康旅游研究中心主任、北京中医生态文化研究会健康旅游专业委员会会长、世界中联国际健康旅游专业委员会副会长、中国老年学和老年医学学会国际旅居康养分会副主委、世界中联医养结合专业委员会副会长、中国中医药信息学会医养居分会副会长、"健康经济与管理系列"蓝皮书总主编、《全球中医药蓝皮书》《森林康养蓝皮书》《健康旅游蓝皮书》《中医医馆蓝皮书》《康养旅居蓝皮书》主编。研究方向：健康经济与管理、全球健康与中医药、康养休闲旅游、医院领导力与管理。发表研究领域中英文论文90余篇，出版专著和教材20余部，承担过多项国家社科基金、教育部社科基金和北京市社科基金课题。主持研创"中国森林康养基地发展指数""中国中医药健康旅游目的地发展指数""中国康养旅居目的地发展指数""中国温泉康养基地发展指数""全球中医药发展指数"等中国式康养产业指数系列。

王春波　　管理学博士，高级工程师，国宏新型城镇化发展联盟执行主席，林大森林康养产业公司董事长，中国建设第一传媒合伙人。兼任中国社会科学院大学研究生特聘导师、清华大学和北京林业大学研究生校外导师、中国工程咨询博物馆高级顾问等。曾在多家集团公司担任高管职务，参与多个森林康养、文旅度假、田园综合体项目运作。出版《中国森林康养需求分析及需求导向的产业供给研究》等专著，并在国际、国内核心期刊发表论文 20 余篇。

韩雪飞　　管理学博士，现就职于天津中医药大学管理学院。主要研究方向：创新创业管理，中医药创新管理。参与项目曾获科技部提名国家科技进步一等奖。《中医药健康旅游蓝皮书》常务编委，在加入天津中医药大学管理学院之前曾从事研究顾问及企业管理工作，负责过多个土地整理、工业园区开发、主题公园及综合体项目的策划及拓展工作。

李益辉　　林业高级工程师，中国林业产业联合会森林康养分会副理事长兼秘书长、国家林草局森林康养国家创新联盟副理事长兼秘书长，《森林与健康》杂志社社长。国家林草局《森林康养与森林养老研究》《森林康养与乡村振兴实施途径研究》课题负责人，组织和参与编写《森林康养基地质量评定》《森林康养基地建设总体规划导则》《国家级森林康养基地标准》《国家级森林康养基地认定办法》《国家级森林康养基地认定实施规则》《森林康养基地命名办法》等行业标准与团体标准；曾获林业部科学技术奖三等奖。

摘　要

《中国森林康养发展报告（2022）》是国内第一本关于森林康养产业发展的综合报告。本报告注重专业性、实证性、前瞻性、时效性、热点性，基于森林康养发展现状和大量数据，分析森林康养未来发展趋势。本报告旨在推动森林康养产业高质量可持续协调发展，总结与传播中国式森林康养发展典型经验与创新模式，对于了解森林康养产业进展，制定森林康养产业发展计划，建设森林康养基地，强化地方政府、地方企业的专业品牌形象，具有积极、重要的价值。

《中国森林康养发展报告（2022）》是森林康养产业发展研究领域的重大成果。本报告采用文献研究、实地研究、问卷调查、专家访谈、比较研究等综合研究方法，从中国森林康养总体发展现状、森林康养在不同区域的进展状况、不同基地的管理和运营，以及森林康养产业政策、人才培养与科研合作等多个维度进行了研究与分析；报告还介绍了森林康养发展较为成熟国家的经验，探讨了对中国森林康养发展的启示。

本报告共分六个部分，具体由 25 篇报告构成。第壹部分总报告（HB.01）系统梳理了森林康养产业的起源与演进、研究与教育等产业实践以及国内外发展现状等，总结分析了森林康养在发展过程中存在的主要问题。建议森林康养产业未来发展应推动产业融合，明确市场定位，完善相关配套设施，加快人才培养。在此基础上，报告对森林康养产业的发展趋势和前景进行了展望。

第贰部分区域发展篇（HB.02 - HB.05）对中国典型区域森林康养产业发展状况进行了分析和介绍。本篇首先系统地描述了长三角地区森林康养产业发展的现状，包括森林康养自然资源、森林康养产业经济、森林康养政策支持等方面的内容，同时在介绍三省一市各自发展森林康养产业经验的基础上，剖析了长三角地区森林康养产业存在的问题，并提出了针对性的发展建议，包括加强康养联动机制、促进产品多元化发展、树立森林康养品牌形象、强化森林康养智力支撑等。本篇还分析了海南省热带雨林康养产业发展现状与前景，建议建立热带雨林康养创新示范区、制定热带雨林康养产业发展规划、出台促进热带雨林康养产业发展若干扶持政策、创新热带雨林康养产业发展模式与行业标准等。本篇《浙江森林康养产业现状与展望》（HB.04）分报告认为，浙江省存在的问题主要有供给侧和需求侧不对称、基地建设内涵有待提升、专业人才供给严重不足和支撑理论体系尚不完善等。未来发展趋势上将会呈现出供需更加趋近均衡、内涵持续提升、支撑更加坚实等特征。

《牡丹江地区森林康养旅游发展报告》（HB.05）采用文献研究、实地调研等方式收集黑龙江省牡丹江地区森林康养基地建设、旅游产业发展等资料，分别从牡丹江地区森林康养基地建设概况、消费者特征分析、康养基地时空特征与影响因素研究、森林康养旅游发展经验等层面对牡丹江地区森林康养旅游发展情况进行深入分析，结合其区域特色与自然优势，认为牡丹江地区森林康养旅游应重点促进产业融合，在"森林康养旅游＋中医药"、"森林康养旅游＋文化"以及"森林康养旅游＋数字经济"等领域实现突破与提升。

第叁部分基地发展篇（HB.06 - HB.11）由6篇分报告组成，主要介绍几家森林康养基地的建设和运营经验。本篇的重点是三篇评价报告，基于北京中医药大学侯胜田教授研究团队开发研制的森林康养基地评价体系，分别对国家森林康养基地、东北地区森林康养基地和陕西省森林康养基地进行了系统评价。该评价体系运用文献研究、问卷调查等方法，从消费者视角对国家森林康养基地展开评价，系统分析了40家国家森林康养基地总体发展指数及森林资源、生态环境、产品与服务、康养设施、中医药特色、配套设施、经营管理7个维度的发展指数。根据数据结果，分析森林康养基地发展中存在的主要问题，并提出了推动产业融合、明确市场定位、完善配套设施、加强品牌建设、促进人才培养等针对性的对策和建议。

《中国森林康养基地健康服务现状与前景》(HB. 11) 认为从政策工具来看，中国森林康养健康服务政策力度普遍偏弱，政策工具使用以需求型工具占比最高，供给型和环境型政策工具应用相对较少。报告建议借助当前机遇，扩大发展优势，发挥杠杆效应；弥补行业短板，降低抑制性；以优势为依托，培育行业特色，减少脆弱性；要有的放矢，聚焦重点，解决行业关键问题。

第肆部分规划运营篇 (HB. 12 – HB. 17) 包括 6 篇分报告，分别对消费者消费意愿和态度、服务与产品开发、产业规划、养生园发展现状、少数民族医药在森林康养中的应用以及森林康养基地服务体系与运营管理进行了系统分析。《中国北方森林康养旅游消费意愿调查报告》(HB. 12) 在描述中国北方森林康养基地概况和探寻康养旅游发展存在问题的基础上，分析节俭与感知收益对森林康养旅游消费意愿的影响，并基于研究结论，分别对如何强化森林康养市场营销、加强森林康养旅游产品营销、强化城市居民森林康养旅游消费认知提出了具体的对策建议。

《河北省森林资源与康养开发研究》(HB. 13) 根据统计数据及调研结果，运用态势分析方法从政策、资源、市场三个层面剖析全省发展森林康养的优势、劣势、机遇及威胁，认为自然资源、历史文化资源及地域人口优势有利于发展森林康养产业，而认识不足、人才短缺、形式单一、营销落后是影响发展的主要原因，并为河北省发展森林康养产业提出加强环境建设、加快打造森林康养试点基地、加强品牌宣传、系统整合资源等建议。

贵州森林康养资源多彩丰富，《贵州省森林康养产业现状与未来规划》(HB. 14) 围绕全省产业空间布局、人才体系建设、多业态融合发展等方面，提出要科学布局康养产业空间结构、合理优化森林康养资源环境、完善森林康养基础设施、推进森林康养产业融合发展、丰富森林康养产品、培养森林康养人才、增强森林康养能力体系建设。《中医药养生园的发展现状、战略与展望》(HB. 15) 从中医药养生文化、药性理论和养生园的布局与项目合理搭配等角度综述了中医药养生园发展现状，并根据中国养生园林现存的局势提出了合理的战略分析。为推动中医药园林高质量发展，报告从"机制、布局、宣传"等层面提出了具体的发展建议。

《少数民族医药在森林康养中的应用现状与前景》(HB. 16) 阐述并分析了当前少数民族医药与森林康养产业各自的发展现状及问题，并根据当前产业面临的情况，从打造品牌与特色主题、挖掘自身资源价值和培养高素质人才等方面提出了具体建议。《森林康养基地医养服务体系建设与运营管理》（HB.17）认为森林康养是林业、医学与旅游业三大领域融合形成的新兴产业，目前医学融入森林康养服务体系不完善，缺乏森林康养功效的实证研究是制约森林康养产业高质量发展的主要因素。在健康医学与森林康养深度融合的战略指导下，应加快建设森林康养基地医养服务体系，加强标准规范的运营管理，推动森林康养产业高质量发展。

第伍部分科教与标准篇（HB.18 - HB.22）包括5篇分报告。首篇分报告对森林医学研究与实践进展进行了简要回顾，作者认为十多年来中国的医务工作者和林业领域的专家进行了卓有成效的森林康养（森林医学）研究与实践，不仅包括森林环境对健康人群的保健效应研究，也阐明了森林康养对常见慢病人群的辅助治疗作用及其机制，同时还探讨了几个常见树种森林浴对人体健康的促进效应。

《森林食品在森林康养中的开发利用》（HB.19）分报告以50个首批国家森林小镇建设试点为研究对象，对国家森林小镇中的康养产业、康养产业中的森林食品及森林食品开发利用的现状与存在问题进行深入研究，提出相应建议，并从贯彻习近平生态文明思想和新发展理念的重要举措、推动新时代林草事业高质量发展的客观需要、实现供给侧结构性改革的必然结果三个方面，对产业发展前景进行展望，以期能对国家森林小镇康养产业中森林食品的开发利用提供有意义的借鉴。

《森林康养教育与人才培养现状与前景》（HB.20）介绍了德国、日本、韩国、中国等国家森林康养人才培养模式，从学科建设、培养路径、资源整合等方面分析了森林康养人才培养问题。针对目前森林康养师培训教学缺乏系统观、学科零散无体系、实操培训少及跨学科运用不足等问题，从基础知识培养、服务技能培训、综合素质提升三个方面提出具体建议。《森林康养标准研制进展及完善对策》（HB.21）采用文献研究、专家访谈等方法收集有关森林康养产业的标准，通过系统梳理森林康养产业标准及有关行政主管部门、学会、协会的职能职责和业务管理工作特点，总结当前森林康养产业标准化发展现状，认为目前森林康养产业标准化发展还存在标准体系不完善、标准制定内容存在交叉，缺乏标准实施评价等问题，为此亟需制定相应对策，构建科学完善的森林康养标准体系，加强多学科基础实证研究，开展标准实施与评价，更好地推动森林康养产业可持续发展。

《基于消费者视角的中国森林康养基地评价指标体系及其应用》（HB.22）分报告对北京中医药大学侯胜田教授研究团队研制的中国森林康养基地评价指标体系及其应用进行了概要介绍。森林康养基地评价指标体系作为一种深化对标管理和基地发展评判的工具，对基地发展具有重大意义。报告认为，经过几年的应用和修正，该评价指标体系已经成为评价中国森林康养基地的有效工具。政府、经营者、咨询公司等相关组织及专家学者可以通过收集整理评价数据进行分析，用于考核验收试点建设单位、开展科研分析、制定产业规划；消费者也可以根据评价结果理性选择合适的基地，进而促进森林康养产业规范化发展。

第陆部分国际借鉴篇（HB.23 – HB.25）共包括3篇分报告。《北美森林康养理论与创新》（HB.23）对北美森林康养理论与创新进行了梳理介绍，阐述和展示新一代信息赋能森林康养的创新技术。《韩国森林康养发展报告》（HB.24）运用文献研究等方法收集韩国森林康养的相关文献，从韩国森林康养的发展概况、韩国森林康养在不同人群的应用现状、韩国森林康养的政策及实践效果以及韩国森林康养发展的关键问题及未来发展路径四个方面，对韩国森林康养进行系统性的研究。《德国森林康养发展经验总结及对中国的启示》（HB.25）分析了德国发展森林康养的资源基础、森林资源利用史、森林康养发展背景及历史进程，并以最典型的森林康养基地为例，分析其成功经验，并探讨了对中国森林康养发展的启示。

关键词：森林康养；森林疗养；森林医学；森林康养基地；森林康养产业

目 录

壹

总 报 告

HB.01 森林康养进展与未来展望

摘 要： 近年来，随着人民群众多层次、多样化健康需求持续快速增长，森林康养越来越成为消费者青睐的旅游休闲形式。本报告系统梳理了森林康养产业的起源与演进、研究与教育等产业实践以及国内外发展现状等，总结分析了森林康养在发展过程中存在的主要问题。建议中国式森林康养产业未来发展应推动产业融合，明确市场定位，完善相关配套设施，加快人才培养。在此基础上，报告对森林康养产业的发展趋势和前景进行了展望。

关键词： 森林康养；产业进展；推进策略；未来展望

引言

近年来，人口老龄化进程加速和人群亚健康问题加剧的现状催生着庞大的康养需求，康养旅游产业迅速发展。随着经济发展和消费观念转变，加之新型冠状病毒肺炎疫情的影响，人们敬畏自然、亲近自然的意识进一步增强。在此背景下，以优质的森林资源为基础，以保障群众身心健康为目的的森林康养，逐渐成为国内外消费者青睐的旅游休闲形式。

国外较早开展了森林康养产业实践，如德国的"基地疗法"、美国的"康复疗法"、日本的"森林医疗"、韩国的"自然修养林"等。而中国森林康养产业发展尚处于起步阶段。放眼世界，中国发展森林康养具有自然、历史、人文的特殊性和叠加性，具有得天独厚的发展优势。近年来，在国家推行"美丽中国"和"健康中

---

① 侯胜田，管理学博士，北京中医药大学管理学院教授，研究方向：健康经济与管理、中医药发展战略、健康旅游、森林康养。

② 李莉，医学博士，北京中医药研究所研究员，研究方向：地道药材种质评价与标准化、中药资源开发利用。

国"的战略背景下，森林康养产业作为林业、旅游业、健康产业等相关产业相互交融、延伸而形成的新兴业态，具有良好的发展机遇和广阔的发展前景。

自 2012 年北京首次提出森林康养理念以来，在国家政策的大力支持下，中国森林康养产业蓬勃发展。如何科学合理地开发利用森林资源，实现森林资源价值与人类健康需求相匹配，如何准确进行市场定位、明确目标群体，推进森林康养旅游产业快速发展成为亟待解决的问题。因此，本报告通过梳理国内森林康养产业演进历程和发展现状，借鉴国外相关产业发展优势，分析总结目前森林康养产业发展存在的问题并提出相应的对策建议。

一、森林康养产业演进：起源与现状

"森林康养"一词是个舶来品，最早起源于西方国家。"森林康养"是在援引西方所称的"森林浴""森林医学"等名词的基础上而形成的一个本土化概念，业界有"森林疗养""森林养生"等说法，内涵外延也有些许差别。在实践中，"森林疗养"可能更关注医学和技术视角，"森林康养"则主要基于产业视角。随着产业的发展，各类文献中对其概念的界定已经有了诸多讨论。参考其他学者观点，结合产业实践经验，本研究将森林康养定义为以优质的森林资源和良好的生态环境为基础，以现代医学和传统医学为指引，以维护、改善和促进社会公众健康为目的，使其达到身体上、精神上的完满状态和适应力提升的产品（货物和服务）的生产活动的集合。"森林康养"的生成缘起既是人类中心主义的反思觉醒，也是中国森林产业转型升级的必然结果。随着产业实践的不断深入，森林康养产业边界不断延伸、概念内涵不断丰富。

（一）森林康养活动的起源

森林康养起源于德国，早在 19 世纪 40 年代德国就提出这一理念并于巴登·威利斯赫恩镇创立了世界上第一个森林浴基地[1]。随后，森林康养在美国、欧盟、日本和韩国等地兴起，并得到快速发展。1982 年，日本森林管理厅将"森林浴"纳入民众的健康生活方式之一，并于 2006 年提出"森林疗法"，并建立了首个森林疗法基地认证体系[2]。韩国借鉴其他国家康养产业发展模式，于 1988 年创建了自然修养林，先后修订颁布《森林文化及休闲活动法》《森林文化·休养法》[3]，并成立国家修养管理所，进一步丰富了产业发展模式。美国每年大约有 3 亿人次前往森林游览、观光，各地均建有"森林医院"[4]。

在中华民族悠久的历史发展进程中，中国人很早就开始了对森林康养的体验和实践。战国时期管仲的《管子》卷五十八《地员篇》、唐朝李白的《山中问答》和白居易的《庐山草堂记》、东晋王羲之的《兰亭集序》等众多文人墨客了均表达了古代人们崇尚自然山川草木的康养理念。现代森林康养产业起步较晚，中国台湾是我国最早开始森林康养实践的地区。1982 年，湖南省建立了张家界国家森林公园，其他省/市也依托地方优势开始逐渐建立森林浴场所，比如北京的红螺寺松林浴园等。

（二）森林康养产业的演进

19 世纪 40 年代，德国率先提出森林浴的概念。在 20 世纪 80 年代，德国就已建立了 300 多个疗养基地，并配备了疗养师，还将森林康养项目纳入医疗体系，使森林康养获得群众的认可。[5]后来，日本、韩国、美国相继开始发展森林康养产业。相较于国外，国内森林康养的开展起步较晚，但是发展较为迅速。

中国森林康养研究实践始于 20 世纪 80 年代中国台湾、湖南等地开始规划建设森林浴场。进入 21 世纪，人类健康与森林资源日益受到更多的关注，森林旅游、森林养生等逐渐向森林康养转变。北京、湖南、四川等地自 2010 年率先开始对森林康养进行研究和建设。2014 年，中韩合作建设的八达岭林场森林体验中心正式对外开放。2015 年，森林康养列入国家林业"十三五"规划。2019 年，国家林业和草原局（简称国家林草局）、民政局、国家卫生健康委员会（简称国家卫健委）、国家中医药管理局四部门联合发布《关于促进森林产业发展的意见》，启动第一批国家森林康养基地申报工作，2020 年公布了 21 家以县为单位和 86 家以经营主体为单位申报的国家森林康养基地名单。近年来，四川、福建、浙江、广东、贵州、山东等省林业主管部门也就森林康养相关建设进行了探索，开始遴选省级森林康养基地，积极推动形成以森林康养为中心的新产业中心。

二十年来，中国森林康养基地大多是从通过国有林场转型而来，依托自然资源和人文资源等天然禀赋，引进国际先进理念和产业模式，推动森林康养产业发展。但是中国森林康养产业仍处于起步阶段，产业融合度不高，基地功能定位复杂混乱。对政府、经营者而言，还面临选址建设、管理体制研究、民众接受度等方面的挑战。国家林草局与德国、日本、韩国等国就森林康养项目引进与推广积极研究探讨，准备在有关方面进行全面合作，向国际成熟的森林康养体系不断学习，如今已初具成效。

（三）森林康养产业研究与教育

产业的实践发展也推动着学术研究、培训、教学等相关工作的探索。通过查阅知网、万方、维普、Pubmed 等学术数据库发现，国外对森林康养的研究较早，研究内容主要包括森林康养与人体健康的效应研究、运营模式研究、基地评价体系研究等。而中国对森林康养的研究起步晚，早期学者主要关注森林环境、学习国外森林浴等。自2015年，随着国家发布相关文件，政策的导向以及人民群众康养需求的增加，使得森林康养成为国内学术研究热点，相关研究迅速增多，研究方法也更为丰富，从定性到定性与定量相结合，每年发文上百篇，研究内容主要集中在森林康养概念、发展效益、产业发展、产品开发、森林康养消费者、中医药森林康养等。根据现有研究推测，未来几年森林康养相关研究的发文量将继续呈上升趋势。

复合型、专业型人才是推动森林康养产业可持续发展的重要因素。日本、韩国和德国对于森林康养专业人才培养十分重视。其中，日本建立了完善的森林疗养师考核机制，不仅要求掌握森林医学技能，了解林学、生态学、森林药学、心理健康等知识，掌握急救等安全保障技能，还对个人素质与能力等提出了高要求。中国森林康养产业也十分重视人才培养，截至2021年，中国林业产业联合会森林康养分会累计举办4期森林康养师培训班，国内第一批、共300余位初级森林康养师完成课程内容学习、正式结业。广西壮族自治区林业局、江西省林业局、福建省林业局、贵州省林业局、浙江省林业局陆续开展了森林康养人才的专业培训工作。此外，已有高等院校启动森林康养方向的专业建设和招生以储备高素质人才，比如北京林业大学、东北林业大学、福建农林大学等院校积极成立森林康养相关专业和探索课程设置等工作，并已有多名研究生以森林康养为研究主题获得了硕博学位。北京林业大学的《森林康养学》、福建农林大学的《森林康养活动设计理论与实践》、华南农业大学的《森林康养概论》、山西农业大学的《森林康养资源学》等多本教材，均已被纳入国家林草局"十四五"规划教材立项目录。

（四）森林康养重要政策与标准

森林康养产业的发展离不开政策的支持，中央和地方先后发布了一系列促进森林康养发展的相关政策和公告，为森林康养产业的发展提供有力的政策支持（见表1）。

表1 中央及相关部委关于森林康养的重要政策

发布时间	文件名称	发布部门	政策内容
2016年1月	《关于大力推进森林体验和森林养生发展的通知》	国家林草局	有条件的森林公园、湿地公园、林业系统自然保护区以及其他类型森林旅游地，要把发展森林体验和森林养生纳入总体规划
2016年5月	《林业发展"十三五"规划》	国家林草局	大力推进森林体验和康养，发展集旅游、医疗、康养、教育、文化、扶贫于一体的林业综合服务业，重点发展森林旅游休闲康养产业

续表

发布时间	文件名称	发布部门	政策内容
2017年2月	《关于深入推进农业供给侧结构性改革 加快培育农业农村发展新动能的若干意见》《2017年中央一号文件》	国务院	要大力改善休闲农业、乡村旅游、森林康养公共服务设施条件
2018年2月	《关于实施乡村振兴战略的意见》《2018年中央一号文件》	国务院	实施休闲农业和乡村旅游精品工程,建设一批设备完备、功能多样的休闲观光园区、森林人家、康养基地、乡村民宿、特色小镇
2019年2月	《关于坚持农业农村优先发展做好"三农"工作的若干意见》《2019年中央一号文件》	国务院	充分发挥乡村资源、生态和文化优势,发展适应城乡居民需要的休闲旅游、餐饮民宿、文化体验、健康养生、养老服务等产业
2019年3月	《关于促进森林康养产业发展的意见》	国家林草局、民政部、卫健委、国家中医药管理局	培育一批功能显著、设施齐备、特色突出、服务优良的森林康养基地,构建产品丰富、标准完善、管理有序、融合发展的森林康养服务体系
2020年11月	《关于科学利用林地资源促进木本粮油和林下经济高质量发展的意见》	国家发展改革委、国家林草局、科技部、财政部、自然资源部、农业农村部、人民银行、市场监管总局、银保监会、证监会	统筹推进林下产品采集、经营加工、森林游憩、森林康养等多种森林资源利用方式,推动产业规范发展。发展各具优势的特色观光旅游、生态旅游、森林康养、森林人家、自然教育产业

资料来源:中央人民政府官网、国家林草局官网。

　　为了规范行业行为,加强对森林康养行业的管理和监督,国内外关于森林康养的行业标准、评定办法等也相继出台。如日本森林疗法综合网站[6]上公开了一份关于森林疗法基地的认证标准,其中自然社会条件包括自然环境、配套情况以及位置条件三个维度,配套的管理与服务包括管理状况、森林疗法菜单、当地居民的接受状况、未来的可持续发展以及特色优势五个维度。韩国对自然休养林开发的可行性进行了评估研究,从景观、区域、地点、水系、疗养诱因和开发条件六个方面进行评估分析[7]。在国内,各级政府、行业协会等也相继出台森林康养标准办法。如2017年四川省林业厅《四川省森林康养基地评定办法(试行)》,用于四川省行政区划内森林康养基地的申报、推荐、评定、监测。2018年国家林草局出台《森林康养基地质量评定》,规定了森林康养基地质量评定的原则、指标及评价内容和计分方法等技术要求说明等。2019年中国林学会发布《森林疗养基地建设技术导则》,规定了森林疗养基地的场地选择、场地规划、设施建设、服务与运营维护等内容。

（五）森林康养产业发展现状

国外以德国、日本、韩国为代表的森林康养产业发展较为成熟。在德国，森林康养亦可称为森林疗养，其森林面积约占国土面积的2/3，优越的地理资源为森林康养产业的发展创造了良好的地理资源条件。截至目前，德国已获批的森林康养基地近400个[8]，形成了森林康养向导、营养师、理疗师等针对不同森林康养需求的人才。此外，德国还将森林康养项目纳入医保体系。据相关调查显示：德国群众在参与森林康养基地的相关活动后，在全国公费医疗支出下降近30%的情况下，社会总体健康水平显著提升。[9]日本政府和民间机构在借鉴德国经验的基础上探索本国森林康养产业的发展路径，也取得了一定的成效。日本拥有世界上先进的科学森养生功效测定技术，建立了完备的森林疗养基地认证及专业人员资格认证制度。目前，日本已认证森林疗法基地共60余处。韩国是全球首个构建了完善的森林福祉服务体系的国家，其专门设立森林福祉振兴院对森林疗养林进行运营，此外还建立了相对完善的森林疗养基地标准和森林疗养服务人员等级培训及资格认证体系。韩国现在已修建150多个康养林，170多个森淋浴和1100千米林道。[5]

中国森林康养产业尚处于起步阶段。中国森林康养基地大多由国有林场、森林公园等转型发展而来。除台湾地区外，四川省、湖南省等率先开展森林康养试点建设。湖南省2017年推出省级森林康养试点示范基地、四川省自2017年推出省级森林康养基地。福建省自2007年首创"森林人家"品牌，在各级政府大力支持推动下，已成为福建省乃至全国林业行业的知名森林旅游品牌和乡村旅游品牌之一。洪雅县和安吉县是国内首批森林康养产业试点县，也是全国森林康养产业现状的一个缩影。[10]各地方因地制宜，不断探索森林康养发展新模式。与此同时，国家级森林康养试点建设基地工作也在稳步推进。中国林业产业联合会已连续五年，遴选公布了1321家试点建设单位；国家林草局、民政部、国家卫生健康委员会、国家中医药管理局四部门于2020年公布首批国家森林康养基地名单，共96家。据统计，2021年，全国森林康养年接待近5亿人次。

二、森林康养产业发展主要问题

（一）概念界定不清晰，产业界定狭隘

目前，森林康养的概念尚未达成一致意见。森林康养是跨行业融合业态，涉及多部门监督管理，但是目前森林康养的工作主要由各地林业部门组织牵头，在项目具体落地实施时容易存在障碍。比如开展森林康养活动需依托环境优美、空气清新的林区，但无论是土地审批还是土地建设均需当地相关行政部门批准同意，流程复杂且难度较大；林地权属复杂在一定程度上也影响森林康养产业的规模化发展。

（二）商业模式不明确，有效手段缺乏

目前，各地"重牌子、轻行动；重口号、轻内容"的问题比较突出[11]，对如何扎实推进森林康养发展缺乏明确的思路、有效的手段，多数停留在概念炒作，出台的政策文件大多是原则性、指导性意见，缺少实质性的建设方案及想法，距离民众期待推出的高质量多样化的森林康养产品还有很大距离。森林康养产业的商业模式定位具有一定的偏差，存在部分相关开发建设企业以投资森林康养综合体项目的名义对房地产进行开发的现象，这不仅是对森林资源的浪费，而且违背了森林康养基地让民众享受更多生态福祉的初衷。

（三）配套设施不完善，公共服务落后

森林康养基地的医疗、教育等相关配套设施是其可持续发展的必要保障。现阶段很多森林康养基地依托森林旅游景区进行开发建设，虽然森林旅游景区原有的相关配套设施为基地建设奠定了一定的基础，但森林康养所需的专业性配套设施有待完善。此外，森林康养产业具有投资成本高，回收周期长的特点，大部分森林康养基地均为企业投资开发，迫于资金压力，森林康养基地可能存在设计、施工、运营同时进展的现象。

（四）人才供给未跟进，服务水平较低

人才是森林康养产业发展的核心要素。但目前行业内的人才队伍及后续人才的培养力度都明显不足，具体可分为以下两类。

一是相关管理人才的缺乏。森林康养融合林业、旅游、文化、康养等为一体，既有的林业工作者，难以做好森林康养产业的策划、规划、设计、产品研发、运营等工作。

二是工程型专业人才缺口较大。森林康养行业的专业人员要求应具有林学、康复学、护理学、心理学等相关专业知识，但目前的专业化培养程度和民众对此行业工作的认可程度均不高。

三、森林康养产业发展策略

（一）推动产业融合，分级服务体系

国家和地方政府要做好国家和地方的森林康养产业规划，明确与森林康养相关部门的各项健康服务业政策，建立联合协调机制，更好地促进资源的整合，为协调部门利益，日本林野厅成立了森林康养协会，韩国山林厅内设有联合工作办公室。中国可借鉴其经验，出台更有指导建设性意见的政策，规范森林康养产业的发展，推动森林康养与相关行业资源整合。同时，政府与市场相结合，打破现实的制约，政府确定发展目标，组建科学严谨的第三方评估机构对项目进行事前、事中、事后的全过程检测评估。通过招商引资的方式来引导先进的技术设备和现代化的服务管理理念来提升行业发展的质量，对于规模小、服务差的企业，兼并重组甚至淘汰，以规模化、标准化、专业化的经营，壮大森林康养产业的发展。

对于森林康养概念的问题，需要明晰医疗与健康两个领域的区别和联系[12]。医疗和健康其实是存在少量交集的两个行业，根据实现目标、技术手段和管理模式、从业人员的要求和专业明确区分医疗和健康，分别管理，并以此给予森林康养子领域或业态指引。分级以后，各地方、各基地可以结合自身情况明确发展方向，如医疗资源优势较强，可关注疗养、康养等医学板块，如森林资源优势较强，可关注养老养生、休闲散心等健康管理板块。

（二）明确市场定位，丰富产品开发

为避免因产业前期缺乏规划、目标和方向，造成市场秩序混乱，最终影响整个行业发展，必须从开始就对全国的森林康养产业有明确的定位，制定科学、可行的总体规划。中国可以借鉴日本、韩国的经验，对全国范围的森林康养基地建设有一个整体的规划与布局，并制定阶段性的发展目标，考虑规划区域的合理布局，以及对森林资源有效利用。森林康养基地作为产业发展的平台和载体，应结合政府规划和自身优势，明确市场定位[13]。国家和各地已经遴选出了多批基地试点建设单位，选取了资源丰富、产业基础好、基础设施完善的森林公园、自然保护区、林区林场，希望建设成为符合标准、定位精准的样本单位。同时需要开发一批森林康养体验活动项目，创造一批独具特色的森林康养产品，增加消费者参与森林康养的积极性，提高游客体验的愉悦感和满意度，并认真总结推广各地试点的经验做法，树立示范典型，引领行业发展。

在打造产品的过程中，一要明确产品的主题、发展主线和建设重点，每个产品应该是特色鲜明的，建设是环环相扣、一气呵成的，而不能变成大杂烩，不伦不类、缺乏特色。二要立足自身实际选择森林康养产品方向，包括分析资源、环境、区位、文化、市场等特点，以及周边区域的该领域发展情况、投资潜力等，找准竞争性优势，避免照搬照抄、产品雷同。

（三）完善配套设施，加强基地建设

配套设施是决定森林康养吸引力的重要因素。根据2017年中央一号文件可知，通过发挥乡村多样化资源的优势，推动农业、林业与旅游业等其他产业的融合，有效地改善森林康养公共服务和基础设施，增强森林康养基地的可进入性和吸引力。在基础设施建设中，需要争取相关部门的大力支持，在当地基础设施中规划森林康养的健康养老、水电气暖管道、服务接待中心等公共基础设施。鉴于森林康养项目的时间周期，消费者大多需要在基地留宿，涉及林地中如何解决配套的基建用地。对此，一方面，需要对现有配套建设用地进行改造；另一方面，在不影响属地的情况下开发地下、山体中的空间，打造隐形配套设施，构建木屋、房屋营等临时性构建物，也可以在林地周边配套一部分建设用地，这需要国家林草局与自然资源部等部门进一步沟通协调。

森林康养基地建设是推动森林康养产业发展的有力抓手。北京中医药大学侯胜田教授研究团队开发的中国森林康养基地发展指数，从消费者视角对森林康养基地不同维度发展状况进行测量、分析，该指数每年发布一次。该评价体系已经作为评价工具，应用于区域和基地竞争力、发展潜力、消费者满意度等测量，为区域和基地森林康养规划和运营提供决策参考依据。

（四）加快人才培养，提升服务质量

森林康养发展中的障碍，归根结底还是人才问题，专业服务人才和管理人才的培育与储备是当务之急。从短期来看，可从现有医疗检测、美体保健等相关行业借用人才，将原有林业工作者等就地培训转化为急需人才，在职培训在发展初期是一条便捷的用人路径。四川展翔体育文化传播有限公司针对不同层级工作需求，开展管理培训、技能培训、全员培训、继续教育、产学研融合五种模式的培训，设有保健养生类、功法运动类、自然教育类、市场宣讲类、基地实操等培训课程。从长期来看，国家教育主管部门要关注新兴产业快速发展产生的变化，引导和支持高校开设森林康养相关学科和课程，尤其是林学、医学等院校。森林康养产业快速发展为相关高校带来新专业、新方向的人才培养机遇，也为高校和科研机构提供了新的研究领域。要加快培养

森林康养产品研发、营销、策划、管理等综合应用型人才，特别是具备专业知识和国际开放视野的复合型人才。

人才队伍的加强是提升基地服务质量的保障，员工更加了解森林康养，具备旅游服务、康养服务等技能，同时增强服务意识，让消费者能够真正地享受森林康养。森林康养运营成本大，要保证其持续稳定的发展，必须打造一专多能的精练团队，以专业树立权威、用服务打造精品，在市场中形成优势竞争力。

四、总结与未来展望

森林康养是以优质的森林资源和良好的生态环境为基础，以现代医学和传统医学为指引，以维护、改善和促进社会公众健康为目的，使其达到身体上、精神上的完满状态和适应力提升的产品（货物和服务）的生产活动的集合。

发展森林康养是经济效益和生态效益平衡的体现，是促进旅游产业从走马观花似的游览到身心得到健康调养的深度体验，也是人们观念意识不断深化的具体要求。森林康养产业发展是一项系统工程，需要政府主导、行业推进和社会参与，涉及管理部门众多，需要探索成立统一协调机构。面临挑战，积极探索森林康养产业发展的新思路、新途径和新方法。

森林康养以森林资源开发利用为主要内容，以促进人类健康为目的，融入森林游憩、休闲、疗养、运动、养生等健康服务的一种新理念。目前，中国已经进入森林康养产业发展的战略机遇期，但现有的森林康养产业模式较为单一，以"森林康养＋旅游"为主[14]。森林康养作为多元化产业，未来可以依据消费对象细分市场，形成不同的发展模式，以满足各种人群的需求，如"森林环境＋现代医学"的森林医院、"森林环境＋森林漫步"的森林浴、"森林环境＋自然温泉"的森林温泉、"森林产品＋健康食谱"的药膳食疗、"森林文化＋心理疗养"的文化疗法、"森林环境＋宗教文化"的森林禅修、森林瑜伽、森林冥想等。总体来说，无论是在国家政策还是市场需求方面，未来森林康养服务与中医养结合是大的趋势和方向[15]，"森"是空间、"康"是目标，"医"是手段，"养"是过程。

参考文献

［1］孙抱朴. 森林康养是新常态下的新业态、新引擎［J］. 商业文化，2015（19）：92－93.

［2］李照红，唐凡茗．健康中国背景下森林康养旅游研究态势［J］．合作经济与科技，2020（20）：21－23.

［3］马娅．森林康养产业：林业供给侧改革新路径［J］．中国林业经济，2019（06）：90－92＋125.

［4］吴楚材，郑群明．森林医学　人类福祉［J］．森林与人类，2010（03）：11.

［5］闫帅，尹久娜，田富学，等．国内外森林康养发展历程及我国森林康养发展建议［J］．南方园艺，2020，31（01）：69－73.

［6］日本森林疗法综合网站［DB/OL］．https：//www.fosociety.jp/society/index.html，2020－12－02.

［7］郑群明．森林保健旅游［M］．北京：中国环境出版社，2014：133－134.

［8］曾鸿文．国内外森林康养业发展分析［J］．南方农业，2020，14（20）：80－81.

［9］谢中，付甫永，申修洪，等．基于森林健康理念的森林康养产业发展研究［J］．绿色科技，2020（03）：135－137.

［10］束怡，楼毅，张宏亮，等．我国森林康养产业发展现状及路径探析——基于典型地区研究［J］．世界林业研究，2019，32（04）：51－56.

［11］张颖，陈鑫峰．森林康养旅游发展报告［R］．北京：中国康养旅游发展报告，2019：20－26.

［12］谢德智，王灿娜．2019年森林康养产业探索实践［R］．北京：中国康养产业发展报告，2019：228－248.

［13］李轩，谢海涛，谢煜．我国森林康养产业供给与需求"双侧"发展研究［J］．中国林业经济，2020（05）：74－76＋88.

［14］周雨婷，王文烂．中国森林康养产业发展现状与对策建议［J］．台湾农业探索，2020（05）：76－80.

［15］吕佳颖，李利，李瑶，等．森林康养产业发展：全球视野与浙江实践［R］．北京：中国康养产业发展报告，2019：128－151.

贰

区域发展篇

HB.02 长三角地区森林康养发展报告

蒋　锋① 蒋立聪② 李元欣③

摘　要：本报告系统地描述了长三角地区森林康养产业发展的现状，包括森林康养自然资源、森林康养产业经济、森林康养政策支持等方面的内容，同时在介绍三省一市各自发展森林康养产业经验的基础上，剖析了长三角地区森林康养产业存在的问题，并提出了针对性的发展建议，包括加强康养联动机制、促进产品多元化发展、树立森林康养品牌形象、强化森林康养智力支撑等。

关键词：长江三角洲；区域一体化；森林康养；发展路径

森林康养是利用森林植被、森林原生食材、富氧环境等森林自然和文化资源，结合生态学、中医药学、运动医学等学科知识，以森林游憩、森林疗养、森林度假等旅游形式为载体，开展追求身心健康为目的的一系列活动[1,2]。具体的活动形式有：以森林漫步、森林慢跑为代表的森林运动；以森林木工、园艺制作、花卉养殖等为代表的森林作业；以芳香疗法、食物疗法等为代表的森林疗法[3]；以素质拓展训练、森林儿童疗育等为代表的森林教育等。除此之外，森林康养活动往往还伴随着森林浴、森林温泉等多种活动形式[4,5]。

由此可见，森林康养产业的内涵丰富，不仅包含以森林运动、森林体验为主的运动产业内容，还包括以森林教育、森林文化为主的文化产业内容，同时还包括以森林食疗、森林养生为主的养生产业的内容等。因此森林康养产业是以森林的自然和文化资源为依托开展的所有与之相关的康养产业的总称[6,7]。

在经济发展新常态的背景下，森林康养活动渐渐发展成为人们享受自然、亲近

---

①　蒋锋，医学博士，上海交通大学健康长三角研究院健康旅游研究中心副主任，研究方向：健康旅游、医院管理、卫生政策等。

②　蒋立聪，武汉生物工程学院医药学院，研究方向：健康管理。

③　李元欣，医学硕士、管理学硕士，上海交通大学健康长三角研究院秘书长，研究方向：医院管理、卫生政策等。

自然的新选择，成为追求更加美好生活的一种新方式。森林康养不仅符合林业部门的绿色发展战略，更契合生态文明的建设需求。因此，大力发展我国森林康养产业，不仅是林业部门对人民群众的健康休闲需求的回应，而且也是对"健康中国"战略的回应，更是让林业融入大健康产业的积极方式。同时，森林康养产业能够提高森林资源的利用率，丰富林业的业态，推进林业的产业转型，进而实现生态扶贫，是促进林业产业发展进步的合理途径。

一、长三角森林康养发展概况

为了落实长江三角洲区域一体化国家战略，中共中央、国务院于2019年12月1日印发了《长江三角洲区域一体化发展规划纲要》（简称《纲要》）。该《纲要》指出，长三角地区要坚持环境生态保护优先的原则，在发展经济的同时，需要把环境保护和修复放在重要的位置上来进行考虑，要推进环境治理的协同，努力建设好绿色的美丽长三角[8]。在该《纲要》的指引下，长三角地区的森林康养产业由于契合发展原则、满足人民群众的生活需要，因而得到大力地发展。长三角地区森林等自然资源非常丰富，共拥有4处世界自然遗产，122处省级以上的风景名胜区、95个自然保护区、共有284个森林公园和194个湿地公园[9]。

长三角地区丰富的森林资源为发展森林康养产业奠定了良好的自然资源基础。长三角地区的森林覆盖情况如表1所示。

表1 长三角地区的森林覆盖情况

地区	森林面积（万公顷）	森林覆盖率（%）
上海	8.90	14.04
江苏	155.99	15.20
浙江	604.99	59.43
安徽	395.85	28.65

数据来自第九次全国森林资源清查，数据查看网址：http://forest.ckcest.cn/sd/si/zgslzy.html。

目前，长三角地区有国家级森林公园共100处，覆盖面积达到397195.01公顷。其中，上海有4处，覆盖1964.36公顷；江苏有21处，覆盖52891.07公顷；浙江有41处，覆盖225651.32公顷；安徽有34处，覆盖116688.26公顷[10]。

在发展大健康产业，打造绿色长三角的背景下，森林康养产业正发展成为长三角绿色经济的新兴产业。据统计，2019年长三角地区的森林康养产业的产值就高达3500亿元[11]。其中以浙江省为例，森林康养产业已经成为浙江省林业领域的第一大产业，浙江全省的森林康养产业的产值高达2348亿元，孵化了9个市值高达100

亿元以上的相关企业，多达 70 多个县、市、区，600 多个乡镇、3000 多个村庄中的 50 余万人，正在直接从事森林康养产业的相关经营活动，由此带动了社会面的就业高达 200 万人次，带动周边其他产业的产值 1000 亿元左右[12]，因此森林康养产业在浙江的经济活动中扮演了重要的角色。

二、长三角森林康养实践经验

（一）长三角森林康养联动机制的建立

为了加速长三角地区的一体化建设，促进长三角地区森林康养产业的发展，2020 年 9 月 28 日，由浙江省牵头在浙江省桐庐县召开了首届长三角森林康养和生态旅游宣传推介活动[13]。在活动期间，长三角"三省一市"林业相关部门的负责人召开了联席会议，并在会议上宣布建立长三角地区森林康养区域一体化发展的合作机制。该合作机制的内涵包括，搭建跨区域内的共商共建共享的平台，以区域一体化的思路和举措来打破固有的行政壁垒、破解发展中存在的难题、提高区域内的政策协同，形成多维度、多层面的森林康养产业发展合作的新局面。联席会议建议由"三省一市"的林业部门来全面落实协调相关事宜，力争将森林康养产业打造成长三角地区重要的经济支柱产业，形成新的经济增长极[14]。

具体的合作措施包括：①统筹规划森林康养产业的发展，推进文化融合合作，加快基础设施的完善，落实长三角森林康养产业区域一体化的发展规划，协调共同行动，努力建设森林康养产业的高质量发展先行示范区。②联合开展宣传推介活动，共创森林康养产业的特色品牌。通过加强"三省一市"的互动推广，联合打造森林康养产业的展销平台，建设推广具有特色的品牌，拓展相关的市场营销渠道，进一步拓展长三角区域森林康养产业的优势。③立足区域内的资源共享，共建四大特色区域。具体而言，就是立足生态资源的互利共享、绿色产业的互补互促、特色品牌的共创共建，来重点打造绿色经济引领区、高质量发展样板区、幸福宜居区和机制创新区等四个标志性区域。长三角森林康养联动机制的建立有力地推动了区域内的森林康养产业的发展[15]。

（二）上海市森林康养发展情况

上海市是长三角地区重要的旅游客源地，也是重要的旅游目的地，其中都市森林旅游是其重要的一种旅游产品类型。从上海市本身的资源禀赋来看，上海市拥有一定量的郊野森林公园和温泉资源，因此适于发展森林康养产业，做到上海人游上海的同时，还吸引外地人游上海。

进入 21 世纪以后，上海林业建设得到了跨越式推进发展，上海市林地面积增加到 170 余万亩，上海全市的 11.2 万公顷林地与 3.5 万公顷的绿地、37.7 万公顷的湿地，共同组建成了上海的基本生态网络，形成了多样化、多元化的林业生态环境格局，为开展森林康养活动打下了良好的自然基础[16]。在此基础上，上海市不仅建成了以防护林、通道林、水源涵养林、防污染隔离林和十余处千亩以上大型生态片林为主体的城市森林基本框架，还建成了 4 座国家级的森林公园（海湾国家森林公园、佘山国家森林公园、东平国家森林公园、共青森林公园），以及一座国家级的湿地公园（即上海吴淞炮台湾国家湿地公园）[17]。

上海市以森林公园、湿地公园为主体依托，营造优质的森林康养度假的环境，在满足市民游客休闲度假需求的基础上，深入挖掘和整合各类旅游资源，大力提升郊野森林公园的发展质量，不断完善旅游服务系统和旅游导览系统，以此增强公园的旅游休闲度假功能，打造出一批休闲度假好去处，有力地促进了森林康养产业的发展。

（三）浙江省森林康养发展情况

在长三角地区，浙江省的森林资源面积最大、资源禀赋最好。具体而言，浙江省拥有 59 个省级以上风景名胜区、128 个森林公园、61 个湿地公园、26 个自然保护区、14 个地质公园、1 个世界自然遗产，因此发展森林康养产业的自然资源优势非常突出[18]。

浙江省也是最早发展森林康养产业的省份之一。从 2005 年开始，浙江省林业厅与相关医院合作，先后在桐庐、遂昌等地对森林浴的医学疗效进行了系统的初步评价。通过政府引导和市场主体的协同作用，森林养生产业在浙江省得到蓬勃的发展。目前浙江全省拥有全国森林康养基地 19 个、省级森林休闲养生试点县 7 个、森林特色小镇 95 个、森林人家 269 个，并修复了森林古道近百条，总长度超过 1000 千米[19]。

在此基础上，浙江省利用自身的天然优势，积极地打造长三角地区首屈一指的森林康养目的地，主要包括有自然保护地、森林氧吧、赏花胜地、森林古道、森林人家等五个大类。目前森林康养休闲、林区养生、林区养老等产业已在浙西北、浙南的山区初步形成了产业规模。

在森林康养旅游快速发展的背景下，浙江省进一步加大了对森林康养产业的投入，包括开展森林保健医疗研究、开设温州的森林旅游节等。

在采取上述一系列的建设举措之后，浙江省发展森林康养产业取得了骄人的成果。例如，2018 年浙江省森林康养产业的产值位居全国第一，总产值高达 2084 亿元，并一举成为浙江省林业的第一大产业。此后的 2019 年，浙江省森林康养产业共接待游客超过 4 亿人次，由此产生的产值达 2348 亿元[20]。上述成果的取得，应该归因于浙江省始终坚持生态得到保护、产业得到发展、林农得到实惠，毫不动摇地走绿色可持续发展的道路。

（四）江苏省森林康养发展情况

江苏省开展森林康养的资源禀赋非常雄厚。迄今为止，江苏省已经拥有 8 个国家森林城市，46 个全国绿化模范市、县（市、区），58 个全国绿化模范单位，43 个全国生态文化村；已经建成各类自然保护区、风景名胜区、森林公园与湿地公园等共计 213 个；培育了一批森林康养基地，其中具有代表性的有江苏黄海海滨国家森林公园、云台山国家森林公园。这些生态养生之地已经逐渐成为人们可以敞开心扉进行 "森呼吸"，"林距离" 奋力拥抱大自然的 "城市客厅"。这些森林康养产业的发展，也为江苏省带来了可观的经济收益。2019 年江苏全省的省级以上森林公园共计接待游客 8237 万人次，由此产生的直接经济收入就高达 50 亿元[21]。

森林康养产业的发展，离不开江苏省委、省政府的高度重视与支持。为了促进森林康养产业来内的健康服务新业态的发展，江苏省委、省政府先后印发了《"健康江苏 2030" 规划纲要》以及《江苏省 "十三五" 卫生与健康暨现代医疗卫生体系建设规划》，旨在对旅游与健康产业的融合发展进行顶层设计和规划上。特别是《江苏省 "十三五" 旅游业发展规划》中明确提出，江苏省将加强旅游与康养、养老等产业的融合，大力发展森林康养等特色疗养保健类的旅游项目[22]。在一系列顶级设计的指引下，江苏省在无锡马山、常州西太湖、镇江南山和茅山、宿迁三台山、南通通州湾、盐城千鹤湾等地区打造了高起点、高质量的康养旅游基地，并围绕健康养生的需求，开发了多层次、多样化的旅游产品，创建了一批国家级的康养旅游示范基地。

（五）安徽省森林康养发展情况

安徽省沿江通海，森林自然资源丰富。安徽省目前已经建成县级以上的自然保护区 104 个，其中国家级自然保护区 8 个、省级自然保护区 30 个。2018 年人工造林面积达到 55.7 千公顷，2018 年末森林面积 3958.5 千公顷，活立木总蓄积量 26145.1 万立方米，森林蓄积量 22186.6 万立方米，具有开展森林康养活动的良好条件[23]。

在发展森林康养产业方面，安徽省摸索出了基于自身状况，发展森林养生与"森林 +"的众多森林康养模式，进一步丰富了森林康养产业的内涵与形式。

1. 森林养生模式

安徽丫山森林康养基地是安徽森林养生模式的典型代表[24]。安徽丫山森林养生基地位于芜湖市丫山国家地质森林公园，占地面积达到 2000 公顷。康养基地依托丫山万亩的牡丹资源和喀斯特地貌景观，打造出一处独具特色的森林浴场，康养基地将森林康养运动、森林休闲养生和自然景观巧妙融合。

康养基地分为南陵湖休闲区、静养休息区、森林负离子呼吸区、森林野营区、森林科普区等五大功能区。南陵湖休闲区以南陵湖为核心，打造多处森林瑜伽的练习场，环湖建造木屋，并铺设鹅卵石按摩步道，以开展森林康养运动项目。静养休息区借助楠木树林和九龙洞山泉，打造养生露台，同时开展枝条浴养生项目。森林负氧离子呼吸区依托珠帘瀑布和牡丹基地，临湖修建 2 千米长的健身栈道，可以开展森林漫步、森林深呼吸等静养项目。森林野营区借助石海迷宫的周边场地，开展森林拓展类的运动康体项目。森林科普区以牡丹、中药博物馆为核心，开展各类森林文化和康养知识教育的项目。

除此之外，康养基地还通过与浙江大学、皖南医学院等高等院校和科研院所合作，共同开发研究森林产品，研制出了牡丹花茶、丹皮参、牡丹籽油、牡丹酒等特色森林养生产品。

2. "森林 +"模式

安徽省宣城市可谓是"森林 +"模式一个典型代表。宣城市生态资源丰富，气候条件宜人，森林覆盖率高达 59.46%，空气中的负氧离子的浓度很高，山形地势和山地气候孕育了康养型小气候，因此具有"中国绿都"的美誉，是开展森林养生活动的最佳目的地之一[25]。宣城市利用"中国优秀旅游城市"的品牌优势，积极践行"森林 +"的发展模式，充分开发森林资源，大力促进森林康养的发展，使得生态旅游、休闲农业、体育运动、文化传播、卫生健康等产业得到融合发展。具体而言，"森林 +"模式就是，在森林的基础上，嫁接各种适宜的活动与业态。

首先是"森林 + 基地"的模式。宣城市在发展森林康养方面，特别注重加强森林康养示范基地的建设。例如广德海棠小镇、旌德悠然谷、泾县马头祥和宁国恩龙木屋村等四处森林康养基地，已经创建成为第一批省级森林康养基地，数量位居省内第一[26]。

其次是"森林 + 步道"的模式。宣城市依托古道、公路沿线，以及人文古建筑，不断地完善徽杭古道、吴越古道等 16 条古道周边的配套服务设施，建成各类游览步道长达 5900 千米，以此将沿线的森林生态、美丽乡村等串联起来，打造出了

贰 区域发展篇

10 条森林康养旅游精品线路[27]。

最后是"森林+招商"的模式。宣城市充分利用绿水青山、古树名木等自然资源，大力培育森林康养的新业态和新产品，以此带动乡村旅游、林下种殖与养殖、零售等产业的发展。宣城市迄今为止共建成 6 处"中国森林氧吧"、136 个森林人家、1470 个林家乐，共计接待游客超过 1000 万人次，并且开展森林城镇与森林村庄的建设，共创成 39 个国家森林乡村、60 个省级森林城镇、296 个省级森林村庄。宣城市以此为基础，大力开展基于森林康养产业的招商引资项目，共引入 12 个长三角地区的优质生态旅游产业项目，投资总额超过 43 亿元，并且通过招商引资项目建成了皖浙天路、大会山、虎山头等特色森林旅游景点[28]。

三、长三角森林康养存在的问题

目前，森林康养产业虽有一定的政策支持，但相关产业链条的发展尚不完善，存在的诸多问题仍阻碍其全面展开，例如森林康养的规划滞后、制度要素的保障尚不完善、社会资本的投入较少等。另外，众多的森林康养项目多是停留在感官体验的层面上，内容单薄，与其他产业的结合不足，尚需要进一步从不同角度切入，以不同的形式来满足人们的森林康养需求。整体而言，长三角地区的森林康养产业发展速度尚不尽如人意，其原因有以下三个方面。

首先，森林康养的基础设施相对不足。从地理区位上看，森林大多数都位于山区、丘陵地带，其地形和地貌的差异较大，交通出行多数并不便利，加上森林康养基地往往存在"最后一千米"的建设落差，导致其使用公共交通工具上的可及性不高；并且多数森林康养基地内部的步道、道路等毛细血管交通路网络未能形成完善的体系，相应配套设施亟待建设和完善，这就导致了众多游客在旅游体验上的巨大落差感。与此同时，发展森林康养产业的初衷是要发挥森林的健康养生功能，让民众享受到更多的生态福祉，但是很多地方本末倒置，喧宾夺主，过于淡化了森林的功能，而把附加产业作为主业来经营，因此在发展森林康养产业的过程中，需要正确认识森林的地位与作用，并为之构建完善的配套服务来提升森林康养的吸引力，发挥森林康养的最大功效。

其次，森林康养产业的专门人才缺乏。长三角地区的森林康养产业刚处于起步阶段，复合型的专业人才奇缺，而行业领军人物对带动森林康养产业整体发展的作用有限，需要大量的专业人才来运营森林康养产业。森林康养作为一个新兴的交叉型学科，需要从业工作人员具备林学、农学、医学、旅游学、经济学、管理学等不同学科知识，从而能够为这个新兴产业提供不同的观察视角和工作思路，更好地服务于森林康养产业的发展。然而，在现阶段森林康养产业的技术队伍力量较为薄弱，并且成分构成不够协调。专家和学者更多的是从研究层面来开展森林康养政策的解读和行业推动工作，但落实在具体的日常工作上，尚需要实操能力强的实践性人才来实施。因此建议相关的农林类院校开设相关的专业，培养森林康养的专门人才，进一步提升现有从业人员的水平和素养。

最后，森林康养的政策理论研究尚显不足。长三角地区森林康养产业的发展过程中，普遍存在边上马边研究，甚至是先上马后研究的情况，以实践为先导，遇到问题再来寻求理论帮助。这在一定程度上造成了资源的浪费，同时使得理论研究失去前瞻性的机会。在具体的理论研究中，亦存在重理论、轻实践，重口号、轻内容的倾向。例如理论研究内容与森林康养实践中亟待解决的重大问题、瓶颈性的障碍结合不够，与产业项目结合不够等现象。同时，相关的政策研究和规划存在一定的滞后性，对具体的森林康养产业发展的指导性和针对性尚需进一步提升。例如在建设森林康养基地的过程中，由于跨区域投融资的政策保障力度不足，导致一些项目无法筹集到足够的资金，迟滞了项目的开放与建设。

四、长三角森林康养发展趋势

随着人民群众对健康的需求日趋强烈，森林康养由于其丰富的森林资源、先天的环境优势、良好的使用体验，逐渐成为人们追求旅游出行、康养健身的一个重要选项。根据专家访谈结果、实地调研情况，并结合长三角的区域特点与发展情况，本报告对长三角地区的森林康养产业发展趋势的分析如下。

第一，森林康养将成为提高人民群众健康水平的必然选择。由于森林中的植物杀菌剂和其他有益物质的作用，森林浴将对人体的生理和精神产生积极的影响作用。这有助于缓解人们的压力，纾解疲劳，提高身体的免疫能力，从而达到促进健康，延长寿命的功效。研究表明，森林康养所提倡的"慢"与"静"，能使人的身体得到完全的放松，以便人体能够充分吸收和享受森林的环境。目前，森林康养能对肥胖患者、高血压患者、高脂血症患者的健康问题和一些精神疾病问题具有良好的缓解作用[29,30]。在众多长期处于亚健康状态的城市居民中，森林康养受到大家追捧。从这个角度上来说，森林康养将在很长一段时间内是人民群众健康休闲的一个必然选择。长三角地区的森林康养不仅将极大地促进森林的健康效应、生态效益和社会效益的释放，并且将最大限度地发挥森林的经济效益。

第二，森林康养将成为绿色低碳环保经济发展的必然选择。绿色低碳的生活方式，不仅仅是缓解环境问题的一个途径，更是人们现代化的一种生活态度和生活理念。绿色低碳经济的普及，使得人们将目光聚焦于如何创造一个更加环保、更加健康的生活环境上。而森林康养由于其天然的绿色、环保、低碳的特点，契合了人们生活方式转型的需求。同时，由于森林康养在产业经济上的拉动作用，也印证了森林康养的生态经济学意义。因此，这意味着，从产业经济和生活方式双重约束的角度看，森林康养能有机地推动低碳经济与生活方式的结合，将成为绿色低碳环保经济发展的必然选择之一。

第三，森林康养将成为长三角林业转型升级的必然选择。森林康养将传统林业的价值得到进一步的发挥与拓展，并赋予了康养的属性，这为传统林业的转型提供了新的路径。同时森林康养产业的发展，就是从实质上贯彻了"绿水青山就是金山银山"的精神，有效解决了生态环保与经济发展之间可能存在的矛盾[31]。

第四，森林康养将成为长三角一体化的重要突破口。长三角一体化发展是国家战略，在践行的过程中难免受到行政条块分割所带来的掣肘。而森林康养产业，由于是以森林的自然资源为导向，以旅客的自由流动为导向，因此天然地将打破行政区划的限制。同时产业经济的融合发展，将进一步促进人员、物质、信息、经济的交融。在这种背景下，森林康养产业的发展将突破行政的藩篱，促进长三角一体化的融合发展，倒逼跨区域、跨部门间的协同与合作。其中，长三角森林康养联动机制的建立就是一个成功的典范，该联动机制将进一步引领长三角区域内其他联动机制的建立和健全，促进长三角一体化发展的国家战略得到更深入、更有效的落实。

五、长三角森林康养发展建议

长三角地区具有得天独厚的森林资源优势，具备发展森林康养产业的良好优势，并且在近年来取得了显著的成绩。在新时期，为了让长三角森林康养产业的发展更上一层楼，迈向更高质量的发展，特提出如下建议。

第一，巩固夯实，加强康养联动机制。长三角森林康养联动机制的建立有力地推进了长三角地区的森林康养产业的发展。但仍然需要进一步加强各地政府部门之间的密切协作，特别是林业主管部门之间的协同，以便破除行政区域的壁垒，加速生产资源的要素按市场的规律和要求进行高效的流动与配置。同时，在编制各地的森林康养发展规划时，进一步发挥联动作用，完善协调机制，充分发挥区域内的自然资源优势，做到森林康养资源的科学共建共享。

第二，深入挖掘，促进产品多元化发展。在新冠肺炎疫情防控常态化的背景下，群众在家门口旅游的需求将日益得到强化。因此短途郊区游、在城市周边的森林康养旅游将成为一种选择。长三角森林康养产业应做好目标消费人群的需求调研，做好市场细分，以目标全体的实际需求为导向，深入挖掘长三角丰富的森林康养资源，加大森林康养与运动、教育、膳食、温泉、文化、养老等产业的深度融合发展，以期为人们提供更为多样化的森林康养产品。

第三，加强宣传，树立森林康养品牌形象。由于社会公众对森林康养的认知还有较大的提升空间，因此要大力宣传推广长三角地区的森林康养产品。具体而言，可以通过人民群众喜闻乐见的方式进行全方位、多层次的立体宣传。例如通过微信公众号、抖音、小红书等网络平台，通过网红、主播等媒介宣传森林康养的相关知识，提升森林康养的品牌形象和美誉度。通过举办各地的森林节会、乡村民宿、林下经济产品的互动推广活动，来联合打造展销平台，拓展市场营销渠道，进一步增强长三角区域森林康养产业的发展优势。

第四，培养专业人才，强化森林康养智力支撑。森林康养需要具备学科交叉背景，需要具有产业融合能力的复合型人才。因此，在发展森林康养产业的过程中，一方面需要通过优惠的政策来吸引这些人才的聚集，另一方面需要加快对现在人才的培养、培训，提升其职业素养与业务能力。

参考文献

［1］邓三龙. 森林康养的理论研究与实践［J］. 世界林业研究，2016，29（06）：1-6.

［2］Hansen M M, Jones R, Tocchini K. Shinrin - Yoku（Forest Bathing）and Nature Therapy：A State - of - the - Art Review［J］. Int J Environ Res Public Health，2017，14（8）：851-898.

［3］Antonelli M, Barbieri G, Donelli D. Effects of forest bathing（shinrin - yoku）on levels of cortisol as a stress biomarker：a systematic review and meta - analysis［J］. Int J Biometeorol，2019，63（8）：1117-1134.

［4］柳娥，崔厅，葛知萍，等. 森林康养的内涵与发展模式研究［J］. 林业调查规划，2022，47（04）：130-133.

［5］Miyazaki Y, Ikei H, Song C. Forest medicine research in Japan［J］. Nihon Eiseigaku Zasshi，2014，69（2）：122-135.

［6］Trumbore S, Brando P, Hartmann H. Forest health and global change［J］. Science，2015，349（6250）：814-818.

［7］Oh B, Lee K J, Zaslawski C, et al. Health and well - being benefits of spending time in forests：systematic review［J］. Environ Health Prev Med，2017，22（1）：71-81.

［8］中共中央　国务院印发《长江三角洲区域一体化发展规划纲要》［J］. 中华人民共

贰　区域发展篇

和国国务院公报，2019（35）：10 - 34.

［9］杨宜男，王立，王原．环境公平视角下长三角地区国家森林公园供给研究［J］．资源开发与市场，2021，37（10）：1174 - 1179.

［10］国家林业和草原局．中国林业和草原统计年鉴（2020）［M］．北京：中国林业出版社，2021.

［11］颜颖．首届长三角森林康养和生态旅游推介活动举行——敞开心扉"森呼吸"拥抱自然"林距离"［EB/OL］．http：//www. jntimes. cn/jdt/202010/t20201012_6829146. shtml.

［12］六盘水市林业局．2021 年国家全方位支持发展森林康养产业［EB/OL］．2022 - 8 - 6. http：//lyj. gzlps. gov. cn/gzdt/mtgz/index_ 2. html.

［13］中国日报浙江记者站．首届长三角森林康养和生态旅游宣传推介活动在浙江桐庐开幕［EB/OL］．https：//baijiahao. baidu. com/s？id = 1679061079155443522&wfr = spider&for = pc.

［14］浙江省林业局．长三角"三省一市"林业部门召开首次森林康养和生态旅游区域一体化发展联席会议［EB/OL］．2022 - 8 - 10. http：//www. forestry. gov. cn/main/56/20201010/092808576385440. html.

［15］浙江省林业局．长三角"三省一市"林业部门召开首次森林康养和生态旅游区域一体化发展联席会议［EB/OL］．https：//baijiahao. baidu. com/s？id = 1680109032644368842&wfr = spider&for = pc.

［16］张梦娇．上海郊野公园游憩空间提供机制研究［D］．上海：上海师范大学，2022.

［17］张天弛．2025 年上海森林覆盖率将超 19.5%［N］．文汇报，2021 - 10 - 15.

［18］张建国，徐睨．浙江省森林公园空间布局与旅游发展研究［J］．浙江农林大学学报，2022：1 - 9.

［19］赵肖．乡村振兴背景下浙江省康养旅游特色小镇产业优化策略［J］．旅游纵览，2021（16）：151 - 156.

［20］中国新闻网．浙江森林休闲养生产业产值达 2084 亿元 居中国首位［EB/OL］．https：//baijiahao. baidu. com/s？id = 1652624149259201825&wfr = spider&for = pc.

［21］中国江苏网．森林康养生态旅游将成江苏旅游发展新引擎［EB/OL］．2022 - 8 - 10. https：//baijiahao. baidu. com/s？id = 1679131618992139553&wfr = spider&for = pc.

［22］江苏省人民政府办公厅．省政府办公厅关于印发江苏省"十三五"旅游业发展规划的通知［EB/OL］．2022 - 8 - 10. http：//www. jiangsu. gov. cn/art/2017/2/7/art_46144_ 2545511. html.

［23］冯伟．安徽省森林资源监测存在问题及对策探讨［J］．中南林业调查规划，2019，38（02）：20 - 22.

贰 区域发展篇

［24］安徽省林业局．安徽日报客户端：安徽省森林康养基地（第一批）名单公布［EB/OL］．2022－8－10．https：//lyj. ah. gov. cn/ztzl/mtkly/40424739. html.

［25］宣城市林业局．宣城林业概况［EB/OL］．http：//lyj. xuancheng. gov. cn/News/show/1068415. html.

［26］宣城市林业局．宣城市推行"森林＋"努力打造长三角森林旅游康养目的地［EB/OL］．http：//lyj. xuancheng. gov. cn/News/show/1272154. html.

［27］宣城市林业局．以生态之美推动发展之变——我市全面深化新一轮林长制改革综述［EB/OL］．http：//lyj. xuancheng. gov. cn/News/show/1322487. html.

［28］张凌燕．我市召开上半年林长制工作开展情况新闻发布会［EB/OL］．2022－8－10．http：//www. newsxc. com/news/xuancheng/2021－08－06/2021－08－06－479999. html.

［29］Yeon P S，Jeon J Y，Jung M S，et al. Effect of forest therapy on depression and anxie-ty：a systematic review and meta－analysis［J］．Int J Environ Res Public Health，2021，18（23）：12685－12711.

［30］Zeng C，Lyu B，Deng S，et al. Benefits of a three－day bamboo forest therapy session on the physiological responses of university students［J］．Int J Environ Res Public Health，2020，17（9）：3238－3254.

［31］谭长峰，周向军．"两山论"对马克思物质变换理论的继承和发展［J］．中南林业科技大学学报（社会科学版），2021，15（06）：21－28.

HB.03 海南省热带雨林康养产业发展现状与前景

李东科[①]　郑心文[②]　刘庶明[③]

摘　要： 本报告对象是海南省热带雨林康养产业，五指山区是核心区。主要采取文献收集、专项调研、实地考察、专家座谈等方式进行系统研究。研究中了解到，国家出台《海南热带雨林国家公园条例》、海南省发布《海南省康养产业发展规划（2019—2025 年)》，五指山市、琼中县、保亭县、白沙县及各个国家森林康养基地的试点正在推进，但产业发展总体质量不高，缺少系统设计、政策支持等。调查中发现，五指山区是世界独特的山岳型热带雨林，具有人体康养最适宜的"三度"（温度 23.5℃、湿度 70℃、负氧离子浓度平均浓度不低于 3695 个/立方厘米）的绝对优势且每年持续十个月，有条件打造成为世界最佳康养胜地。同时，作为革命老区和黎苗少数民族地区，在推进自贸港建设与共同富裕中，也需要寻找培育新的支柱产业，以推动当地经济的整体崛起。加快发展热带雨林康养产业，是将"绿水青山"化为"金山银山"的战略途径，是促进自贸港建设的有力引擎，是实现五指山区革命老区和少数民族地区共同富裕的根本举措。

海南省正在研究制定森林康养的国土空间专项规划与森林产业发展规划。本报告建议：建立热带雨林康养创新示范区、制定热带雨林康养产业发展规划、出台促进热带雨林康养产业发展若干扶持政策、创新热带雨林康养产业发展模式与行业标准等。

关键词： 海南；热带雨林；康养产业；现状前景

海南热带雨林是我国重要的生态资源与大健康产业资源，五指山区是热带雨林

---

① 李东科，本科，五指山仁商基业有限公司董事长，研究方向：康养产业。
② 郑心文，本科，海南文平房地产估价有限公司总经理、中级经济师，研究方向：土地评估。
③ 刘庶明，硕士，三亚市老教授协会社科委主任、研究员，研究方向：经济发展与健康产业研究。

的核心区，也是琼崖革命老区和黎苗少数民族地区。我国建设海南自由贸易港并赋予海南"三区一中心"战略地位，为海南生态文明示范区建设、国际旅游消费中心建设提供强劲动力，也为五指山区（主要是五指山市、保亭县、琼中县、白沙县）发展热带雨林康养产业提供重大机遇。在五指山区加快发展热带雨林康养产业，是将"绿水青山"化为"金山银山"的战略途径，促进自贸港建设的有力引擎，实现五指山区革命老区和少数民族地区共同富裕的根本举措。

一、国内外热带雨林康养研究与实践情况

热带雨林康养是森林康养的一个子系统，它既有与森林康养的共性因素也有独特优势。热带雨林是地球赤道附近热带地区的森林生态系统，对康养显著作用来源于：一是净化空气。据测定，森林中空气的二氧化硫要比空旷地少 15% ~ 50%；相对湿度在 85% 以上，森林吸收二氧化硫的速度是相对湿度 15% 时的 5 ~ 10 倍。二是具有自然防疫作用。树木能分泌出杀伤力很强的杀菌素，杀死空气中的病菌和微生物，对人类有一定保健作用。三是天然制氧厂。森林在生长过程中要吸收大量二氧化碳而放出氧气。全球森林绿地每年处理近千亿吨二氧化碳，为空气提供 60% 的净洁氧气，吸收大气中悬浮颗粒物，显著地提高空气质量。四是对气候有调节作用。林区比无林区年降水量多 10% ~ 30%。五是除尘和对污水的过滤作用。林区大气中飘尘浓度比非森林地区低 10% ~ 25%。六是森林对污水净化能力也极强，污水穿过40 米左右的林地，水中细菌含量大致可减少一半。七是热带雨林中的负氧离子最高可达 30000 个/立方厘米，而城市负氧离子浓度为 800 个/立方厘米。负氧离子有净化血液、清除肺部垃圾、修复人体细胞、促进新陈代谢、消炎杀菌、开发大脑六大功能。

近年来，国内的热带雨林康养研究成果主要有三个方面：一是对海南森林康养旅游资源评价，如基于层次分析法的海南森林旅游资源评价[1~4]；二是对海南热带森林旅游开发的研究，如海南热带森林旅游资源开发研究，我国康养产业现状及海南康养产业对策研究，海南森林康养基地发展困境与对策研究，浅析海南省森林康养产业的发展对策，海南省康养旅游发展现状与对策研究，海南医疗养生旅游发展模式选择，试谈海南打造全局森林康养的思路与对策[5~10]；三是海南森林康养个案分析，如热带雨林核心区康养制高点——上医康养的海南实践，国家公园资源利用体系优化策略——以海南热带雨林国家公园霸王岭片区为例[11]。

二、海南省发展热带雨林康养产业的优势、进展与问题

（一）海南省热带雨林资源优势显著

海南热带雨林是我国分布最集中、类型最多样、保存最完好、连片面积最大的大陆性岛屿型热带雨林，是岛屿型热带雨林的代表、热带生物多样性和遗传资源的宝库和海南岛生态安全屏障，具有国家代表性和全球保护意义。

1. 海南热带雨林国家公园（下面简称国家公园）

国家公园位于海南岛中部，总面积 4269 平方千米。地理坐标：北纬 18°33′16″~19°14′16″，东经 108°44′32″~110°04′43″。核心保护区面积 2331 平方千米、一般控制区面积 1938 平方千米，分别占国家公园总面积的 54.6%、45.4%。土地利用类型以林地为主，面积 3829 平方千米，占国家公园总面积的 89.7%。园区内森林覆盖率 95.9%，其中天然林面积 3267.9 平方千米，占国家公园面积的 76.6%。

国家公园具备三大核心价值：一是岛屿型热带雨林典型代表。海南热带雨林是亚洲热带雨林向常绿阔叶林过渡的代表性森林类型。以五指山为中心向吊罗山、尖峰岭、霸王岭和黎母山辐射，沿海拔梯度发育了较为完整的垂直地带性植被，在植被类型、物种组成和旗舰物种上表现出较高完整性，热带自然环境维持了极高原真性。二是拥有全世界、中国和海南独有的动植物种类及种质基因库，是热带生物多样性和遗传资源的宝库。海南热带雨林国家公园内初步统计有野生维管植物 210 科 1159 属 3653 种，占全省的 77.91%，占全国的 11.7%。国家重点保护植物有 149 种，其中国家 I 级保护植物 7 种，主要为坡垒、卷萼兜兰、紫纹兜兰、美花兰、葫芦苏铁、海南苏铁、龙尾苏铁等。陆栖脊椎动物资源 5 纲 38 目 145 科 414 属 540 种，分别占全省、全国的 77.4%、18.6%。国家重点保护野生动物 145 种，其中国家 I 级保护野生动物 14 种，主要为海南长臂猿、海南坡鹿、海南山鹧鸪、穿山甲等。海南特有野生动物 23 种，是全球最濒危灵长类动物海南长臂猿的唯一分布地，目前该物种仅存 36 只。三是海南岛生态安全屏障。国家公园位于海南岛中部山区，是全岛的生态制高点，是海南岛森林资源最富集的区域，是南渡江、昌化江、万泉河等海南岛主要江河的发源地。茂密的热带雨林既是重要的水源涵养库，又是防风、防洪的重要生态安全屏障。

《海南康养气候条件评估报告》根据气候、空气、生态等因素构建的气候康养指数，对比分析海南省（除三沙市外）18 个市县和国内 23 个主要城市的康养气候

条件。一年中各月份海南的康养气候条件均优于国内绝大部分城市。11月到第二年4月，海南几乎全省各市县的气候康养指数都排在全国41个城市的前20位，康养气候优势显著；5—10月海南中部和北部大部分市县的气候康养指数排在全国41个城市的前20位，康养气候条件优于全国大部分城市。从四季康养气候条件看，一年四季海南的康养气候条件均优于国内绝大部分城市，尤其是冬季和春季，几乎全省各市县的气候康养指数都排在全国41个城市的前20位，康养气候优势显著。

2. 核心区域五指山区概况

五指山区处于海南热带雨林国家公园核心区，面积2331平方千米，占国家公园的54.6%，五指山、鹦哥岭、猴猕岭、黎母山、吊罗山等著名山体均在其范围内。五指山市有"天然别墅""翡翠城""中国天然氧吧"之称。琼中县具有"海南之心、三江之源、森林王国"美称，2017年3月入围"2017百佳深呼吸小城"名单。白沙县是全国经济林建设示范县、全国绿化模范县、全国百佳深呼吸小城，2021年10月被生态环境部命名为第五批绿水青山就是金山银山"实践创新基地"。

五指山区的突出优势：一是森林资源。森林覆盖率达95.9%，涵盖了海南岛95%以上的原始林和55%以上的天然林。二是气候资源。属于热带海洋山地季风气候，雨水充沛，气候温和，四周群山环抱。年均日照1600~2000小时，太阳中辐射为4779兆焦耳/平方米。年平均相对湿度为80%~85%，降水量为2200~2444毫米。年平均气温为23.5℃，一月、七月平均气温各为16℃、26℃，冬无严寒，夏无酷暑，更加有利于避暑和冬休旅游。三是空气优质天然氧吧。世界卫生组织规定：清新空气的负氧离子标准浓度为每立方厘米大于1500个。五指山区负氧离子平均浓度最低值为3695个/立方厘米，是天然的大氧吧。五指山区是养生、度假、疗养的胜地，拥有"华夏养生之都"美誉。四是水资源。五指山区是三江之源发源地，海南境内大小河流32条，年平均流量6.5亿立方米，被称为"海南水塔"。五是文化资源。①红色资源，五指山区是红色革命老区，是琼崖纵队的所在地。②黎苗文化，主要表现为传说、风俗、歌舞、饮食、服饰、建筑、宗教等方面，已成为海南文化瑰宝。

《海南康养气候条件评估报告》分析2016—2019年海南省（除三沙市外）各市县月、季、年气候康养指数，以五指山、白沙、琼中最优，人体的舒适度、空气质量、生态状况好。其中，1月五指山、白沙康养气候条件排名全省第一；2月保亭排名第一；6月五指山、白沙、琼中排名并列第一；12月五指山、保亭排名第一；其他月份均为五指山排名第一。11月五指山的康养气候条件为全省各月最优。春夏秋三季中部的五指山、琼中、白沙康养气候条件全省最优，冬季中部的五指山、白沙和南部的三亚、保亭康养气候条件全省最优。

（二）具有战略地位与政策支持的"天时"优势

1. 建设生态文明示范区

2018 年 4 月发布的《中共中央　国务院关于支持海南全面深化改革开放的指导意见》及 2020 年的《海南自由贸易港建设总体方案》，确定海南省国家生态文明试验区、国际旅游消费等战略定位；《国家生态文明试验区》对海南的战略定位：生态文明体制改革样板区、陆海统筹保护发展实践区、生态价值实现机制试验区、清洁能源优先发展示范区；2017 年以来的中央一号文件支持康养、旅游、休闲农业；国务院 2016 年发布《"健康中国 2030"规划纲要》，积极促进健康与养老、旅游、互联网、健身休闲、食品融合，催生健康新产业、新业态、新模式。

2.《海南省康养产业发展规划》（2019—2025 年）

发展定位：围绕打造国际旅游消费中心的战略定位，建设世界领先的智慧健康生态岛的战略目标，积极培育康养产业新热点，下大力气提升服务质量和国际化水平。按照健康产业发展规划的总体布局，将康养产业打造成为健康产业的重要组成部分，重点打造康养服务业，将海南建设成为业态丰富、品牌集聚、环境舒适、特色鲜明的亚洲康养中心、国际康养目的地。

中部森林医药康养区，包括五指山、琼中、屯昌、白沙四市县。培育发展以黎药、南药、芳香药为特色的民族医药产业和康养食品产业，建设一批标准化、规模化和现代化的黎药、南药、芳香药繁育种植基地，加强地道药材研发、生产和加工，加快南药制药厂和生态产业基地建设。以热带雨林景区升级改造为契机，结合森林、山地、高山气候等环境条件，探索开发气候地形疗法、森林浴、森林课程、森林瑜伽、森林冥想、芳香疗法等特色森林康养服务。利用五指山、吊罗山等热带雨林资源，结合中部地区的黎族、苗族风情文化元素，主要面向健康人群、亚健康人群和慢性病人群，打造体现独具本土特色的森林医药康养基地。加强中部康养片区与东部、西部片区的联动。综合推进热带森林康养。加快康养林建设和保护、推进综合性森林康养基地建设、加快特色森林康养产品开发。

（三）海南省发展热带雨林康养产业进展与问题

1. 海南热带雨林国家公园建设情况

2020 年 9 月《海南热带雨林国家公园条例》试行：国家公园管理机构应当会同所在地市、县、自治县人民政府组织和引导当地居民或者企业，按照国家公园规划要求，发展旅游服务业，开发具有当地特色的绿色产品与旅游，文化等相关产业。

在保护海南热带雨林国家公园生态环境的前提下，在海南热带雨林公园一般控制区内科学合理划出自然教育、森林康养、休闲度假、旅游观光、生态科普和野生动物观赏等区活动的区域线路。

国家公园建设情况：2018 年以来，海南热带雨林保护发展成效显著：长臂猿这一旗舰物种种群数量稳定增长，从 20 世纪 70 年代的两个种群不足 10 只到 2021 年恢复 5 群 35 只。为绿水青山计算出了"身价"：2021 年 9 月 26 日率先开展国家公园生态系统生产总值（GEP）核算工作。探索出保护与发展的"海南路径"，包括建立社区共建共管机制。2020 年年底前完成了白沙县 3 个自然村共 118 户 498 人的整体搬迁，实现国家公园与社区居民的生态、生产、生活"三生共赢、三生互促、三生转变"。秉承生态保护第一的理念，坚持山水林田湖草系统治理，并将国家公园打造成为海南旅游新的超级吸引物，包括建设一批国家森林康养基地，推进森林康养产业发展，不断满足人民群众对美好健康生活的需要。

2. 海南国家森林康养基地试点情况

海南省有国家林业和草原局、国家卫生健康委员会等四部委 2020 年授予国家森林康养基地 4 个：霸王岭国家森林公园森林康养基地、乐东永涛花梨谷森林康养基地、海南三亚南岛国家森林康养基地、五指山仁帝山国家雨林康养基地；中国林业产业联合会森林康养分会公布的国家级森林康养试点建设单位共计 6 批 25 家。

表 1　全国森林康养基地试点建设单位七批海南省名单（25 个单位）

单位名称	基地名称
第二批（2016）	**4**
海南万宁润达实业有限公司	吉森北纬 18 度温泉山庄森林康养基地
三亚山水风情投资开发有限公司	山水风情森林康养基地
三亚亚龙湾云天热带森林公园有限公司	亚龙湾热带森林旅游区森林康养基地
海南霸王岭国家森林公园	霸王岭国家森林公园森林康养基地
第三批（2017）	**4**
海南诺尼实业有限公司三亚崖城基地	海南诺尼实业森林康养基地
海南融盛置业有限公司	海南融盛置业森林康养基地
海南蓝洋温泉国家森林公园	海南蓝洋温泉森林康养基地
海南尖峰岭国家森林公园	海南尖峰岭森林康养基地
第四批（2018）	**3**
三亚三隆旅游投资开发有限公司	海南省三亚天使·净心谷国家森林康养基地
海南呀诺达圆融旅业股份有限公司	海南省保亭呀诺达雨林国家森林康养基地
五指山仁商基业有限公司	海南省五指山仁帝山国家森林康养基地
第五批（2019）	**5**
海南演东国际文化艺术股份有限公司 海南东瑶农业开发有限公司	海南省海口市美兰区红树林艺术森林康养基地

单位名称	基地名称
海南热沐吧生态发展股份有限公司	海南省乐东县尖峰岭热沐吧森林康养基地
海南吉品汇服务有限公司	三亚市吉阳区罗蓬绿色文旅森林康养基地
海南天赐华运农业开发有限公司	海南省沉香文化农业旅游观光园森林康养基地
中国林业科学研究院热带林业研究所试验站	海南省中科院热带林业研究所试验站森林康养基地
第六批（2020）	5
昌江黎族自治县七叉镇人民政府	七叉镇森林康养基地试点建设镇
宝树谷（海南）生态产业有限公司	海南省屯昌·宝树谷森林康养基地
琼中海鼎旅游投资开发有限公司	海南省琼中黎苗县百花岭雨林森林康养基地
海南南海书院文化发展有限公司	海南省陵水黎族自治县东高岭森林康养基地
海南盛翔国际文化旅游有限公司	海南省昌江县七叉温泉森林康养基地
第七批（2021）	4
琼中黎族苗族自治县人民政府	海南省琼中黎族苗族自治县国家级 全局森林康养试点建设县
三亚华海圆融旅业有限公司	海南省三亚市天涯区凤凰谷森林康养基地
海南昌江天和实业有限公司、海南华超实业有限公司、 昌江县七叉镇乙在村、乙洞村	海南省昌江黎族自治县燕窝山森林康养基地
神玉岛文化旅游控股股份有限公司	海南省保亭县神玉岛森林康养基地

3. "四市县" 热带雨林康养发展情况

五指山市： 加快发展特色康养产业，打造四季宜居康养乐园，力争培育成为国内首屈一指的康养目的地。借助热带雨林国家公园和"中国天然氧吧"的亮丽名片，以气候康养为主线，主打负氧、呼吸、睡眠、释压，大力建设一批热带雨林特色康养工程；加快推动省二医院与省外高水平医疗机构共建，提升基础医疗能力，高水平建设中部医疗中心；大力支持房地产向康养产业转型发展，积极探索把商品住宅改造成康养服务设施，努力创新康养新业态。

琼中县： 已编制《海南省琼中黎族苗族自治县全局森林康养产业发展规划》（2022—2035）和《海南省琼中黎族苗族自治县全局森林康养实施行动规划》（2022—2035）。打造全国热带雨林森林康养核心阵地，推进现代农业开发、乡村旅游、康养、中药材交易等发展。

保亭县： 着力发展健康养生和旅游业，打造热带雨林温泉康养度假区。以优势气候及负氧空气资源，大力发展基于气候治疗的康养医疗和森林康养产业。开展专科治疗，并发展气候疗养等特殊治疗服务业。主动对接博鳌乐城国际医疗旅游先行区医疗资源，承接疗后康复客源，形成前医后养联动模式。用好温泉资源，开发温泉理疗产品。立足丰富的南药黎药资源，发展中医理疗和特色身体调理药膳产品。

贰 区域发展篇

白沙县：充分发挥生态环境资源优势，大力推进体育产业与全局旅游深度融合发展；大力发展"南药（黎药）"产业，建设黎药南药"大观园"中医药科普基地。

4. 雨林康养基地推进情况

仁帝山热带雨林康养基地：地处 6000 平方千米森林公园绿色核心区，总占地面积 18000 亩，其中建设用地 200 亩，建筑面积 25 万平方米，规划建设 3000 余套公寓，可服务 10000 个会员家庭，是海南最大的集康养旅居、休闲度假、会议科研为一体的康养胜地。现已形成独具特色的他愈、自愈、互愈、"互联网＋"的康养疗养的核心优势。

霸王岭国家森林公园：森林公园内不仅山、水、石、林巧合成景，岩、溪、树、藤自然成趣，雨林奇观独具特色，而且生态环境优越，负氧离子含量高，被人们称为"天然氧吧"。重点推出森林康养、休闲度假游览主题：休闲度假、森林漫步、森林浴、森林瑜伽、森林太极拳、食疗，入住雅加山庄，漫步"康道"，体验健康"森呼吸"，开展森林浴、森林瑜伽、森林太极拳，享受霸王岭美食村和雅加森林康养中心的食疗养生餐，并推出了面向全球发售"中国好空气——海南昌江霸王岭高浓度负氧离子空气"系列产品。

5. 《海南五指山区气候康养地评价》标准化体系情况

这是我国首个热带雨林康养地评价标准化体系。2022 年 1 月，五指山仁商基业有限公司董事长李东科提出制定海南五指山气候康养相关标准，海南国际品牌贸易促进会（以下简称"品促会"）给予积极支持。标准编制小组由五指山仁商基业有限公司、五指山宇海投资有限公司、海南雨林置业有限公司、海南国际品牌贸易促进会等单位的成员李东科、吴同春、张华云、高云、胡玲玲、王威、李婷、杨红棉等组成。标准编制参考团体标准 T/CMSA 0019—2020《气候康养地评价》和相关国家、行业标准进行。2022 年 1—3 月，编制小组先后与省气象局气候中心、海南省环境科学研究院、海南省人民医院、南京大学、海南省中医院、海南师范大学、五指山气象局等博士后、博士、教授广泛征求意见并进行 10 余次修改，到 3 月底编制出《海南五指山热带季风气候康养地评价》。2022 年 4 月中旬，"品促会"组织召开由海南省环境科学研究院、南京大学、海南省公共卫生紧急救援指挥中心、海南师范大学、五指山市市场监督管理局等单位专家的团体标准审查会，并于 4 月底正式发布。

6. 海南仁帝山国家森林康养基地标准化体系建设情况

现已初步形成九大指标体系。一是运动处方指标体系。具体有持杖健走、绿道骑行、登山、定向运动；民族传统运动有太极拳、八段锦、五禽戏、意念功法；疗愈型运动有快走、跑步、俯卧、拉伸、健身操、球类、体能活动训练、瑜伽等具体标准。二是营养处方指标体系。具体有中医餐饮、酵母硒标准、生态蔬菜标准、生态鱼鸡标准、餐饮制作、药膳、生机疗法、功能营养品、鸡尾调和油、排毒药方等具体标准。三是心理处方指标体系。具体有心理咨询、音乐疗愈、禅修灵修、疏导减压、抗癌达人陪聊等具体标准。四是理疗处方指标体系。具体有负离子、氢气、远红外、太赫兹、磁疗、中医经络调理等具体标准。五是疗愈处方指标体系。具体有温泉水疗、中医五行药浴、中医养生药浴、中医排毒浴、中医皇帝浴、中医女神浴，有自制的五指山的鲜药浴、药泥、药膏敷浴、熏蒸、黎汤，有喜马拉雅山盐疗、足疗、艾灸、拔罐、刮痧、面膜等具体标准。六是爱友处方指标体系。具体有九师尊享服务、健康评估、自愈力评估、云健康管家、名医讲堂、疗愈俱乐部、康养达人分享、茶艺茶道、分享交流会、书法歌舞、互助小组等具体标准。七是灵愈处方指标体系。具体有禅修班、国学班、茶道、音乐、芳香疗法等具体标准。八是药物处方指标体系。具体有传统中药内服、中药外用、全身排毒疗法；有肿瘤术后患者康复康养服务、呼吸道疾病康复、氢气疗愈、负氧离子疗愈、疗愈三氧；有心肺康复的运动试验、运动种类、肠疗和评估等具体标准。九是生态食材（农场）指标体系。具体有富硒发酵系列的富硒（包括其他微量元素）肥、富硒蔬菜、有机硒（生物硒）产品（富硒茶、富硒酵母、富硒大米、富硒全麦粉、富硒酵素、富硒菌粉）、药食同源（药膳）、食用油和富硒水产品加工等标准。上述具体指标及其每个指标权重，正在通过实践不断完善中，将在适当时机公开发布。

（四）热带雨林康养产业存在问题与原因

从世界范围来看，欧美国家和亚洲的日本、韩国在森林康养产业发展方面处于领先地位。海南省的热带雨林康养产业在硬件条件和软件方面（标准化、专业化、个性化、综合化）严重滞后，多处于缺失状态。究其原因，主要是我国在热带雨林康养产业尚处于起步阶段，在发展理念、科学研究、规范管理等方面都比较滞后。对海南热带雨林巨大的绿色资源与康养价值、开展气候治疗比较优势认识不高，缺少顶层设计规划引领，支持政策力度小；缺少明星城市、明星康养景区，现有的雨林康养价值链较短；康养企业由于投资大，产业链长，回收慢，战线长，生存出现困难；医疗保障基础还不足以适应高端康养产业发展需求，人才短缺尤其是缺少高端医疗专家和团队、一线医护人员、医养康养机构领军人才和专业运营团队。

三、海南省热带雨林康养产业发展前景

海南省委、省政府对热带雨林康养产业发展高度重视。有关专家的《在海南中部市县发展热带雨林康养产业建立"两山"理论实践区的建议》得到海南省肯定。现在，正在研究制定森林康养国土空间专项规划，产业发展规划，制定具有海南生态特点、突出医疗特色的森林康养基地建设地方标准等工作。

这是一个集成创造性工程，需要采取重大创新性政策措施来推进。

（一）建立"热带雨林康养创新示范区"

以重点雨林康养企业与医院为依托，建立"热带雨林康养创新示范区"。一是加快热带雨林建设和保护。二是推进综合性热带雨林康养基地建设，包括康养科普教育体验中心、养生中心、康养旅游中心、氧吧中心，打造具有国际特色的热带雨林生态康养旅游基地。三是加快热带雨林康养产品开发，包括与研究院所合作，开展热带雨林疗养相关科学研究，针对哮喘、慢性支气管炎、慢性阻塞性肺疾病等呼吸系统疾病，结合海南省气候、海滨和热带雨林资源优势，打造若干气候治疗中心；针对应激障碍、抑郁症等心理疾病以及心理亚健康人群，以热带雨林康养基地为依托，优化配置医疗卫生资源，鼓励心理医生、保健医生开展健康管理服务；利用热带雨林康养环境，融合运动疗法、作业疗法、芳香疗法、温泉疗法、气候地形疗法、洞穴疗法等替代治疗方法，将热带雨林康养应用于预防保健和康复治疗实践。四是加快热带雨林康养产业与旅游业融合，发展热带森林康养旅游，开发养身、养心、养性、养智、养德不同主题的热带雨林康养产品类型，发展"热带雨林＋运动康复＋体验康养＋辅助康养＋健康教育＋健康管理"等旅游产品体系。

（二）制定出台热带雨林康养产业发展规划

建立由海南省委、省政府和省卫生健康委员会、专家组成的团队，研究五指山区热带雨林康养产业发展规划。借助国家公园和"中国天然氧吧"的亮丽名片，以气候康养为主线，主打负氧、呼吸、睡眠、释压，大力建设一批热带雨林特色康养工程，培育成为国内最好的热带雨林康养目的地。创新性推进热带雨林优质资源与共享住宅相结合模式、养老行业与健康管理的医养结合、旅居养老康养行业的产学研融合模式。

（三）出台促进热带雨林康养产业发展的若干扶持政策

充分发挥海南自贸港政策优势，以解决康养机构持续发展的重大问题为着力点，发挥政府政策指引作用，尽快出台热带雨林康养产业系列扶持政策。如医保方面，实现全国医保联网，以方便各地的康养者；鼓励和支持各金融部门、保险企业进入康养产业；设立社会资本出资、市场化运作的医疗健康产业发展混改基金，对混改基金支持的战略性重点企业上市、并购、重组等，政府积极给予支持。鼓励和引导房地产企业创新"共有产权""共享使用权（居住权）""共享会员"等商业模式，盘活现有房地产资产转型为康养产业。同时，重点帮扶现有康养企业的生存发展，打造康养产业旗舰项目。出台支持康养产业人才政策，引导人才向热带雨林康养产业区聚集。

（四）创新热带雨林康养产业发展模式与行业标准

一是支持建立完全闭环的热带雨林康养疗养链长制。包括从生态理念培育，热带雨林生态环境保护，热带雨林疗养康养生态转型产业与旗舰项目，生态城镇化与康养机构建设，生态社会的建立与提升，居民生态生活方式改造与得到提升，生态文化的创造与宣传，生态转型的标准制定与实施。二是支持引进战略合作伙伴与高端消费群体。积极引进国内外知名医疗机构、养生保健机构、中介服务机构、社会资本，引进一批有品牌、有技术、有医资、有客源的热带雨林康养项目，大力发展差异化的热带雨林康养基地和康养品牌，为打造四季宜居热带雨林康养乐园，提供良好的医疗条件和热带雨林康养体验。三是支持引进战略合作伙伴与高端消费群体。积极引进国内外知名医疗机构、养生保健机构、中介服务机构、社会资本，引进一批有品牌、有技术、有医资、有客源的康养项目，大力发展差异化的如气候治疗等热带雨林康养基地和康养品牌。四是建立国际化热带雨林康养行业标准。借鉴日本、德国、韩国等在森林康养产业开发中的行业标准，结合海南省雨林康养产业发展实际和行业特点，制定热带雨林康养产业发展的行业标准，鼓励制定国际热带雨林康养行业标准。设立热带雨林康养产业发展监督管理部门，监督各部门、企业按照该标准执行，对服务企业进行定期考核和评定。

参考文献

[1] 吴书音，邓须军. 基于层次分析法的海南森林旅游资源评价 [J]. 中国热带农业，2016（6）：85 - 90.

[2] 陈才，赵广孺. 海南森林康养基地发展困境与对策研究 [J]. 养生大世界，2020（10）：42 - 47.

[3] 聂军华. 试谈海南打造全局森林康养的思路与对策 [J]. 养生大世界，2020（11）：48 - 53.

［4］周义龙．海南医疗养生旅游发展模式选择［J］．开放导报，2016（2）：109－112．

［5］李隆伟．海南热带森林旅游资源开发研究［J］．农业研究与应用，2012（5）：27－32．

［6］赵扬，谭艳云，王文平，等．从"未病先防，既病防变，愈后防复"浅谈中医治未病理论［J］．中国民族民间医药，2017（15）：7－9．

［7］罗灿．浅析海南省森林康养产业的发展对策［J］．农村经济与科技，2019，30（10）：145－146．

［8］汪汇源．我国康养产业现状及海南康养产业对策研究［J］．农业科研经济管理，2020（1）：45－48．

［9］汪文琪，张英璐．海南省康养旅游发展现状与对策研究［J］．产业与科技论坛，2018，17（4）：24－25．

［10］肖书文，詹晨，王梦桥，等．国家公园资源利用体系优化策略——以海南热带雨林国家公园霸王岭片区为例［J］．北京林业大学学报：社会科学版，2021，20（2）：35－43．

［11］左兴武，刘胜利．热带雨林核心区 海南康养制高点——上医康养的海南实践［J］．中国政协，2021（5）：110－111．

HB.04 浙江省森林康养产业现状与展望

张建国①

摘　要： 分析浙江省森林康养产业的现状并对发展趋势进行展望，可以在总结发展经验的同时为未来发展提供有益参考。研究结果表明，浙江省森林康养产业的发展经历了探索发展阶段（1986—2013 年）和加快发展阶段（2014—2019 年），进入了目前的规范发展阶段（2020—　）。从产业现状来看，发展呈现出消费需求旺盛、基地建设进展较快、产业规模较大和发展成效显著等良好态势；从业态类型来看，形成了森林生态度假型、城郊健身休闲型、森林风景游赏型、森林生态运动型和自然生态教育型等多元化的发展模式；从存在问题来看，主要有供给侧和需求侧不对称、基地建设内涵有待提升、专门人才供给严重不足和支撑理论体系尚不完善等。未来发展趋势上将会呈现出供需更加均衡、内涵持续提升和支撑更加坚实等特征。

关键词： 森林康养；产业发展；现状分析；趋势展望；浙江省

在"健康中国"战略实施的发展背景下，"＋健康"成为诸多领域业态创新和转型发展的重要路径[1]。森林康养产业是森林旅游由传统观光旅游向促进人体健康的康养旅游转变所产生的集林业、旅游、体育、餐饮、交通、健康、中医药、养老、文化、教育、科研等领域而成的环境友好产业新业态[2]。后疫情时代，随着社会公众对健康问题的更加关注和各级政府部门对大健康产业的更加重视，森林康养产业迎来了前所未有的发展机遇。森林生态系统及其环境空间成为社会公众获取身心健康促进的重要载体，成为人们舒缓压力、放松身心和促进社会交往的首先之地[3~4]。森林康养产业也在林业发展中推进供给侧结构性改革、提升林业产业综合效益、促进区域经济发展和培养社会公众健康文明的生活方式方面产生更为深远的影响[5]。浙江省作为我国经济社会快速高质量发展的长三角地区的重要区域，经济发展水平

① 张建国，博士，湖州师范学院经济管理学院教授，硕士生导师，研究方向：生态景观规划与旅游管理。

无论是总量还是人均都处于较高的水平，对着森林康养产品有着强劲的消费需求[6]。同时，浙江省"七山二水一分田"的自然地理格局，使得森林山地面积广阔而且森林覆盖率高、植被质量好，有着发展森林康养旅游的资源禀赋优势。经过多年的发展，无论是在森林康养基地建设还是康养旅游开发方面，都取得了不菲的成就。随着经济社会的进一步发展，社会公众对森林康养产品的需求，无论是数量还是质量上，都会产生更高的要求。回顾梳理全省森林康养产业的发展历程，分析产业现状，剖析存在的问题，并对未来发展趋势进行展望，可以为其高质量可持续发展提供科学依据。

一、浙江省森林康养产业发展历程

（一）探索发展阶段（1986—2013 年）

浙江省现代意义上森林康养产业的发展可以追溯到 20 世纪 80 年代。1986 年，浙江天目山国家森林公园与上海新华医院合办的"天目山森林康复医院"，是我国最早开展森林康养服务的记录之一[2,7]。由于经济社会发展的主题和旅游消费需求层次的问题，但这一标志性事件并未引起太多的社会关注，但森林康养产业被视为生态旅游、养生旅游的组成部分之一，自此逐步开始进入社会公众的视野。

受 2003 年传染性非典型性肺炎和 2004 年禽流感影响，全国各地的旅行社纷纷推出了"健康游旅游线路"，一些旅游景区提出要建立"健康旅游目的地"，如福建的武夷山打出"享受健康呼吸、享受健康饮食、享受健康运动、享受健康文化"为主要内容的养生旅游；湖北的恩施自治州着力打造"中国健康旅游基地"。在这一趋势的影响下，浙江的森林公园也开始推出森林养生旅游产品。

台州方山省级森林公园在综合评价其资源禀赋和环境条件的基础上，设立森林生态保健区，开发森林生态保健旅游[8]。杭州千岛湖国家森林公园依托优越的森林植被、水域风光和库区小气候等条件，在东南湖区边缘规划建设的森林氧吧[9]，设有林中漫步、森林浴、森林吸氧、溯溪、攀岩、野营、森林标本采集、环境教育展馆、垂钓中心（400 亩水域）、水上运动中心等充分展示大自然风采的生态旅游项目；并有山涧千叠飞瀑、山泉足浴健身、勇敢者探险、溯溪而上急流回旋、登山远眺观景、喊山洗肺等休闲运动项目。该项目于 2019 年 10 月 18 日，入选"中国森林氧吧"榜单。

但总体上，这一阶段的森林康养旅游发展处于自由探索阶段，没有成为森林公园旅游发展的主要方向。

（二）加快发展阶段（2014—2019 年）

2014 年，浙江省委、省政府联合印发《关于加快推进林业改革发展全面实施五年绿化平原水乡十年建成森林浙江的意见》，提出要积极推广森林徒步、野外体验等森林休闲养生活动，不断创新森林休闲养生新业态[10]。加强森林休闲养生基地、森林绿道、森林古道、森林人家等示范项目建设，先行开展森林古道建设试点，打造进森林氧吧、尝森林美食、赏森林美景的森林休闲养生品牌，形成点、线、面相结合的区域性森林休闲养生开发新格局。该文件的发布，标志着浙江省森林康养产业进入了一个新阶段。

与此同时，国家层面的一些政策文件的出台，为浙江省森林康养产业的发展提供了良好的发展环境。在中共中央、国务院以及国家林业和草原局等部门文件的指导下，浙江省也出台了系列促进全省森林康养产业发展的文件。2014 年 10 月，浙江省林业厅发布《关于加快森林休闲养生业发展的意见》，明确森林休闲养生业是森林旅游发展的新业态，要提升森林景观、营建森林氧吧、修复森林古道、发展森林人家、开发森林产品、挖掘森林文化。2015 年 10 月，发布的《关于推进森林特色小镇和森林人家建设的指导意见》指出，以林业特色产业为基础、森林文化为主线、森林休闲养生为重点，加大政策扶持，促进要素集聚，推动林业三产融合。2019 年 6 月，《关于加快推进森林康养产业发展的意见》指出积极开展森林休闲养生城市、森林康养小镇、森林人家的创建和认定工作；积极开发森林观光、山地度假、水域休闲、冰雪娱乐、温泉养生等产品，加快建设一批森林氧吧、森林康养基地等服务主体；进一步拓展森林康养发展空间。

浙江省林业局正式发布了《浙江省森林康养产业发展规划（2019—2025）》，对全省森林康养产业的高质量发展进行了全方位的顶层设计[11]。规划中提出，到2025 年，争取创建省级森林休闲养生城市 15 个、省级森林康养小镇 100 个、命名森林人家 500 个，认定森林康养基地 200 处（国家级森林康养基地 100 处、省级森林康养基地 100 处）、森林氧吧 1000 个，完成主要森林古道修复 300 条、3000 千米。

在这些政策文件的指导下，浙江省的森林康养产业在这一阶段得到了快速的发展。2019 年全省森林康养产业产值达 2090 亿元，已成为浙江省林业第一大产业[12]。每年接待游客近 4 亿人次，带动社会就业人数 130 多万人。拥有全国森林养生和森林体验重点建设基地 5 个，森林休闲养生试点县 7 个，森林休闲养生城市 2 个，命名省级森林康养小镇 20 个、森林康养基地 32 个，森林人家 328 个，森林氧吧 215 处，修复森林古道近百条、总长度超过 1000 千米。

（三）规范发展阶段（2020— ）

2020 年暴发的新型冠状病毒肺炎疫情，引起了社会公众对健康问题前所未有的广泛关注，健康成为旅游业的发展主题，森林康养旅游成为森林公园转型发展和森林旅游高质量发展的重要路径。2021 年发布的全国《"十四五"林业草原保护发展规划纲要》中要求，培育森林旅游、森林康养、生态观光、自然教育等新业态新产品[13]。在这一要求的指导下，浙江省采取了一系列举措推进森林康养产业的规范发展。

2021 年发布的《浙江省林业发展"十四五"规划》中提出，要加快森林康养产业发展[14]。依托全省优质丰富的森林资源、生态环境和特色文化，大力培育森林康养产业，引领长三角森林康养和生态旅游一体化发展。推进清新空气（负氧离子）监测网络建设，在有条件开展休闲养生活动的森林区域，打造"森林氧吧"，推进"百县千吧"建设。到 2025 年，全省累计保护修复森林古道 2000 千米以上，建设古树名木公园 200 处，建立自然教育学校（基地）50 个，森林康养和生态旅游人次达到 5 亿次以上。

二、浙江省森林康养产业的发展现状

（一）浙江省森林康养产业发展形成了良好的基础

党的十八大以后，生态文明理念深入人心，"绿水青山就是金山银山"发展观更加深入人心，"美丽中国"、"健康中国"和"乡村振兴"成为时代发展的主题词，对林业特别是浙江省林业提出了更高的要求。林业部门要以更为优质的森林食品、林药产品和康养休闲产品的生产和服务，回应这一时代主题。浙江地处经济社会发展迅猛的长三角地区，2021 年人均 GDP 超过了 1.7 万美元，整体较为富裕的经济水平和日益扩增的中产阶层，对美好林业的需求更为旺盛和广泛，康养森林旅游产品将成为社会公众日益增加的刚性需求。

近年来，浙江省始终秉承山美水美人更美的发展观念，依据现代林业经济发展理念，依托于得天独厚的森林资源和生态优势，以林业特色产业为基础，森林文化为主线、森林休闲养生为重点，坚持文化传承与产业提升并重、创新发展与产业融合并举，因地制宜，优化产业空间布局，整合资源，融合美丽乡村建设，创新经营体制机制，加大政策扶持，促进要素集聚，推动林业三产融合，发展森林休闲养生

贰

区域发展篇

业，开发森林旅游项目，助推森林特色小镇和森林人家的培育创建，将森林康养（休闲养生）产业打造成为浙江省现代林业经济增长新高地、森林休闲养生新业态、产业升级新载体、要素集聚新平台、促农增收新样板。

2021年，森林康养成为浙江林业第一大产业[13]。全省森林康养产值2348亿元，市值100亿元以上的企业有9个；全省共有70多个县（市、区）、600多个乡镇、3000多个村、50多万人直接从事森林康养经营活动，带动社会就业200万人，带动其他产业产值近1000亿元，重点地区农户增收40%以上来自森林康养产业。

（二）浙江省森林康养产业形成了多元化发展模式

1. 森林生态度假型

森林生态度假型发展模式大多以核心区外围为发展空间，依托良好的生态环境和森林风光基础，结合森林人家、乡村民宿和主题酒店等业态集聚而形成的森林康养度假为主打产品的旅游度假区域。以生态养生住宿产品为核心，整合森林休闲、林间运动、森林美食和高端运动等产品，打造不同档次的森林度假产品满足多元化的旅游度假消费需求，形成森林旅游度假综合体。森林人家或农家乐适合小型企业和农民投资经营，目标定位以城市工薪阶层为主，配合周边农民自有农业经营发展观光采摘、乡村体验和绿色购物；乡村民宿或主题酒店的建立则需要相应的专业化管理团队，首先明确市场客源锁定人物需求，建筑风格精致雅观，适度搭配高尔夫球场、网球场、赛马场、泳池、会议室、温泉等设施。

在闻名全国的德清莫干山国家森林公园，形成了裸心堡、西溪花间堂、西坡山乡、大乐之野等高端民宿集群。其民宿风格设有复古华丽的欧式建筑、含蓄秀美的新中式建筑、简约素雅的日式建筑等，别具一格的民宿为莫干山带来了巨大的经济效益。民宿品牌的示范效应，也带动了农家乐的转型升级和高端主题酒店的进入，同时拉动了山地马拉松、山花观赏节等节事活动的兴盛，推动了生态度假业态集聚区的形成。

2. 城郊健身休闲型

城郊健身休闲型发展模式一般位于城市近郊，方便城市游客周末出行以舒缓心灵，承载当地城市居民和中小学生的日常休闲健身、风光游赏、生态体验、自然教育等功能，以展示当地的生态建设成果、历史文化底蕴和居民生活图景，促进森林公园的旅游发展和可持续利用。一般为政府主导进行规划建设和开发管理，免费对社会公众开放，具有城市居民生态休闲公园的属性。城郊休闲型森林公园具有客源较为稳定、游客重游率高等特点，在完善建设周边交通设施的前提下，适宜开发运动健身类、休闲疗养类等项目，为当地居民提供野营度假和户外娱乐的自然空间。

也可与当地中小学合作开展研学活动，如开展科普基地、野外考察、写生摄影、生态展馆等教育展示活动，起到认知学习和科普宣传的目的。也可为外地游客了解城市特色与发展面貌提供高质量的途径。

丽水白云国家森林公园是离中心城市最近的天然次生阔叶林区，兼集怪石、幽林、秀水等自然景观和寺庙、道观等人文景观为一体，是丽水市天然的生态屏障，风景秀丽的市民生态花园[14]。该森林公园按照城郊休闲发展模式的内涵建设要求，积极通过森林植被林相景观改造、整修生态步道、新增康养绿道、增加康养活动平台、增添自然教育教室和植入当地人文特色等建设途径，取得了显著的建设成效，先后获得国家森林康养基地（第一批）等荣誉称号，夏季每天访客量超过2万人次。

3. 森林风景游赏型

森林风景游赏型发展模式一般以森林植被、地形地貌和山水风光见长，具有较高的资源独特性和市场旅游吸引力，引入相关经营主体开发为独立运作的森林旅游景区。业态上较为接近传统意义上的旅游景区，较多的以景观林相、飞瀑流泉、象形山石和人文典故等作为核心卖点，吸引外地游客前来游览观光。出于森林植被资源和自然生态系统保护的考虑，景区内部一般不具有独立的餐饮、住宿空间，较多地依赖门票经济。

丽水南尖岩景区位于丽水市遂昌县王村口镇，距离遂昌县城约50千米，是以遂昌国家森林公园的自然生态和森林风光特色为依托开发的重要景区之一[15]。景区将云海梯田、奇峰异石、溪流瀑布、竹海、云端玻璃桥和索桥等景观要素集为一体，包含30多个景点，被评为"国家一级摄影基地"，是国家4A级旅游景区。该景区以自然山水风光和森林生态见长，主要旅游设施有云端玻璃桥、索桥、竹林茶室和"绝壁云梯"式的悬崖栈道等，在景区外围综合服务区建有"松竹源"餐厅为游客提供团队餐饮服务，更多的食宿等设施主要由景区外围的农家乐、民宿等提供。

4. 森林生态运动型

森林公园中良好的生态环境、多样化的地质地貌和丰富的水体景观，是开展森林休闲运动、户外慢行运动和体育运动赛事的良好载体。依托河流绿化带、道路绿化带和现有公共绿地空间，着力构建绿色健康步道体系，为市民提供便捷的休闲运动路径。充分整合古道和森林康养步道资源，开发森林健步、森林骑行、森林瑜伽、森林太极、森林马拉松、森林户外拓展、溯溪攀岩等特色森林康养运动项目，着力打造全国性森林康养运动品牌，促进产业联动。积极引入开发主体，通过建设开发森林步道、峡谷漂流、攀岩速降、定向越野、山地马拉松、滑雪滑草、体育赛事等森林运动项目，打造森林休闲运动小镇。

灵鹫山国家森林运动小镇位于衢州市柯城区，是国内首批体育特色小镇试点之一，也是浙江省内唯一的森林运动小镇[3~5]。按照森林运动养生旅游景区内涵，积极发展森林山地运动、森林生态休闲、森林乡村民宿度假和主题运动赛事等创新业态，取得了显著的建设成效，先后获得全国首批运动休闲特色小镇（2017 年）和国家森林康养基地（第一批）（2020 年）等荣誉称号。除了森林运动专项体育赛事活动以外，森林穿越运动体验和森林休闲运动是目前最受游客欢迎的常态化森林运动体验项目，其中，大荫山丛林穿越项目每年接待游客众多，带动了周边产业发展，成为运动小镇的产业引领。

5. 自然生态教育型

森林公园中多样性丰富的物种、生态、地质、气象等资源特色，是开展森林生态体验、森林科普和自然教育的天然载体。森林自然教育是践行绿色发展，培育生态文化，建设生态文明的重要实践，是展示生物多样性保护成果、让公众感受生态文明建设成果的平台和纽带，也是改善人与自然、人与人、人与社会和谐共生关系的重要途径。可以大中小学生为主体目标客源定位，通过策划设计科普考察、野外探险、环境识别、标本制作、植物染制研修等课程体系和建设开发生态博物馆、天文观测站、大自然教室、户外营地等服务设施，打造集森林科普、生态体验和自然教育于一体的森林生态教育基地。

自 2019 年起，浙江省林学会每年开展自然教育学校（基地）评选工作，截至2020 年年底，共认定省级自然教育学校（基地）71 个，推荐入选中国林学会自然教育学校（基地）22 个，各类自然教育机构年均总服务量达 410 余万人次。

位于湖州市吴兴区的梁希国家森林公园，利用梁希纪念馆、瓷之源博物馆等场馆优势，积极开发自然教育类研学活动，为中小学提供一站式研学实践课程，打造出融"纪念、人文、教育、科研"为一体的公共文化活动空间[16]。吸引了不少中小学生前来参与感知森林自然生态、学习林业科普知识、研修乡土传统文化和体验植物染制作等活动项目。

（三）浙江省森林康养产业发展面临着不容忽视的问题

1. 供给侧和需求侧不对称

对全省的 134 处森林康养品牌资源空间布局分析的结果表明，目前浙江省森林康养品牌资源在市域层面的分布与各地级市常住人口呈负相关，与旅游接待游客总数呈显著正相关，反映出目前森林康养产业的发展未能充分迎合市场需求[1,17]。

2. 基地建设内涵有待提升

现阶段的森林康养基地大部分是在原有的森林旅游区、乡村旅游区等基础上发展起来的，康养专项设施建设较为薄弱；基地内部的原有相关设施不能很好地承担森林康养功能[6,10,15-18]。

3. 专门人才供给严重不足

森林康养产业作为一种新兴的专项旅游服务业，行业发展尚不成熟，亟须具备林学、医学、旅游学、生态学、景观学等综合素养的复合型人才，满足森林康养基地建设和运营的需要。目前的人才培养体系不能满足需要[6,10,15-18]。

4. 支撑理论体系尚不完善

目前森林康养的功效机理研究、标准规范制定、人才培养标准编制和操作技能培训体系等方面，还存在着严重的不足，影响森林康养产业发展的可持续性[6,10,15-18]。

三、浙江省森林康养产业的发展趋势

（一）浙江省森林康养产业发展的供需更加均衡

随着需求导向作用的进一步显现，全省森林康养产业的发展将更加均衡。一个是空间布局上的均衡，将通过增加森林康养基地、森林氧吧、森林人家等经营主体的培育和业态建设，更好地满足社会公众的消费需求。但森林康养基地的发展载体是森林，受到资源禀赋的限制较大，可通过提升交通条件增加可达性等方式，缩短交通时空距离，实现社会公众更加公平地享受森林康养产业发展带来的红利。

（二）浙江省森林康养产业发展的内涵持续提升

随着社会公众对森林康养旅游服务产品内涵和品质要求的进一步提升，将会有越来越多的森林康养基地通过增加投入改善康养设施、增加体验活动、植入养生文化和开发康养膳食等途径，提高康养基地建设水平和康养服务质量，更好地满足社会公众不断增长的美好生活需求。一方面，综合体验度假型的森林康养基地将越来越多，逐步满足消费者日益丰富的多元化森林康养消费需求；另一方面，专门型的主题森林康养基地将会越来越受欢迎。例如，在已经发布的呼吸系统森林康养基地国家级团体标准等专项标准的指引下，面向呼吸系统康复、睡眠质量提升、亚健康疗养以及血糖调理等专门需求的森林康养基地，将会越来越多。

（三）浙江省森林康养产业发展的支撑更加坚实

浙江省的高校、科研院所及医疗机构，将会更加重视森林康养的基础理论、技术规范等科技支撑要素研究，其成果也能更加有力地助推森林康养的专业化高质量发展。国家已经将森林康养师、园林康养师等列入国家职业名录，人才培养标准也在编制之中，将会逐步缓解全省森林康养产业发展的人才缺乏状况。随着道路交通条件的持续改善，美丽林乡改造、森林村庄建设和森林康养品牌创建等活动的开展，全省森林康养产业发展的载体支撑条件也会更加完善。在省委、省政府及林业主管部门的扶持政策的影响下，也会有越来越多的投资主体进入森林康养领域，有力地促进森林康养基地建设与运营管理。

参考文献

[1] 何思笑，张建国. 浙江省森林康养品牌资源空间分布特征及其影响因素 [J]. 浙江农林大学学报，2022，39（1）：180 - 189.

[2] 李莉，陈雪钧. 中国康养旅游产业的发展历程、演进规律及经验启示 [J]. 社会科学家，2020（5）：74 - 78.

[3] 张建国，刘雨潇. 景区环境与运动体验满意度对游客环境恢复性感知的影响 [J]. 浙江农林大学学报，2021，38（1）：1 - 9.

[4] 张建国，胡洁思. 森林运动小镇游客游憩动机与满意度关系研究 [J]. 南京林业大学学报（自然科学版），2021，45（4）：201 - 209.

[5] 孟玮，张建国. 森林运动旅游的健康效应及其影响因素研究 [J]. 林业经济问题，2021，41（2）：197 - 206.

[6] 赵咪咪，张建国. 基于网络文本分析的城郊森林公园形象感知研究——以丽水白云森林公园为例 [J]. 林业经济问题，2017，37（4）：51 - 57.

[7] 卢素兰. 森林养生保健旅游文献研究 [J]. 林业经济问题，2010，30（6）：31 - 35.

[8] 朱铨，俞益武，卢国耀，等. 森林生态保健区建设初探——以台州方山省级森林公园为例 [J]. 浙江林业科技，2004，4（6）：69 - 72.

[9] 金永仁，马文超. 森林氧吧的规划设计及建设——千岛湖森林氧吧个案分析 [J]. 江西林业科技，2005（3）：20 - 22.

[10] 浙江省林业局. 浙江省林业局关于加快推进森林康养产业发展的建议答复 [EB/OL]. 2021 - 2 - 12. https：//www. 163. com/dy/article/GEMSLSRI0532GL5H. html.

[11] 浙江省林业局. 浙江省四部门联合发布《浙江省森林康养产业发展规划》[EB/OL]. 2021 - 2 - 12. http：//www. forestry. gov. cn/main/56/20200311/154457857235111. html.

[12] 浙江省林业局. 2019 年浙江林业产业十件大事 [EB/OL]. 2020 - 3 - 11. https：//news. sina. com. cn/c/2020 - 01 - 03/doc - iihnzahk1714245. shtml.

贰 区域发展篇

［13］曹云.2021 森林康养产业大事回眸［N］.中国绿色时报，2022－01－11：3.

［14］浙江省林业局.浙江省林业发展"十四五"规划［EB/OL］.2021－5－19. http：//lyj. zj. gov. cn/art/2021/5/19/art_ 1275963_ 59010614. html.

［15］林佳楠，张建国.丽水南尖岩森林旅游景区形象感知研究［J］.林业经济问题，2020，40（4）：434－441.

［16］王浩毅，张建国.梁希国家森林公园旅游形象投射与感知比较［J］.湖州师范学院学报，2021，43（10）：93－101.

［17］葛扬，张建国.浙江省森林特色小镇空间分布特征及影响因素分析［J］.浙江农林大学学报，2020，37（2）：374－381.

［18］唐笛扬，张建国，崔会平，等.牛头山国家森林公园旅游形象感知要素结构特征［J］.林业经济问题，2018，38（5）：72－77.

HB.05 牡丹江地区森林康养旅游发展报告

荣胜忠①　孙布克②

摘　要：本报告采用文献研究、实地调研等方式收集黑龙江省牡丹江地区森林康养基地建设、旅游产业发展等资料，分别从牡丹江地区森林康养基地建设概况、消费者特征分析、康养基地时空特征与影响因素研究、森林康养旅游发展经验等层面对牡丹江地区森林康养旅游发展情况进行深入分析，结合其区域特色与自然优势，认为牡丹江地区森林康养旅游应重点做好产业融合，在"森林康养旅游＋中医药"、"森林康养旅游＋文化"以及"森林康养旅游＋数字经济"等领域实现突破与提升。

关键词：牡丹江；森林康养；康养旅游；旅游产业

森林康养是以森林生态环境为基础，充分利用森林资源、食药资源和文化资源来开展健康养生与保健养老等综合性康养服务[1]，而森林康养旅游则是森林康养产业与旅游产业的有机融合。发展森林康养旅游是全面推进健康中国与乡村振兴战略的重要举措，也是提振区域经济发展，满足人民美好生活需要的路径选择，具有重要的意义与价值。

一、牡丹江地区森林康养基地概况

牡丹江市位于黑龙江省东南部，地处东北亚经济圈中心区域，属黑龙江省辖地级市，同时也是国务院批复确定的黑龙江省东南部重要的中心城市与旅游城市。其下辖4区、1县，代管5个县级市，总面积为4.06万平方千米。牡丹江地区属于中温带大陆性季风气候，其春秋两季时间较短，夏季温和多雨，冬季则降雪丰富，适

---

①　荣胜忠，博士，牡丹江医学院公共卫生学院副教授，研究方向：森林康养旅游。
②　孙布克，博士，牡丹江医学院卫生管理学院讲师，研究方向：森林康养旅游。

宜开展避暑以及冰雪旅游项目。夏季是牡丹江森林康养旅游的最好季节，在这一时段，舒适的气候、茂密的森林以及优美的自然风光都使牡丹江地区成为人们避暑疗养的绝佳去处，镜泊湖、威虎山、火山口地下森林等风景名胜是领略牡丹江地区自然风景、享受清新空气与清凉之旅的必游之地。在以上因素的支撑下，作为牡丹江地区特色旅游模式的森林康养旅游可以在后疫情时代起到拉动旅游消费的重要作用。

牡丹江市作为黑龙江省著名的风景旅游地，其旅游文化建设具有很长的开发历史，但在森林康养基地建设层面，目前尚处于起步阶段。2017 年，中国林业产业联合会发布了《第三批全国森林康养基地试点建设单位遴选结果公示公告》，雪乡国家森林公园、威虎山国家森林公园成为牡丹江地区首批全国森林康养基地试点建设单位。2020 年，穆棱市共和乡、海林市横道河镇七里地村入选中国森林康养试点建设乡镇；海林市林业局石河森林康养人家入选中国森林康养人家。截至 2021 年年底，牡丹江地区拥有全国森林康养基地试点建设单位已增加到 9 家（见表 1）。此外，牡丹江地区也在不断探索新的森林康养旅游发展模式，在探索中创新旅游与康养产业融合，培育中医药"三产"，将中医药文化融入森林康养旅游发展，构建集养老保健、中医养生、药膳食疗、中医药科普一体的康养旅游产业[2]。

表 1　牡丹江地区全国森林康养基地试点建设单位

序号	单位名称	基地名称
1	雪乡国家森林公园	黑龙江雪乡森林康养基地
2	威虎山国家森林公园	牡丹江北国小九寨森林康养基地
3	穆棱市共和乡人民政府	黑龙江省牡丹江市穆棱市共和乡森林康养基地试点建设乡
4	海林市横道河镇七里地村	黑龙江省牡丹江市海林市横道河镇七里地村森林康养基地
5	黑龙江省海林林业局有限公司	（龙江森工集团）黑龙江省牡丹江市海林市林业局林海雪原森林康养基地
6	黑龙江省海林林业局有限公司	（龙江森工集团）黑龙江省牡丹江市海林市林业局石河森林康养人家
7	林口县三道通镇人民政府	黑龙江省牡丹江市林口县三道通镇国家级全局森林康养试点建设镇
8	林口县莲花镇人民政府	黑龙江省牡丹江市林口县莲花镇国家级全局森林康养试点建设镇
9	黑龙江省镜泊湖风景名胜区自然保护区管理委员会	黑龙江省牡丹江市宁安市镜泊湖森林康养基地

（一）雪乡国家森林公园

雪乡国家森林公园地处黑龙江省牡丹江市西南部，2001 年其被国家林业局批准为"雪乡国家森林公园"，包括"雪乡旅游风景区""太平沟原始林风景区""二浪河风景区"等主要旅游景区。雪乡国家森林公园总面积约为 18.6 万公顷，森林覆被率达 94.95%。公园内植被资源丰富、夏季空气清新，凉爽宜人。园内树木受林区气候影响只有每年 6 个月的生长周期，因而其材质细密，抗腐能力强。其平均树龄 400 余年，最长树龄有 1000 年以上。同时，园内还拥有丰富的生物资源，堪称天然的生物宝库。这里生长着人参、灵芝、刺五加、五味子等名贵中草药，还栖息着狍子、黑熊、马鹿等珍贵动物。雪乡国家森林公园经过多年的建设与开发，已经形成了以"雪乡"品牌为核心，多点开花的旅游产业。园内拥有完备的设施与服务，已成为东北地区避暑养生的主要目的地。

（二）穆棱市共和乡森林康养基地

穆棱市共和乡位于黑龙江省东南部，面积为 1351 平方千米，人口总数为 6376 人。该乡东距东宁口岸 120 千米、西距镜泊湖风景名胜区 120 千米，交通便利，自然资源丰富，国家东北虎豹公园、六峰山国家森林公园，六峰湖自然保护区都处在该辖区内。优越的地理位置与丰富的自然资源为共和乡开展森林康养旅游提供了所需的条件与基础。当地政府以"生态立乡、旅游兴乡"作为发展方向，在基础设施建设、生态保护、康养旅游推广等方面充分发挥自然资源优势，成功打造了以"休闲、健康、旅游、养生"为特色的康养小镇[3]。是近来新兴的以绿色产业和自然资源为支撑的生态旅游小镇。

（三）海林市横道河镇七里地村森林康养基地

七里地村位于黑龙江省海林市横道河镇，距镇政府 7 千米，距牡丹江市 40 多千米。虽属于山区，但该村每天通客车四次，交通较为便利。七里地村森林资源丰富，溪流密布，群山环绕，风光优美。同时，七里地村也具有光荣的革命传统，是黑龙江东部地区第一个党支部诞生地。近年来，七里地村借助美丽乡村建设的契机大力发展红色旅游与生态旅游，目前已经建成集民宿风情、保健养生、革命遗迹于一体的旅游景区，并于 2020 年成功入选全国乡村旅游重点村、全国森林康养基地建设试点单位和全国文明村[4]。

（四）镜泊湖国家森林公园

镜泊湖国家森林公园地处黑龙江省东南部，2003 年被国家林业局批复为国家级森林公园，其规划面积为 6.5 万公顷，其中水域面积 1.1 公顷，林地总面积达 1168.5 平方千米，景区自然环境优越，气候条件适宜，负氧离子含量高，是名副其实的天然氧吧。公园景色幽美，景观独特，包括了白石砬子、大孤山、城墙砬子、珍珠门、道士山、老鸹砬子、瀑布等镜泊八大胜景。公园布局完善，功能齐备，包括了风景游赏区、休闲娱乐区、管理服务区和生态保护区。公园动植物资源非常丰富，有东北虎、紫豹、梅花鹿等国家一级和二级保护动物，也栖息着东方白鹤、金雕、中华秋沙鸭、鸳鸯等国家一级、二级野生候鸟。同时还有紫杉、红松、刺五加等国家一级、二级保护植物。经过多年开发建设，景区已成为集休闲避暑、度假疗养、科普研学于一体的旅游胜地，同时也是森林康养的绝佳之地。

二、牡丹江地区森林康养基地消费者特征分析

森林康养基地发展离不开市场推广，而做好市场推广则需要深入了解消费者对于牡丹江地区森林康养基地的关注情况及其个体特征。本部分通过百度指数平台收集数据，鉴于部分基地不在百度指数的关键词收录中，故只选取雪乡、镜泊湖、威虎山三个森林康养基地作为研究对象，以此为依据进行统计分析。

（一）搜索指数趋势①

图 1 为近五年（2017.07—2022.07）三大森林康养基地的百度搜索指数。从图中可以看出，无论是 PC 端还是移动端，各基地的关注度呈现出明显的季节性特征。在冬季，雪乡的关注度要远远高于镜泊湖与威虎山；而在夏季，镜泊湖的关注度则更高，但三者之间的差距并不十分明显。同时，受新冠肺炎疫情的影响，2020 年开始，各森林康养基地的关注度不同程度上都有所下降，但雪乡在冬季的关注情况要明显好于其他两个基地，尤其是在 2020 年冬，雪乡在移动端的关注度有爆发式的增长。

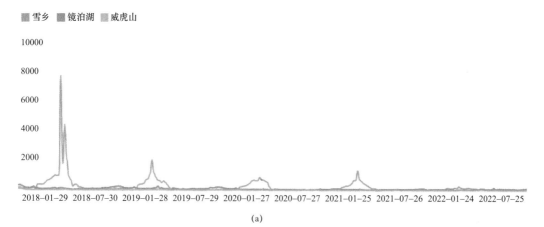

(a)

---

① 搜索指数表示的是互联网用户对关键词搜索关注程度及持续变化情况。

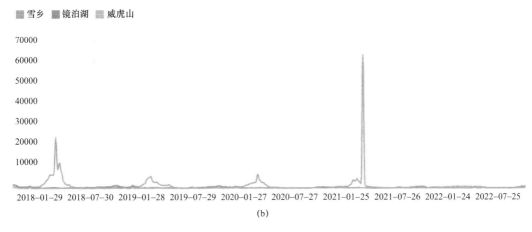

图 1　关键词搜索趋势（2017.07—2022.07）

（a）PC 端关键词搜索趋势；（b）移动端关键词搜索趋势

（二）地域分布

从地域分布来看（表 2），近五年，雪乡、镜泊湖与威虎山三大旅游目的地在华东、华北与东北地区的欢迎度较为靠前，在西北地区的搜索度靠后。其中，雪乡在华中地区的搜索用户中欢迎程度较高，而镜泊湖与威虎山在东北地区更受欢迎。

表 2　关键词搜索用户所属区域排名（2017.7—2022.7）

区域	雪乡	镜泊湖	威虎山
华东	1	2	1
华北	2	3	3
东北	3	1	2
华南	4	4	5
华中	5	5	4
西南	6	6	6
西北	7	7	7

（三）人群属性

从年龄分布来看（图 2（a）），对牡丹江地区森林康养基地关注较高的用户年龄主要集中在 20 ～ 49 岁。在对各康养基地的关注上，19 岁以下用户均占 10% 左右；在对镜泊湖的关注度上，50 岁以上年龄段的用户数量要明显高于其他两个基地，同时也要高于 19 岁以下、20 ～ 29 岁与 40 ～ 49 岁三个年龄段；在对雪乡和威虎山的关注度上，20 ～ 39 岁用户要远高于其他年龄段，占比分别为 77.68% 和 67.18%。性别分布方面（图 2（b）），除对威虎山的关注度上，男性用户要明显高于女性用户外，关注雪乡和镜泊湖的性别比则基本持平。

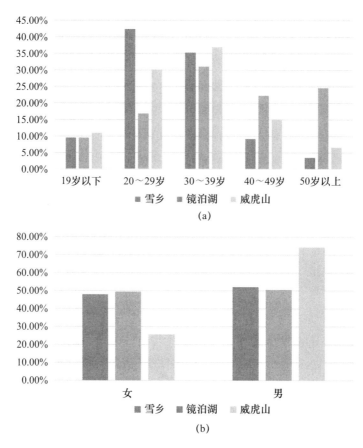

图 2　人群属性（2017.7—2022.7）

（a）年龄分布；（b）性别分布

　　从以上分析可以看出，地域与气候特色使得冰雪旅游在相当长时间内仍然是牡丹江地区旅游项目的主打产品。在这一背景下，要想发展森林康养旅游，就需要进一步拓展森林康养旅游项目的营销渠道，加大宣传推广力度。一方面，需要针对地域，年龄，性别等消费者特征因素设计旅游产品。另一方面，面对当前不断扩大的康养需求还需对森林康养旅游市场进行细分，进一步提升基地建设、产品设计、品牌经营等方面的综合水平，使牡丹江市森林康养旅游产业获得更长远的发展。

三、牡丹江森林康养基地网络关注度时空特征研究——以雪乡为例

　　景区网络关注度作为游客需求在虚拟空间上的表现形式，近年来得到相关学者

的广泛关注。其中，关于热门景区网络关注度的时空差异研究是研究热点[5-12]。第49次《中国互联网络发展状况统计报告》显示，我国搜索引擎用户规模已达8.29亿，而百度搜索引擎是网民搜索获取信息的主要平台。以百度用户行为数据为基础的数据分享平台百度指数也由此成为旅游行业开展定量研究的数据来源[13-15]。雪乡作为牡丹江地区4A级旅游景区，凭借其独特的地域与气候特色一直受到国内游客的关注。现有文献对雪乡旅游网络关注度的研究相对缺乏。因此，本部分通过百度指数平台获取雪乡景区网络关注度的相关数据，并利用季节性强度指数、地理集中度指数等方法对雪乡网络关注度的时空特征与影响因素进行研究，旨在为雪乡森林康养基地建设提供参考。

（一）数据来源与研究方法

1. 数据来源

本部分研究通过百度指数平台搜索关键词"雪乡"2017—2021年的网络关注度数据，对雪乡景区网络关注度的时空特征与影响因素进行研究。

2. 研究方法

（1）季节性强度指数

季节性变动强度指数是根据统计数据季节性变动所进行预测的方法。该指数能够反映雪乡的网络关注度季节差异情况。公式如下：

$$S = \sqrt{\sum_{i=1}^{12}(x_i - 8.33)^2/12} \qquad (1)$$

式中：X_i 为雪乡各月网络关注度占全年关注度的比值；i 表示月份；8.33 是评价季节变动的指标。S 值越大，表明雪乡景区季节差异越大；反之，则差异越小，全年分布越均匀。

（2）地理集中度指数

地理集中度指数可以用来衡量客源地理来源和集聚程度。公式如下：

$$G = 100 \times \sqrt{\sum_{i=1}^{n}(P_i/P)^2} \qquad (2)$$

式中：P_i 和 P 分别表示第 i 个省份的雪乡网络关注度与雪乡网络关注度的总量。G 值越大，说明雪乡网络关注度越集中；反之，则表明雪乡网络关注度越分散。

（二）网络关注度的时空特征分析

1. 时间差异分析

通过对2012—2021年雪乡景区年度网络关注度统计分析发现，近十年间，雪乡景区网络关注度总体上呈现出上涨态势（图3），2012—2018年网络关注度逐年上涨，与2012年相比，2018年网络关注度增幅达581.34%。2019年则出现首次下降，且降幅较大，为53.65%。通过查阅相关报道发现，2018年年初，"雪乡宰客"事件舆情爆发，将雪乡景区推上争议风口。再加上2020年年初暴发的新冠肺炎疫情，都对后续旅游者选择雪乡出游产生了比较重要的影响，截至2021年年末，网络关注度相比2018年的高点下降了76.35%。

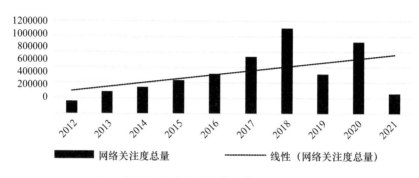

图3　网络关注度总量变化趋势（2012—2021）

从整体日值变化趋势来看（图4），2012—2021年，全年各月份雪乡网络关注度虽然存在一定差异，但其趋势走向则表现出相似的变化特征。即每年的11—12月至下一年的1—2月，雪乡的网络关注度相比其他月份要明显偏高，2017年年末至2018年年初，受雪乡网络舆情影响，其网络关注度较其他年份同时期增加较多。通过比较发现，上述时间段都为雪乡景区的旅游旺季，自然成为雪乡被关注的高峰期。

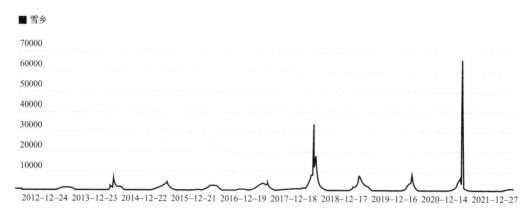

图4　网络关注度整体日值变化趋势（2012—2021）

此外，根据季节强度指数（表3）也可以看出，雪乡的网络关注度表现出显著的季节变化特征。除2021年外，其他年份季节性强度指数均处于8.247~8.248，整体数值偏高且无较大波动，这在一定程度上表明雪乡网络关注度的季节性较强。

表3　季节性强度指数

年份	2012	2013	2014	2015	2016	2017	2018	2019	2020	2021
季节性强度指数	8.2469	8.2473	8.2469	8.2469	8.2468	8.247	8.2476	8.2471	8.2482	8.5902

2. 空间差异分析

本部分研究选取地理集中指数衡量雪乡国家森林公园网络关注度在各个省份的分布情况（表4）。结果表明，近十年（2012—2021年），雪乡国家森林公园网络关注度的地理集中指数均在19~22波动，这说明其网络关注度集聚程度较低，空间分布较为分散。

表4　地理集中度指数

年份	2012	2013	2014	2015	2016	2017	2018	2019	2020	2021
地理集中度	21.789	21.214	20.628	20.786	20.383	19.933	20.107	19.925	20.112	19.561

同时，本部分选取雪乡景区2015年、2017年、2019年和2021年四年各省日均网络关注度数据分析其空间分布情况。综合来看，雪乡国家森林公园景区网络关注度在各个省份的分布并不均匀，整体表现是东部及中部地区关注度高，而西部地区关注度低。具体来看，黑龙江、广东、北京、浙江、江苏五省市的网络关注度排名靠前，关注度较低的省份主要集中在西藏、青海、新疆、宁夏等西部地区。

（三）网络关注度的影响因素分析

结合现有研究成果，考虑到指标可行性与数据获取难易程度，本研究将地区经济发展水平、空间距离、互联网发展水平作为网络关注度的主要影响因素进行分析研究（表5）。

表5　影响因素的相关性分析

影响因素	皮尔森相关系数	显著性
国内生产总值	0.524**	0.003
人均国内生产总值	0.503**	0.004
空间距离	−0.645**	0.000
移动电话普及率	0.182	0.326
互联网普及率	0.244	0.186

注：**在检验水准为0.01时相关性显著。

考虑2020年年初暴发的新冠肺炎疫情以及2017年年末"雪乡宰客"事件舆情对雪乡景区的影响，本研究选取2016年全国各省份国内生产总值（Gross Domestic

Product，GDP）、人均 GDP、互联网普及率、移动电话普及率以及各省份省会城市与雪乡景区间的直线距离与雪乡景区网络关注度进行分析。结果表明，GDP 规模、人均 GDP 与雪乡景区网络关注度均在 1% 的水平上显著正相关，相关系数分别为 0.524 和 0.503。由此可见，经济发展差异与网络关注度空间差异间存在着密切关联。互联网发展水平没有通过显著性检验，可能的原因是，随着信息技术的快速发展，互联网与移动电话的使用已经逐渐普及，各省份间的差距已经越来越小，从而使得互联网发展水平的影响并不显著。最后，空间距离对网络关注度的影响呈显著负相关，其系数的绝对值也最大。这表明，各省份与雪乡景区的直线距离越远，其网络关注度越低。主要的原因是，空间距离的提升会导致游客出行不便以及相关旅游成本上升，上述因素可能会促使游客改变旅游目的地，由此可见，空间距离差异是影响雪乡景区网络关注度空间差异的重要因素。

（四）结论与讨论

基于百度指数平台获取的网络关注度数据，采用相关指数研究方法分析了雪乡景区网络关注度的时空差异特征与影响因素。主要结论有以下几个方面：

（1）2012—2018 年雪乡国家森林公园网络关注度总量呈上升趋势，2019—2021 年关注度有较大的起伏，其中，2021 年关注降幅较大，处于近十年的低点。

（2）雪乡的网络关注度表现出显著的季节变化特征，除 2021 年外，其他年份季节性强度指数均处于 8.247～8.248，整体数值偏高且无较大波动。

（3）2012—2021 年雪乡国家森林公园网络关注度集聚程度较低，空间分布较为分散。同时，网络关注度在各个省份的分布并不均匀，整体上呈现东高西低的格局。

（4）通过皮尔森相关系数分析，经济发展水平和地理空间距离是影响雪乡国家森林公园网络关注度时空特征的重要因素。其中，雪乡国家森林公园网络关注度与经济发展水平呈正相关，与空间距离呈负相关。

鉴于雪乡国家森林公园网络关注度在时间、空间上呈现出较大差异，为此雪乡景区旅游营销应重点关注以下方面：首先，要充分利用"互联网＋"与大数据，积极开展雪乡景区的网络营销，实现"互联网＋大数据＋森林康养旅游"的有机融合，提高雪乡国家森林公园知名度，吸引更多游客来此享受森林康养服务。其次，充分考虑雪乡国家森林公园网络关注度时间特征，在保障冬季冰雪旅游正常开展的前提下，要积极筹划运作雪乡森林康养基地建设，加大宣传推广力度，创新康养旅游产品与服务，借此提升景区淡季游客网络关注度和现实游客数量。再次，根据雪乡国家森林公园网络关注度的空间特征来规划客源市场，实施差异化营销，不同区域、不同市场要实施有针对性的营销策略。

四、牡丹江森林康养旅游发展经验与启示

牡丹江康养旅游基地建设目前尚处于起步阶段，部分基地关注程度仍然较低，但当地政府非常重视基地建设，制定颁布多项政策措施，并积极进行探索创新，目前已经形成一些比较成功的经验。因此，本部分将结合牡丹江森林康养基地建设典型案例与森林康养旅游的发展探讨其所带来的经验与启示。

（一）做好顶层设计，提升产业布局

从2019年起，牡丹江市先后出台了《牡丹江市全局旅游发展规划（2019—2025年)》、《牡丹江市冰雪旅游专项规划（2019—2025年)》以及《牡丹江市旅游产业转型升级方案（2019—2021年)》，通过出台政策来指导今后旅游发展。通过创建国家全局旅游示范区的契机深入开展旅游产业转型升级，推动旅游规划、品牌建设、产品设计、营销推广、服务创新以及基础设施同步提升。同时，牡丹江市加快推进"一核两带四区"建设，借此打造东北亚冰雪旅游与休闲康养目的地①。同时，牡丹江市把旅游作为该市优先发展的重点产业，希望以此来带动其他产业的融合发展。其中，"旅游＋康养"是牡丹江市重点发展的旅游模式。牡丹江市拥有森林湖泊、绿色食品、名贵中药成等得天独厚的资源优势，政府通过支持健康休闲产业园等旅游跨界项目的发展来吸引更多的游客到该市旅居养老与康养保健[16]。

（二）强化品牌建设，打造基地试点

牡丹江市旅游资源非常丰富，而临俄近海的区位优势也为当地旅游业发展提供了有利条件。牡丹江共有15个国家4A、5A级景区，26个国家级、省级自然保护区、森林公园和湿地公园，17个世界级旅游资源。经过多年来的建设与发展，牡丹江市已经培育起了诸如"镜泊胜景"、"林海雪原"、"中国雪乡"以及"百年口岸"等一批特色旅游品牌，被相关部门确定为中国主要冰雪旅游城市和国家智慧旅游试点城市，并先后荣获中国优秀旅游城市、旅游竞争力百强城市等荣誉称号。同时，借助区域内丰富的森林自然资源，牡丹江充分利用"一江两湖"的资源优势，在雪

---

① "一核"是指牡丹江城市休闲与集散服务核；"两带"指牡丹江休闲度假带、中俄国际旅游合作带；"四区"是指镜泊胜景度假区、林海雪原度假区、边境风情旅游区和生态康养旅游区。

乡、镜泊湖等知名康养基地基础上进一步推进康养小镇、康养人家的建设。截至 2021 年，牡丹江市已获批国家森林康养基地试点单位 9 家。

（三）挖掘文化价值，注重内涵建设

牡丹江市深度挖掘各康养基地的所蕴含的文化价值，通过《林海雪原》、《智取威虎山》、渤海国遗址和中东铁路等历史文化著作、遗迹以及传统民俗活动来开展宣传，借此将基地厚重的历史文化积淀自然融合到旅游开发中。牡丹江旅游部门目前已依托部分康养基地推出了横道河子镇中东铁路机车库、杨子荣烈士纪念馆、七里地党史馆等红色文化研学旅游项目以及渔猎体验、萨满村落表演、满族文化游等民俗文化活动。此外，牡丹江市在做好旅游项目开发工作的同时也愈加重视内涵建设，进一步强化市场服务，市旅游集散中心已经建成并投入使用，开通了牡丹江到雪乡、镜泊湖的两条直通车旅游线路。同时，向社会公开旅游投诉举报电话"12345"，并设立旅游诚信基金，做到投诉先赔付。

五、牡丹江森林康养旅游未来发展趋势

康养旅游是一个融合性很强的产业，其可以与养老、中医药、数字化等要素实现有机融合。随着社会对健康的日益重视，森林康养旅游也逐渐走入公众视野。现阶段，牡丹江森林康养旅游产业稳步发展，拥有巨大的市场空间与发展机遇。本研究认为，牡丹江森林康养旅游将向以下方向发展。

（一）"森林康养旅游 + 中医药大健康"协同发展

随着人们对自身健康越来越重视，大健康产业已成为当前的投资热点。中医药具有天然的健康养生属性，能够为大健康产业提供多元化的消费方式。打造具有针对性的中医药健康服务，是提升森林康养旅游产业内生动力的重要手段。牡丹江中医药资源丰富，林口黄芪、海林刺五加、穆棱人参、宁安苍术等都是牡丹江出产的驰名中药材。牡丹江现有的森林康养基地大都处于以上区域内，无论是国家森林公园还是森林康养小镇，都拥有丰富的中医药资源。为了充分利用其区域内丰富的中医药资源，做活中医药"三产"，牡丹江市已经开始进一步探索创新"旅游 + 康养"的产业融合模式，打造融中医养生、康复保健、药膳食疗以及中医药文化传播体验于一体的中医药康养旅游产业。截至目前，已有林口莲花镇、穆棱兴源镇、海林山市镇被评为省中医药特色小镇和小城镇，莲花黄芪谷康养旅游基地被评为省级中医

药健康旅游培育基地。

（二）"森林康养旅游 + 红色文化推广"协同发展

牡丹江市是中国共产党在东北较早建立党组织并开展活动的地区之一，其现有红色文化遗存与资源非常丰富，包括了八女投江纪念地、威虎山剿匪纪念地、杨子荣烈士陵园，以及马骏故居、张闻天工作室等与中国共产党历史上重要人物有密切关联的文化遗迹。牡丹江现有森林康养基地无论在地理位置还是人文历史上，其都与红色文化资源有着极其密切的联系。以海林横道河镇七里地村为例，该村位于全国闻名的12条红色经典旅游线路之上，拥有牡丹江地区第一个党支部、伪满老火锯厂、抗日联军密营、杨子荣剿匪小分队营地等旧址。该村以其特有的资源优势为依托，目前已逐步发展成以红色旅游和生态旅游等为主题的旅游村落。推进森林康养旅游有序发展，并将域内红色文化资源有机整合将助力牡丹江森林康养旅游实现新的增长。

（三）"森林康养旅游 + 数字经济"协同发展

随着人工智能、大数据、云计算等信息技术的广泛运用，康养旅游产业数字化与精准化已成为大势所趋。将数字技术充分融入森林康养旅游产业，可以在宣传推广、产品研发、服务创新等层面提供强大的技术支持。牡丹江市政府高度重视森林康养基地的信息化建设，强调康养旅游要与互联网信息技术深度融合。从实际建设来看，牡丹江旅游服务中心就以高科技手段为游客提供快捷便利的旅游服务。其中的智游牡丹江文旅大数据平台承担了对牡丹江全市游客和旅游数据的收集与展示。平台依托中国联通大数据及其分析处理能力，融合投诉、舆情、消费等多方数据，能够为文旅部门在管理、服务、营销层面提供数据和决策支持[17]。在以上政策支持和良好的实践效果下，牡丹江森林康养旅游将会得到进一步的发展。

综上所述，在康养旅游产业蓬勃发展的时代背景下，牡丹江地区森林康养旅游发展将步入新的阶段。为此需要抢抓机遇，尽快形成产业布局，培育一批功能设施完备、特色突出、服务优良的森林康养基地，并构建与之相配套的森林康养服务体系；引进先进的经营管理理念，探索创新经营管理模式，提升康养基地的运营管理水平；开展森林康养基地的生态环境监测，遵循森林生态系统的健康发展理念，以此打造优良的森林康养环境。同时，要注意加强康养基地的安全防护，确保运营工作安全开展。

参考文献

[1] 国家林业和草原局 民政部 国家卫生健康委员会 国家中医药管理局. 关于促进森林

康养产业发展的意见［EB/OL］. 2019 - 03 - 13.［2022 - 8 - 13］. http：//www. forestry. gov. cn/sites/main/main/gov/content. jsp？TID = 20190319105115486195210.

［2］东北网. 叫响牡丹江区域特色"康养福地"［EB/OL］. 2021 - 08 - 24.［2022 - 8 - 13］. https：//baijiahao. baidu. com/s？id =1708941484024378743&wfr = spider&for = pc.

［3］穆棱市人民政府. 乡镇概况［EB/OL］.［2022 - 8 - 13］. http：//www. muling. gov. cn/zfxxgk/zfxxgkml/szdwfl/xz/ghx. htm.

［4］牡丹江日报. 旅发大会项目巡礼［EB/OL］. 2021 - 08 - 21.［2022 - 8 - 13］. https：//mp. weixin. qq. com/s/zXGnbbQVENgWTjzSDNUqPg？.

［5］朱豆豆，李玲，李晓东，等. 新疆热门景区网络关注度时空差异及影响因素［J］. 西北师范大学学报（自然科学版），2021，57（06）：110 - 117.

［6］苏卉，康文婧. 红色旅游经典景区网络关注度时空特征及影响因素研究［J］. 干旱区资源与环境，2022，36（05）：200 - 208.

［7］万田户，张志荣，李树亮，等. 乡村旅游国内网络关注度的时空分布研究［J］. 西南大学学报（自然科学版），2022，44（06）：138 - 149.

［8］王钦安，曹炜，张丽惠. 安徽省红色旅游网络关注度时空分布研究［J］. 资源开发与市场，2022，38（05）：627 - 633.

［9］许艳，陆林，赵海溶. 乌镇景区网络关注度动态演变与空间差异分析［J］. 经济地理，2020，40（07）：200 - 210.

［10］王秋龙，潘立新，吕俭，等. 基于网络关注度的安徽省居民省内旅游需求时空特征分析［J］. 地域研究与开发，2021，40（01）：120 - 125.

［11］季国斌，刘明月，施伟秋，等. 国家湿地公园网络关注度时空特征与影响因素研究——以西溪国家湿地公园为例［J］. 生态经济，2020，36（08）：133 - 138.

［12］曾可盈，周丽君. 基于百度指数的东北三省4A级及以上景区网络关注度分析［J］. 东北师大学报（自然科学版），2019，51（01）：133 - 138.

［13］丁鑫，汪京强，李勇泉. 基于百度指数的旅游目的地网络关注度时空特征与影响因素研究——以厦门市为例［J］. 资源开发与市场，2018，34（05）：709 - 714.

［14］孙晓蓓，杨晓霞，张枫怡. 基于百度指数的中国A级旅游洞穴景区网络关注度分布特征研究［J］. 西南师范大学学报（自然科学版），2018，43（04）：81 - 88.

［15］陆利军，戴湘毅. 基于百度指数的湖南旅游目的地城市旅游者网络关注度及其空间格局研究［J］. 长江流域资源与环境，2020，29（04）：836 - 849.

［16］黑龙江日报. 周末游牡丹江"四鲜"等你尝［EB/OL］. 2019 - 07 - 28.［2022 - 8 - 13］. http：//epaper. hljnews. cn/hljrb/20190728/432633. html.

［17］东北网. 科技感满满牡丹江旅游服务中心让旅游更"智慧"［EB/OL］. 2021 - 09 - 06.［2022 - 8 - 13］. https：//baijiahao. baidu. com/s？id =1710153286842706712&wfr = spider&for = pc.

叁

基地发展篇

HB.06 国家森林康养基地评价报告

李　享① 王天琦② 焦科兴③ 李艺清④ 董美佳⑤

摘　要：作为林业、康养产业和旅游休闲产业融合发展的新业态，森林康养产业近年来发展态势良好，成果斐然。国家森林康养基地创建工作是推动森林康养产业高质量发展的重要举措。本报告运用文献研究、问卷调查等方法，从消费者视角对国家森林康养基地展开评价，系统分析了40家国家森林康养基地总体发展指数及森林资源、生态环境、产品与服务、康养设施、中医药特色、配套设施、经营管理7个维度的发展指数。根据数据结果，分析森林康养基地发展中存在的主要问题，并提出了推动产业融合、明确市场定位、完善配套设施、加强品牌建设、促进人才培养等针对性的对策和建议，以期为森林康养基地建设及相关产业的后续发展提供参考与支持。

关键词：森林康养；国家森林康养基地；发展策略；建议

森林康养是利用丰富的森林资源、康养资源、旅游资源融合发展的新兴旅游业态，近年来发展态势良好，在学术、产业等领域的关注度逐渐上升。当前，对于森林康养的概念和内涵尚未统一，参考其他学者观点，结合参与产业实践的经验，侯胜田教授研究团队将森林康养定义为：以优质的森林资源和良好的生态环境为基础，以现代医学和传统医学为指引，以维护、改善和促进社会公众健康为目的，使其达到身体上、精神上的完满状态和适应力提升的产品（货物和服务）的生产活动的集合。结合森林康养和基地的定义，本报告将森林康养基地界定为：以优质的森

---

① 李享，管理学硕士，中国医学科学院药物研究所，研究方向：森林康养、中医药健康旅游。

② 王天琦，北京中医药大学管理学院研究生，研究方向：健康产业竞争力、健康旅游、中医药服务贸易。

③ 焦科兴，北京中医药大学管理学院研究生，研究方向：旅居康养、健康旅游、中医药服务贸易。

④ 李艺清，北京中医药大学管理学院研究生，研究方向：互联网医院、健康旅游、中医药服务贸易。

⑤ 董美佳，北京中医药大学管理学院研究生，研究方向：健康旅游、中医药服务贸易。

林资源和良好的生态环境为基础，以现代医学和传统医学为指引，以维护、改善和促进社会公众健康为目的，提供促进人们身心健康的环境空间场地、配套设施和相应服务体系的康养综合体。目前，中国森林康养基地的建设单位有政府和经营主体两类，本报告的研究对象为经营主体建设的森林康养基地。

本报告基于消费者视角对国家森林康养基地展开评价，对 40 家国家森林康养基地在森林资源、生态环境、产品与服务、康养设施等 7 个维度进行评价分析，并根据数据结果提出推动产业融合、明确市场定位、完善配套设施、加强品牌建设、促进人才培养等针对性的对策和建议，以期为森林康养基地建设及相关产业的后续发展提供参考与支持。

一、国家森林康养示范工作建设现状

2019 年 3 月，国家林业和草原局、民政部、国家卫生健康委员会、国家中医药管理局联合发布了《关于促进森林康养产业发展的意见》，提出要培育出一批能够提供齐全设备、良好服务且具有特色性、功能性的森林康养基地，并提出"到 2022 年和 2035 年分阶段逐步建设成 300 处国家森林康养基地和 1200 处国家森林康养基地，直到 2050 年森林康养服务体系更加健全，森林康养理念深入人心，人民群众享有更加充分的森林康养服务"的总体目标。2020 年 3 月，国家林业和草原局、民政部、国家卫生健康委员会、国家中医药管理局联合发布了 107 家国家森林康养基地，进一步推进国家森林康养基地建设工作，其中 21 家以县为单位、86 家以经营主体为单位。86 家以经营主体为单位的森林康养基地覆盖了东北、华北、华中、华南、华东、西北、西南七个地区，涉及天津、河北、陕西、内蒙古等 25 个省市。

2021 年 4 月，本研究在携程旅行网上逐一检索，筛选出评分 ≥4，评论数 ≥100 的基地，共有 40 家，对这 40 家基地进行评价调查，这 40 家基地覆盖了中国七大地区，空间跨度广，服务质量高，评价人数多，具有一定的代表性。

（一）华北地区

华北地区包括北京市、天津市、河北省、山西省和内蒙古自治区，这一区域是京津冀都市圈所在地，具有丰富的旅游资源，同时也是北方地区最为重要的客源地之一。华北地区具有较为丰富的森林资源和独特的地域文化，由于本区域旅游客源规模巨大，近中距离的大城市客源市场也推动了康养旅游发展。

本次评价名单中有天津九龙山森林康养基地、河北仙台山森林康养基地和内蒙古林胡古塞森林康养基地。天津九龙山国家森林公园是天津市唯一且占地面积最大的山区国家级森林公园，在清朝曾是皇家园林。作为生态型自然景区，它以森林景观为主体，森林覆盖率在95%以上，区内包括九龙山、梨木台山、黄花山三大景区，高浓度的负氧离子使其空气清新，令人心旷神怡。河北仙台山国家森林公园曾获评"中国森林氧吧"称号，是石家庄市构建"1+7+18"品牌旅游区支撑体系中18个重点支撑品牌旅游区之一，仙台山发展森林康养，对于该县促进全局旅游发展、助力康养品牌建设和推进脱贫致富具有重要意义。林胡古塞旅游区以生态自然资源为基础，以林胡部落文化和红色文化为载体，以休闲体验为核心，以康体疗养和养老产业为常态，规划投入6.3亿元，将其打造为集休闲娱乐、观光旅游、养生养老、运动康体、会议培训、红色文化于一体的山水休闲旅游基地。

（二）东北地区

此处所称东北地区包括黑龙江省、吉林省、辽宁省和内蒙古自治区东四盟。东北地区的康养旅游得益于区域优越的气候条件，同时拥有森林、温泉、海滨、民族风情等丰富的资源组合，具备发展康养旅游的资源基础，随着振兴东北老工业基地战略的深入实施以及东北地区资源型城市转型的加快，康养旅游将迎来新的发展机遇。

本次评价名单中有临江溪谷森林康养基地和伊春桃山玉温泉森林康养基地。临江溪谷将高山草场作为自己的特色，四季各有特色，适合全年旅行。黑龙江省有着"森林之冠"的美誉，全国最大的连片森林也坐落在此，此外黑龙江省还拥有着众多国家级森林公园，数量和面积均为国内之最，受森林的调节作用夏季气候凉爽舒适，平均温度20℃。桃山玉温泉酒店以东南亚风情为特色，将温泉、山林、湿地、湖渠等优势资源充分结合，是一个集旅游度假、调养身心、森林避暑、餐饮娱乐、生态观光等多功能于一体的森林生态旅游度假地。

（三）华东地区

华东"六省一市"包括山东省、江苏省、安徽省、浙江省、福建省、江西省和上海市。这一区域海岸线绵长，地形以平原和丘陵为主，沿海有着面积广阔的滩涂和防护林带，同时也是温泉的富集地区。总体而言，这一区域经济发达，本身客源市场规模较大，旅游开发较为成熟，康养旅游业达到了很高的水平。

本次评价名单中华东地区有12家入选，有2家国家森林康养基地来自江苏省，即东台黄海海滨国家森林公园和云台山国家森林公园；有4家来自浙江省，分别是桐庐天子地森林康养基地、千岛湖龙川湾森林康养基地、永嘉书院森林康养基地和丽水白云国家森林公园；有4家来自安徽省，分别是霍山县陡沙河温泉森林康养基地、天柱山森林康养基地、石台西黄山富硒农旅度假区森林康养基地和巨石山森林康养基地；还有2家来自福建省，即梅花山森林康养基地和三元格式栲森林康养基地。其中，东台黄海海滨国家森林公园的前身是东台林场，园内包括海林片区和海滨片区，是华东地区规模最大的人造生态林园。云台山国家森林公园有海上云台山、船山飞瀑、世外桃源等著名景点，深受游客欢迎。浙江省将森林康养基地作为森林康养产业的重点建设工程，要求建设森林康养基地必须符合多项指标，如森林覆盖率、空气质量优良率、核心区域空气负氧离子含量、声环境等，在接待设施、康养服务、社会经济功能等方面也都做出了相关要求。桐庐天子地森林康养基地以当地久远的天子刘裕文化为依托，结合优越的山水林湖自然资源和宜人的生态气候优势，以尊重基地的地形地貌为原则，因势利导，将天子地森林康养基地打造成"一心两带三区"的旅游空间结构。永嘉书院森林康养基地是在历史"永嘉书院"的基础上重建而成的，它集山水旅游、休闲观光、运动养生、文化娱乐、教育培训于一体。千岛湖龙川湾森林康养基地坐落于千岛湖西南湖区，岛屿错落有致，港汊纵横交错，是千岛湖中唯一的湖泊型湿地。丽水白云国家森林公园地处仙霞岭—括苍山脉，公园内自然与人文景观丰富多样、奇特秀丽，是丽水城区最大的天然森林氧吧。安徽4家森林康养基地各有特色，霍山县陡沙河温泉森林康养基地以温泉康养闻名；天柱山拥有全国唯一、全球裸露面积最大、暴露最深的超高压变质带，是全国最具影响力的森林公园；石台西黄山富硒农旅度假区具有石台本地"富硒"和"原生态"特色。福建梅花山被中国林学会命名为第五批全国林草科普基地，植物资源丰茂。三元格式栲森林康养基地则拥有着目前世界上面积最大的天然栲树林。

（四）华中地区

华中地区涵盖湖北省、湖南省和河南省，自然风光秀丽，文化底蕴厚重，具有森林、温泉、湖泊等康养旅游资源，尤其是森林康养旅游已经形成规模。湖北省有37家国家森林公园、57家省级森林公园、2家国家生态公园，众多的山区和丰富的林地为其发展森林康养提供了基础。湖南省森林资源丰富，1982年张家界森林公园的建设是我国森林旅游的开端，此后很多森林康养基地都以其为模板。河南省地处中原，是旅游资源大省，不仅拥有丰富的历史人文旅游资源，也拥有多样化的中医药健康、森林康养旅游资源。

本次评价名单中华中地区有5家入选，有2家国家森林康养基地来自湖北省，即五道峡景区横冲森林康养基地和大口国家森林公园；有1家来自湖南省，即幕阜山森林康养基地；有2家来自河南省，分别是竹林长寿山森林康养基地和龙峪湾国家森林公园。其中，横冲素有"荆山之巅"之称，位于荆山山脉中段，是名副其实

叁 基地发展篇

的康养胜地。大口国家森林公园具有良好的生态环境和生物多样性，且气候条件适宜，地理条件独特，是野生动物的自然栖息地和天然的植物园。作为江汉平原北部的"绿色宝库"，大口国家森林公园也被誉为镶嵌在"江汉平原的一颗绿宝石"。天岳幕阜山地处湖南、湖北、江西三省交界之处，是湖南省最佳避暑胜地，区内有着丰富的山体水资源和森林资源，自然环境优美，是湖南独树一帜的知名"天然氧吧"。巩义市竹林镇长寿山景区自然资源和人文景观丰富多样、独具特色，发展森林康养对于巩义市的健康产业及旅游产业都起到促进作用。龙峪湾国家森林公园是中原地区最大、最原始、纯自然的生态旅游区，也是中国森林康养 50 佳景区和中国重点康养建设基地之一。

（五）华南地区

华南地区涵盖广东省、广西壮族自治区和海南省，地处热带亚热带区域，气候温润，具有发展康养旅游的大气候，同时森林资源、海滨资源和温泉资源也非常丰富。广东省，尤其是粤北地区拥有种类多样的森林资源和独具特色的森林生态系统，被誉为"南岭生物基金库"和"珠江三角洲生态屏障"。广西壮族自治区地处亚热带，气候温暖湿润，阳光充足，环境品质优质，独特的气候条件和物产资源为广西康养旅游发展奠定了基础。海南省地处热带，具有独特的气候条件，海滨、森林、温泉等绝佳组合，让海南成为不可替代的康养旅游目的地。

本次评价名单中，华南地区共有 3 家国家森林康养基地入选，分别来自广东、广西和海南，分别为广东省河源市野趣沟森林康养基地、广西大明山森林康养基地和海南霸王岭森林康养基地。野趣沟风景旅游区素有广东小九寨沟之美誉，是国家森林公园、生态示范园。广西大明山曾荣获"中国天然氧吧"创建地区称号，是桂中南第一高峰，区内拥有丰富的野生动植物资源和健康旅游资源。海南霸王岭是海南岛典型的热带雨林分布区之一，野生动植物资源多种多样、得天独厚，有着"绿色宝库""物种基因库""霸王归来不看树"的美誉。

（六）西南地区

西南地区涵盖四川省、云南省、贵州省、西藏自治区和重庆市，这一区域地带性特征明显。在一座山上可以同时存在多个热量带和森林带，因此会出现"一山有四季，十里不同天"的独特景观。西南地区森林资源丰富，发展森林康养产业是其突出优势。四川省、云南省、贵州省等均出台相关的政策，大力发展休闲保健、疗养康复、养生养老等森林康养服务，建设森林浴场、森林氧吧、森林康养场馆、康养步道等服务设施。

本次评价名单中，西南地区各省份入选较多，共9家，其中有4家基地来自四川省，分别是洪雅县玉屏山森林康养基地、南江县米仓山森林康养基地、海螺沟森林康养基地和雅安市海子山森林康养基地；有2家来自贵州省，分别是桃源河景区森林康养基地和开阳县水东乡舍森林康养基地；另有3家来自重庆市，分别是武隆区仙女山森林康养基地、永川区茶山竹海森林康养基地和巴南区彩色森林康养基地。其中，洪雅县玉屏山凭借其突出的生态资源优势，曾荣获多项国家、省级森林康养荣誉。南江县米仓山兼有平原气势和水乡风貌，动植物丰富，古被称为"森林宝藏，动物王国"，也被誉为川东北的九寨沟。海螺沟景区于2020年11月当选"成渝潮流新地标"，其"六绝"（雪山、云雾、冰川、原始森林、温泉、红石）吸引了大量游客。雅安市海子山在川西旅游康养中占据着重要位置，距成都最近、雅安最大的原生态高山湿地就坐落在此。桃源河景区集山、川、湖、洞、泉、古生物化石等自然景观于一体，山清水秀、美景众多，水上项目丰富，夏季游客众多。开阳县水东乡舍以开阳优越的生态环境为依托，通过房屋改建、土地改造、态度改变、保青山留乡愁的"三改一留"方式，实现传统村落再生旅游产业资源的转化。武隆区仙女山因拥有着独特的高山草原、罕见的林海雪原和秀美的自然景观，被誉为"南国第一牧原"和"东方瑞士"。永川区茶山竹海充分利用茶、竹资源，打造文化创意品牌。巴南区彩色森林康养基地由两条"十里彩色长廊"和三大功能分区（原生态农业区、森林旅游区、庄园区）组成，此外"3D森林艺术景区"也吸引了大量游客。

（七）西北地区

西北地区包括宁夏回族自治区、新疆维吾尔自治区、青海省、陕西省和甘肃省，其中由陕西、甘肃、青海、宁夏、新疆五省区和新疆生产建设兵团组成的西北旅游协作区，是我国成立最早、面积最大的区域旅游协会组织，区域总面积三百多万平方千米，总人口达上亿人。近年来，西北旅游业得到迅猛发展，产业持续壮大，森林康养也随之发展。

本次评价名单中西北地区5家入选，共有2家国家森林康养基地来自新疆，分别是奇台江布拉克国家森林公园和白哈巴森林公园。其中白哈巴号称中国西部第一村，地处中国与哈萨克斯坦接壤的界河，当地的原始自然生态与古老传统文化相互融合，民俗风情古朴淳厚；江布拉克植物资源丰富，是乌昌地区的"菜篮子"，有天山麦海、汉疏勒古城等知名景点。青海省的互助县北山林场从"砍树"转型到"看树"，成为青海省森林面积和蓄积较大的天然次生林经营林场。来自陕西省的2家国家森林康养基地分别为黄陵国家森林公园和天竺山森林康养基地，黄陵国家森林公园在西北线旅游黄金线路的节点上，被誉为黄土高原上的一颗绿色明珠、我国

"药用植物资源基因库及天然药库",而天竺山既有华山之峻险,又有黄山之奇幽,素有"秦岭奇观"之称。

二、国家森林康养基地评价发展报告

(一) 资料与方法

本报告以 2020 年 3 月国家林业和草原局、民政部、国家卫生健康委员会、国家中医药管理局联合发布的第一批国家森林康养基地为基础,在中国最大的在线旅行社上逐一检索,以评分≥4,评论数≥100 为筛选标准,最终选出 40 家国家森林康养基地作为研究对象。

本报告基于北京中医药大学侯胜田教授健康旅游研究团队研发的中国森林康养基地评价指标体系开展相关研究。该指标体系基于消费者视角,综合分析森林康养基地建设、发展过程中的相关因素,进而确定森林资源、产品与服务、生态环境、康养设施、配套设施、经营管理、中医药特色 7 个维度,并将 7 个维度进一步具体化,形成了 32 个对森林康养基地评价的具体测量项目。

本次调查采用方便抽样的方式在互联网上发布问卷进行调研,利用社交媒体推广收集问卷,调查时间为 2021 年 4 月 20 日至 2021 年 4 月 30 日。本研究在问卷设计中,各森林康养基地设置为随机排序,并设置了漏答约束;手工检查了是否有逻辑错乱、后台 IP 地址是否相同的问卷进一步保障数据的有效性,最终得到有效问卷941 份,有效回收率100%。在数据分析方面,本研究首先将通过问卷网收集的数据导入 MS Excel 2016,接着将各个国家森林康养基地的不同指标发展指数进行汇总整理,最后利用图表更加直观地分析各个国家森林康养基地在 7 个维度的发展情况。

(二) 国家森林康养基地发展指数分析

1. 国家森林康养基地总体发展指数分析

根据所收集的数据可知,2021 年国家森林康养基地的总体发展指数为 4.211。其中综合分析 40 个国家森林康养基地不同测量项目的发展指数,都在 4.0 分以上,整体发展水平较高。其中森林资源发展指数最高,其次是生态资源发展指数,均在 4.2 分以上,说明 40 家国家森林康养基地的自然环境十分优越。中医药特色发展指数偏低,其中"中医药康养产品"这一测量项目的发展指数在所有测量项目中排名最低,说明中医药康养及其相关产品在森林康养领域的应用仍有较大的提升空间。详见表1。

表1 国家森林康养基地整体情况各项发展指数

七大维度	测量项目	该项发展指数	该维度发展指数
森林资源	森林规模	4.398	4.290
	森林景观	4.212	
	林分密度	4.260	
生态资源	空气质量	4.293	4.286
	水质量	4.302	
	声环境	4.260	
	气候舒适度	4.287	
产品与服务	森林康养产品	4.175	4.150
	服务项目的专业性	4.093	
	服务项目的丰富性	4.131	
	服务项目的特色性	4.193	
	服务人员的态度	4.160	
康养设施	健康检测设备	4.202	4.175
	养生保健设施	4.147	
	娱乐运动设施	4.182	
	养生膳食餐厅	4.180	
	康养主题住宿	4.166	
中医药特色	中医药康养产品	4.091	4.135
	中医药康养服务	4.144	
	中医药文化科普	4.169	
配套设施	导向标识系统	4.178	4.162
	功能分区布局	4.152	
	公共卫生设施	4.131	
	安全保障设施	4.172	
	网络通信设施	4.163	
	无障碍设施	4.145	
	交通便利性	4.189	
经营管理	信息可及性	4.161	4.163
	品牌知名度	4.125	
	收费透明程度	4.181	
	投诉反馈机制	4.123	
	管理专业水平	4.224	

叁 基地发展篇

2. 国家森林康养基地不同维度发展指数分析

为了更直观地比较各个国家森林康养基地在森林资源、生态环境、产品与服务、康养设施、中医药特色、配套设施、经营管理 7 个维度的得分情况，本报告对 40 家国家森林康养基地总体发展指数进行排名，并在此基础上分为四组：总体发展指数较高的为优秀发展群组，总体发展水平高，包括第 1 名到第 10 名；完善发展群组，包括第 11 名到第 20 名，总体发展水平尚有提升空间；总体发展指数较低的为改进发展群组，总体发展水平较低，包括第 21 名到第 30 名；总体发展指数最后十名的为努力发展群组，虽然发展水平相对不高，但具有巨大的发展潜力。

（1）优秀发展群组

本报告将前 1/4 的国家森林康养基地被列为优秀发展群组，分别对应总体发展指数排名前 10 的森林康养基地（详见图 1）。这 10 家国家森林康养基地 7 个维度的平均得分率为 87.1%，整体发展水平较高。其中安徽石台西黄山富硒农旅度假区森林康养基地、内蒙古林胡古塞森林康养基地、陕西省楼观台森林康养基地、四川雅安市海子山森林康养基地、四川南江县米仓山森林康养基地在 7 个维度的得分率比较平均，且得分率均为 85.0% 以上，正是均衡且卓越的表现，使得这些基地总体发展指数排名前列。河南龙峪湾国家森林公园、陕西天竺山国家森林公园分别在森林资源、中医药特色维度的得分率高于 90.0%，在自然资源和中医药特色方面独具特色。河南竹林长寿山森林康养基地、安徽巨石山森林康养基地、浙江永嘉书院森林康养基地的各维度得分大多低于 87.1%，排名相对靠后。优秀发展群组整体发展水平优越，总体而言在产品与服务维度较其余维度稍有不足，应积极发挥自然森林资源的优势，结合地方特色努力开发森林康养相关产品与服务，进一步提升基地的整体发展水平。

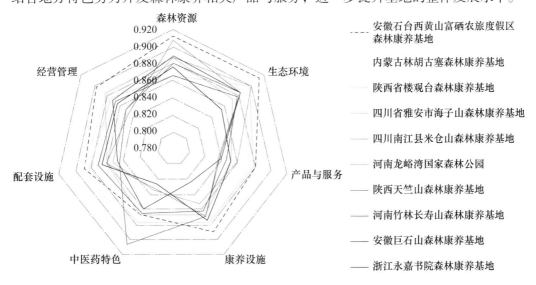

图 1　1~10 名国家森林康养基地 7 个维度发展状况分析

（2）完善发展群组

总体发展指数排名11~20的国家森林康养基地被划分为完善发展群组，10个基地7个维度的平均得分率为85.0%，整体发展水平较高且拥有优越的自然森林资源，但相较于优秀发展群组，在配套设施、产品与服务等维度的发展上存在着些许不足，同时也有依托自然资源，但对中医药康养产品服务及管理水平等软实力建设重视不足的共性问题（详见图2）。重庆永川区茶山竹海森林康养基地7个维度发展较均衡且均高于平均得分率，在本组中发展最好。江苏东台黄海海滨国家森林公园和广东河源市野趣沟森林康养基地各个维度的平均得分率高于85.0%，且各维度比较均衡。新疆白哈巴森林公园森林资源维度得分率较高，但中医药特色维度低于80.0%，在中医药特色产品及服务与森林康养相融合的方面尚待加强。河北仙台山森林康养基地、浙江千岛湖龙川湾森林康养基地、四川巴南区彩色森林康养基地、安徽天柱山森林康养基地、四川洪雅县玉屏山森林康养基地五基地的平均得分率均在85.0%左右，但其在配套设施、产品与服务方面仍有一定的发展空间。吉林临江溪谷森林康养基地森林资源得分率较高，自然生态资源相对优越，但中医药特色得分率偏低，在中医药特色产品、服务、康养设施建设方面仍尚待加强。

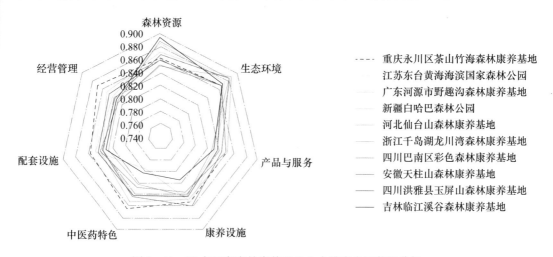

图2　11~20名国家森林康养基地7个维度发展状况分析

（3）改进发展群组

总体发展指数排名21~30的国家森林康养基地被分为改进发展群组，10个基地7个维度的平均得分率为82.8%，整体发展水平相对较弱（详见图3）。本群组10个森林康养基地大多具有良好的森林资源及生态环境，但对于管理水平提升、基础设施改进、中医药特色康养产品提供等方面的建设相对不足，导致其在相关维度得分较低，存在着一定改进发展空间。福建三元格式栲森林康养基地和黑龙江伊春桃山玉温泉森林康养基地的森林资源维度平均得分率较高，其他维度发展比较均衡，应充分利用其良好的自然资源开展相关森林康养软服务。江苏云台山国家森林公园、四川海螺沟森林康养基地、陕西黄陵国家森林公园康养基地、广西大明山森林康养基地、天津九龙山森林康养基地各维度的平均得分率在 82.8% 左右，各维度发展较均衡，没有明显发展短板。重庆武隆区仙女山森林康养基地、浙江丽水白云国家森林公园、湖北大口国家森林公园 7 个维度的平均得分率低于 82.8%，发展水平在同组相对较低，其中重庆武隆区仙女山森林康养基地的森林资源维度得分较高，可以充分利用自然资源优势，努力开发相关森林康养产品与服务。浙江丽水白云国家森林公园和湖北大口国家森林公园排名相对靠后，应积极在改善生态环境的同时提升管理能力，开发相关森林康养融合产品与服务。

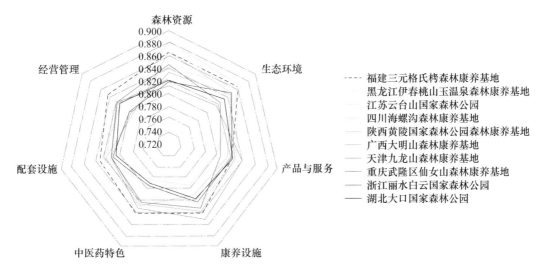

图 3　21~30 名国家森林康养基地 7 个维度发展状况分析

（4）努力发展群组

总体发展指数位于后 1/4 的国家森林康养基地被划分为努力发展群组，10 个基地 7 个维度的平均得分率为 80.3%，整体发展水平相对较低（详见图 4）。本组 10 个国家森林康养基地的森林资源发展水平均相对偏差，且在中医药特色、配套设施、经营管理维度上均存在着一定明显短板，本群组的基地在后续发展中应在改善自然生态环境的基础上努力提高管理水平，完善改进配套基础设施、开发中医药特色相关产品及服务，努力提高森林康养旅游基地的整体发展水平。湖南幕阜山森林康养基地各维度得分均高于 80.0%，在本组各康养基地中发展较好。浙江桐庐天子地森林康养基地的康养设施维度得分率较低，仅为 79.8%，应加强康养基础设施建设。湖北五道峡景区横冲森林康养基地、新疆奇台江布拉克国家森林公园、海南霸王岭森林康养基地、福建梅花山森林康养基地各维度平均得分率在 80.0% 以上，但有不同维度的得分率低于 80.0%，需要补足明显短板，推进整体发展水平提升。安徽霍山县陡沙河温泉森林康养基地、青海互助县北山林场森林康养基地、贵州桃源河景区森林康养基地、贵州开阳县水东乡舍森林康养基地各维度平均得分率低于80.0%，应积极改善森林生态环境，在良好的生态环境基础上进一步完善基础设施，充分利用林下资源开发中医药特色产品，提供多种服务项目。

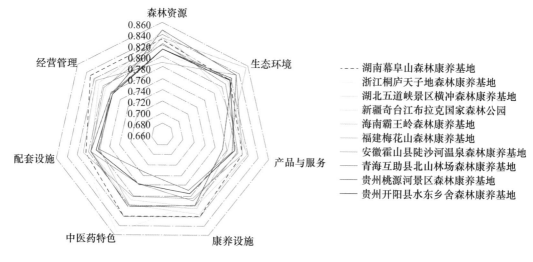

图4　31～40名国家森林康养基地7个维度发展状况分析

三、问题与建议

（一）主要问题

1. 产业界定较模糊，医学内涵不足

　　森林康养的概念尚未达成一致意见，产业概念界定不一，导致发展的目标和整体规划尚不清晰。森林康养是跨行业融合业态，涉及多部门监督管理，但是目前森林康养的工作主要由各地林业部门组织牵头，在项目具体落地实施时容易存在一定行政管理壁垒。比如土地审批面临困难，森林康养项目需要较大面积的土地，且开展森林康养活动的主要场所均为环境优美、远离市区的林区，但国家对于此方面的管理比较严格，因此在建设和审批过程中会存在较大难度。森林康养以维护、改善和促进社会公众健康为目的，需要以现代医学和传统医学为指引，但是目前林业部门与中医药管理局、卫生健康委等卫生部门尚未形成联动管理机制，在森林康养基地的建设中对中医药理论的应用较少，森林医学的临床实证研究缺乏。

2. 商业模式不明确，产品同质化严重

各地区"重品牌、轻行动；重口号、轻内容"的问题比较突出[1]，缺乏明确的思路和有效的手段来扎实推进森林康养发展，多数基地仍停留在概念炒作，出台的政策文件缺少实质性的建设方案及想法，很多开发企业打着建设森林康养基地的名义，实际上则是借由森林康养综合体开展搞房地产开发业务，这类项目显然并不是有效供给。部分地区发展森林康养产业，产品同质化严重，服务类型相似。人民群众对于森林康养的需求是多元的，诸如疗养型、旅居型、养老型等多种形式的需求，目前发展较多的是旅居型森林康养，而其他类型的森林康养需求供需关系则尚不匹配。

3. 配套设施不完善，品牌营销不足

配套基础设施的建设是森林康养得到良好发展的必要保障。一些森林康养基地基础设施尚不完善，许多森林康养基地在景区基础上开发，原有基础设施为森林康养产业的发展提供了一定的基础，然而各类景区、森林公园原先的配套设施缺乏康养专业性，仍需建设专业性的配套设施用以支撑森林康养相关活动的开展。部分森林康养基地的建设时间相对较短，同时基地工作人员受限于原来的工作环境影响，缺乏一定的品牌营销意识，导致森林康养产业的品牌营销能力较低，尚未形成知名度高、美誉度高的优质品牌。加之森林康养基地的地理位置相对偏僻，交通、信息不畅，营销能力不足对森林康养基地及其相关产业的影响不容小觑。

4. 人才培养未跟进，服务水平偏低

森林康养作为典型的服务型行业，其相关专业人才队伍建设不可忽视。目前行业内的人才队伍多由原林场等单位转型而来，后续人才的培养力度也明显不足，具体可分为两类。一是缺乏管理人才。森林康养目前由林业部门管辖，但该产业是融合林业、旅游、医疗、康养等于一体的新业态和新体系，既有的林业工作者对这一新型的、复杂多样的森林康养体系，可能会出现管理理论不足或是实践经验积累不够等问题，难以做好森林康养产业的策划、规划、设计、产品研发、运营等工作，导致在落实相关政策和开发具体项目时可能会面临一定的困境。二是缺乏大量专业性人才。森林康养行业的专业人员要求应有林学、医学、护理学等学科背景，其服务供给需要专业的疗养师、森林医学专家以及相关专业服务人员，但目前的专业化培养程度和民众对此行业工作的认可程度均不高。

(二) 对策建议

基于对森林康养产业自身特点、发展历程、现实挑战，本报告总结归纳认为森

叁 基地发展篇

林康养产业的可持续发展需要平衡好三方关系，即森林资源、商业模式、产品与服务。针对森林康养产业发展现存问题，本报告提出以下对策建议。

1. 推动产业融合，提供分级服务

政府要做好国家和地方的森林康养产业规划，明确与森林康养相关部门的各项健康服务业政策，建立联合协调机制，更好地促进资源的整合。借鉴外国经验。为协调部门利益，日本林野厅成立了森林康养协会，韩国山林厅内设有联合工作办公室[2]，中国可出台更有指导建设性意见的政策，规范森林康养产业的发展，推动森林康养与相关行业资源整合。同时，政府与市场相结合，打破现实的制约，通过招商引资引入先进的技术设备，并结合现代化的服务管理理念来推进行业高质量发展，对规模小、服务差的企业进行兼并、重组甚至淘汰，以规模化、标准化、专业化的经营，壮大森林康养产业的发展。

关于森林康养概念明晰问题，需要明晰医疗与健康两个领域的区别和联系[3]。医疗和健康其实是存在少量交集的两个行业，根据实现目标、技术手段和管理模式、从业人员的要求和专业明确区分医疗和健康，分别管理，并以此给予森林康养子领域或业态指引。分级以后，各地方、各基地可以结合自身情况明确发展方向，如医疗资源优势较强，可关注疗养、康养等医学板块，如森林资源优势较强，可关注养老养生、休闲散心等健康管理板块。

2. 明确市场定位，丰富产品种类

森林康养基地应明确其战略定位，通过制定科学、可行的发展规划来避免因产业前期缺乏目标和方向可能造成的不良后果。中国可以借鉴日本、韩国的相关经验，对全国范围的森林康养基地进行统一规划和布局，制定总体发展规划，并设立阶段性的发展目标，将国内森林资源充分利用起来。森林康养基地作为产业发展的平台和载体，应结合政府规划和自身优势，明确市场定位[4]。国家和各地已经遴选出了多批基地试点建设单位，选取优质的森林公园、自然保护区、林区林场，建设成为符合标准、定位精准的样本单位。同时需要开发一批森林康养体验活动项目，创造一批独具特色的森林康养产品，提高消费者的参与度，从而提升消费者的愉悦感和满意度，在此基础上打造出一批具有示范性、典型性的森林康养基地，引领行业发展。

在打造产品的过程中，一要明确产品的定位、主题和开发重点，每个产品应该是特色鲜明符合本区域自身发展特点、发展优势的产品。二要立足自身打造本土化的森林康养产品，包括分析资源、环境、区位、文化、市场等特点，以及周边区域的该领域发展情况、投资潜力等，找准竞争性优势，避免出现生搬硬套、产品同质化严重等问题。

3. 完善基础设施，加强品牌建设

森林康养活动的开展离不开配套基础设施的支持，基础设施建设也是决定森林康养服务水平的重要因素。森林康养公共服务及基础设施必须得到有效的改善，必须最大限度地发挥出乡村各类资源的优势，采用"旅游+"或"生态+"的模式，加快农林业与其他产业的高度融合，建设生态化旅游通道，增强森林康养基地的可进入性和吸引力[5]。鉴于森林康养项目的时间周期相对较长，消费者大多需要在基地留宿，涉及林地中如何解决配套的基建用地。对此，一方面，需要对现有配套建设用地进行改造；另一方面，在不影响属地的情况下开发地下、山体中的空间，打造隐形配套设施，构建木屋、房屋营等临时性构建物。

在完善森林康养基地的硬件建设后，需要关注品牌软建设，加强对外宣传，围绕"森林康养"的内涵，通过新老媒体平台、行业论坛、专题片等形式，大力宣传，增强森林康养基地的知名度、美誉度和影响力，潜移默化地向公众植入森林康养的理念，做好营销推广，扩大市场。打造品牌的关键是了解消费者核心需求，森林康养的产品与服务重在体验，向消费者传递回归自然、追求健康的价值观。

4. 加快人才培养，提高服务质量

森林康养相关产业的软实力建设，归根结底是人才问题，专业服务人才和管理人才的培育与储备是当务之急。从短期来看，可从现有医疗检测、美体保健等相关行业借用人才，将原有林业工作者等就地培训转化为急需人才，在职培训在发展初期是一条便捷的用人路径。从长期发展来说，教育主管部门应关注森林康养等新兴产业快速发展的人才需求，引导和支持高校开设相关学科和课程。加快培养森林康养相关产品研发、营销策划、综合管理等人才，特别是具备森林康养相关专业知识和国际开放视野的复合型人才。

专业人才的培养是提升基地服务质量与水平的保障，专业人才更加了解森林康养，具备旅游服务、康养服务等技能，同时要增强相关人员的服务意识，让消费者能够真正地享受森林康养。森林康养运营成本较大，为保证其持续稳定发展，必须打造一批专业技术强、专业素质高的高质量团队，以其优质的服务和专业的水平在市场中形成优势竞争力。

四、总结与未来展望

森林康养相关产业是习近平总书记"绿水青山就是金山银山"科学论断的最佳体现，是经济效益和生态效益最优平衡，促进旅游产业向健康调养深度体验发展的

新兴产业。森林康养产业发展是一项系统工程，需要政府主导、行业推进和社会参与，涉及管理部门众多，需要探索成立推进森林康养产业发展相关协调机构，深入探索持续推进森林康养产业发展的新思路、新途径和新方法。森林康养是以森林资源开发利用为主体，以促进人群健康为目的，集森林游憩、度假疗养、运动养生等健康服务于一体的新理念。目前，中国已经进入森林康养产业发展的战略机遇期，但现有的森林康养产业发展模式较为单一，以"森林康养 + 旅游"为主[6]。在未来的发展中，森林康养服务中医养结合将是大的趋势和方向[7]，"森"是空间、"康"是目标，"医"是手段，"养"是过程。随着后疫情时代的来临，人口老龄化的不断加剧，人民群众的养生保健需求也将逐步增加，森林康养作为康养旅游的一部分，相较于其他旅游类型，将迎来更大发展机遇。

面对国内外的经济发展新形势，中央提出加快形成以"国内大循环为主体、国内国际双循环相互促进的新发展格局"。那么未来十年、二十年，我国主要在双循环格局下发展，这要求森林康养相关主体进一步关注国内外不同消费者的需求，有针对性地开发森林康养旅游产品与服务，提升森林康养旅游服务质量，推进森林康养与中医药健康服务、温泉康养融合发展，重视并持续推进森林康养基地的评价工作，打造出优质强势品牌。

参考文献

[1] 张颖，陈鑫峰. 森林康养旅游发展报告 [R]. 北京：中国康养旅游发展报告，2019：20 - 26.

[2] 南海龙，王小平，周彩贤，等. 森林疗养在北京市的探索与实践 [J]. 国土绿化，2019（04）：55 - 57.

[3] 谢德智，王灿娜. 2019 年森林康养产业探索实践 [R]. 北京：中国康养产业发展报告，2019：228 - 248.

[4] 李轩，谢海涛，谢煜. 我国森林康养产业供给与需求"双侧"发展研究 [J]. 中国林业经济，2020（05）：74 - 76 + 88.

[5] 王海鼎，洪琳，蒋仲龙，等. 浙江省公益林区林下经济发展模式研究 [J]. 浙江林业科技，2021，41（05）：110 - 118.

[6] 周雨婷，王文烂. 中国森林康养产业发展现状与对策建议 [J]. 台湾农业探索，2020（05）：76 - 80.

[7] 吕佳颖，李利，李瑶，等. 森林康养产业发展：全球视野与浙江实践 [R]. 北京：中国康养产业发展报告，2019：128 - 151.

HB.07 东北地区森林康养基地评价调查报告

师东菊① 李　莹② 赵红梅③

摘　要： 本报告以调查我国东北地区森林康养基地的体验评价为目的。采用文献研究、描述性统计方法，研究了东北地区森林康养基地体验人群的人口学特征及对康养基地的评价。结果表明：东北地区康养基地的公众认知度不高，体验率较低，体验人群的年龄、学历和职业对森林康养体验有显著性影响。为践行绿水青山就是金山银山的发展理念，使东北地区森林康养产业能够得到更快发展，为振兴东北探索新的发展途径。提出加强政府投入，开发特色康养产品，完善森林康养配套设施，加大森林康养基地的宣传和营销力度等方面的建议。

关键词： 东北地区；森林康养基地；评价

一、森林康养基地建设的背景

（一）国家康养基地建设的政策背景

森林是地球上最大的陆地生态系统，它储存了丰富的资源，是维系整个地球生态平衡不可缺少的组成部分，为人类的生存和发展提供了资源和环境基础。森林康养起源于德国在20世纪创建的森林浴，在日本、韩国以及欧洲一些国家得到了良好的发展。在多年的发展过程中，森林康养在森林浴、森林疗养的基础上不断拓展，将其纳入健康生活方式加以推广[1]。根据人们的不同需求，开发多层次的森林康养

---

① 师东菊，硕士研究生，牡丹江医学院卫生管理学院院长、教授，研究方向：健康服务与管理。
② 李莹，硕士研究生，牡丹江医学院实验中心负责人、讲师，研究方向：健康管理。
③ 赵红梅，硕士研究生，牡丹江医学院公共事业管理专业负责人、副教授，研究方向：卫生事业管理。

产品，如森林观光、运动、食疗等，利用丰富的森林资源涵养人们的身心，增进人们的健康，又提高了林业企业的经济效益和社会效益。建设森林康养基地促进了生态与人类发展良性循环。

森林康养是以利用森林环境为基础，以适宜的措施为手段，以大众健康为目标，所开展的森林对人类的养生活动，是与医学、养生学、运动学、心理学结合开展的保健养生、康复疗养、健康养老、休闲旅居等服务活动。一个完整的森林康养产业，包括康养理论、康养产品、康养基地、康养师队伍、康养设施器械、康养文化等要素[1]。作为康养基地，其基本构成为：有适宜的森林环境；有森林康养主导产品；有适宜的森林康养基础设施；有适宜的服务项目；有优良的康养师队伍及管理人员；有规范周到的康养服务，居住安全便利，饮食科学便民，游览观赏沁心，健体疗养得法；有应急处理预案及专业人员、设施。

森林康养在我国发展起步较晚。"十三五"时期，在以习近平同志为核心的党中央领导下，林草系统加强生态保护和修复，着力提高森林质量。截至"十三五"末，我国的森林覆盖率达 23.04%，森林蓄积量达到 175.6 亿立方米，森林生态保护修复体系日益完善，林业产业也在发展壮大。在习近平生态文明思想的指导下，我国林草产业坚持系统观念，推进一体化发展，将生态系统建设和乡村振兴、绿色低碳发展相结合，不断提高森林资源的价值。我国《林业发展"十三五"规划》中提出，绿色发展要求林业承担起创造绿色财富，积累生态资本的重大使命，提供更多优质的生态产品，不断提高森林、湿地、生物多样性等生态服务价值和公共服务能力。2016 年 10 月，国务院通过《"健康中国 2030"规划纲要》，对保障我国人民健康做出了制度性的安排，成为推进健康中国建设的行动纲领。在这一行动纲领中提出了发展健康服务新业态的任务，积极促进健康与养老旅游、互联网、健身休闲等融合，催生健康新产业、新业态、新模式。

利用优质的森林生态资源进行养生、运动、康复、休闲等有益身心的活动，达到放松心情、缓解疲劳、调养身体的作用，是森林康养的主要价值。森林体验和森林养生是森林康养的主要形式。2016 年，国家林业局发布的《国家林业局关于大力推进森林体验和森林养生发展的通知》中，对森林养生和森林体验进行了定义。森林体验是人们通过各种感官感受、认知森林及其环境的所有活动的总称。通过有目的的森林体验设计和引导，可以帮助人们更好地了解自然及自然与人类生存与发展的关系，激发人们的创造性，并自觉培养起尊重自然、顺应自然、保护自然的生态情怀。森林养生是利用森林优质环境和绿色林产品等优势，以改善身体素质及预防、缓解和治疗疾病为目的的所有活动的总称。在 2015 年，中国林业产业联合会就启动了森林康养基地试点建设单位的审批工作。2016 年第一批 36 个全国森林康养基地试点建设诞生。2017 年，国家林业局在《全国森林体验基地和全国森林养生基地试点建设工作指导意见》中指出，进一步提高森林体验和森林养生试点建设成效，为社会提供多样化、高品质的森林体验和森林养生服务，推动森林旅游业的健康快速发展。自此以后，我国森林康养基地的建设和审批通过单位类型不断扩大，目前包括"国家级全域森林康养试点建设市"、"国家级全域森林康养试点建设县（市、区）"、"国家级全域森林康养试点建设乡（镇）"、"国家级全域森林康养试点建设基地"和"中国森林康养人家"等五种类型。截至 2021 年年末，中国林业产业联合会认定的国家级森林康养试点建设单位 1321 家，其中，国家级全域森林康养试点建设市 9 个，国家级全域森林康养试点建设县（市、区）93 个，国家级全域森林康养试点建设乡（镇）102 个，国家级森林康养试点建设基地 958 个，中国森林康养人家 159 家[2]。

（二）东北地区森林康养基地建设背景

1. 自然概况

东北森林带位于我国东北部，地处欧亚大陆东缘，包括黑龙江、吉林、辽宁、内蒙古东北部，是我国生态安全战略格局的重要组成部分，分布有大小兴安岭森林、长白山森林和三江平原湿地 3 个国家重点生态功能区。东北森林带的森林蓄积和覆盖率远高于全国平均水平。随纬度由高到低，森林呈现地带性分布，东北森林带呈三面环山的马蹄形地貌结构，东部山地为老爷岭台背斜和吉林准褶皱带，西部山地为大兴安岭褶皱带，中部平原为松辽向斜，三江平原为内陆断陷。西北部为大兴安岭的北段，海拔 1000 米上下，西坡平缓东坡陡峭，其向东延伸的伊勒呼里山耸峙于松嫩平原的北面。东部系列山地中，小兴安岭为西北—东南走向的低山和丘陵，海拔 1000 米以下；大黑山、哈达岭、张广才岭、老爷岭、完达山等为东北走向的平行岭，海拔 1000 米上下，谷盆相间；长白山为东北走向的巍峨山岭，最高峰海拔可达 2744 米。东北森林带是我国重要的森林分布区和北方重要原始林区的主要分布地最丰富最集中的区域，生物种类繁多，生态地位极其重要。东北森林带位于中国东部季风区的最北部，自北而南跨寒温带和中温带季风气候。大兴安岭及其附近地区，是我国唯一的寒温带地区，属寒温带季风区。小兴安岭、长白山地及以东平原区属中温带季风气候区。在生态文明和美丽中国建设大局中具有举足轻重的战略地位，在推动东北地区高质量发展上具有不可替代的地位。

2. 东北地区森林康养基地建设情况

党的十八大以来，在习近平生态文明思想指引下，各地区、各部门认真贯彻落实党中央、国务院决策部署，积极探索山水林田湖草沙一体化保护和修复，持续推进各项重点生态工程建设，东北森林带生态保护修复取得积极进展。国有林区改革深入推进，自然生态系统得到全面休养生息，国家重点生态功能区生态服务功能稳步提升，生态安全屏障不断稳固。

特别是党的十八大以来，习近平总书记对推进国有林区改革、转型发展和东北振兴等作出了一系列重要指示和批示。习近平总书记2016年到黑龙江省考察时强调，"要按照绿水青山就是金山银山、冰天雪地也是金山银山的思路，摸索接续产业发展路子；只要勤劳肯干，守着绿水青山一定能收获金山银山"。习近平总书记的指示为东北地区指明了前进方向，将东北森林带作为"三区四带"之一，纳入全国重要生态系统保护和修复重大工程总体布局中，并将东北森林带生态保护和修复重大工程列为九大工程之一，为做好东北森林带山水林田湖草沙一体化的保护修复明确了工作思路。

近年来，为践行"两山"理论、实施"健康中国"和"乡村振兴"战略，贯彻国家林业和草原局、民政部、国家卫生健康委员会、国家中医药管理局联合颁发的《关于促进森林康养产业发展的意见》文件精神，紧抓党中央、国务院加快推进生态文明建设、促进森林康养产业发展的重大政策机遇，大力推动森林康养产业发展，成为新时期东北地区林业发展新业态。以提升东北森林带生态系统稳定性和服务功能为目标，着力推进大小兴安岭、长白山、三江平原等国家重点生态功能区生态保护修复，促进区域生态健康发展。

东北地区依托中国森林资源最丰富的自然林区，而且具备天蓝、山绿、水清的良好生态资源，大力发展森林康养产业。截至2021年年末，东北地区有国家批准的全国森林康养基地试点建设单位106个，国家森林康养基地试点建设市5个、国家森林康养基地试点建设县级市（县、乡、镇、区）21个，中国森林康养人家18个。2020年以经营单位为主体申请获批国家森林康养基地10个，2021年批准国家森林康养建设基地13个。

（1）黑龙江省森林康养基地建设情况。黑龙江省有着"森林之冠"的美誉，拥有全国最大的连片森林，是国内国家级森林公园数量最多、面积最大的省份，夏季气候清凉舒爽，平均温度20℃。拥有丰富的森林湖泊风景资源、森林火山地貌风景资源、林海雪原等自然资源，在黑龙江的大森林中踏青徒步、漂流游玩，呼吸富氧空气，品尝绿色山珍。依托丰富的森林资源，围绕大小兴安岭长白山等山地，在原有的旅游景区、医疗机构的基础上，融入丰富的中医药文化及森林产品，发展森林康养产业。

（2）吉林省森林康养基地建设情况。吉林省作为中国的重要林业基地，拥有非常丰富的森林资源、湿地资源、草地资源、中药材资源，并在其中蕴藏着大量的旅游康养资源。全省共有森林公园63处，湿地公园32处，各类保护区50余处。省内

80%以上的自然风景都分布在林区、草原和湿地内，按风景资源类型和特征可划分为森林山地风景资源、森林水系风景资源、雾凇景观资源、湿地草原风景资源。除此以外，林区内还蕴藏丰富的温泉、冰雪、特产、民宿等资源，构成了休闲、避暑、运动、探险、文化等旅游康养要素。这些丰富的资源，是大自然对吉林省丰厚馈赠，也是发展森林旅游康养产业的重要依托。

（3）辽宁省森林康养基地建设情况。辽宁省山区优势在山、希望在林，植物种类丰富、负氧离子浓度高、中草药种植业发达等诸多因素，使其在发展森林康养产业方面具有天然优势。发展森林康养可减少森林资源的消耗，提高农林产品生产与加工质量，还可推动乡村旅游、中医保健等产业的发展，打造宜居宜业乡村。

（4）内蒙古东北部森林康养基地建设情况。内蒙古东北部属大陆性寒温带气候特征，夏季温凉短促，是绝佳的旅游避暑胜地，发展森林康养是科学合理利用林草资源，践行绿水青山就是金山银山理念的有效途径，是实施健康中国和乡村振兴战略的重要措施。近年来，内蒙古自治区实行因地制宜，突出特色，结合资源禀赋、地理区位、人文历史、区域经济水平等及大众康养实际需要，确定了森林康养发展目标、重点任务和规划布局，着力建设集山地滑雪、汽车测试、休闲度假、旅游观光、高山避暑于一体的综合旅游度假项目，形成"夏天避暑、冬天滑雪、四季康养"的旅游特色。推进生态优先、绿色发展，依托得天独厚的森林、草原、冰雪、气候、区位优势，利用良好的基础设施，积极创建国家森林康养基地，提升品牌影响力。

（三）森林康养基地建设的意义

我国建设森林康养基地很好地践行了绿色发展的理念。绿色发展是我国发展理论的重大创举，是建立在生态环境容量和资源承载力的约束条件下，将环境保护作为实现可持续发展重要支柱的一种新型发展模式和发展理念[3]。我国是世界上的人口大国，环境发展和居民健康水平提高都是国家发展的重要战略。以绿色发展理念为指导，通过森林康养基地的建设，在保护和修复自然生态系统的前提下，优化林业产业结构，推进森林体验和森林康养，促进生态环境与人类健康协调发展，使人们在森林中通过休闲、疗养、运动、游憩等活动，缓解疲劳，放松心情，达到恢复身体机能、促进身心健康的目的。

1. 健康中国背景下

发展森林康养产业对于满足居民健康需求具有重要意义。伴随着经济和社会发展进程的加快，人们在工作和生活节奏加快的同时，也逐渐意识到健康的重要性。

健康的生活方式逐渐成为人们的一种新的需求。

森林康养基地建设以促进大众养生为目的，充分利用森林资源，深入探索发展中医养生文化和森林医学，将森林资源与医学、养生学有机融合，为社会提供多层次、多种类、高质量的森林养生服务，实现人与自然的可持续发展，满足人民日益增长的健康生活需求。

2. 林业产业发展优化升级的背景下

建设森林康养基地对于振兴林区经济具有重要意义。通过将森林康养融入城市、县区以及康养基地的整体建设规划，建设生态优良，环境优美的森林城市，将森林产品与养生文化、健身、休闲、运动等相结合，科学开发森林康养产品，实现医养结合、产业融合等多种发展模式[4]。通过将森林康养服务提供到百姓身边，融入居民的日常生活，推动康养基地的产业由原有的第一产业为主，向第三产业发展[5]。森林康养产业的发展既促进了大众的健康，又带动了经济的发展，让"绿水青山"造福人类，变成"金山银山"回报社会。

3. 人口老龄化背景下

发展森林康养产业对于创新养老模式，发展养老服务业具有重要的意义。我国是人口老龄化发展迅速的国家，2021年年末，65岁以上老人超过了2亿，占总人口的比重达到14.2%，我国已经进入深度老龄化社会，养老服务业的发展面临新的挑战。《"十四五"国家老龄事业发展和养老服务体系规划》提出，促进养老和旅游融合发展，鼓励拓展老年医疗旅游、观光旅游，乡村旅游等新业态。森林康养基地的建设将养老服务融入森林康养中，运用森林中良好的生态环境、中医药等资源为老年人康复疗养、颐养身心，健康养老打造新的模式，更好地满足老年人多层次的需求。

二、东北地区森林康养基地现状调查

（一）调查对象

对东北地区黑龙江省、吉林省、辽宁省及内蒙古东北地区，以生态优先、兼顾特色为原则，按照地域分布、品牌知名度对全国森林康养试点建设单位、国家森林康养基地、国家森林康养试点建设基地、中国森林康养之家进行遴选，选取40个森林康养基地或森林康养人家作为调查对象。具体分布情况如表1所列。

表 1 东北地区森林康养基地

省份	名　　称
黑龙江省	1. 黑龙江省漠河北极村森林康养基地
	2. 黑龙江九峰山养心谷森林康养基地
	3. 黑龙江省亚布力滑雪旅游度假森林康养基地
	4. 黑龙江雪乡森林康养基地
	5. 黑龙江省大兴安岭西林吉前哨国家森林康养基地
	6. 黑龙江省龙江森工集团鹤北林业局有限公司森林康养基地
	7. 黑龙江省鸡西市密山市王海霖医院林下仿生态北药及浆果森林康养基地
	8. 黑龙江七台河市勃利乌斯浑河森林康养基地
	9. 黑龙江省黑河市五大连池市朝阳林场森林康养基地
	10. 黑龙江省哈尔滨市五常市凤凰山森林康养基地
	11. 黑龙江省牡丹江市海林市林业局林海雪原森林康养基地
	12. 黑龙江省牡丹江市宁安市镜泊湖森林康养基地
	13. 黑龙江伊春带岭森林康养基地
吉林省	1. 吉林省雁鸣湖森林康养基地
	2. 吉林省通化壹号庄园森林康养基地
	3. 吉林省兰家大峡谷森林康养基地
	4. 吉林省集安市五女峰森林康养基地
	5. 吉林省白石山森林康养基地
	6. 吉林伊通河源省级自然保护区森林康养基地
	7. 吉林省敦化老白山国家森林康养基地
	8. 吉林省白山市临江市溪谷森林康养基地
	9. 吉林省松原市天河谷温泉旅游度假森林康养基地
	10. 吉林省延边朝鲜族自治州敦化市大石头亚光湖森林康养基地
	11. 吉林省延边朝鲜族自治州和龙市甄峰岭森林康养基地
辽宁省	1. 辽宁省本溪市枫林谷森林康养基地
	2. 辽宁省抚顺市新宾县参仙谷生森林康养基地
	3. 辽宁省朝阳市龙城区庙子沟森林康养基地
	4. 辽宁省本溪市桓仁县老秃顶子国家级自然保护区森林康养基地
	5. 辽宁省营口市盖州市虹溪谷森林康养基地
	6. 辽宁省大连市普兰店区墨盘氓琚森林康养基地
	7. 辽宁省大连市长海县海山岛森林康养基地
	8. 辽宁省大连市金州区闻香谷森林康养人家
	9. 辽宁省丹东市宽甸满族自治县天桥沟森林康养基地
内蒙古自治区	1. 内蒙古莫尔道嘎白鹿岛原始森林康养基地
	2. 内蒙古绰尔森林康养基地
	3. 内蒙古满归森林康养基地
	4. 内蒙古图里河森林康养基地
	5. 内蒙古乌尔旗汗大雁河生态园森林康养基地
	6. 内蒙古兴安盟白狼国家森林康养基地
	7. 内蒙古自治区呼伦贝尔市鄂伦春自治旗拓跋鲜卑历史文化园森林康养基地

（二）数据来源

1. 问卷设计

本报告基于北京中医药大学侯胜田教授健康旅游研究团队研发的中国森林康养基地评价指标体系进行问卷设计。问卷内容由 3 个部分构成：第一部分是公众对森林康养基地的体验情况，共有 2 个指标，是否体验过森林康养基地及选择去过的康养基地情况。第二部分是对所选康养基地的评价情况，分为 6 大类，森林基地环境，森林基地服务项目，森林基地配套设施，森林基地中医方向，森林基地基础设施，森林基地品牌服务，共 34 个具体指标，选项设计用李克特五点量表形式体现，数值越大越趋向于满意。第三部分是被调查者的人口学统计特征。

2. 调查方法

2022 年 7 月 22 日到 8 月 10 日采取网上调查方法收集数据。利用网络上传问卷，在微信及 QQ 好友中选择被调查者进行链接填写问卷，再通过滚雪球抽样。排除 18 周岁以下的未成年人。共回收 1211 份问卷，其中 22 份为无效问卷，有效问卷 1189 份，有效率为 98.2%。

（三）数据分析

1. 研究方法

应用 SPSS 25.0 统计软件进行统计分析。首先，对被调查样本进行描述性统计分析；其次，采用 Cronbach's α 系数对问卷进行信度检验，检验结果信度较高，问卷调查结果真实可靠。运行 SPSS 25.0 软件，对被调查者森林康养基地体验情况和评价情况进行分析，计数资料采用 χ^2 检验，$P < 0.05$ 为差异有统计学意义。

2. 统计分析

（1）森林体验情况

在 1189 份有效问卷中，体验过森林康养基地的人数是 279 人，占有效问卷的 23.47%，没体验过森林康养基地的人数是 910 人，占有效问卷的 76.53%，如表 2 所示。

表 2　森林康养体验情况统计

体验情况	人数	百分比
是	279	23.47%
否	910	76.53%
合计	1189	100%

在体验过的森林康养基地中黑龙江省牡丹江市宁安市镜泊湖森林康养基地占比最高，占比为 14.13%，其次是黑龙江省牡丹江市海林市林业局林海雪原森林康养基地占比 9.34%，黑龙江省亚布力滑雪旅游度假森林康养基地占比 9.25%。40 个不同森林康养基地体验人数比例如图 1 所示。体验排序前 15 名的如表 3 所示。

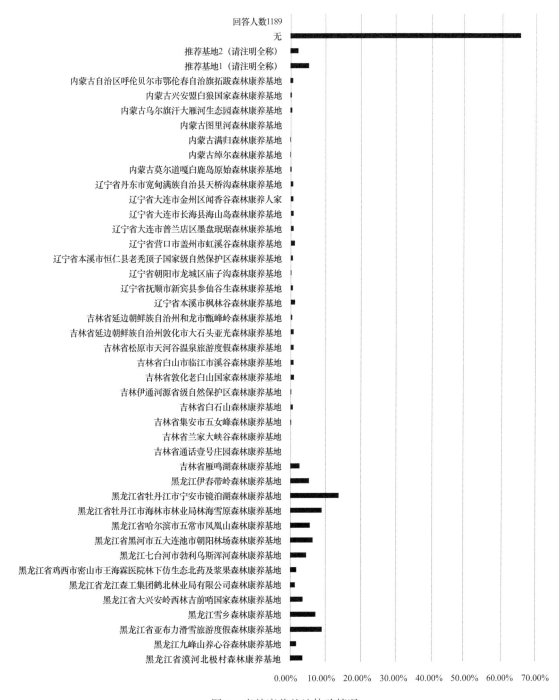

图 1　森林康养基地体验情况

表3 森林康养基地体验人数排序表

森林康养基地名称	体验人数占比（%）
黑龙江省牡丹江市宁安市镜泊湖森林康养基地	14.13
黑龙江省牡丹江市海林市林业局林海雪原森林康养基地	9.34
黑龙江省亚布力滑雪旅游度假森林康养基地	9.25
黑龙江雪乡森林康养基地	7.57
黑龙江省黑河市五大连池市朝阳林场森林康养基地	6.64
黑龙江省哈尔滨市五常市凤凰山森林康养基地	5.97
黑龙江七台河市勃利乌斯浑河森林康养基地	4.88
黑龙江伊春带岭森林康养基地	4.46
黑龙江省漠河北极村森林康养基地	3.70
黑龙江省大兴安岭西林吉前哨国家森林康养基地	2.86
吉林省雁鸣湖森林康养基地	2.61
黑龙江九峰山养心谷森林康养基地	2.02
黑龙江省鸡西市密山市王海霖医院林下仿生态北药及浆果森林康养基地	2.02
黑龙江省龙江森工集团鹤北林业局有限公司森林康养基地	1.68
辽宁省本溪市枫林谷森林康养基地	1.43

（2）森林康养基地评价情况

从根据问卷所设计的6个维度对森林康养基地进行评价，包括森林基地环境、森林基地服务项目、森林基地配套设施、森林基地中医方向、森林基地基础设施和森林基地品牌服务，结果显示总体评价良好，均在4分以上，中医方向评价略低，森林基地环境评价较高。差异不大，分值比较集中，具体如表4所示。

表4 森林康养基地评价指标描述性统计

维度	评价指标	平均分	标准差	维度	评价指标	平均分	标准差
森林基地环境	森林规模	4.45	0.12	森林基地基础设施	导向标识系统	4.34	0.18
	森林景观	4.42	0.12		功能分区布局	4.33	0.17
	林分密度	4.42	0.16		公共卫生设施	4.32	0.15
	空气质量	4.52	0.13		安全保障设施	4.35	0.15
	水质量	4.48	0.16		网络通信设施	4.34	0.15
	声环境	4.45	0.16		无障碍设施	4.33	0.14
	气候舒适度	4.49	0.10		交通便利性	4.33	0.17
	森林康养产品	4.35	0.14		信息可及性	4.31	0.17
森林基地服务项目	服务项目的专业性	4.32	0.12	森林基地中医方向	中医药康养产品	4.29	0.14
	服务项目的丰富性	4.32	0.13		中医药康养服务	4.29	0.16
	服务项目的特色性	4.32	0.15		中医药文化科普	4.29	0.16
	服务人员的态度	4.34	0.13				

续表

维度	评价指标	平均分	标准差	维度	评价指标	平均分	标准差
森林基地配套设施	健康检测设备	4.28	0.15	森林基地品牌服	品牌知名度	4.31	0.16
	养生保健设施	4.30	0.14		收费透明程度	4.28	0.18
	娱乐运动设施	4.34	0.13		投诉反馈机制	4.30	0.13
	养生膳食餐厅	4.31	0.12		管理专业水平	4.34	0.16
	康养主题住宿	4.33	0.17				

（3）人口学特征对康养基地体验的影响

根据调查对象的人口学特征对森林康养基地的体验情况，分析人口学特征对体验康养基地的影响。在体验森林康养基地的279人中，男性122人（27.11%），女性157人（21.24%）。从年龄来看体验森林康养61岁以上15人（41.67%）占比最高，24岁以下80人（14.73%）体验占比最低。从学历来看，体验森林康养服务占比最高的为高中/中专学历59人（39.33%），本科/大专学历156人（19.31%）体验占比最低。从职业来看，体验森林康养服务占比最高的是离退休人员38人（45.78%），最低的是学生82人（15.44%）。从收入来看，体验森林康养服务占比最高的是家庭收入30万元以上的人员占36.84%（14人），最低的是家庭年收入200001~300000元的人员占17.14%（6人）。在体验森林康养基地的人群的人口学特征中，性别和家庭收入的差异无统计学意义（$p > 0.05$）；而学历、收入、职业的差异有统计学（$p < 0.05$），如表5所示。

表5 体验森林康养的单因素分析

影响因素		是（%）	否（%）	X^2
性别（$n = 1189$）	男（$n = 450$）	27.11（122）	72.89（328）	5.359
	女（$n = 729$）	21.24（157）	78.76（582）	
年龄（$n = 1189$）	24岁及以下（$n = 543$）	14.73（80）	85.27（463）	53.483*
	25-35岁（$n = 112$）	25.89（29）	74.11（83）	
	36-45岁（$n = 217$）	25.35（55）	74.65（162）	
	46-60岁（$n = 281$）	35.59（100）	64.41（181）	
	61岁及以上（$n = 36$）	41.67（15）	58.33（21）	
学历（$n = 1189$）	研究生（硕士/博士）（$n = 156$）	27.56（43）	72.44（113）	31.129*
	本科/大专（$n = 808$）	19.31（156）	80.69（652）	
	高中/中专（$n = 150$）	39.33（59）	60.67（91）	
	初中及以下（$n = 75$）	28.00（21）	72.00（54）	

影响因素		是（%）	否（%）	X^2
职业 （$n=1189$）	学生（$n=531$）	15.44（82）	84.56（449）	57.651*
	事业单位职员（$n=230$）	25.22（58）	74.78（172）	
	个体经营者/自由职业（$n=123$）	35.77（44）	64.23（79）	
	企业单位职员（$n=161$）	25.47（41）	74.53（120）	
	离退休人员（$n=83$）	45.78（38）	54.22（45）	
	其他（$n=32$）	15.63（5）	84.33（27）	
	政府职员/军人（$n=29$）	37.96（11）	62.07（18）	
家庭收入 （$n=1189$）	30万以上（$n=38$）	36.84（14）	63.16（24）	5.138
	200001~300000元（$n=35$）	17.14（6）	82.86（29）	
	100001~200000元（$n=167$）	23.35（39）	76.65（128）	
	50001~100000元（$n=364$）	24.45（89）	7p5.55（275）	
	5万元以下（$n=585$）	22.39（131）	77.61（454）	

* （$p<0.05$）。

三、结论及建议

（一）结论

1. 东北地区森林康养体验比例较低

从调查结果来看，1189份有效问卷中体验人数仅为279人，不足1/3，说明人们对森林康养的了解不多。森林康养在我国属于新兴产业，东北地区位置较偏远，虽然森林资源丰富，自然环境优良，但在吸引客流量、对外宣传等方面存在不足，大众对康养产品及康养服务认识不足，体验有限，直接影响东北地区康养产业的发展。

2. 森林康养基地功能定位不明晰

森林康养基地的建设主要依托旅游景点及医疗机构而建立，但是在基地的建设中没有突出康养基地的特色。在40个森林康养基地体验评价中，从体验者对森林康养基地的环境、服务设施、服务项目、中医养生等方面的整体评价可以看出，分数较均衡，没有显著差异。由此可以看出，40个康养基地没有鲜明特色，体验者对康养内容的评价较模糊。从另一个方面反映出康养基地的建设主要依托原有的自然环境，开发深度不够，特色不明显，对消费者吸引力度不够。

3. 人口学特征对康养体验有一定影响

从调查结果来看，年龄、学历、职业对康养体验有显著性影响。从年龄来看61

岁及以上退休人员体验比例较高。从学历来看，高中学历体验比例较高。从职业来看离退休人员体验比例较高。由此可以看出，体验森林康养的人群主要以离退休人员为主，与这部分人员具有闲暇时间，注重养生有直接关系。另外也反映出森林康养基地服务深受老年人喜爱，对其他年龄段及职业人群吸引力不足。

（二）建议

1. 加强政府扶持力度

森林康养是一项错综复杂的系统工程，需要顶层设计，系统思考，科学规划，做到纲举目张，应势而动。首先，政府层面应加强重视，成立森林康养建设与发展领导小组、专家组。领导小组在对国家森林康养相关政策的研究基础上，参考国内外的建设经验或顶层规划案例，同时结合东北地区的实际情况，来建设森林康养配套设施，包括基地内外部的配套设施。其次，确定适合东北地区森林康养的指导思想与基本原则。要在大量实地调研分析民众以及企业意见建议基础上来确定。最后，制定出科学可行的森林康养高端化、产业化发展规划，明确中长期的发展目标，并综合规划森林康养各领域目标，细化目标，明确重点建设内容，资源要素、保障措施等，充分考虑实施过程中方案的操作可行性，让顶层设计能够真正落地，实现康养产业的全面可持续发展[6]。

2. 森林康养产品的类型要因需而开发定位

完善的森林康养产品，需要尽可能多地满足不同人群对于康养的需求。可以根据不同人群对康养需求，把同类需求的康养产品串联起来，开展丰富的项目活动。

（1）按消费者健康程度分类产品

从消费者健康程度划分，森林康养产品可以分为疾病类、亚健康类和健康类3个层次。

疾病类森林康养产品侧重点在"养"上面，即主要通过森林疗养、森林治疗、森林康复等一系列项目，来修复和恢复患病类消费者的身心健康；亚健康类森林康养产品是介于"康""养"两者之间，即在"养"的基础上，通过适度的"康"达到修复身心健康，最终健康的状态；健康类森林康养产品则是更加偏重于"康"这一方面，即通过开展诸如森林游玩、森林运动、森林体验等项目，维护客户的身心的健康状态。

（2）按消费者主导需求分类产品

从消费者主导需求看，森林康养产品可以分为养身型、养性型、养心型、养智型、养德型和复合型6种产品。养身型产品侧重恢复保持身体健康为主，例如森林运动、森林休闲和森林疗养等项目；养心型产品偏重以调理心态为主，例如森林冥想和森林文化体验等；养性型产品偏重以维持和修复良好的性情为主，例如森林太极运动、森林音乐体验等；养智型产品侧重以学习知识、提高智力为主，例如森林科普宣教和森林科考等；养德型产品偏重以提高思想道德修养为主，例如森林文化体验、生态文明教育等；复合型森林康养产品是指含有两种及以上主导需求的森林康养产品。

（3）不同年龄人群对康养服务及产品差异化分类

从消费对象看，不同年龄阶段的人群对森林康养的需求和偏好是不同的，其森林康养产品可分为妇幼婴孕康养、青少年康养、中老年康养 3 个层次。妇幼婴孕康养是森林康养产业中新兴的分支，随着社会以及家庭对此群体越发重视以及该群体自身消费力度的提升，该群体健康需求不应再局限于基本的医疗保健。同时也培养了儿童对森林和环境的认知，树立保护环境的品德，培养其正确的三观；青少年型森林康养产品更多地偏重于教育、体育、心理健康、美容等方面开展，如森林体育项目、亚健康防治，心理健康等相关系列产品与服务。由于现阶段中国社会加速老龄化，因此中老年康养长期都是集中或等同于养老产业。就现阶段该群体实际需求来看，中老年康养不仅包含养老产业，还包含森林医疗旅游、慢性病管理、健康检测、营养膳食、森林养生等相关及周边产业。

参考文献

[1] 吴后建，但新球，刘世好，等 . 森林康养：概念内涵、产品类型和发展路径 [J]. 生态学杂志，2018，37（7）：2159 - 2169.

[2] 中国林业产业联合会森林康养分会 . 2022 年国家级森林康养试点建设单位申报工作开启 . 2022 - 5 - 11. http：//www. chinaforesthealing. com. cn/newsshow. php？cid = 17&id = 421.

[3] 王玲玲，张艳国 . "绿色发展"内涵探微 [J]. 社会主义研究，2012（5）：143 - 146.

[4] 柳娥，崔厅，葛知萍，等 . 森林康养的内涵与发展模式研究 [J]. 林业调查规划，2022，47（7）：130 - 133.

[5] 叶智，郄光发 . 跨界与融合是森林康养发展的必由之路 [J]. 林业经济，2017（11）：3 - 7.

[6] 肖慧娟，肖虹雁 . "健康中国"背景下森林康养发展路径研究——以三明市为例 [J]. 西昌学院学报，2021，33（3）：69 - 75.

HB.08 陕西省森林康养基地评价调查报告

欧阳静①　白思敏②　冯居君③

摘　要： 自 2015 年中国第一届森林康养会议后，陕西省着手有序推进森林康养建设，成效显著。截至 2022 年 8 月，陕西省已建立国家森林康养基地 4 个，32 个国家森林康养基地试点建设单位，20 个陕西省森林康养基地（试点）单位。本报告通过问卷分析的方法，选择了 38 个样本，对陕西省内的森林康养基地进行了调查。调查结果显示，陕西省森林康养基地存在基础设施建设相对落后、服务品质较差、品牌知名度不足等一系列问题。调查报告建议从挖掘特色森林产品，持续做好"森林+"文章、完善基础设施配套建设、合理规划森林康养产品、推动森林康养高质量发展等方面来促进陕西省森林康养基地的发展。

关键词： 森林康养；康养基地评价；调查报告

一、陕西省森林康养基地资源概述

2011 年，国家林业局国际合作交流中心引入"森林疗养"理念，于 2013 年开始在南方地区进行推广实践，并在结合我国国情和林情的基础上，把"森林疗养"理念延伸为"森林康养"。自 2015 年中国第一届森林康养年会的正式召开后，陕西地区开始对森林康养发展有序推进，成果斐然。

---

① 欧阳静，管理学博士，陕西中医药大学教授，研究方向：中医药产业、中医药健康经济与管理。

② 白思敏，管理学博士，陕西中医药大学副教授，研究方向：中医药产业、中医药健康经济与管理。

③ 冯居君，陕西中医药大学人文管理学院，研究方向：中医药产业发展、中医药健康经济与管理。

森林康养蓝皮书 | 中国森林康养发展报告（2022）

（一）国家森林康养基地

2020年6月，国家林业和草原局、民政部、国家卫生健康委员会、国家中医药管理局联合发布《国家林业和草原局办公室 民政部办公厅 国家卫生健康委员会办公厅 国家中医药管理局办公室关于开展国家森林康养基地建设工作的通知》（办改字〔2019〕121号，以下简称《通知》），公布第一批国家森林康养基地[1]，其中陕西省国家森林康养基地有4个，如表1所示。

表1　陕西省国家森林康养基地

序号	所属地	基地名称
1	陕西延安市黄陵县	黄陵国家森林公园森林康养基地
2	陕西省山阳县	天竺山森林康养基地
3	陕西延安市黄龙县	黄龙山国有林管理局森林康养基地
4	陕西西安市周至县	楼观台森林康养基地

上述基地符合"区域内森林总面积不少于500公顷，森林覆盖率大于50%""基地内部道路体系完善，对外交通便利，距离中心城区不超过50公里""具备救护条件，应急预案可操作，消防等应急救灾设施设备完善"等硬性条件之外，得益于良好的风景和环境的加持，被认定为第一批国家森林康养基地。

1. 黄陵国家森林公园森林康养基地

陕西黄陵国家森林公园位于黄陵县城西部40千米的桥山林区，居于子午岭之内，处于西北旅游地带的关键线路中，这是目前保存最好的一块天然黄土高原植被，被誉为"镶嵌在黄土高原上的一颗绿色明珠"。基地面积超过4300公顷，海拔超过1500米，年均温度保持在9℃左右。在公园中，森林植被茂盛，地形地貌独特，水资源充足，气候潮湿，生态环境十分清新，森林植物种类近900种，生长着松柏、松树等经济林木，野生动物种类超过150种，人们将这里称为药用植物资源库，同时还是天然药库，黄陵国家森林公园森林覆盖率超过98%，是首个以黄帝养生文化为主题的森林生态旅游景区。[2]

2. 天竺山森林康养基地

天竺山国家森林公园位于秦岭南麓陕西东南部山阳县县城东南部30公里的天竺山镇，公园占地面积超过1000公顷，森林覆盖率超过80%。主峰海拔超过2000米，境内山峦叠嶂，奇峰林立，风光秀美，其山险、峰秀、地特、林茂等自然景观既有华山之险峻，又有黄山之灵秀；日出、云海、雾凇等物候景观素有"秦岭奇观"之称；宗教文化源远流长；同时，这里还是全国全民健身户外运动基地，是游客登山野营、避暑纳凉、养生度假的理想圣地，被誉为中国最具潜力旅游名山之一。[3]

3. 黄龙山国有林管理局森林康养基地

黄龙山国有林管理局森林康养基地位于蔡家川林场和瓦子街林场范围内，是全国八大防护林区、陕西省五大林区之一。这里林木茂盛、空气清新、四季分明、气候温暖湿润，被誉为"天然氧吧"。基地的海拔超过1000米，每年降水量超过500毫米。

基地森林覆盖率超过90%，林草覆盖率超过98%。动、植物种类达1200多种，其中植物种类约1000种，有一级保护树种刺榆、二级保护树种鹅耳枥；野生动物超过200种，其中国家一级保护动物有褐马鸡、金钱豹、黑鹳、白鹳、金雕、原麝，二级保护动物15种，尤以世界珍禽褐马鸡而闻名世界，这里被称为"陕西一叶肺"。[3]

4. 楼观台森林康养基地

楼观台康养基地位于陕西省西安市南面，终南山北边。基地占地面积超过27000公顷，海拔在500～3000米。这里植物分布以垂直带状为主，四季分明，气候如春，地形地貌具有一定的复杂性，两侧悬崖，怪石林立，谷深径幽。从动物区分布来看，东洋界与古北界动物的汇集之处就是秦岭，这些动物区中，类型彼此渗透，类型十分多样，有着一定的原始性特点，被称为生物基因库[3]。

（二）陕西省国家森林康养基地试点建设单位

我国自2015年起，陆续公布了全国森林康养基地试点建设单位。2016年，在国林业产业联合会公布的第二批康养基地试点建设单位目录中，黑河康养基地、旬阳坝森林体验区森林康养基地成为陕西首批国家康养基地建设单位（表2）。

表2　陕西省国家森林康养基地试点建设单位七批名单汇总

批次	数量	单位名称	基地名称
第一批	0	—	—
第二批	2	宁东林业局	陕西省旬阳坝森林体验区森林康养基地
		黑河国家森林公园	陕西省黑河国家森林公园森林康养基地
第三批	3	延安市林业局	陕西省延安市林业局森林康养基地
		宁西林业局	陕西省宁西林业局森林康养基地
		西安秦岭朱雀太平国家森林公园旅游发展有限公司	陕西省西安秦岭朱雀太平森林康养基地
第四批	1	陕西照金正昱旅游开发有限公司	陕西省铜川溪山胜景国家森林康养基地试点建设单位

续表

批次	数量	单位名称	基地名称
第五批 （2019 年）	15	安康市岚皋县人民政府/ 安康市岚皋县林业局	陕西省安康市岚皋县森林康养基地试点建设县
		旬邑县马栏国有生态林场	陕西省咸阳市旬邑县马栏森林康养基地
		旬邑县石门国有生态林场	陕西省咸阳市旬邑县石门山森林康养基地
		陕西通天河国家森林公园	陕西省宝鸡市通天河森林康养基地
		旬阳县仁河口镇人民政府	陕西省安康市旬阳县仁河口镇水泉坪森林康养基地
		太白林业局	陕西省太白林业局森林康养基地
		石泉县城乡开发有限公司	陕西省安康市石泉县云雾山鬼谷岭森林康养基地
		陕西久泰农旅文化发展有限公司	陕西省安康市石泉县本草溪谷森林康养基地
		五龙洞国家森林公园景区管理委员会	陕西省汉中市略阳县五龙洞森林康养基地
		云集生态园	陕西省咸阳市永寿县云集生态园森林康养基地
		黎坪国家森林康养基地	陕西省汉中市黎坪森林康养基地
		榆阳区小纪汗林场、榆林沙地森林公园管理中心	陕西省榆林市榆阳区小纪汗沙地森林康养基地
		太白山旅游景区	陕西省太白山森林康养基地
		石泉县安逸居农家乐民宿店	陕西省安康市石泉县安逸居森林康养人家
		天华山国家森林公园	陕西省西安市未央区桦树坪驿站森林康养人家
第六批 （2020 年）	9	四季镇人民政府	陕西省安康市岚皋县四季镇森林康养基地试点建设镇
		南宫山镇人民政府	陕西省安康市岚皋县南宫山镇森林康养基地试点建设镇
		宝鸡苗木培育中心	陕西省宝鸡市苗木培育中心森林康养基地
		宝鸡市马头滩林业局	陕西省嘉陵市江源森林康养基地
		陕西丰禾养老产业集团有限公司	陕西省宝鸡市凤县丰禾山养老中心森林康养基地
		陕西玉华宫产业发展有限公司	陕西省铜川市印台区玉华宫森林康养基地
		岚皋县旅游集团有限责任公司	陕西省安康市岚皋县旅游集团森林康养基地
		安康市宏大农业发展有限公司	陕西省安康市岚皋县宏大农业森林康养人家
		岚皋县四季镇乡村旅游服务有限公司	陕西省安康市岚皋县杨家院子森林康养人家
第七批 （2021 年）	2	镇坪县人民政府	陕西省安康市镇坪县国家级全局森林康养试点建设县
		柞水县山城美农生态农业科技有限公司	陕西省商洛市柞水县终南印象森林康养人家

（三）陕西省森林康养基地试点建设单位

2021 年 12 月 13 日，根据《陕西省林业局关于开展省级森林康养基地申报工作的通知》（陕林改字〔2021〕230 号），陕西省林业局发布第一批陕西省森林康养基地（试点）名单，共计 20 个基地[4]（表3）。

表3　陕西省森林康养基地（试点）名单

序号	所属地	基地名称
1	西安市	陕西省王顺山森林康养基地
2	宝鸡市	陕西省太白山森林康养基地
3	宝鸡市	陕西省宝鸡苗木繁育中心森林康养基地
4	宝鸡市	陕西省通天河森林康养基地
5	宝鸡市	陕西省嘉陵江源森林康养基地
6	宝鸡市	陕西省青峰峡森林康养基地
7	铜川市	陕西省玉华宫森林康养基地
8	铜川市	陕西省照金森林康养基地
9	榆林市	陕西省小纪汗沙地森林康养基地
10	汉中市	陕西省火烧店森林康养基地
11	汉中市	陕西省华阳森林康养基地
12	汉中市	陕西省天台森林康养基地
13	安康市	陕西省马盘山森林康养基地
14	安康市	陕西省本草溪谷森林康养基地
15	商洛市	陕西省金丝峡森林康养基地
16	商洛市	陕西省大江山森林康养基地
17	省森管局	陕西省朝阳沟森林康养基地
18	省森管局	陕西省旬阳坝森林康养基地
19	省森管局	陕西省太白高山植物园森林康养基地
20	省森管局	陕西省龙草坪森林康养基地

2022 年 6 月 30 日，陕西省林业局发布《陕西省林草产业发展"十四五"规划》，规划指出：开发森林康养产品，对一系列康养活动科学规划设计，将康养功效全面体现出来，建立特色鲜明、差异化发展的森林康养产业体系。促进森林康养与健康养生、康复养老、中医药等领域融合发展。依托全省生态空间优质丰富的森林资源、生态环境和特色文化，建设一批特色明显，功能突出，而且这一康养基地的设备健全，能够创设形成具有自身特色的康养品牌。到 2025 年，建成国家森林康养基地 6 处、省级森林康养基地 30 处，辐射带动森林康养项目 100 个。

二、陕西省森林康养基地调查

本报告基于北京中医药大学侯胜田教授健康旅游研究团队研发的中国森林康养基地评价指标体系开展相关研究。在选择样本中，选择了 38 个康养基地作为调查对象，其中，有 4 个是国家级森林康养基地，其他属于国家级森林康养基地试点建设单位。这 38 个基地在陕西省是相对比较知名的风景区，大家相对比较熟悉。通过问卷分析的方法，共收集 939 份有效问卷，来展开分析调查。

（一）森林康养利用状况分析

参与问卷调查的 939 样本中，关于是否体验过森林康养的问题，有 145 人回答"是"，占 15.44%，也就是在调查的人群中只有 15.44% 的人曾经利用过森林康养，如图 1 所示。

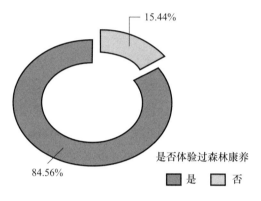

图 1　是否体验过森林康养

从性别来看，曾经体验过森林康养的男性占 21.00%、女性占 11.60%，统计学差异显著。

从年龄来看，曾经体验过森林康养的 60 岁以上的占 37.50%、46~60 岁的占 22.20%、36~45 岁的占 27.90%、25~35 岁的占 25.70%，24 岁及以下的比例最低 12.80%，统计学差异显著。

从学历来看，曾经体验过森林康养的研究生学历的占 30.00%、本科或大专 13.70%、高中或中专 21.50%，初中及以下 19.00%，统计学差异显著。

从职业来看，曾经体验过森林康养的政府职业或军人比例最高为 42.30%，其他比例最低为 8.3%，统计学差异显著。

从家庭人均年收入来看，曾经体验过森林康养的 30 万元以上的比例最高为 30.20%，5 万元以下的比例最低为 12.50%，统计学差异显著。详情见表 4。

表 4　是否体验过森林康养情况分析

分类		是		否		统计量	P
		例数	比例（%）	例数	比例（%）		
性别	男	301	79.00	80	21.00	15.154	0.000
	女	493	88.40	65	11.60		

叁　基地发展篇

续表

分类		是		否		统计量	P
		例数	比例（%）	例数	比例（%）		
年龄	24 岁及以下	658	87.20	97	12.80	21.328	0.000
	25~35 岁	52	74.30	18	25.70		
	36~45 岁	44	72.10	17	27.90		
	46~60 岁	35	77.80	10	22.20		
	61 岁及以上	5	62.50	3	37.50		
学历	初中及以下	34	81.00	8	19.00	12.611	0.006
	高中/中专	62	78.50	17	21.50		
	本科/大专	663	86.30	105	13.70		
	研究生（硕士/博士）	35	70.00	15	30.00		
职业	个体经营者/自由职业	62	82.70	13	17.30	33.81	0.000
	离退休人员	15	78.90	4	21.10		
	其他	22	91.70	2	8.30		
	企业单位职员	37	69.80	16	30.20		
	事业单位职员	33	73.30	12	26.70		
	学生	610	87.50	87	12.50		
	政府职员/军人	15	57.70	11	42.30		
家庭人均年收入	5 万元以下	482	87.50	69	12.50	20.792	0.000
	50001~100000 元	208	85.20	36	14.80		
	100001~200000 元	64	73.60	23	26.40		
	200001~300000 元	10	71.40	4	28.60		
	30 万元以上	30	69.80	13	30.20		

（二）样本知晓或体验陕西省森林康养基地的情况分析

参与问卷调查的 939 样本中，关于"以下森林康养基地您是否去过或听亲友说过"的问题，有 224 人回答"是"，占 23.60%，详见表 5。根据样本去过或听亲友讲述过的例数，对各个基地进行排序，排在前 10 的基地有陕西省太白山森林康养基地、陕西省西安秦岭朱雀太平森林康养基地、陕西省汉中市黎坪森林康养基地、陕西省金丝峡森林康养基地、陕西省太白高山植物园森林康养基地、陕西省黑河国家森林公园森林康养基地、陕西省黄陵国家森林公园森林康养基地、陕西省安康市岚皋县南宫山镇森林康养基地、陕西省汉中市略阳县五龙洞森林康养基地、陕西省黄龙山国有林管理局森林康养基地。

此外，调查样本在调查问卷中未列出的基地，通过合并最终新增推荐的基地有陕西省翠华山森林康养基地、陕西省商洛市镇安县木王森林康养基地、陕西省汤峪温泉镇、陕西省西安秦岭野生动物园、陕西省玉华宫森林康养基地、陕西石泉鬼谷岭、陕西五龙洞森林公园、陕西柞水县龙潭沟中药养生建设项目、陕西柞水县药浴药膳养生建设项目、陕西照金森林建养基地。

表5 样本知晓或体验陕西省森林康养基地的情况分析表

序号	森林康养基地名称	去过或听亲友讲述过的例数	占全体样本比例（%）	占听过或体验过森林康养的比例（%）
1	陕西省旬阳坝森林体验区森林康养基地	15	1.60	6.60
2	陕西省黑河国家森林公园森林康养基地	29	3.09	12.74
3	陕西省黄陵国家森林公园森林康养基地	27	2.88	11.88
4	陕西省黄龙山国有林管理局森林康养基地	23	2.45	10.10
5	陕西省楼观台森林康养基地	20	2.13	8.78
6	陕西省照金森林康养基地	11	1.17	4.82
7	陕西省铜川溪山胜景国家森林康养基地	13	1.38	5.69
8	陕西省黎平县国有楠竹林场森林康养基地	15	1.60	6.60
9	陕西省西安秦岭朱雀太平森林康养基地	48	5.11	21.07
10	陕西省通天河森林康养基地	11	1.17	4.82
11	陕西省安康市旬阳县仁河口镇水泉坪森林康养基地	10	1.06	4.37
12	陕西省安康市石泉县云雾山鬼谷岭森林康养基地	12	1.28	5.28
13	陕西省安康市石泉县本草溪谷森林康养基地	14	1.49	6.14
14	陕西省太白山森林康养基地	51	5.43	22.39
15	陕西省汉中市黎坪森林康养基地	43	4.58	18.88
16	陕西省安康市岚皋县四季镇森林康养基地	17	1.81	7.46
17	陕西省安康市岚皋县南宫山镇森林康养基地	24	2.56	10.56
18	陕西省宝鸡苗木繁育中心森林康养基地	16	1.70	7.01
19	陕西省嘉陵市江源森林康养基地	8	0.85	3.50
20	陕西省宝鸡市凤县丰禾山养老中心森林康养基地	18	1.92	7.92
21	陕西省玉华宫森林康养基地	11	1.17	4.82
22	陕西省嘉陵江源森林康养基地（宝鸡）	14	1.49	6.14
23	陕西青峰峡森林康养基地	14	1.49	6.14
24	陕西省马盘山森林康养基地	9	0.96	3.96
25	陕西省本草溪谷森林康养基地（安康）	15	1.60	6.60
26	陕西省小纪汗沙地森林康养基地	7	0.75	3.09
27	陕西省火烧店森林康养基地	6	0.64	2.64
28	陕西省华阳森林康养基地	10	1.06	4.37
29	陕西省天台森林康养基地	17	1.81	7.46

序号	森林康养基地名称	去过或听亲友讲述过的例数	占全体样本比例（%）	占听过或体验过森林康养的比例（%）
30	陕西省马盘山森林康养基地	12	1.28	5.28
31	陕西省金丝峡森林康养基地	42	4.47	18.43
32	陕西省大江山森林康养基地	8	0.85	3.50
33	陕西省朝阳沟森林康养基地	11	1.17	4.82
34	陕西省旬阳坝森林康养基地	16	1.70	7.01
35	陕西省太白高山植物园森林康养基地	31	3.30	13.61
36	陕西省龙草坪森林康养基地	8	0.85	3.50
37	陕西省汉中市略阳县五龙洞森林康养基地	24	2.56	10.56

（三）陕西省森林康养基地的自然环境优势评价分析

参与调查的人员从森林规模、森林景观、林分密度、空气质量、水质量、声环境和气候舒适度方面，对其了解的森林康养基地进行评价，得分 1~5，表示从低到高，共有 684 人次对其了解的基地进行评价，详见表 6。整体来看，陕西森林康养基地的空气质量评价得分最高，其他 6 个方面评分相差不明显，在 4.27 左右。

表 6 陕西省森林康养基地自然环境优势评价分析

序号	评价条目	平均值	个案数	标准差
1	您认为基地的森林规模如何？	4.27	684	0.868
2	您认为基地的森林景观（树木形成的风貌、色彩等）如何？	4.25	684	0.894
3	您认为基地的林分密度（树冠的闭锁程度、森林采光等）如何？	4.28	684	0.867
4	您认为基地的空气质量如何？	4.36	684	0.823
5	您认为基地的水质量如何？	4.27	684	0.863
6	您认为基地的声环境（大自然中的蝉鸣声、落叶声等声音带来的感受）如何？	4.29	684	0.850
7	您认为基地的气候舒适度（温度、湿度等人体对环境的感受）如何？	4.28	684	0.848

通过综合考虑每个基地的自然环境优势的 7 个方面，分析不同基地之间的差异情况，详见表 7。根据表可以看出自然环境优势排名前 5 的基地有陕西省火烧店森林康养基地、陕西省宝鸡市凤县丰禾山养老中心森林康养基地、陕西省黄陵国家森林公园森林康养基地、陕西省大江山森林康养基地、陕西省嘉陵市江源森林康养基地和陕西省宝鸡苗木繁育中心森林康养基地并列。

叁 基地发展篇

表7　陕西省各个森林康养基地自然环境优势评价分析

基地名称	个案数	平均值	最小值	最大值	标准差
陕西青峰峡森林康养基地	14	4.12	1	5	1.05
陕西省安康市岚皋县南宫山镇森林康养基地	24	3.99	1	5	1.00
陕西省安康市岚皋县四季镇森林康养基地	17	4.08	2.86	5	0.89
陕西省安康市石泉县本草溪谷森林康养基地	14	4.29	3	5	0.80
陕西省安康市石泉县云雾山鬼谷岭森林康养基地	12	4.24	3.29	5	0.69
陕西省安康市旬阳县仁河口镇水泉坪森林康养基地	10	3.96	2.57	5	0.83
陕西省宝鸡苗木繁育中心森林康养基地	16	4.46	2	5	0.84
陕西省宝鸡市凤县丰禾山养老中心森林康养基地	18	4.71	3.86	5	0.41
陕西省本草溪谷森林康养基地（安康）	15	4.40	2.43	5	0.87
陕西省朝阳沟森林康养基地	11	4.30	2.86	5	0.78
陕西省大江山森林康养基地	8	4.46	3	5	0.74
陕西省汉中市略阳县五龙洞森林康养基地	24	3.98	1	5	1.05
陕西省汉中市黎坪森林康养基地	43	4.18	3	5	0.66
陕西省黑河国家森林公园森林康养基地	29	4.45	3.43	5	0.56
陕西省华阳森林康养基地	10	4.31	3	5	0.70
陕西省黄陵国家森林公园森林康养基地	29	4.49	3	5	0.60
陕西省黄龙山国有林管理局森林康养基地	23	4.37	3	5	0.57
陕西省火烧店森林康养基地	6	4.88	4.29	5	0.29
陕西省嘉陵江源森林康养基地（宝鸡）	14	4.42	3.14	5	0.69
陕西省嘉陵市江源森林康养基地	8	4.46	3.57	5	0.53
陕西省金丝峡森林康养基地	42	4.22	2.71	5	0.70
陕西省黎平县国有楠竹林场森林康养基地	15	4.29	1	5	1.08
陕西省龙草坪森林康养基地	8	4.32	3	5	0.70
陕西省楼观台森林康养基地	20	4.11	1.86	5	0.93
陕西省马盘山森林康养基地	21	4.42	3	5	0.68
陕西省太白高山植物园森林康养基地	31	4.44	2	5	0.83
陕西省太白山森林康养基地	51	4.25	2.43	5	0.72
陕西省天台森林康养基地	17	4.16	1	5	0.99
陕西省通天河森林康养基地	12	4.27	3.14	5	0.56
陕西省铜川溪山胜景国家森林康养基地	13	4.34	3	5	0.79
陕西省西安秦岭朱雀太平森林康养基地	49	4.28	3	5	0.59
陕西省小纪汗沙地森林康养基地	7	4.14	1	5	1.46
陕西省旬阳坝森林康养基地	16	4.13	2.29	5	0.97
陕西省旬阳坝森林体验区森林康养基地	15	4.45	2.86	5	0.72
陕西省玉华宫森林康养基地	11	4.42	3.43	5	0.71
陕西省照金森林康养基地	11	4.10	3.29	5	0.65

（四）陕西省森林康养基地的服务品质评价分析

参与调查的人员从康养产品，服务项目的专业性、特色，服务人员的态度，健康监测设备，养生保健设施，娱乐运动设施，养生餐厅，康养主体住宿和中医药康养服务方面，对其了解的森林康养基地进行评价，得分 1~5，表示从低到高，共有 684 人次对其了解的基地进行评价，详见表8。评分最高的是森林康养产品和服务项目的丰富性，评价平均得分4.17，评分最低的是中医药康养产品，评价平均得分4.10。

表8 陕西省森林康养基地服务品质评价分析

序号	评价条目	平均值	案例数	标准差
1	您认为基地的森林康养产品（食疗、茶疗、文创产品等）如何？	4.17	684	0.91
2	您认为基地服务项目的专业性（对现代医学和传统医学理论的应用）如何？	4.14	684	0.93
3	您认为基地服务项目的丰富性如何？	4.17	684	0.90
4	您认为基地服务项目的特色性如何？	4.15	684	0.91
5	您认为基地服务人员的态度如何？	4.15	684	0.91
6	您认为基地的健康检测设备如何？	4.16	684	0.93
7	您认为基地的养生保健设施如何？	4.14	684	0.90
8	您认为基地的娱乐运动设施（森林浴步道、游玩、健身器材等）如何？	4.16	684	0.91
9	您认为基地的养生膳食餐厅（有机绿色、营养、药膳等）如何？	4.13	684	0.92
10	您认为基地的康养主题住宿如何？	4.15	684	0.90
11	您认为基地的中医药康养产品如何？	4.10	684	0.95
12	您认为基地的中医药康养服务如何？	4.13	684	0.93
13	您认为基地的中医药文化科普（宣传栏、体验活动等）如何？	4.12	684	0.93

通过综合考虑每个基地的服务品质的 13 个方面，分析不同基地之间的差异情况，详见表9。根据表可以看出服务品质排名前 5 的基地有陕西省火烧店森林康养基地、陕西省宝鸡市凤县丰禾山养老中心森林康养基地、陕西省马盘山森林康养基地、陕西省宝鸡苗木繁育中心森林康养基地、陕西省本草溪谷森林康养基地（安康）。

表9 陕西省各个森林康养基地服务品质评价分析

基地名称	个案数	平均值	最小值	最大值	标准差
陕西青峰峡森林康养基地	14	3.88	1.00	5.00	1.05
陕西省安康市岚皋县南宫山镇森林康养基地	24	3.88	2.00	5.00	0.95
陕西省安康市岚皋县四季镇森林康养基地	17	4.00	2.15	5.00	0.99
陕西省安康市石泉县本草溪谷森林康养基地	14	4.17	3.00	5.00	0.89
陕西省安康市石泉县云雾山鬼谷岭森林康养基地	12	4.11	3.00	5.00	0.72
陕西省安康市旬阳县仁河口镇水泉坪森林康养基地	10	3.86	2.00	5.00	0.86

基地名称	个案数	平均值	最小值	最大值	标准差
陕西省宝鸡苗木繁育中心森林康养基地	16	4.41	2.00	5.00	0.87
陕西省宝鸡市凤县丰禾山养老中心森林康养基地	18	4.70	4.00	5.00	0.39
陕西省本草溪谷森林康养基地（安康）	15	4.41	2.62	5.00	0.85
陕西省朝阳沟森林康养基地	11	4.20	2.77	5.00	0.79
陕西省大江山森林康养基地	8	4.38	3.00	5.00	0.82
陕西省汉中市略阳县五龙洞森林康养基地	24	3.78	1.00	5.00	1.13
陕西省汉中市黎坪森林康养基地	43	3.98	2.85	5.00	0.71
陕西省黑河国家森林公园森林康养基地	29	4.37	3.38	5.00	0.56
陕西省华阳森林康养基地	10	4.35	3.00	5.00	0.71
陕西省黄陵国家森林公园森林康养基地	29	4.12	2.85	5.00	0.69
陕西省黄龙山国有林管理局森林康养基地	23	4.24	2.85	5.00	0.66
陕西省火烧店森林康养基地	6	4.83	4.08	5.00	0.37
陕西省嘉陵江源森林康养基地（宝鸡）	14	4.26	2.85	5.00	0.76
陕西省嘉陵市江源森林康养基地	8	4.17	2.85	5.00	0.81
陕西省金丝峡森林康养基地	42	3.94	2.31	5.00	0.80
陕西省黎平县国有楠竹林场森林康养基地	15	4.34	1.00	5.00	1.10
陕西省龙草坪森林康养基地	8	4.26	2.85	5.00	0.73
陕西省楼观台森林康养基地	20	3.92	2.08	5.00	0.97
陕西省马盘山森林康养基地	21	4.45	3.23	5.00	0.66
陕西省太白高山植物园森林康养基地	31	4.26	2.00	5.00	0.84
陕西省太白山森林康养基地	51	4.12	2.08	5.00	0.79
陕西省天台森林康养基地	17	3.88	1.00	5.00	1.07
陕西省通天河森林康养基地	12	4.20	3.08	5.00	0.61
陕西省铜川溪山胜景国家森林康养基地	13	4.34	3.00	5.00	0.84
陕西省西安秦岭朱雀太平森林康养基地	49	4.08	2.00	5.00	0.75
陕西省小纪汗沙地森林康养基地	7	4.18	1.54	5.00	1.27
陕西省旬阳坝森林康养基地	16	3.97	2.00	5.00	0.92
陕西省旬阳坝森林体验区森林康养基地	15	4.23	2.08	5.00	0.96
陕西省玉华宫森林康养基地	11	4.35	2.77	5.00	0.85
陕西省照金森林康养基地	11	4.06	2.85	5.00	0.69

（五）陕西省森林康养基地的基础设施评价分析

参与调查的人员从导向标识系统、功能分区布局、公共卫生设施、安全保障设施、网络通信设施、无障碍设施、交通便利性和信息的可及性方面，对其了解的森林康养基地进行评价，得分1~5，表示从低到高，共有684人次对其了解的基地进行评价，详见表10。评分最高的是基地导向标识系统，评价平均得分4.19，评分最低的是基地的交通便利性，评价平均得分4.11。

表10　陕西省森林康养基地基础设施评价分析

序号	评价条目	平均值	案例数	标准差
1	您认为基地的导向标识系统（信息标识、交通引导等）如何？	4.19	684	0.89
2	您认为基地的功能分区布局（康养区、住宿区、娱乐区等分布）如何？	4.15	684	0.92
3	您认为基地的公共卫生设施（卫生服务站、卫生间、垃圾桶等）如何？	4.17	684	0.90
4	您认为基地的安全保障设施（围栏、警示牌、应急通道等）如何？	4.18	684	0.91
5	您认为基地的网络通信设施如何？	4.15	684	0.95
6	您认为基地的无障碍设施（老幼病残孕人群的便利设施）如何？	4.15	684	0.93
7	您认为基地的交通便利性如何？	4.11	684	0.94
8	您认为基地的信息可及性（门户网站建设、新媒体营销等）如何？	4.12	684	0.92

通过综合考虑每个基地的服务品质的8个方面，分析不同基地之间的差异情况，详见表11。根据表11可以看出基础设施排名前5的基地有陕西省火烧店森林康养基地、陕西省宝鸡市凤县丰禾山养老中心森林康养基地、陕西省马盘山森林康养基地、陕西省宝鸡苗木繁育中心森林康养基地、陕西省本草溪谷森林康养基地（安康）。

表11　陕西省各个森林康养基地基础设施评价分析

基地名称	个案数	平均值	最小值	最大值	标准差
陕西青峰峡森林康养基地	14	3.80	1.00	5.00	1.10
陕西省安康市岚皋县南宫山镇森林康养基地	24	3.85	2.00	5.00	0.98
陕西省安康市岚皋县四季镇森林康养基地	17	4.01	2.38	5.00	0.95
陕西省安康市石泉县本草溪谷森林康养基地	14	4.09	3.00	5.00	0.97
陕西省安康市石泉县云雾山鬼谷岭森林康养基地	12	4.19	3.00	5.00	0.81
陕西省安康市旬阳县仁河口镇水泉坪森林康养基地	10	3.68	2.00	5.00	0.91
陕西省宝鸡苗木繁育中心森林康养基地	16	4.45	2.00	5.00	0.94
陕西省宝鸡市凤县丰禾山养老中心森林康养基地	18	4.65	3.88	5.00	0.41
陕西省本草溪谷森林康养基地（安康）	15	4.39	2.88	5.00	0.83
陕西省朝阳沟森林康养基地	11	4.15	2.88	5.00	0.81
陕西省大江山森林康养基地	8	4.36	3.00	5.00	0.82
陕西省汉中市略阳县五龙洞森林康养基地	24	3.83	1.00	5.00	1.09
陕西省汉中市黎坪森林康养基地	43	4.00	2.88	5.00	0.74
陕西省黑河国家森林公园森林康养基地	29	4.33	2.88	5.00	0.66
陕西省华阳森林康养基地	10	4.31	2.75	5.00	0.84
陕西省黄陵国家森林公园森林康养基地	29	4.19	2.88	5.00	0.68
陕西省黄龙山国有林管理局森林康养基地	23	4.17	2.88	5.00	0.62

参 基地发展篇

基地名称	个案数	平均值	最小值	最大值	标准差
陕西省火烧店森林康养基地	6	4.73	4.00	5.00	0.39
陕西省嘉陵江源森林康养基地（宝鸡）	14	4.20	3.00	5.00	0.80
陕西省嘉陵市江源森林康养基地	8	4.28	2.50	5.00	0.90
陕西省金丝峡森林康养基地	42	4.06	2.63	5.00	0.79
陕西省黎平县国有楠竹林场森林康养基地	15	4.32	1.00	5.00	1.12
陕西省龙草坪森林康养基地	8	4.16	3.00	5.00	0.79
陕西省楼观台森林康养基地	20	4.02	2.00	5.00	0.93
陕西省马盘山森林康养基地	21	4.48	3.13	5.00	0.66
陕西省太白高山植物园森林康养基地	31	4.31	2.00	5.00	0.80
陕西省太白山森林康养基地	51	4.09	2.00	5.00	0.77
陕西省天台森林康养基地	17	3.90	1.00	5.00	1.09
陕西省通天河森林康养基地	12	4.24	3.25	5.00	0.55
陕西省铜川溪山胜景国家森林康养基地	13	4.30	3.00	5.00	0.87
陕西省西安秦岭朱雀太平森林康养基地	49	4.09	2.38	5.00	0.78
陕西省小纪汗沙地森林康养基地	7	4.11	1.50	5.00	1.29
陕西省旬阳坝森林康养基地	16	4.02	2.00	5.00	0.96
陕西省旬阳坝森林体验区森林康养基地	15	4.28	2.25	5.00	0.83
陕西省玉华宫森林康养基地	11	4.35	2.88	5.00	0.84
陕西省照金森林康养基地	11	4.10	2.88	5.00	0.79

（六）陕西省森林康养基地的投诉反馈机制评价分析

参与调查的人员针对其了解的康养基地的投诉反馈机制进行评价，得分1~5，表示从低到高，计算每个基地的评价得分的平均值，详见表12。排在前10的基地有陕西省宝鸡市凤县丰禾山养老中心森林康养基地、陕西省火烧店森林康养基地、陕西省宝鸡苗木繁育中心森林康养基地、陕西省本草溪谷森林康养基地（安康）、陕西省马盘山森林康养基地、陕西省华阳森林康养基地、陕西省黎平县国有楠竹林场森林康养基地、陕西省旬阳坝森林体验区森林康养基地、陕西省大江山森林康养基地、陕西省铜川溪山胜景国家森林康养基地。

表12　陕西省各个森林康养基地的投诉反馈机制评价分析

基地名称	平均值	最小值	最大值	标准差	个案数
陕西青峰峡森林康养基地	3.93	1	5	1.072	14
陕西省安康市岚皋县南宫山镇森林康养基地	3.88	2	5	0.992	24
陕西省安康市岚皋县四季镇森林康养基地	3.94	2	5	1.088	17

续表

基地名称	平均值	最小值	最大值	标准差	个案数
陕西省安康市石泉县本草溪谷森林康养基地	4.07	2	5	1.141	14
陕西省安康市石泉县云雾山鬼谷岭森林康养基地	4.08	3	5	0.9	12
陕西省安康市旬阳县仁河口镇水泉坪森林康养基地	3.80	2	5	1.135	10
陕西省宝鸡苗木繁育中心森林康养基地	4.56	2	5	0.892	16
陕西省宝鸡市凤县丰禾山养老中心森林康养基地	4.72	4	5	0.461	18
陕西省本草溪谷森林康养基地（安康）	4.53	3	5	0.834	15
陕西省朝阳沟森林康养基地	4.18	2	5	0.982	11
陕西省大江山森林康养基地	4.38	3	5	0.744	8
陕西省汉中市略阳县五龙洞森林康养基地	3.67	1	5	1.167	24
陕西省汉中市黎坪森林康养基地	3.93	2	5	0.936	43
陕西省黑河国家森林公园森林康养基地	4.17	2	5	0.848	29
陕西省华阳森林康养基地	4.40	3	5	0.699	10
陕西省黄陵国家森林公园森林康养基地	4.10	3	5	0.817	29
陕西省黄龙山国有林管理局森林康养基地	4.09	1	5	0.996	23
陕西省火烧店森林康养基地	4.67	4	5	0.516	6
陕西省嘉陵江源森林康养基地（宝鸡）	4.21	3	5	0.802	14
陕西省嘉陵市江源森林康养基地	4.25	3	5	0.886	8
陕西省金丝峡森林康养基地	3.90	2	5	0.85	42
陕西省黎平县国有楠竹林场森林康养基地	4.40	1	5	1.121	15
陕西省龙草坪森林康养基地	4.25	3	5	0.707	8
陕西省楼观台森林康养基地	3.95	2	5	0.999	20
陕西省马盘山森林康养基地	4.43	3	5	0.676	21
陕西省太白高山植物园森林康养基地	4.29	2	5	0.938	31
陕西省太白山森林康养基地	4.00	2	5	0.917	51
陕西省天台森林康养基地	3.76	1	5	1.2	17
陕西省通天河森林康养基地	4.17	3	5	0.718	12
陕西省铜川溪山胜景国家森林康养基地	4.38	3	5	0.87	13
陕西省西安秦岭朱雀太平森林康养基地	4.06	2	5	0.852	49
陕西省小纪汗沙地森林康养基地	4.29	2	5	1.113	7
陕西省旬阳坝森林康养基地	3.88	2	5	1.025	16
陕西省旬阳坝森林体验区森林康养基地	4.40	2	5	0.986	15
陕西省玉华宫森林康养基地	4.27	3	5	0.905	11
陕西省照金森林康养基地	4.09	3	5	0.831	11
总计	4.12	1	5	0.931	684

叁 基地发展篇

（七）陕西省森林康养基地的收费透明度评价分析

参与调查的人员针对其了解的康养基地的收费透明度进行评价，得分1~5，表示从低到高，计算每个基地的评价得分的平均值，详见表13。排在前10的基地有陕西省火烧店森林康养基地、陕西省宝鸡市凤县丰禾山养老中心森林康养基地、陕西省宝鸡苗木繁育中心森林康养基地、陕西省马盘山森林康养基地、陕西省本草溪谷森林康养基地（安康）、陕西省旬阳坝森林体验区森林康养基地、陕西省黄龙山国有林管理局森林康养基地、陕西省龙草坪森林康养基地、陕西省铜川溪山胜景国家森林康养基地、陕西省玉华宫森林康养基地。

表13 陕西省各个森林康养基地的收费透明度的评价分析

基地名称	平均值	最小值	最大值	标准差	个案数
陕西青峰峡森林康养基地	3.71	1	5	1.139	14
陕西省安康市岚皋县南宫山镇森林康养基地	3.79	2	5	1.021	24
陕西省安康市岚皋县四季镇森林康养基地	4.00	2	5	1.061	17
陕西省安康市石泉县本草溪谷森林康养基地	4.00	2	5	1.109	14
陕西省安康市石泉县云雾山鬼谷岭森林康养基地	4.00	3	5	0.853	12
陕西省安康市旬阳县仁河口镇水泉坪森林康养基地	3.70	2	5	1.252	10
陕西省宝鸡苗木繁育中心森林康养基地	4.50	2	5	1.095	16
陕西省宝鸡市凤县丰禾山养老中心森林康养基地	4.61	3	5	0.698	18
陕西省本草溪谷森林康养基地（安康）	4.40	3	5	0.91	15
陕西省朝阳沟森林康养基地	4.18	3	5	0.751	11
陕西省大江山森林康养基地	4.25	3	5	0.886	8
陕西省汉中市略阳县五龙洞森林康养基地	3.83	1	5	1.129	24
陕西省汉中市黎坪森林康养基地	3.86	2	5	0.861	43
陕西省黑河国家森林公园森林康养基地	4.28	3	5	0.797	29
陕西省华阳森林康养基地	4.10	2	5	0.994	10
陕西省黄陵国家森林公园森林康养基地	4.07	2	5	0.923	29
陕西省黄龙山国有林管理局森林康养基地	4.39	3	5	0.583	23
陕西省火烧店森林康养基地	4.67	4	5	0.516	6
陕西省嘉陵江源森林康养基地（宝鸡）	3.93	2	5	1.141	14
陕西省嘉陵市江源森林康养基地	4.13	2	5	1.126	8
陕西省金丝峡森林康养基地	3.86	2	5	0.899	42
陕西省黎平县国有楠竹林场森林康养基地	4.33	1	5	1.113	15
陕西省龙草坪森林康养基地	4.38	3	5	0.744	8
陕西省楼观台森林康养基地	3.95	2	5	1.099	20

叁 基地发展篇

基地名称	平均值	最小值	最大值	标准差	个案数
陕西省马盘山森林康养基地	4.48	3	5	0.814	21
陕西省太白高山植物园森林康养基地	4.23	2	5	0.884	31
陕西省太白山森林康养基地	3.90	2	5	0.944	51
陕西省天台森林康养基地	3.82	1	5	1.237	17
陕西省通天河森林康养基地	4.25	3	5	0.622	12
陕西省铜川溪山胜景国家森林康养基地	4.38	3	5	0.768	13
陕西省西安秦岭朱雀太平森林康养基地	4.14	2	5	0.842	49
陕西省小纪汗沙地森林康养基地	4.14	1	5	1.464	7
陕西省旬阳坝森林康养基地	4.00	2	5	1.033	16
陕西省旬阳坝森林体验区森林康养基地	4.40	2	5	0.91	15
陕西省玉华宫森林康养基地	4.36	3	5	0.924	11
陕西省照金森林康养基地	4.00	2	5	0.894	11
总计	4.10	1	5	0.95	684

（八）陕西省森林康养基地的综合管理能力评价分析

参与调查的人员针对其了解的康养基地的综合管理能力进行评价，得分1~5，表示从低到高，计算每个基地的评价得分的平均值，详见表14。排在前10的基地有陕西省火烧店森林康养基地、陕西省宝鸡市凤县丰禾山养老中心森林康养基地、陕西省宝鸡苗木繁育中心森林康养基地、陕西省华阳森林康养基地、陕西省本草溪谷森林康养基地（安康）、陕西省黄龙山国有林管理局森林康养基地、陕西省大江山森林康养基地、陕西省马盘山森林康养基地、陕西省铜川溪山胜景国家森林康养基地、陕西省朝阳沟森林康养基地。

表14　陕西省各个森林康养基地综合管理水平评价分析

基地名称	平均值	最小值	最大值	标准差	个案数
陕西青峰峡森林康养基地	4.14	1	5	1.099	14
陕西省安康市岚皋县南宫山镇森林康养基地	3.96	2	5	1.042	24
陕西省安康市岚皋县四季镇森林康养基地	4.00	3	5	0.866	17
陕西省安康市石泉县本草溪谷森林康养基地	4.21	3	5	0.975	14
陕西省安康市石泉县云雾山鬼谷岭森林康养基地	4.08	3	5	0.9	12
陕西省安康市旬阳县仁河口镇水泉坪森林康养基地	3.70	2	5	1.059	10
陕西省宝鸡苗木繁育中心森林康养基地	4.56	2	5	0.964	16
陕西省宝鸡市凤县丰禾山养老中心森林康养基地	4.78	4	5	0.428	18

续表

基地名称	平均值	最小值	最大值	标准差	个案数
陕西省本草溪谷森林康养基地（安康）	4.47	3	5	0.834	15
陕西省朝阳沟森林康养基地	4.36	3	5	0.674	11
陕西省大江山森林康养基地	4.38	3	5	0.916	8
陕西省汉中市略阳县五龙洞森林康养基地	3.88	1	5	1.116	24
陕西省汉中市黎坪森林康养基地	3.91	3	5	0.781	43
陕西省黑河国家森林公园森林康养基地	4.28	3	5	0.751	29
陕西省华阳森林康养基地	4.50	3	5	0.707	10
陕西省黄陵国家森林公园森林康养基地	4.14	3	5	0.789	29
陕西省黄龙山国有林管理局森林康养基地	4.39	3	5	0.583	23
陕西省火烧店森林康养基地	4.83	4	5	0.408	6
陕西省嘉陵江源森林康养基地（宝鸡）	4.29	3	5	0.825	14
陕西省嘉陵市江源森林康养基地	4.25	3	5	0.886	8
陕西省金丝峡森林康养基地	4.00	3	5	0.796	42
陕西省黎平县国有楠竹林场森林康养基地	4.27	1	5	1.163	15
陕西省龙草坪森林康养基地	4.25	3	5	0.707	8
陕西省楼观台森林康养基地	4.10	2	5	0.912	20
陕西省马盘山森林康养基地	4.38	3	5	0.805	21
陕西省太白高山植物园森林康养基地	4.32	2	5	0.945	31
陕西省太白山森林康养基地	4.10	2	5	0.831	51
陕西省天台森林康养基地	3.82	1	5	1.131	17
陕西省通天河森林康养基地	4.17	3	5	0.718	12
陕西省铜川溪山胜景国家森林康养基地	4.38	3	5	0.768	13
陕西省西安秦岭朱雀太平森林康养基地	4.18	2	5	0.858	49
陕西省小纪汗沙地森林康养基地	4.14	1	5	1.464	7
陕西省旬阳坝森林康养基地	4.06	2	5	0.998	16
陕西省旬阳坝森林体验区森林康养基地	4.27	2	5	1.033	15
陕西省玉华宫森林康养基地	4.27	3	5	0.905	11
陕西省照金森林康养基地	4.09	3	5	0.701	11
总计	4.18	1	5	0.882	684

（九）陕西省森林康养基地的品牌知名度评价分析

参与调查的人员针对其了解的康养基地的品牌知名度进行评价，得分1~5，表示从低到高，计算每个基地的评价得分的平均值，详见表15。排在前10的基地有：陕西省火烧店森林康养基地、陕西省宝鸡市凤县丰禾山养老中心森林康养基地、陕西省宝鸡苗木繁育中心森林康养基地、陕西省铜川溪山胜景国家森林康养基地、陕西省本草溪谷森林康养基地（安康）、陕西省马盘山森林康养基地、陕西省黎平县国有楠竹林场森林康养基地、陕西省太白高山植物园森林康养基地、陕西省小纪汗沙地森林康养基地、陕西省黑河国家森林公园森林康养基地。

表15　陕西省各个森林康养基地品牌知名度评价分析

基地名称	平均值	最小值	最大值	标准差	个案数
陕西青峰峡森林康养基地	4.00	1	5	1.038	14
陕西省安康市岚皋县南宫山镇森林康养基地	3.75	2	5	1.032	24
陕西省安康市岚皋县四季镇森林康养基地	3.94	2	5	1.088	17
陕西省安康市石泉县本草溪谷森林康养基地	4.07	3	5	0.997	14
陕西省安康市石泉县云雾山鬼谷岭森林康养基地	4.00	3	5	0.853	12
陕西省安康市旬阳县仁河口镇水泉坪森林康养基地	3.90	2	5	1.101	10
陕西省宝鸡苗木繁育中心森林康养基地	4.63	2	5	0.885	16
陕西省宝鸡市凤县丰禾山养老中心森林康养基地	4.67	3	5	0.594	18
陕西省本草溪谷森林康养基地（安康）	4.40	2	5	0.986	15
陕西省朝阳沟森林康养基地	4.27	3	5	0.786	11
陕西省大江山森林康养基地	4.25	3	5	0.886	8
陕西省汉中市略阳县五龙洞森林康养基地	3.71	1	5	1.16	24
陕西省汉中市黎坪森林康养基地	3.91	2	5	0.868	43
陕西省黑河国家森林公园森林康养基地	4.28	3	5	0.702	29
陕西省华阳森林康养基地	4.10	3	5	0.738	10
陕西省黄陵国家森林公园森林康养基地	4.03	2	5	0.944	29
陕西省黄龙山国有林管理局森林康养基地	4.04	1	5	0.928	23
陕西省火烧店森林康养基地	4.83	4	5	0.408	6
陕西省嘉陵江源森林康养基地（宝鸡）	4.21	1	5	1.188	14
陕西省嘉陵市江源森林康养基地	4.13	2	5	1.126	8
陕西省金丝峡森林康养基地	3.98	2	5	0.897	42
陕西省黎平县国有楠竹林场森林康养基地	4.33	1	5	1.113	15
陕西省龙草坪森林康养基地	4.25	3	5	0.707	8
陕西省楼观台森林康养基地	3.85	2	5	1.182	20
陕西省马盘山森林康养基地	4.38	2	5	0.805	21
陕西省太白高山植物园森林康养基地	4.32	2	5	0.909	31
陕西省太白山森林康养基地	4.04	2	5	0.916	51
陕西省天台森林康养基地	3.82	1	5	1.334	17
陕西省通天河森林康养基地	4.17	3	5	0.718	12
陕西省铜川溪山胜景国家森林康养基地	4.46	3	5	0.776	13
陕西省西安秦岭朱雀太平森林康养基地	4.08	2	5	0.954	49
陕西省小纪汗沙地森林康养基地	4.29	2	5	1.113	7

基地名称	平均值	最小值	最大值	标准差	个案数
陕西省旬阳坝森林康养基地	3.69	2	5	1.078	16
陕西省旬阳坝森林体验区森林康养基地	4.07	2	5	1.1	15
陕西省玉华宫森林康养基地	4.27	3	5	0.905	11
陕西省照金森林康养基地	3.91	3	5	0.701	11
总计	4.10	1	5	0.956	684

通过问卷调查，可以表现出从自然环境优势评价（森林规模、森林景观、林分密度、空气质量、水质量、声环境和气候舒适度）方面来说，调查者评级相对较高。而在森林康养基地品牌知名度评价方面整体水平相对较低。

三、陕西省森林康养基地发展的优势与挑战

（一）优势

1. 森林康养资源丰富

长期以来，陕西地区的生态环境好，风景美，这是生态环境发展的主要基地。国内森林大省，就是陕西地区，其在国内生态环境发展过程中的地位是非常高的。陕西省林地面积超过120万公顷，在国土面积中占比60%，森林面积超过80万公顷，森林覆盖率超过40%，活立木面积超过5亿立方米。在陕西省委省政府的正确领导下，国家林业和草原局的大力支持下，陕西积极推进退耕还林、天然林保护、建设防护林等林业核心项目，国土绿化不断深入推进，使得生态环境不断改善，基本消除流动沙地，使得黄土高原"由黄变绿"，创造了保护"秦岭四宝"的奇迹。

2. 旅游基础设施完善

陕西省建立了功能完备的旅游集散中心和游客接待服务中心，"水、电、网络、电视、通信"畅通，各条旅游专（环）线通畅，旅游景区（点）分布图、多语种标识标牌、安全防护、游客休憩、自驾游营地、餐饮住宿、购物网点、公共厕所等配套服务设施齐全，精品民宿丰富了旅游住宿体系，为森林康养产业全局扩展提供了有力支撑。

3. 品牌带动效应明显

在陕西安康岚皋县，开辟了生态乡村振兴新模式。以生态旅为依托，以森林康养为核心，以森林人家为重点，对森林生态资源有效应用，使森林经济有效激发，

结合岚皋全域旅游发展战略，深入推进南宫山宏大村、花里村、桂花村和四季杨家院子等乡村旅游发展，从而切实实现乡村振兴国家战略目标。近年来，平利县以县城为中心，打造了特色小镇、精品旅游村串珠相连的美丽乡村旅游环线，借助化龙山丰富的森林资源，打造出诸如天书峡4A景区、中国最美丽田园等一批特色景点，使美丽乡村休闲游逐渐向乡村振兴的新阶段迈进。

（二）挑战

1. 对森林康养认识不清晰

没有正确认识森林康养的作用与内在本质，没有全面了解休闲养生的作用，没有认识到医疗康体的功效，还是以观光旅游为主，以休闲旅游，吃喝玩乐为主。一些地区觉得森林康养这一工作以林业为主体，没有高度关注，开发不深入，大多数丰富的森林资源没有得到有效利用，还在开发之中。一些企业主以粗放型经营为主，特点不鲜明，开发精品项目不多，对于中端康养来说，其开发力度不足，与实质的康养尚有很大的距离，市场竞争力缺失。

2. 基地基础设施薄弱，服务功能较差

一些森林康养基地交通不便利，公路等级不高，部分道路没有硬化。同时通信网络等得不到保障，垃圾污水收集处理力度小。医疗卫生资源未向康养基地深入延伸，医养结合深度不足，类似健康管理、健康体检、美容养颜、康复疗养等医疗健康服务远远不能满足康养客人的需求。

比如延安全市现有10个森林养生、体验、探险基地，其中有效运营的只有6个，还有4个没有向外开放，不具备运营条件。此外，这里的基础设施不足，道路以及餐饮没有有效配套，与自驾游相关的服务体系尚未构建完善。

3. 营销手段单一

森林康养专业人才短缺，没有深入挖掘康养文化的意义与价值，特别是生态化与康养没有深入结合起来，导致森林康养在规划、管理等方面十分落后。此外，宣传手段方式不具多样化，使游客不能对其产生深刻记忆，广告效应尚不明显。通过问卷调查数据反映外界对陕西的森林康养产业发展不是特别了解，康养品牌影响力不大。

4. 发展要素保障缺失

对于森林康养产业来说，才刚刚开始发展，还有很多问题，融资难度，成本不低，想要招商很难，社会资本融合不足。大多数地区康养发展以政府为主，存在大包大揽的情况。对于康养规划来说，没有有效保证制度，使得很多康养项目没有得到有效落实。此外，康养市场没有深入开发，专业康养师显著缺失。

四、建议

（一）挖掘特色森林产品，持续做好"森林+"文章

建立森林康养大数据平台，推动形成生态度假、生态疗养、生态养老、森林康养文化、教育培训等多元化、多层次的康养产品供应体系。要优化森林疗养课程，精心设计打造一系列极具吸引力的森林康养体验活动项目。对康养保健养生功效深入开发，打造区域特色中医养生保健品牌。积极引入现代农业理论，对休闲观光农业大力支持，对绿色农业发展深入创新，同时对绿色加工业大力发展。将科普文化培训基地的作用发挥出来，建设森林康养研学实践活动基地。

1. 森林康养+医疗

利用特定森林康养环境，融合运动疗法、气候疗法、洞穴疗法等替代治疗方法，把康养疗养在预防保健等过程中有效应用，对康养保健提供服务与支持，从而使康养医疗产业的深度发展给予助力。完善医疗服务网络，把一些康养项目与医保支付有效对接。对医疗养老结合发展的模式深入推进，对于康养基地等发展过程中社会力量的加入给予支持，形成融合型养老组织，对老年病以及康复治疗等发展在技术层面提供支撑，从而使康养业和养老业能够有机联系起来共同发展。

2. 森林康养+养老

陕西生态环境和气候条件良好，旅游资源独特，森林康养资源丰富，是极具吸引力的养老目的地，要积极培育以养生养老、山地运动为主体，特色鲜明、区域吸引力较强的森林康养养老产业。将医养结合型养老组织引入，对老年大学、老年体育文化活动中心及国家政策支持的养老项有效整合目，科学规划，创设康养产业区。强化养老服务基础设施发展，和社区卫生文化等基础设施有效对接，使康养服务能力显著提升，深入挖掘人们喜爱的服务产品。对度假养老模式深入发展，对中端养老市场深入开发，对知青返乡等资源科学应用，使专业影响力大的服务品牌得以建立，使这一地区逐渐向康养产业园转化。

3. 森林康养+中医药

陕西有丰富的中草药资源、悠久的中医文化、扎实的中医药产业基础。依托陕西丰富的中药材资源基础，大力发展木本药材基地和发展中医药旅游。针对条件具备的地区，可以开发国家森林公园，对中药植物观光园进行设计开发，对游客了解中草药给予正确指导，亲身感受种植、制作中草药流程，对传统药膳等进行品

尝，对中医药文化宣传推广，使医药业发展产业链进一步延伸。

打造具有陕西特色的森林康养中医药品牌，开发保健型中草药保健酒、保健饮料等制成品，开发一系列中药旅游产品。将医学治疗经验丰富的中医专家招聘进来，在这里坐诊，提供养老保健服务，提供医疗康复服务，创设健康服务主阵地，使康养项目质量显著提升，使森林康养业态进一步创新发展。

4. 森林康养 + 饮食

充分利用陕西绿色、有机产品特点，将品牌竞争力体现出来，使康养饮品业得以深入推进。与传统陕菜有机结合，开发与食物治疗法相符的营养配食。以景区为主体，与周边森林康养产品有机结合，建立具有自身特色的康养餐饮一条街。重点以标准化为依托，使康养产品质量显著提升，对农产品品牌全面有效保护，从而研发出具有自身特点的康养产品。

5. 森林康养 + 体育

加快森林康养健身场地设施建设，大力发展体育产业。开发越野跑、山地马拉松、山地自行车、山地网球、山地竞走、负重登山等特色森林康养运动项目，着力打造全国性森林康养运动品牌，促进产业联动。深入推进康养设施配套健全，将与条件相符的森林挑选出来，开发康养体育公园以及训练基地，打造度假胜地，使人们的休闲养老需求得以满足，同时使运动员们的运动需求得以满足。

（二）完善基础设施配套建设

依托陕西省生态空间优质丰富的森林资源、生态环境和特色文化，建设一批特色突出、功能显著、设施齐备的森林康养基地，打造一批森林康养品牌。争取政府资金，积极与地方政府合作，统筹森林康养基地路网、电网、水网、气网、通信以及停车场、饮水、垃圾和污水处理等综合基础设施建设；完善无线网络、宽带网络等通信条件，增强森林康养基地的可进入性。

（三）合理规划森林康养产品

根据资源优势，森林康养产业发展要突出特色，对于客源市场，科学开办设计康养项目，科学规划康养课程，对这一地区的竞争优势进行明确，使同质化产品与服务有效规避。比如，陕西商洛金丝峡森林康养基地利用风景资源丰富，又能反映所在区域生态旅游特色和风貌，同时具有"百花""绿色""红叶"观赏价值来开展商洛最美"森林氧吧""森林康养路线"。并推出生态康养、生态教育、生态体验、生态露营、山地运动等生态旅游项目。

叁　基地发展篇

　　如镇坪县可以以地区多样化的中药材资源为依托，与山水自然风景相结合，打造中药康养特色区域，把中药与康养有效对接，将南宫山药材基地的宣传推广当成切入点，创设出康养医疗与旅游集于一体的发展道路。

（四）推动森林康养高质量发展

　　加强森林康养组织管理、科技创新、人才培养、队伍建设和宣传推广，促进森林康养与健康养生、康复养老、中医药等领域融合发展。科学利用森林生态环境、景观资源、食品药材和生态文化资源，加快发展以森林疗养、保健、度假、娱乐为主题的康养产业，构建内涵丰富、特色鲜明、布局合理的森林康养体系，构建特点鲜点、竞争力显著的产业群，形成多层次、多元化、多类型的森林康养产业格局，培育一批具有竞争力的森林康养领军企业、知名品牌。完善技术、标准、监测、培训、宣传推广等支撑体系，突出打造一批经营管理水平高、经济社会效益好、示范带动作用强的森林康养基地，为人民群众提供更优质、更丰富的森林生态产品。

（五）大力发展康养人才团队建设

　　首先，针对在岗工作人员进行专业培训，使自身的专业技能水平显著提升。其次，康养运营组织一定要与周边院校联合起来，深入推进人才培育的落实，通过定向培养等方式，使康养人才短缺的问题有效解决，使后备力量充足。再次，由于森林康养产业的不断深入发展，政府以及专业学者等要健全完善康养产业人才发展法律规定，使从业人员工作越来越规范，使产业发展向规范化方向迈进。

参考文献

［1］民政部. 国家林业和草原局办公室　民政部办公厅　国家卫生健康委员会办公厅　国家中医药管理局办公室关于公布国家森林康养基地（第一批）名单的通知［N］. 2020 - 06 - 05. https：//www. mca. gov. cn/article/xw/tzgg/202006/20200600028126. shtml.

［2］张凡. 黄陵国家森林公园入选首批国家森林康养基地. 2020 - 06 - 19［N］. https：//www. sohu. com/a/402885747_ 120059654.

［3］金台资讯. 国家森林康养基地首批名单公布　陕西这四处上榜［N］. 2020 - 06 - 09. https：//baijiahao. baidu. com/s？id = 16690015175869990662&wfr = spider&for = pc.

［4］发改处. 关于第一批陕西省森林康养基地（试点）名单的公示［N］. 2021 - 12 - 13. http：//lyj. shaanxi. gov. cn/zwxx/tzgg/202112/P020211213595875264714. docx.

HB.09 北京市八达岭国家森林公园森林疗养基地调研报告

张秀丽①

摘　要：为促进北京八达岭国家森林公园森林疗养基地（以下简称疗养基地）高质量发展，带动周边地区的乡村振兴，本报告在实地调研与查阅相关资料的基础上，分析了基地的资源特色、优势条件与访客特点，总结疗养基地探索与实践的经验做法，包括基础设施建设、特色森林疗养与文化活动开展、疗养基地建设取得的成效，剖析基地发展面临的问题。从而提出积极开展森林疗养资源的保护和培育工作，加强政策扶持与基础设施运维管理，产学研共建、强化人才培养、提高服务品质，进一步加大信息化及媒体宣传力度，森林疗养课程研发迭代升级，强化安全风险管理等推进疗养基地可持续发展的对策与建议。

关键词：森林疗养基地；资源特色；优势条件；成效；对策

一、森林疗养基地资源特色与优势条件

森林疗养，是近些年才传入中国的一个"词"，即在森林里散步、做活动，身心沉浸在森林中、静息，"森林浴"，让周围的环境刺激人的五官（视觉、嗅觉、听觉、味觉、触觉），从而达到放松、减压的效果，将森林具有的疗养功能最大限度地作用到人们增进健康、预防疾病的活动中。森林疗养基本含义是"利用特定森林环境和林产品，在森林中开展森林散步、森林静息等活动，实现增进身心健康、预防和治疗疾病目标的替代治疗方法"。森林疗养是在森林浴基础上提出来的，是森林浴的进一步发展。不同的是森林疗养需要对森林环境进行认证，疗养课程需要得

---

① 张秀丽，硕士，森林疗养师自律会副秘书长，国家肿瘤微创治疗产业技术创新战略联盟肿瘤预防与康复专业委员会常委，科学传播专业教授级研究馆员，研究方向：森林疗养、森林康养与自然教育。

到医学证实，一般需要森林疗养师现场指导[1]。

在中国，森林疗养处于起步阶段，日本、韩国发展得早一些。德国是森林疗养的起始国，他们把"森林疗养"称为"森林疗法"。想象一下，办公室的职员，绷了一周的神经，周末时能到大自然中，来一个"森林浴"，即便是没有医疗作用，聆听鸟鸣，呼吸新鲜空气，再来一个负氧离子的桑拿，也是很放松的。更何况还有实实在在的《森林医学》的数据来证明其疗养作用。

2020 年 12 月，北京八达岭国家森林公园，被中国林学会森林疗养分会，授予森林疗养基地，也是作为符合本土认证标准的，全国首个森林疗养基地。依据森林疗养具有的预防、治疗、康复、保健四个属性，疗养基地依托八达岭国家森林公园的基础设施、特色资源与优势条件，开展了多期森林疗养、森林康养、森林体验、自然教育、森林文化科普、生态文明宣教等活动，共计 250 余期，惠及市民 7500 余人次。

近年来，八达岭国家森林公园与北京大学公共卫生学院、北京林业大学、北京康复中心等国内优秀的科研团队开展了森林疗养实证研究工作，依据《森林疗养基地认证标准》（试用）和《森林疗养基地认证审核导则》（试用），被中国林学会确认为我国首个符合本土认证标准的森林疗养基地。

（一）森林疗养基地资源特色与优势条件分析

八达岭森林疗养基地，位于北京市延庆区境内，总面积 2940 公顷，处在八达岭长城和居庸关长城之间，是首都西北交通要道，区位优势显著。基地具有中国首家通过 FSC 国际认证的生态公益林区，以及独特的生态与人文景观资源。与残长城交相辉映的"金秋赏红"的红叶岭、盛夏休闲避暑的丁香谷和森林疗养与森林体验的青龙谷，以及八达岭古长城、百年老站青龙桥、中华第一铁路、詹天佑塑像、元末明初摩崖佛像等森林文化疗养资源。疗养基地有 4 个特色景区，分别是红叶岭景区、青龙谷景区、丁香谷景区和杏花沟景区。

1. 自然资源

疗养基地地处暖温带，受地理位置和特殊气候影响，形成的地带性植被为暖温带落叶阔叶林，区域内植物种类繁多，植被类型丰富，拥有比较完整和典型的森林垂直谱系分布。

疗养基地共有植物 539 种，分布着暴马丁香、白梨、黄栌、油松等美丽的观花观叶观果植物，森林覆盖率近 57%，林木绿化率 96%。其中柴胡、桔梗、沙参、党参、半夏等中草药植物 200 余种，基地内珍稀濒危植物有杜仲、胡桃楸、野大豆、黄檗等。最有特色的植物景观是红叶岭的黄栌、元宝枫、侧柏混交林，以及丁香谷的暴马丁香林，700 多亩 20000 余株，是华北地区面积最大的野生暴马丁香林。八达岭成功引种的华山松，长势良好，是北京华山松分布的最北线。还有两栖爬行动物 3 目 7 科 16 种、鸟类 10 目 33 科 108 种、兽类 6 目 34 种，共计 158 种，有狍子、狐、金雕等国家重点保护动物。昆虫已定名 12 目 67 科 128 种，记录有黄蜓、昼鸣蝉、软尾亚凤蝶、北京萤火虫等。经过多年的生物多样性保护、植被恢复、人工造林、封山育林、森林抚育、森林健康经营、近自然经营及森林综合经营等，疗养基地生物多样性和景观多样性得到了大幅度提升。

2. 历史人文

（1）八达岭长城

八达岭长城、残长城贯穿于疗养基地，二者已经成为密不可分的一个整体。八达岭长城是万里长城的杰出代表，是"世界文化遗产"，以其宏伟的景观和深厚的文化历史内涵著称于世。在全国的景区范围内，八达岭长城向游人开放时间最早，旅游服务和配套设施相对完备，是北京最具影响力的景区景点之一。

（2）关沟七十二景

关沟是北京燕山山脉的缺口，系北京北方的门户，亦是北上蒙古高原的必经之路，其曲折而上直至八达岭，古属居庸关口范围，契丹人、女真人、蒙古人几乎都是从此打进北京的。沿途森林繁茂，野生动物遍布，历代逐渐形成许多景点，即关沟七十二景，但现在保存下来的已经很少，主要有弹琴峡、弥勒听琴、弹琴峡古迹碑石碑、五郎影石刻、六郎像、青龙桥、金牛洞、天险石、青龙倒吸水、李自成石峡闯关处等景点。

（3）人字形铁路、詹天佑塑像

人字形铁路由詹天佑设计，是我国自主修建的首条铁路。轰轰隆隆的铁路，除了产生声音之外，还有工业的火花，是象征民族精神和民族进步的里程碑。1982年，詹天佑塑像和纪念碑竣工，这一对"伉俪"将永远地静立在人字形铁路旁，默默地关注中国铁路事业的发展，詹天佑精神也将伴随着中国越来越长的铁轨线路代代相传。人字形铁路、詹天佑塑像也成为八达岭森林公园的爱国主义教育基地。

3. 疗养服务设施

（1）停车位数：疗养基地目前在青龙谷门区停车场有停车位 60 个。其他停车场均是与风景名胜区共享。

（2）餐位数：疗养基地红叶岭景区平台有小型餐厅，餐位 20 个，在游客高峰期，曾尝试用八达岭林场职工食堂作为游客用餐点，但需要提前预订。

4. 交通条件

疗养基地境内有京藏高速公路、京包高铁、京张城际铁路等，是疗养基地对外联系的主要交通通道。

京藏高速公路北京往延庆方向（上线）在疗养基地境内及附近有三个出口，为水关出口、八达岭长城出口和营城子出口。京藏高速公路延庆往北京方向（下线）的入口临近疗养基地的有西拨子入口、营城子入口。

京包高铁从八达岭森林公园南北、东西方向穿过，北京市郊铁路 S2 线在疗养基地境内及附近有青龙桥老站、青龙桥站、八达岭站三座主要车站，其中仅八达岭火车站上下乘客，京包高铁是八达岭疗养基地与外界联系的主要轨道交通干道。

疗养基地境内各景区道路已连通，形成了网状道路格局，车辆可直接进入景区，访客步行可通过康养步道与山间游憩步道基本全境连通。

5. 食宿、医疗、商业设施

疗养基地范围内除了树屋帐篷露营地、森林之家疗养馆以外，基本没有食宿、商业设施，医疗仅为疗养基地应急处置点。但是，疗养基地毗邻八达岭镇，且周边旅游度假区较多，具有相对健全的食宿、商业条件，周边区域有阳光假日度假区、军都山酒店、岔道古城、八达岭滑雪场、阳光赛马俱乐部等度假休闲场所。医疗机构在八达岭镇也有健全的设置。

（二）近年来疗养基地访客特点分析

北京八达岭国家森林公园自 2014 年北京首家中韩合作八达岭森林体验中心开放以来，接待了国际、国内参观考察和体验团队。北京市委领导、国家林业和草原局原领导，全国 10 余家主流媒体记者也先后前来采访报道。

据不完全统计，疗养基地每年接待来访者及游客 5 万余人，包括学龄前儿童、小学生、中学生、大学生、成年人、老年人，以及亲子家庭、社会团体及特殊群体。森林疗养以亚健康人群、老年人群、职场人群、追求养生的人群为主；森林体验、自然教育以中小学生、学龄前儿童及亲子家庭为主；森林生态旅游包括各年龄段人群，节假日以中青年人为主，工作日以老年人为主。

1. 预约制访客特点分析

疗养基地森林疗养、森林体验、自然教育、参观考察、学习交流等活动均采取预约制，不会对资源造成破坏。根据公园 2015—2016 年预约制访客调查统计资料显示，两年接待总人数 7612 人，森林体验、自然教育活动以中小学生及亲子家庭为主，共 4191 人，占 55.06%；幼儿及亲子家庭占 6.02%；成人森林疗养体验者占 2.73%；大学生和社会团体学习参观考察人员占 36.19%（表1）。

叁 基地发展篇

表1　八达岭疗养基地预约制活动调查统计表

年度	总人数（人）	中小学生及亲子家庭	幼儿及亲子家庭	成人	大学生及社会团体参观考察学习交流
2016	5014	2521	308	208	1977
2015	2598	1670	150		778
合计	7612	4191	458	208	2755
比重（%）	100	55.06	6.02	2.73	36.19

（1）幼儿及小学低龄段学生，特征是有好奇心，活泼好动，注意力分散，处于混沌与初始的状态，情感与行为的构建时期。针对这类人群的活动，主要是亲近自然，感受自然，观察自然，引导他们形成初步的环保意识。

（2）小学高龄段及中学生，特征是可塑性强，对自然现象的探究充满了渴望，有一定的知识基础，接受新知识的能力较强，渴望动手实践与观察。针对这类人群的活动，主要是观察自然，感恩自然，亲自参与活动与讨论，掌握一定的环境知识和技能，提高参与环保能力，形成稳定的环境意识，提高采取行为的积极性。

（3）大学生，特征是有成熟的思维和知识储备，有一定的人生经验和阅历，针对这类人群的活动，主要是环境技能的提高、环境态度的改善。

（4）森林疗养访客，了解森林疗养，学习健康养生方式，到森林中放松解压疗愈身心。

（5）参观考察团体访客，参观八达岭森林体验中心，了解森林体验、自然教育、森林疗养等森林文化建设情况。

2. 自由行访客特点分析

来公园的自由行访客包括各类人群。近年来，每年约5万名游客来园区观光游览、欣赏风景、摄影拍照、登山运动、疗养健身。这类人群的特征是有时间，有精力，喜欢结伴出游。爱好在森林中漫步、呼吸清新空气、观赏八达岭古长城、欣赏红叶岭、丁香谷、青龙谷美景，了解历史文化知识，以达到陶冶情操、愉悦身心、强身健体的目的。

二、森林疗养基地基础设施建设

（一）建成北京首家森林体验中心

2010年，由国家林业局和韩国国际协力团分别代表两国政府签署协议并启动"北京八达岭地区森林资源保护与公众教育"项目，北京市园林绿化国际合作项目管理办公室和北京市八达岭林场负责具体实施。项目目标是构建北京八达岭森林体验中心，旨在为公众打造一处能亲近自然、感受森林的乐园，以此推动北京市森林体验、自然教育事业发展。2014 年正式对外开放。中韩合作北京首家森林体验中心建设，占地面积 450 公顷，分为室内体验馆和户外体验路线。

八达岭森林体验中心，体现了人与自然的联系与作用，讲述了八达岭森林的变迁，从而激发起来访者对森林的兴趣、产生自豪感，进而促使参观者改变行为，提升公众人与自然和谐统一的理念。森林体验中心建筑与自然环境融为一体，展示与设计充分挖掘森林文化体验内涵，具有地方性、系统性、趣味性、知识性等的特点。

1. 森林体验中心室内体验馆建设

体验馆建筑面积 800 多平方米，同时建设了读书区和手工区，主要展项建设包括放映厅设备、序厅电子相册设备、健康卫士闯关展项、啄木鸟互动展项、沙盘投影展项、聚音罩设备、动物模型展项、展项美工装饰等。

2. 森林体验中心室外路线建设

室外主要有户外森林大课堂、树屋帐篷露营地、松鼠的家、林间跳远场、避雨亭、观景台、野餐桌、草药园、EM 实验室、森林五感体验径等。野外体验区分为独具特色的三条体验线路（见表 2），分别为短线游程、中线游程和长线游程。短线游程包含了一条综合体验精华游线以及一条自然观察专项游线；中线游程为向导式森林探秘游线；长线游程包含一条成人户外拓展游线和一条森林健康徒步游线。可供来访者开展森林五感体验、自然游戏、森林寻宝、手工制作、森林冥想、辨识动植物、森林游憩、运动登山、森林疗养等活动。

表 2　特色森林体验路线

体验等级	路线特色	道路长度	体验时长	体验内容
短线	松林之吻五感体验径	1 千米	30 分钟	松林漫步，打开五感，与八达岭森林来一次亲密接触，体验森林、感恩自然
	杏花沟自然观察径	1.5 千米	1 小时	森林处处有玄机，快加入我们的森林寻宝吧！
中线	八达岭森林探秘径	2 千米	1.5 小时	跟着自然体验师在八达岭森林中开启一段有趣的探秘之旅
长线	丁香谷森林健康径	3 千米	3 小时	体验森林、感受文化、疗愈身心。徒步是一种享受，更是一次森林的洗礼
	古长城拓展径	3~4 千米	3 小时	遥望万里长城，头顶蓝天，追赶八达岭鹰隼的踪影

（二）建成北京首家拥有无障碍设施的疗养馆

疗养馆（也称为森林之家）内可容纳 11 人的住宿，从一楼宽阔敞亮、大大的落地窗能看到漫山遍野的油松林，二楼室内即可看到长城。设有心理访谈室、手工创

叁　基地发展篇

作室、芳香疗法室、水吧茶吧、小型会议室、露天瑜伽平台、小厨房、康体健身器材、身体指标测量等一应俱全。从基地入口到疗养馆全程可以开车或推轮椅或婴儿车进入，馆内有电梯、残障人士使用的卫生间等无障碍设施。还有森林书吧、园艺驿站、昆虫标本室等，它们分布在山野森林间，相隔数百米至数千米。丰富的设施可以让来访者在林间打开五感，沉浸式体验自然，这是开展长周期森林疗养课程的基础。

三、疗养基地开展的特色森林疗养与文化活动

疗养基地在开展传统森林文化活动的基础上，探索以森林疗养、森林体验、自然教育为切入点的模式。以"体验森林、感知文化、疗愈身心、保护环境"为核心理念，创新开展了八达岭特色的森林体验教育、森林疗养、森林手工艺术创作等主题文化实践活动。多次接待国内外参观考察团，以及参加森林体验的北京、天津、江苏、上海、河南、湖南等省市的中小学生、亲子家庭、社会团体、自然教育机构等，得到了各界人士的一致好评。

通过森林文化内涵的挖掘，休闲、体验、教育、健康的融入，游客的亲身实践参与，强调"疗养＋体验＋文化＋教育＋娱乐"的结合，创新疗养基地森林文化旅游的理念与内容，以情景化、娱乐化、体验化、互动化为理念，以体验馆室内外互动化、森林知识趣味化、森林景观养生化为表现形式，倡导人与自然和谐共处，使疗养基地成为访客增长知识、感受森林文化并享受自然疗愈魅力的重要场所。

疗养活动目前主要面向亚健康、更年期、儿童感统失调、需要恢复体力、减压调节情绪等人群以及自闭症儿童、智障人群、老年人群等。让来访者通过森林浴、作业疗法、芳香疗法、气候地形疗法、森林文化疗法、五感疗法等丰富多彩的森林疗养课程感受自然的美好。

（一）森林疗养探索实践活动与研究案例

长期以来，人们钟爱森林环境，因为森林环境氛围宁静、风景秀丽、空气清新、气候宜人，更有专业学者认为，森林环境可以影响人体的交感、副交感神经，提升人体免疫力。特别是近年来，随着经济社会的发展，国家与个人对健康的关注越来越多，城市人口开始走进农村，走入森林，体验自然、休闲度假、疗愈身心。后疫情时代人们更加重视健康，越来越关注森林疗养。

疗养基地是北京市开展森林疗养实证研究与实践活动的重要场所之一。研究表明在林中散步，人的听、视、嗅、触、味等"五感"会受到各种刺激，可以降低血

压和调节脉搏，解除疲劳。森林环境可以帮助人体免疫系统的恢复。在森林中进行放松和疗愈，可以为人类生存带来无形的陶冶和恢复效果，来提高市民福祉，森林疗养是很好的选择。

近年来，疗养基地编制了 40 多项课程菜单，根据体验者需求及身心健康状况设计，分为固定项目与可选项目，主要包括森林漫步、森林静息、五感体察、正念行走、芳香疗愈、森林冥想、手工制作、文化疗愈等课程。截至目前，开展了 40 多次森林疗养活动，惠及各类人群 800 余人。

2016 年，在北京市园林绿化局对外合作项目管理办公室和北京林业大学支持下，北京林业大学吴建平研究团队开展了更年期女性 2 天 1 夜森林疗养研究工作，根据《更年期女性森林疗养评估报告》显示：体验者随着疗养活动进程，不断获得身心的疗愈。在森林疗养师的引导下，体验者通过在森林中进行正念漫步行走或冥想静息等活动，有效减轻了疲劳与负性情绪，提高了活力与睡眠质量，平衡自主神经系统的活动，让身心得到放松。研究证实森林疗养活动可以改善更年期症状[2]。

从 2018 年开始，与北京大学医学部及北京市康复中心等机构共同开展关于森林环境对心血管、神经、呼吸与免疫系统，以及森林中的作业疗法对身体康复的作用等研究工作，通过大样本与小样本的研究，得出疗养基地的森林环境对人体上述器官与系统具有改善的作用。

（二）森林体验活动

八达岭森林疗养基地作为生态文明建设的一个重要载体，在首都生态文明宣教方面发挥着重要作用。森林体验教育是一种户外教育方式，参与者在专业解说人员的指导下，通过视、听、闻、尝、思等体验方式，依托森林景观和自然资源，在欣赏、感知、了解森林的同时，获得感触和启发，并密切与森林之间的关系，享受自然带来的美好，从而提高保护森林、关爱自然的意识。森林体验教育是一种非正式的社会化教育，是传统教育的完善和补充，是推动公众参与环保的重要抓手，在环境教育事业中发挥着重要作用。

疗养基地结合自身资源优势开展丰富多彩的森林体验活动，服务好前来参加森林体验自然教育活动的学生。让孩子们离开钢筋水泥的城市，走进森林的怀抱，体验父母儿时的快乐和自由，亲近大自然，体验户外露营，回归传统文化，探索自然的奥秘，收获快乐，掌握知识，培养克服困难的精神。修复儿童与自然的链接，唤起孩子们对美好自然的向往，让孩子在自然的世界里快乐学习，培养他们尊重自然、敬畏自然、爱护自然的态度。

八达岭森林体验教育依托森林资源和历史人文资源，通过人们参与互动体验活动，调动自身感官加深对森林的感悟和认知，激发人们爱林、护林、爱护环境的自觉性，引导人们积极保护森林，最终达到促进人与自然和谐相处的教育目的[3]。疗养基地自 2014 年以来，共接待 500 多批次，15000 余人次的森林体验教育活动，组织访客参观森林体验馆，并在森林中以生态文明宣教、科普知识解说、自然探索研讨、森林趣味游戏、自然观察笔记、森林阅读、森林艺术、森林绘画、森林音乐、森林舞动、森林戏剧等方式，开展丰富多彩的森林体验与森林疗养等活动，吸引来访者走进森林，探索森林的奥秘，感念森林的伟大，培养生态文明意识，从而使体验者认识森林、感恩自然、热爱自然、保护环境。

（三）森林手工艺术创作文化活动

森林手工艺术创作在森林疗养活动中深受大家的喜爱，是利用森林中的自然材料进行艺术创意的手工制作，也是环保的一种表现。大自然中的一切材料都可以作为森林艺术手工材料，如树叶、树枝、树皮、种子、花朵、石头、沙子、土壤等。疗养基地遵守无痕山林及环境保护的原则，提倡利用园林绿化废弃物，变废为宝，并通过艺术创作高价值利用。大家在森林中捡拾落叶、落花、落果等自然材料，进行艺术手工创作，同时把爱护自然的理念传递给每一位体验者[4]。

森林手工艺术具有 4 个特点：必须有森林中的自然材料、体现制作者的艺术创意、作品是独一无二的、必须是经手工制作的[4]。八达岭疗养基地森林艺术手工课程主要有松果球手工、树叶画、押花书签、押花蜡烛、自然木片手工、DIY 花盆、大地艺术、虫瘿拨浪鼓手工等。

森林艺术手工创作在森林疗养文化体验中具有认知、社会、身体、技能、情感、环保等 6 个方面的作用。在认知方面，能够培养专注力，树立自信心，激发创造力；在社会方面，可以提高社交及沟通能力、增强公共道德观念；在技能方面，可以通过学习自然艺术创意手工，制作美丽的手工 DIY 艺术品，培养职业技能；在身体方面，可以通过手工制作增加手指的灵活性，刺激感官及大脑、并强化运动机能；在情感方面，增加参与者之间的沟通了解，解除孤独感和寂寞感，提升积极情感，减少消极情绪；在环保方面，自然艺术手工创作还是园林绿化废弃物利用的新途径，也是一种对当地资源的有效利用[4]。

（四）八达岭生态节庆文化疗养活动

1. 长城红叶生态文化节

疗养基地每年深秋举办红叶长城生态文化节，推出"红叶变色探秘亲子游"、"森林健康青年登山行"、"登高赏秋乐活老人游"和"青少年詹天佑爱国主义教育"

参

基地发展篇

等研学活动。红叶岭是疗养基地的红叶观赏精华区及长城红叶生态文化体验区，八达岭国家森林公园经过多年的彩色树种人工造林与植被恢复，现基地拥有黄栌 5 万多株，总面积约 1000 亩，深秋季节，黄栌与元宝枫逐渐变色，红叶辉映古长城，展开一幅美轮美奂的自然画卷，吸引着全国各地的游客纷至沓来。毗邻八达岭古长城，在人字形铁路南侧高高的山岭上是观赏古长城与红叶的最佳场所。来访者可以漫步红叶林中，近距离观赏古长城，感受悠久的长城历史文化。以红叶丛中赏长城为特色，打造文化艺术的天堂，以服务中端市场的雅趣类项目为主，带领游客参与一次盛大的长城文化盛宴，游客在"游玩、观赏、体验"的过程中，可以深度体会到林业给首都带来的生态效果，让市民理解保护生态环境的重要性。

2. 暴马丁香生态文化节

八达岭丁香生态文化节每年于 5 月底开幕，为期一个月。其间推出低碳生活文化游，"碳汇与森林文化"的科普展等特色活动，在公园园区内设置科普展区，展示"碳汇进行时"牌示、植物科普牌及生态文化展等。丁香谷是华北地区面积最大的野生暴马丁香林观赏区和丁香生态文化体验区，总面积 700 多亩。暴马丁香素有"西海菩提树"之称，也是爱情和幸福的象征，被人们誉为"爱情之花""幸福之树"。春末夏初，谷内香馥醉人，成为丁香花的海洋，被老百姓称赞为"北京最香的山谷"。最佳观赏期 6 月，园内漫山遍野的暴马丁香群芳怒放，漫谷溢香。景区不仅丁香林效果震撼，还能远观长城，尤其是踏上丁香仙子岭，抬头就能看到古长城。

在丁香谷景区，游客通过观察华北地区面积最大的野生暴马丁香林，走进元代的一组摩崖石刻，登高眺望长城，让来访者亲近森林，了解历史，连接自然，户外运动，感悟长城的历史文化。让游客了解暴马丁香所蕴含之文化，涉及美妙的爱情、幸福的家族和心灵的心愿，凡此种种，有益于人们更加珍视美好家园的保护与建设，更利于激发大众对自我行为的反省与环保意识的升华。

3. 消夏避暑文化节

"消夏避暑文化节"每年在 7 月—9 月举办，疗养基地的森林疗养师引导游客在森林健康步道上正念漫步行走、触摸花岗岩奇石、仰望雄伟长城，养身、养眼、养心，在天然大氧吧中深呼吸，清肺养神，在愉快的疗养中消夏避暑，疗愈身心。走进森林，健壮身体、缓解压力、疗养身心、增强免疫力。

4. 森林体验教育节

"森林体验教育节活动"于 5 月初—11 月初举办，其间将组织访者参观森林体验中心，并在森林中以趣味森林游戏的方式，通过开展多形式、多层次、多角度的森林文化体验、教育活动，吸引来访者走进森林[5]，去发现森林的秘密，享受森林的奉献，感念森林的伟大，培养生态文明意识，从而使体验者热爱自然、保护环境。

此外，基地将充分挖掘森林碳汇、生物多样性、绿色长城、暴马丁香、红叶等当地特色自然文化资源，将文化历史资源特色与自然资源有效结合，改善游客对当地的印象，使游客充分了解当地的文化。

四、森林疗养基地建设取得的成效

疗养基地截至目前共接待游客 60 万余人，为市民提供森林疗养、森林体验、生态旅游等活动，社会反响良好，已经成为北京市中小学生开展森林体验活动及市民休闲、疗养、康体、旅游的重要目的地之一。2020 年成为中国林学会森林疗养学会授牌的国内首家森林疗养基地，也是全国森林疗养师执业场地，全国国有林场森林疗养协会会员单位，同时还是北京市未成年人生态道德教育基地、北京社会大课堂资源单位、北京市科普教育基地、全国林业科普基地、全国科普教育基地、北京校外教育协会会员单位以及北京林业大学与国家林业和草原局管理干部学院科研教学实习基地、北京林业大学大学生创新创业暑期社会实践基地；同时，也是全国第一个民间公众捐资开展的碳汇造林项目区，具有低碳宣传普及、碳补偿与林业碳汇等相关知识宣传和开展活动的条件，肩负着引导来访者树立尊重自然、顺应自然、保护自然的生态文明理念的重任。

八达岭森林疗养基地通过近 10 年的探索与实践，努力将森林疗养基地打造成北京最具特色、最环保、最吸引人的森林体验自然教育基地，为首都及全国的来访者提供优质的森林体验教育感受，并引进森林疗养等特色项目，提高森林文化体验质量和经济附加值。进一步提升八达岭引领全国森林体验教育和森林疗养的品牌效应[1]。北京八达岭国家森林公园科学布局建设疗养基地，让市民享受绿水青山绿色福祉，推动首都生态文明建设，对森林疗养与森林体验教育在北京的宣传推广与示范引领打下重要基础，取得了显著的成效。

（一）制定了基地发展规划

基地发展规划遵循"以人为本、重在自然、贵在和谐、精在特色"的基本原则，同时遵循可持续发展的原则，观赏与体验结合的原则，品牌化和精品化的原则，将八达岭森林文化体验基地发展规划纳入疗养基地总体规划，重点发展森林的五种功能，分别是科普教育功能、健身疗养功能、休闲娱乐功能、景观欣赏功能和历史人文功能。有利于营造一个关注森林、走进森林、回归自然、享受生活的文化氛围；有利于增强广大民众生态意识、生态道德和生态责任，维持生态良好；有利于加快经济发展方式的转变，构建资源节约型、环境友好型的生态文明社会，引领社会走上文明发展的和谐之路。八达岭森林文化体验基地发展规划需突出以下重点内容。

1. 加强森林经营管理，提升森林文化景观价值。开展森林健康、近自然经营等综合经营活动，通过乡土树种利用和天然更新的方法，不断优化现有森林的结构，提高林分质量和景观水平，丰富生物多样性，构建多彩森林文化景观。显著提升森林的碳汇功能和观赏价值，丰富文化内涵。

2. 以森林体验教育为切入点的发展探索。森林体验教育依托森林资源和景观，通过人们参与互动体验活动，调动自身感官加深对森林的感悟和认知，激发人们爱林、护林、爱护环境的自觉性，引导人们积极保护森林，最终达到促进人与自然和谐相处的教育目的。

3. 创建森林疗养基地，提升森林的健康功能。八达岭疗养基地森林植被资源良好，气候优势明显，植物有益挥发物等含量较高，主要发展较为专业的森林疗养。一是建设"森林之家"、"园艺驿站"、森林疗养步道，完善健全森林疗养配套设施；二是森林度假疗养建设，结合疗养基地周边民宿，健全服务设施，针对广大公众开展较长期的，以恢复体能、调节亚健康、舒缓压力为主要目的的森林疗养。

4. 优化森林文化产业布局，加强森林体验、森林疗养、生态旅游、节庆会展、文化创意等森林文化基地建设模式，大力开发森林文化旅游产业，办好森林生态文化节。丰富森林旅游、科学探索、自然体验探秘等线路，开发八达岭人文古迹景观森林生态文化游，满足市民森林游憩、健身运动、森林体验、自然教育等需求。

（二）编制森林体验与森林疗养系列课程

八达岭疗养基地结合地域森林资源特色，针对不同的群体和需求，开发了不同主题的自然体验教育课程。以中小学生和学龄前儿童作为主要的体验者，编写了趣味自然游戏、森林手工制作、森林知识探秘、环保科普教育等课程，吸引孩子们走进森林、了解森林、感恩森林，培养体验者尊重自然、热爱自然、保护自然的生态文明意识[5]。

疗养基地在深化已有森林体验教育课程、完善自然学校基础设施、培养自然学校志愿者的基础上，新开发设计了"关注环境一起碳汇""探秘暴马丁香""花儿的故事""小树叶找妈妈""虫虫特工队""蜜蜂的奥秘""蝴蝶—美丽变身""到松鼠小北家做客""啄木鸟的家失窃了""观鸟小达人""'光影之恋'美育绘画""蘑菇蘑菇你是谁""森林探秘夏令营"等各具特色的自然体验教育课程[6]。同时出版了《在体验自然中成长——八达岭自然体验教育实践》等图书，进一步提升了疗养基地科普教育、森林体验教育、环境教育在全国的影响力，并通过开展自然学校试点能力建设，总结相关经验，为全国自然教育发展提供有益参考[6]。

在森林疗养基地根据体验活动时间长短、人群年龄结构、运动强度等因素划分出不同体验区。分区经营、分区施策，编制森林疗养课程与活动方案。疗养课程分为固定森林疗养课程和可选森林疗养课程。固定森林疗养课程菜单包含森林漫步、森林静息疗法；可选森林疗养课程菜单包含作业疗法、芳香疗法、园艺疗法、食物疗法、运动疗法、森田疗法、艺术疗法和心理疗法等内容。

儿童体验区路程较短，位于杏花沟自然体验区内，地势平坦，运动强度不大，儿童体验区内分布有动物跳远，森林迷宫，卡通桌椅、休息平台、秋千，以及蝴蝶、蜘蛛、蜜蜂等互动体验设施。沿途设有自然探秘的各种宝箱，里面有很多关于八达岭动植物的趣味知识，寓教于乐，让孩子们在自然中快乐学习，培养观察力、专注力，增进对大自然的认识与情感联结。

青少年体验区路程较长，位于青龙谷景区内，地势比较平坦，运动强度较大，青少年体验区内分布有松鼠小北之家、森林大教室，休息木平台、桌椅，野餐与树屋帐篷，森林书吧等设施。

成年人与职工团建体验区路程较长，位于丁香谷与红叶岭景区内，有登山路段，运动强度大，可以欣赏森林公园内自然景观及雄伟长城，路途中有木制休息平台，桌椅，野餐营地，观景平台等设施。

老年人与特殊人群体验区路程虽然较长，但全程可以坐景区电瓶车游览，运动强度不大，坐车便可以欣赏森林公园内四季自然景观及雄伟的长城，沿途有观景台、木质休息平台、桌椅，无障碍设施疗养馆有电梯，小型会议室，拥有住宿、健身器材、心理访谈、手工创作、冥想躺椅、宽敞的平台、读书茶吧、森林简餐制作等设施，可以开展各类森林疗养康养活动。

（三）打造了高素质专业团队

发展森林体验教育与森林疗养，需要专业的人才队伍。公园十分重视人才队伍建设，努力打造一个专业化的团队。近年来，在北京市园林绿化局的支持下，选送两名员工赴韩国学习森林体验教育，并积极组织员工参加北京市园林绿化局自然解说员、森林疗养师，国家林业和草原局森林解说员、生态环境部全国自然学校自然教育骨干人员专业培训等。参加培训的员工认真学习，并以优异的成绩通过培训考核与考试，共有5人获得生态环境部全国自然学校骨干人员证书，7人取得森林疗养师证书，6人取得自然解说员证书，2人获得国家林业和草原局优秀森林解说员证书。为推动八达岭森林文化建设，打下坚实的人才基础。

目前公园与自然之友组织、北京林学会、北京科协等多家单位合作开展过多次森林文化体验活动，在此基础上，公园今年将学习引进国外相关森林文化体验课程或游戏，在开展活动过程中不断优化引进课程，使其本土化，适合八达岭地区特征。

疗养基地经过森林疗养师自律会两年理论与实践严格培训的森林疗养师共有 7 人，她们可以根据访客的特点与需求开发设计不同的森林疗养体验课程，可分为半天体验活动、一天体验活动、两天体验活动、三天及一周体验活动。

疗养基地每年在 4—8 月举办若干期森林疗养与自然教育相关专业培训，邀请专家学者为疗养基地工作人员授课，培训内容包括八达岭森林体验中心解说技巧、无痕山林课程培训、八达岭地区动植物识别、自然体验游戏带领技巧与注意事项，培训对象为基地讲解员、志愿者与森林公园与林场职工等。

（四）建设了宣传网络体系

公园的森林疗养与森林体验教育参观考察活动均采取预约制模式，通过三个渠道进行活动宣传推广。第一，建设疗养基地官方网站，介绍公园特色资源，发布相关森林文化活动信息。第二，运维森林体验馆微信公众号，及时发布各种生态文明宣教、森林体验教育、森林疗养、科普活动等信息。第三，通过电视、广播、报纸等新闻媒体发布森林文化节庆等信息。公园还与延庆区旅游委员会、延庆区委宣传部及延庆本地自媒体对接开展森林文化宣传及信息发布等工作。

公园常规森林文化节庆活动，宣传策划将主要以软新闻的形式，通过报纸、电视、网络等手段来进行宣传，并继续与票务公司加强合作，利用其特有的宣传销售渠道分销公园门票，提高公园知名度与经济收入。

步入新媒体时代后，微博、微信、微电影等微传播的影响力越来越大，八达岭自然学校通过利用这些传播工具，宣传推广自然体验教育的意义和活动案例与效果，激发大众的参与热情和欲望。推进"互联网＋森林体验"模式，加快自然体验教育信息化建设步伐。利用 AR 等新技术手段，开发森林寻宝自然探秘、自然艺术手工创作等游戏。推进传统媒体与新兴媒体的融合发展，加强官方网站和新媒体建设，不断创作出新媒体精品力作。并进一步加大自然体验教育宣传力度，引起全社会的广泛关注[5]。

五、森林疗养基地面临的问题与产业可持续发展对策

（一）森林疗养基地面临的问题

1. 目前我国森林疗养产业还处于培育期，市民对其了解及参与程度还不够高。

如何让市民愿意花钱为森林疗养买单，愿意主动参加森林疗养等森林康养文化活动还需要采取媒体矩阵等多种形式，进一步加大宣传推广力度及政策的扶持力度[1]。

2. 基础服务设施有待进一步改善。森林疗养基地有的登山步道较陡还需要加强安全防护等设施，山中手机无信号，出现紧急情况或突发事件救援困难，有的户外体验径生态厕所数量不够多，在旅游高峰期无法满足游客的基本需求。森林体验径森林探秘宝箱等使用频繁的设施容易损坏，维修不能及时进行，影响设施的使用与客户的满意度。森林树屋帐篷大家感觉新鲜，可以夜观星辰、在鸟鸣声中晨起，但目前露营地周围没有洗浴设施，疗养者感觉不是很方便，也会影响整体疗养效果[1]。

3. 森林疗养课程不够丰富，亟待研发标准课程及特色课程。对于亲子疗育、老年人群及残障人群等特殊人群的特色疗养课程还缺乏系统的研究，目前还处在探索之中。当大人孩子同时开展活动时，个别项目会受到干扰，例如：森林冥想、身体扫描等环节，由于儿童过于活泼好动，成人无法处于安静的环境，如何开发课程提高不同人群的疗养效果值得进一步研究、探索和实践[1]。

4. 产业链不完善。森林疗养产业的发展离不开其他行业的协同发展，首先与之相关的就是林业，其次是文旅业、交通业、零售业等。对于疗养基地而言，林业与旅游业发展优势明显，而其他产业未能协同发展。森林疗养产业应该要带动其他产业的发展促进乡村振兴与特色小镇建设，而目前森林疗养产业由于起步较晚，产业融合度不够，呈现出产业结构单一，发展不稳定，未能出现产业聚集的效应。

5. 人才队伍不稳定，年龄结构不合理。

（二）推进疗养产业可持续发展的对策与建议

近年来，随着群众养生需求的不断增长，人们开始将森林疗养、康养视为休闲度假首选，优先体验森林环境。丰富的森林资源、先天的环境优势，已经成为对游客重要的吸引力。随着人们回归自然、回归森林的渴望越来越强烈，作为一种现代森林文化的体验形式和疗愈身心的生活方式，森林疗养康养活动的公众接受度和认可度日益提升，公众也越发愿意参与到森林疗养康养活动中来。

人们钟爱森林环境，因为森林环境氛围宁静，风景秀丽、空气清新、气候宜人，更有专业学者认为，森林环境可以影响人体的交感、副交感神经，提升人体免疫力。特别是近年来，随着经济社会的发展，国家与个人对健康的关注越来越多，城市人口开始走进农村，走入森林，体验自然、休闲度假、疗愈身心。后疫情时代人们更加重视健康，越来越关注森林疗养与身心健康。

通过森林疗养可以实现疗养者心理与生理的双重改善，满足公众健康需求，从而有效减少医疗支出；发展森林康养产业，是国际林业发展的新趋势，是新常态下

叁　基地发展篇

林业改革的创新模式，是"十三五"国家林业发展目标的最佳切入点；契合时代需求，加快林业转型发展，加快转变林业发展方式、提升林业质量效益，加强森林经营，加快培育主导产业。森林康养是振兴地域经济的一剂良药，尤其是对偏远地区的林业社区，森林康养可以带动旅游、餐饮、住宿等第三产业的发展，吸纳农业人口就业，改善民生；转变康养方式，促进经济转型升级。"森林疗养康养"的先行先试，不仅是一个优化利用森林资源的新创举，而且对推动我国的大健康产业、旅游产业的发展，促进我国地方经济转型升级与生态经济可持续发展，提供了新的支撑，完全符合我国关于实行全面经济改革、优化产业结果、探索新业态新商业模式、促进经济发展的系列战略思想。现提出推进森林疗养产业可持续发展的对策与建议。

1. 积极开展森林疗养资源的保护和培育工作

根据国家林业和草原局、民政部、国家卫生健康委员会、国家中医药管理局联合发布的《关于促进森林康养产业发展的意见》，以及《关于开展国家森林康养基地建设工作的通知》，要以"环境优良、服务优质、管理完善、特色鲜明、效益明显"的要求，推进森林康养产业发展，不断满足人民群众对美好健康生活的需要。

2019年，北京市园林绿化局发布了《森林疗养基地建设技术导则》等地方标准，为北京地区森林疗养基地的规划建设和运营维护作出了具体的规范性指导。发布了《关于进一步加强林业生态建设促进农民就业增收工作的通知》要求强化绿色产业带动农民就业。疗养基地应该积极开展森林疗养资源的保护和科学培育工作，统筹考虑森林生态承载能力和发展潜力，科学确定疗养利用方式和强度，实现生态得保护、产业得发展、民众得健康。

2. 加强政策扶持与基础设施运维管理

八达岭森林疗养基地定位是以公益活动、福祉型为主的森林疗养服务模式，政府要适度扶持企业开展森林疗养基础设施改造等建设工作，如通信信号基站的建设、道路维修等。根据疗养基地可持续发展需求，建设森林疗养自导解说系统、设立相关科普宣传牌、完善植物、昆虫、鸟类等标本室，购置鸟类、天象等观测仪器。

3. 产学研共建，强化人才培养，提高服务品质

走产学研一体化道路，加快森林疗养效果实证研究，让大多数需要疗养的人群有机会有能力享受森林福祉、绿色福利。高素质高水平的管理团队是保证森林疗养基地良好运营的关键。进一步加大合作力度，包括北京林学会、中国林学会、北京大学、北京林业大学、自然之友及其他机构，吸取各家精华，加大人才培养力度，将八达岭森林疗养团队打造成训练有素的专业团队[1]。加强从业人员各项职业技能培训，提高服务品质。

4. 进一步加大信息化及宣传力度

加大宣传力度，让大众了解、认识到森林疗养的好处。让想享受森林疗养服务的人群能看到相关信息，除了在北京市"森林疗养"公众平台发布信息外，还要与其他阅读量较大的平台合作，并通过微信、微博、微电影、微视频等开展多种形式的宣传活动。推进传统媒体与新兴媒体的融合发展，加强媒体矩阵建设，不断创作出新媒体精品力作。进一步加大森林疗养宣传力度，引起全社会的普遍关注和支持[5]。

创新多元化融合发展，推进"森林疗养＋森林体验""森林疗养＋自然教育""森林疗养＋研学旅行""森林疗养＋生态旅游""森林疗养＋营地教育""森林疗养＋生态文化""森林疗养＋N"等模式，加快森林疗养的信息化建设与创新融合发展步伐。

5. 基地课程迭代升级与实践活动开展

与科研院校及相关专家联合开发森林疗养课程，结合基地植树节、爱鸟周、世界环境日等宣传工作，每年组织开展森林疗养、林业科普、森林文化、自然教育和生态文明宣教等活动。通过开展活动锻炼疗养基地的森林疗养骨干队伍。

进一步研发森林疗养特色课程。在疗养方案及课程设计时要考虑到招募人群的兴趣爱好、年龄结构、身体状况、生活习惯等差异，制定可迭代升级的森林疗养课程（或菜单）。例如：对于儿童疗育可设计自然认知、生态游戏、手工作业疗法、五感观察等课程。对于青少年可设计有挑战性、科学性、趣味性、创造性等课程。对于亲子家庭森林疗养既要考虑适合孩子疗育的课程，也要考虑给家长们自由活动的空间，同时还要设计亲子互动的活动。对于中青年及体力较强人群的疗养活动，以运动疗法、团队拓展、景观疗法、森林瑜伽等活动为主。对于老年人及体力较弱的人群，森林疗养课程以"慢疗养＋保健养生"的活动设计为主，如短程漫步、草本茶艺、营养餐食制作、健康知识科普等为主[1]。还可以带领老人们在森林中作业，驱逐寂寞，投入专注，对预防老年痴呆等都将有非常积极的作用，也可以大大减少医疗费用的支出。建议疗养基地与医学及心理学等相关专业人员或机构合作，探索研发适合包括残障人士在内的各类森林疗养特色课程。

6. 强化安全风险管理，确保森林疗养、森林文化各项活动顺利开展。

针对活动中可能发生的意外情况、风险点及安全管理应对措施等，制定安全管理措施与应急预案。配备相应的专业人员，购置通信设备、车辆、防火灭火等专业工具与设施。引进先进经营管理理念，提升运营能力和管理水平。进一步加强安全防护和引导，强化应急处置，确保安全运营。

总之，森林疗养对人体健康具有十分有效的保健作用，具有养眼、养身、养心、养性、养智、养德"六养"功效，也就是对身体、心理、性情、智慧、品德等有疗愈的效果。随着当地森林疗养、康养、健康旅游产业的发展，可促进餐饮、住宿、医疗以及其他服务行业发展，并提供诸多就业岗位。

发展智慧森林疗养产业，是践行新时代"绿水青山就是金山银山"理念的有效途径，是新时代满足人民美好生活需要的战略选择和机遇。大健康时期发展森林疗养康养，尤其是后疫情时代运用森林健康理念指导产业发展，并与养老产业相结合，既是森林康养产业可持续发展的有效途径，森林健康理念在中国会不断完善和发展，也更有利于中国森林疗养康养产业的健康有序发展。展望疗养康养未来，会形成一种新的经济业态，成为绿色的国民福祉。

参考文献

[1] 张秀丽. 北京八达岭国家森林公园森林疗养探索与实践 [J]. 林业资源管理，2017（6）：37-40.

[2] 南海龙，等. 森林疗养漫谈 [M]. 北京：中国林业出版社，2016：210-212.

[3] 张秀丽，等. 北京八达岭国家森林公园自然教育实践与发展对策探索 [J]. 国土绿化，2019（7）：55-57.

[4] 张秀丽，等. 自然艺术手工课程设计在森林疗养中的作用 [J]. 中国林业经济，2018（3）：59-61.

[5] 张秀丽. 八达岭森林公园自然学校可持续运营对策研究 [J]. 中国林业经济，2019（1）：81-83.

[6] 张秀丽，等. 在体验自然中成长 [M]. 北京：中国林业出版社，2018.

HB. 10 黑龙江省方正林业局森林康养调研报告

韩雪飞[①]

摘　要： 方正林业局森林康养基地具有丰富的森林康养旅游资源，交通条件较便利，已初步建成具有一定规模的森林旅游基础设施。但目前也存在着与周边项目同质性高，远距离区域知名度低，旅游高峰期接待能力不足的问题。究其原因在于其存在着品牌特色待加强、康养效果不明确、文化特征不明显、产业协同效果差的问题。为了提升方正林业局森林康养基地的差异化竞争力和实现可持续发展能力，从打造品牌特色、明确康养效果、深挖文化内涵、协同产业发展四个方面提出发展建议。

关键词： 方正林业局；森林康养；建设现状；发展建议

一、方正林业局森林康养基地建设现状

方正林业局森林康养基地（后面简称“基地”），位于黑龙江省中腹部，松花江中游南岸，牡丹江下游西侧，长白山脉张广才岭东北麓。规划面积 203582 公顷，为方正林业局施业区总面积，包括方正林业局局址高楞以及吉岭经营所、小龙山经营所、万宝山经营所、响河林场、红一经营所、陈所经营所、曙光林场、宝马庄林场、西南岔林场、石河经营所、红旗林场、四道林场、牡丹经营所等共 18 个林场（所）。森林资源丰富，阳光、气温、空气、植被、水质等自然环境资源较好。

（一）主要发展历程

方正林业局于 1958 年建局，2000 年规划“百千米黄金旅游带”，2002 年开始发展森林康养产业，2003 年先后建成国家级“蝴蝶岭自然保护区”“方正龙山森林公

---

① 韩雪飞，管理学博士，天津中医药大学管理学院讲师，研究方向：区域经济，创新创业管理。

园""罗勒密山4A级景区"和"高楞省级小（城）镇培育单位"。目前从松花江南岸至牡丹江西岸的100千米，已初步建成以鸳鸯峰登山、响水河漂流及红旗森林康养为代表的"三区二十景点"，构建"森林旅游＋森林康养"相交融的森林旅游康养目的地。2015年获得"黑龙江省自驾车友最喜爱的旅游景区"称号，2016年入选"百姓心目中最美景区"，2017年荣获"中国森林体验基地"称号，2018年排进"2018品牌价值黑龙江省旅游品牌前十强"榜单，2019年荣获中国林业产业联合会颁发的"中国森林体验基地"称号，2020年被授予"全国生态旅游康养最佳目的地"，2021年被全国三亿青少年进森林研学教育活动组委会办公室评定为"国家青少年自然教育绿色基地"，2022年被黑龙江省关注森林活动组织委员会评定为"省级青少年自然教育绿色营地"。

（二）地理交通条件

基地处于黑龙江省中部，距离省会哈尔滨市的公路距离为200千米，位于哈尔滨1小时经济圈内，与佳木斯市和牡丹江市的公路距离分别为126千米和260千米。哈同高速公路（G1011）通过方正林业局局址所在地，鸡讷公路（S203）和方虎公路（S309）贯穿其中，驾车到达周边城市较方便。哈佳城际快速铁路在林区通过并在高楞设有站点，乘火车到哈尔滨、佳木斯两市时间分别为90分钟和50分钟。基地区域目前已形成了以方正林业局局址高楞街区为中心的铁路、公路和水上航运交通体系。

（三）自然资源条件

1. 山水资源

基地地质形成复杂，地形地貌独特，区内森林覆盖率达89.3%，森林旅游资源多样、丰富、奇特，张广才岭从林区穿过，全境平均高度为海拔470米，自然坡度6°~8°，最大坡度40°，平均坡度22°。境内山峰一般山体浑圆，山势较缓，极少突兀高耸之山峰。地形起伏较大，山梁间分布着众多宽窄不一的枝状峡谷。胡铁岭为最大山体，位于全林区中部，山势为"西南—东北"走向，连绵长有100千米左右，几乎占全林区总面积的一半，成为全林区的"分水岭"。

基地地处松花江中下游南岸，牡丹江下游西岸，水源丰富。林区八条主要河流，岭南的马达沟、四道河子、五道河子和西丰沟河，汇入牡丹江，岭北的大罗密河、小罗密河、永淇河、洼洪河，汇入松花江。全区河流密布，总流程达460余千米，径流量为60亿~89亿立方米。这些松花江、牡丹江支流水系为基地提供了水上运输条件，带来了丰富的休闲观光资源和淡水鱼虾水产品。

2. 生态环境

基地境内山脉绵延，森林茂密，河流密布，自然生态环境多样，境内地形复杂，海拔由 1357 米过渡到 100 米，生态环境悬殊，具有十分丰富的动植物资源。基地周边均为农田、林地、山林，无大气、水体、土壤、噪声污染等污染源。全区高密度负氧离子空气，使人神清气爽，南部"罗勒密山景区"的负氧离子含量平均值超过 1 万个/cm^3，能有效调节人体生理机能，消除疲劳，改善睡眠，预防呼吸道疾病，改善心脑血管疾病，降低血压，增进食欲，增强皮肤弹性。

3. 气候条件

基地地处北温带大陆季风气候区，地形多元，气候凉爽宜人。春夏温和，秋季凉爽，冬季寒冷而干燥。因受地形地势影响较大，小气候明显。历年平均气温在 2.5～4.0℃。胡铁岭是方正林区的"气候分界岭"，该岭冬季阻挡来自西北方向的西伯利亚寒流翻过岭南，春夏秋三季阻挡来自东南方向的湿润气流翻过岭北，北部冷空气和南部热空气在此交汇，形成了该岭的"小气候"和"地形雨"。

4. 生物资源

方正林业局的垂直地形和丰沛降水，造就了富集的生物资源。这些资源同时也是宝贵的旅游资源。

（1）林木蓄积丰厚。全区分布着种子植物 800 余种，有红松、紫椴、白桦、水曲柳、胡桃楸、黄菠萝等 20 种以上珍贵树种，其中水曲柳、胡桃楸、黄菠萝被称为"三大硬阔"，不仅是上好的家居用材，还是优美的观赏树种。

（2）野生动植物资源丰富。有兽类 100 余种，鸟类近 200 种，两栖爬行动物和鱼类数十种，昆虫 400 余种，真菌 300 余种。全区为野生动物，尤其是珍稀野生动物的富集区。栖息着国家 I 类保护动物东北虎、紫貂、金钱豹等，国家 II 类保护动物黑熊、猞猁、黄喉貂、马鹿、斑羊、水獭、狗熊、苍鹰、飞龙等；黑龙江省森工国有林区保护动物水貂、野猪、狍子等；国家 I 级保护鸟类中华秋沙鸭和金雕，国家 II 级重点保护鸟类 22 种，省重点保护鸟类罗纹鸭等 20 种，省保护鸟类苍鹭、绿鹭等共有 101 种。野生植物和菌类种类众多，包括野山参、北五味、何首乌、羊肚菌、松茸蘑、山野菜等珍贵野生药材和食材。

（四）历史人文底蕴

中华人民共和国成立后，在方正林区先后设立了依兰森林工业局、罗勒密森工局筹备处，1958 年 10 月 15 日定名为方正林业局。从建局到现在，方正林区已经形成一套特有的林区发展历史和林区文化。同时，方林地区曾是东北抗联活动的主要区域。现存 20 余处抗联遗址，包括抗联五军密营遗址，红石砬子抗联遗址等。

（五）旅游景观资源

基地已经建成"一带三区"旅游景区。"三区"自南向北分别为罗勒密山 4A 级景区、小龙山游憩区和高楞休闲养生区，三区连接形成"一带"，即百千米黄金旅游带。

1. 罗勒密山 4A 级景区

罗勒密山 4A 级景区位于基地南部的石河与红旗两林场，景区总面积 3000 多公顷，主要包括三处设施：鸳鸯峰景区、响水河漂流景区和鸳鸯峰景区旅游度假中心。在"三区"中，该区旅游基础设施建设的最为完备。

鸳鸯峰景区空气中负氧离子平均含量超过 1 万个/cm³，空气质量达到国家标准 GB 3095—2012《环境空气质量标准》中所规定的一级空气质量标准。景区内还有天然山泉，以及西洋参、平贝、刺五加、三颗针、五味子中药基地。景区内建有玻璃栈道、极速滑道、玻璃鹊桥以及高空玻璃漂流项目，单日游客接待最大承载量为 8000 人次。

响水河漂流景区总占地面积 22 公顷，漂流区河段全长达到 10 千米，水位落差 24 米。漂流全程耗时 3 小时左右，在漂流过程中可体验自然河道、人工水渠和彩色滑道三种景观，被誉为"龙江第一漂"，每年夏季都会有大量周边游客来此地游玩，旅游旺季时常出现"一筏难求"的局面。

鸳鸯峰景区旅游度假中心位于方正林业局红旗林场境内，有森林木屋 5 栋，建筑面积 1700 多平方米，房间 30 个，可接待高端游客 52 人，木屋群对面即是鸳鸯峰接待中心，接待能力 148 人。

2. 小龙山游憩区

小龙山游憩区位于基地中部，包括陈家亮子苗圃、小龙山度假村、万宝山风光区 3 个景点。未来还规划增设 4 个康养项目。

（1）陈家亮子生态康养区：以苗圃为中心，向南扩展，建设"林家乐康养小院"40 处，建设"中药养生基地"3 处。

（2）小龙山户外运动区：依托小龙山现有度假村，在小罗勒密河两岸建设"垂钓区""河岸观光区""农业体验区""丛林野营区"。

（3）万宝山户外运动区：修建万宝山"爬上步道"和"云海纵揽台"。

（4）西沟中药养生区：在西沟林场新建"中药养生区"3 处。

3. 高楞休闲养生区

高楞休闲养生区位于基地北部，依托高楞镇常住人口居住区，生活及休闲观赏设施较齐全。文化广场和江畔公园是高楞镇居民日常休闲去处；东环路和西环路周边的绿树农田构成了一幅恬静的乡村美景；江岸边的"林业生产"主题公园，建有反映林区历史的大型雕塑以及木材吊车，成为反映林业文化的一道风景线；特色休闲中心高楞新邨总占地面积33470平方米，建筑面积4454平方米，可接待游客128人，房间采用实木风格，装饰有展示林业发展的历史照片、自然风光及本土书画爱好者的字画等。此外，康养项目还有已建成的方正林业局宾馆、康养馆、美容院等设施。

（六）其他相关产业

目前，基地也在积极发展与森林康养相关的支持产业，如以下相关产业。

1. 特色农业

目前已建有河蟹养殖基地、西洋参种植基地、富硒水稻培养基地、林蛙管护基地等。

2. 手工业

当地保留至今的传统手工业产品有木雕、根雕、烙画、木贴画等。

3. 特色餐饮

依托当地的动植物资源，保留了一些具有特色的菜品，如下所列。

山野菜类：刺老芽炒鸡蛋、柳蒿芽炖土豆、爆炒猴腿、肉炒广东菜。

山珍菜类：排骨炖猴头、小笨鸡炖蘑菇、冻蘑炖肉。

野味菜类：笨辣椒野猪肉、炖兔肉。

江鱼菜类：酱焖嘎牙子、鲶鱼炖茄子、干炸鲫鱼、炸江虾。

河鱼菜类：炖泥鳅、酱焖船丁子等。

二、基地发展的困境及成因分析

方正林业局山水资源丰富，林木资源种类繁多，生态环境质量良好，森林覆盖率较高，植物类型多样，地文景观资源类型丰富，负氧离子含量较高，交通条件和基础设施建设条件较好，为开展森林康养活动提供了有利条件。但基地目前在开发和经营过程中也面临着与周边项目同质性高，远距离区域知名度低，旅游高峰期接待能力不足等现实问题。在这些问题的表象之后，隐藏着基地开发过程中的一些深层次问题，主要有以下四点。

叁 基地发展篇

（一）品牌特色待加强

与基地同类型的森林资源在黑龙江省并不少见，目前类似景区的开发也多以观光旅游和养老为主要方向，产品的同质性较严重。基地对资源挖掘深度不足，与当地人文和自然文化结合不够，品牌特色缺乏，在全国的知名度较低，后续发展的动力不足，游客来源多为周边地区。为扩大游客来源范围，需打造自己的品牌特色。

（二）康养效果不明确

1. 康养疗效理论基础薄弱

随着我国人口老龄化的加剧，以及"健康中国"战略的提出，"治未病"理念逐渐普及，人们对自身健康的关注程度提高，希望在回归大自然欣赏美景放松身心时，能够借助现代的医养条件和自然的疗愈功能来缓解身体亚健康状态，甚至是实现治疗身心疾病的功效。但对于森林康养景区来说，现今森林疗养效果缺乏技术手段进行量化，且较短时间的康养也达不到立竿见影的效果，导致人们对康养疗效存在质疑。[1]基地虽然在生态环境、空气质量、负氧离子浓度上优势较明显，但缺乏对于身心状态改善效果的实证资料，康养疗效的说服力不强。

2. 专业性康养服务占比少

在经营上，基地虽然主打森林康养概念，但推出的康养服务及健康管理项目所占比重很少。基地内景区为游客提供的产品主要是观光、购物、餐饮、住宿等观光型旅游层面，高楞街区每年夏季也接待大量来此避暑的外来人员，这些人员多为已移居外地生活和工作的中老年人。从目前基地的康养体系上来看，观光娱乐型产品服务占比大，专业康养性产品和服务占比少，没有充分融合医疗、养老、健身、康体、教育、心理等理念进行康养项目的开发，森林对人类身心健康的意义和作用还没有借助原始森林环境得到挖掘和展现。

（三）文化特征不明显

基地的文化特色没有被充分挖掘。在对基地的各个区域进行开发建设时，没有将其与地域文化相结合，当地独特的人文环境和生态环境没有被充分利用，旅游产品特色不突出导致同质化竞争严重，对历史文化遗产的保护力度不够，致使那些深深存在于人们记忆和历史风俗的原生态文化基因随着现代化设施的建设而遭到破坏，导致文化脉络的中断。

（四）产业协同效果差

基地想要保持持续发展，必须与其他产业协同发展。但基地目前的产业发展尚存在着许多问题，森林康养产业集而不聚，企业间的关联度小。基地建设之初缺乏因地制宜的引导和合理的产业规划定位，导致相关产业发展缺乏系统性和整体性。如果只是吸纳当地已有的传统产业作为产业基础，则难以实现康养旅游业的发展和吸引游客的持续消费。一方面原因在于区域整体的产业规模不大，而且现有主要产业（种植业、养殖业、生产加工业）在整个社会产业链中尚处于较低地位，企业的知名度、创新性以及竞争力与其他行业和企业相比也处于劣势；另一方面，基地自身的产业结构中，旅游业与其他产业缺乏联动的产业机制，企业普遍规模较小，布局分散，没有形成集聚效应，缺少龙头企业和知名品牌，产业链条短，与第三产业融合发展较少。

三、发展建议

通过对基地发展现状和面临问题的分析，为了提升方正林业局森林康养基地的差异化竞争力和可持续发展能力，实现产业融合发展和区域协调发展，近期应着力改善以下几个方面。

（一）打造品牌特色

1. 细分市场找准定位

充分发挥森林生态资源的优势，突出地域文化和地方特色，深入挖掘基地内山水资源、生态环境、气候特色、生物资源、景观资源以及康养资源和历史文化人文底蕴，做好整体产业发展规划，以康养产业带动区域产业融合发展，促进文化传播，凸显区域特色。在对基地进行整体规划时，首先要通过调研了解各类潜在客户的特征和需求，结合基地自身特点确定主要目标客群，全面分析目标客群的特征和需求，做好产品定位，有目标有规划地整合各种现有资源进行基地建设。一般来说，森林康养旅游的潜在消费者包括喜欢游山玩水亲近自然的观光游客、希望短期内改善身心状态的亚健康人群、追求优质康养环境的长期疗养者、渴望增长自然知识和体验特色文化的学生和学者等，不同类型消费者的认知水平、消费习惯等个人特征差异很大，对森林康养产品和服务的具体需求也是各不相同。

2. 打造特色康养品牌

面对众多同质化的森林康养目的地，要想能够脱颖而出，必须要针对目标市场树立独特的品牌标签。方正林业局目前可提炼标签的素材包括优质的山水资源、特色的林下产品、优美的生态环境、凉爽的森林气候、独特的森林生态、多元融合的地域文化等。可以通过进一步完善基地现有的"一带三区"旅游景区旅游设施吸引观光旅游型人群，打造山水旅游品牌；依托现有人参、西洋参、北五味等中药材种植基地，通过导入中医药种植、科研、康体诊疗资源，打造具有本地特色的中医药产业体系和产品品牌；依托高楞街区的现代化生活设施，引入休闲养老产业的基金、人才、服务机构等，打造宜居养老康养品牌。通过深入挖掘基地的特色优势，整合各类特色资源，引入先进发展理念，培育独具特色的优质森林康养产品体系，赋予方正林业局森林康养基地独特的品牌标签，提升基地森林康养品牌的知名度。同时也要树立品牌意识，做好品牌建设和推广工作，在基地建设和运营的过程中，时刻关注品牌的美誉度、知名度和市场竞争力。

3. 加大品牌推广力度

由于目前人们对森林康养的了解还不充分，需要通过宣传森林康养的相关知识，来扩大森林康养的潜在消费群体规模。针对目标消费群的消费特点，合理组合对目标群影响力较大的媒介进行品牌宣传，实施更有针对性的营销推广。从森林体验、休闲度假、身心疗愈、文化科普等角度切入，全面推广基地的品牌价值，运用移动新媒体多层次释放基地的品牌形象。鉴于目前基地消费者中黑龙江省省内客户所占比重较大，因此在黑龙江省内的宣传还需要借助路牌、电视、报纸、杂志电视等传统媒体进行大规模、高强度宣传，以达到快速拓展客源的目的。为了进一步拓展全国市场，发展远程市场，还需要加大在微信、网页、手机APP、微博、抖音、快手等移动新媒体上的营销力度。通过组建专业的营销团队，结合基地的开发建设和运营，科学制定产品的营销战略和策略，让更多的消费者知道和了解方正林业局森林康养基地，进而制订出行计划来实地考察和体验。

（二）明确康养效果

1. 重视医疗作用，提供良好体验

根据侯胜田研究团队的定义，康养旅游是一种新兴融合业态，指以医疗卫生和生物技术、生命科学为基础，以良好的自然环境和优秀的人文资源为依托，以维护、改善和促进社会公众健康为目的，使其达到身体上、精神上的完满状态和适应力提升的产品（货物和服务）的生产活动的集合。[2] 森林康养旅游目的地应充分将

森林环境、人文环境与医疗卫生、生物技术、生命科学相结合，在基地的开发与建设中，综合考虑现在森林资源条件与健康管理、疾病预防、康复治疗、健康宣传等要素的结合。重视基地产品的医疗作用，基于森林自然条件，依托本地现有医疗体系，开展医疗康养可行性调研，有针对性地指导森林康养项目开发，为目标客群提供良好的康养体验。

2. 加强科学研究，证实康养效果

森林康养基地利用森林植物分泌的芬多精、植物精气、负氧离子等来对人体进行疗养。[1]国内外已有研究证明，森林环境中存在的植物精气及高含量的负氧离子对人体生理健康及心理健康有益。[3]为更好地挖掘和证实森林资源的康养价值，应加强与大学或研究所等科研机构的合作，通过医学角度的实证研究，来证实基地的特殊森林环境对人体生理和心理某些指标的改善效果，为基地进行目标客群定位和后期产品设计、营销推广活动提供理论依据。在此基础上，还可以和生物医药领域的大学、科研机构、知名企业合作建设生物医药实验室，进行特色生物医药产品的研发和转化，促进基地产学研医联动发展。

3. 依托中医文化，打造医养模式

以本地中医养生馆及诊所为依托，引入中医药健康管理人才，加速医养、康养、养老、文化旅游产业融合发展，结合方林医院打造医养结合的康养模式。将刺五加、五味子等中医药基地和各类森林康养资源有效串联、有机结合，依托森林资源、中药基地等本土特色发展森林康养旅游。利用高楞休闲养生区现有存量建筑和完整的生活配套设施，发展适宜疗养、休闲的度假产业，为病人康复、老人养老、青年度假提供自然舒适的居住场所，在满足游客"食住行游购娱"需求的同时，带动当地经济发展，实现乡村振兴目标。

（三）深挖文化内涵

森林康养产业开发要依托当地森林资源和特色历史文化，将康养理念有效传达给康养人群，形成良好的康养文化传播效果，促进当地康养产业良性发展。[4]方正林业局内目前还保留着强烈的东北林区特色文化，将这些独有的文化充分挖掘、整合、发扬好，是基地建设的重要环节。

1. 森工历史文化

方正林业局设立于1958年，是一家国有大型森工企业，从当初开林辟地，到现在建成有4万多常住人口的一方乐土，整个开发过程经历了从开发建设，低谷崛起到转型发展的三个阶段。森工系统干部职工几十年来的奋斗目标也随时代发生了转变，在中华人民共和国成立之初森林工人的主要工作是伐木，为共和国的建设提供丰富的木材资源，而现在则是在新的与大自然和谐相处的理念下，由当年伐木人变为今天的植树人、护林人。这其中的演变过程都应该进行充分的挖掘和展示，展现一幅森林和森林工人的画卷。要充分挖掘方正林业局从当初勘察测量、选址建设到如今全面建设特色小镇、森林康养基地的历史故事，依托林区独特的旅游资源，结合林区的开发历史、护林文化、森林文化、生态文化、历史文化、民俗文化、旅游文化、动物文化等，打造特色森工文化品牌，弘扬林区人的开拓精神、奋斗精神和时代精神。

2. 多元融合文化

方正林业局临山靠水的区位优势让这里成为民族文化的汇集地。方正林业局建局之前，生活在这里的满族猎人，保留着典型的渔猎文化，他们用弓箭、木棒矛从事简单的狩猎生产，冬日进山捕猎，夏季沿河捕鱼、耕种。长久以来，渔猎、农耕、狩猎、游牧文化等复合为一个整体，在这里生活的人们也积累出了一套与自然和谐共处的法则，这种复合型文化形成了方正林业局独特的文化特色。在1958年林业工人来到这里建设方正林业局之后，当地也吸纳了大量全国各地响应"上山下乡"号召的知识青年，他们在建设林区的同时，也带来了各地的风俗文化，这些文化在此融合在一起，又发展成了独具特色的"方林"文化特征。在方正林业局也居住着一定数量的朝鲜族人，他们独特的民俗习惯和特色美食也构成了本地文化的一部分。

3. 红色抗联文化

"东北抗联精神"是中国共产党人精神谱系的重要组成部分。抗日战争时期，东北抗联的部队曾在方正林业局及周边地区打了多场胜利的战役，如今，这里依旧保存着抗联战斗过的多处遗址，到处流传着抗联战士的英勇事迹和战斗故事。如老洞密遗址、陈家亮子抗联四军遗址、方正抗联英烈纪念地、花公鸡山战斗遗址、干饭锅四军被服厂密营、一棵松三军临时军部密营等，这些历史印迹和光辉故事造就了林区人民"坚定信念，坚忍不拔，战胜艰难险阻"的性格特征，是方正林业局当地文化特色中不可或缺的一部分。

（四）协同产业发展

森林康养是一个多业态融合发展的综合产业，应建立"一业为主，多业融合"的多产业协同发展模式。将森林旅游业与一二三产业，如农业、中医药、生产加工业等产业融合发展，形成产业链条。[5]打造具有"方正林业局"品牌特色的综合性森林康养产品体系。

1. 扶植农特产品，振兴乡村经济

响应国家乡村振兴战略，结合本地资源条件，调动和帮扶基地内外农户做好特色农产品的种植和养殖，与森林旅游产业形成良好互动。一是深入挖掘和利用当地特色农产品，积极开发健康安全森林食品，发展以林下参、林下鸡、林下猪、刺五加、五味子等产品为代表的林下经济，形成森林康养产品。二是进行规范生产和现代化建设，实施农特产品生产的标准化，提升质量标准，加快设施农业建设。三是加强品牌建设和营销推广，打造森林康养农特产品品牌，拓宽销售渠道，增加农民收入，借助农特产品的品牌效应带动康养旅游的发展。四是延伸农特产品产业链，引进和投资附加产值更高的农特产品生产加工企业，推出更多的康养膳食品牌，切实解决农户的销量和收入问题。

2. 关注全民健康，助力银发产业

随着我国人口老龄化越来越严重，老年人构成了森林康养的重要消费群体。在这种社会背景下，应充分发挥方正林业局在森林、生态、交通、气候、景观、设施等方面的现有优势，在基地内为老年人打造适合休闲、娱乐、疗养、医疗的生活空间，提升老年人的健康状况和生活质量，助力银发产业发展。一是与养老资源融合，方正林业局以优质的森林生态养生条件以及避暑条件，吸引了很多已移居外地的中老年人于夏季返回休闲度假，可以进一步利用"高楞休闲养生区"内现有的休闲生活设施，吸引这些"候鸟式"养老人群，打造夏季避暑养生养老基地。二是注重医疗配套设施，配套常规型健康体检设施，依托当地的二级乙等医院方林医院，与附近的三级甲等医院联合，定期提供体检和专家坐诊服务，满足康养群众日常森林养生需求。发展智能化医疗养生，利用互联网、计算机技术等，与大型医院建立网上诊疗服务，提升方正林业局森林康养服务的医疗水平。

3. 传播中医文化，带动区域增值

延伸中医产业，因地制宜地种植中草药及适宜的保健食材，引进中医药企业。依托目前的人参、五味子等中医药种植基地，以地道药材种苗繁育基地、地道药材规范化生产基地等中医药田园空间，推动以中医药知识科普、中医药文化休闲、中医药养生保健、中医药康复理疗等为特色的中医药健康养生文化。大力推进中医药健康服务与森林旅游业深度融合，建设融中药材种植、中医健康服务、中医药文化景观、传统健身运动、药膳食疗于一体的中医药健康旅游基地。建立中医药养生体验和观赏基地、中医药博物馆和中药资源馆，形成中医药休闲养生文化传播平台。

四、结论

在生态文明建设大背景下，森林康养是旅游业转型升级与林业经济结构调整的

重要抓手，也是我国实施乡村振兴战略、健康中国战略的重要组成部分。在分析方正林业局森林康养基地建设现状的基础上，剖析基地发展的困境及成因，从打造品牌特色、明确康养效果、深挖文化内涵、协同产业发展四个方面提出方正林业局近期森林康养产业的发展对策，以期为基地发展提供借鉴，提升方正林业局森林康养基地的差异化竞争力和实现可持续发展能力，推动方正林业局森林康养产业和其他相关产业实现高质量发展。

参考文献

［1］张乔艳，谭玮颐，冉洁，等. 贵州省森林康养产业现状及对策建议［J］. 绿色科技，2021，23（19）：118 – 119 + 122.

［2］杨思秋，刘娜娜，张若楠，等. 健康旅游微信公众号运营现状研究［J］. 资源开发与市场，2020，36（02）：201 – 205.

［3］李亚玲，罗敏，徐永艳，等. 国内森林康养研究现状［J］. 西南林业大学学报（社会科学），2022，6（03）：105 – 110.

［4］张欣. 乡村振兴战略下森林康养产业发展对策［J］. 林业科技，2021，46（06）：57 – 59.

［5］马少华. 森林康养产业理论内涵现实逻辑及发展模式［J］. 农业与技术，2022，42（10）：172 – 175.

HB.11 中国森林康养基地健康服务现状与前景报告

王 苗[①] 张 红[②]

摘 要：本报告运用文献研究收集中国森林康养基地健康服务现状及问题，运用政策量化分析方法总结中国森林康养基地健康服务政策工具使用体系，运用 SWOT - CLPV 模型分析中国森林康养基地健康服务的优势、劣势、机遇、挑战及其产生的杠杆效应、抑制性、脆弱性和问题性，由此提出中国森林康养基地健康服务发展的实现路径。从政策工具来看，中国森林康养健康服务政策力度普遍偏弱，政策工具使用以需求型工具占比最高，供给型和环境型政策工具应用相对较少。面对中国森林康养基地健康服务现状，一是要借助当前机遇，扩大发展优势，发挥杠杆效应；二是弥补行业短板，紧抓发展机遇，降低抑制性；三是以优势为依托，培育行业特色，减少脆弱性；四是要有的放矢，聚焦重点，解决行业关键问题。

关键词：森林康养；健康服务；SWOT - CLPV 模型分析

中国人群的生理和心理健康疾患已随着社会经济的发展日渐凸显，传统的医疗服务方式已满足不了现代人群身心康复的需求，当前亟须探索缓解疾病发生发展的健康服务新模式。森林康养是依托于优质的森林自然生态环境、人文景观及独具特色的健康资源和生态文化，结合现代医学、传统医学康复治疗手段而开展的以预防疾病、修养身心等有益于人类健康为目的的康养、疗愈、休闲等活动。为达到森林康养"促进健康"的最终目的，健康服务在森林康养活动的作用不可忽视。因此，了解中国森林康养基地的健康服务现状并评估其发展趋势，有利于弥补行业发展不足或缺失，助推森林康养在健康中国战略中的全面发展。

---

① 王苗，中医药管理博士，山西中医药大学讲师，研究方向：中医药管理、中医健康管理。
② 张红，公共管理硕士，山西中医药大学讲师，研究方向：卫生政策。

一、中国森林康养基地健康服务政策分析

中国森林康养产业起步于20世纪80年代，到21世纪初期，四川、湖南等省份率先开展森林康养探索实践。但直到2016年，国家才从政策层面支持森林康养中健康服务的发展；自此之后，国家各相关部委相继发布了多个政策文件鼓励森林康养基地健康服务。

本报告以"森林康养""森林养生"等作为关键词，在国务院、国家卫生健康委员会、国家中医药管理局、国家林业和草原局等相关部委网站，以及国家法律法规数据库、北大法宝数据库等，全面检索国家层面森林康养基地健康服务的政策文件，时间区间为2009年1月1日—2022年6月30日。利用政策之间的文本关联性，对关联政策文本进行回溯检索，以防遗漏。

确定的政策文本纳入和排除标准如下。纳入标准：一是国家部委发布的森林康养政策文件；二是政策文件中包含森林康养健康服务的信息。排除标准：森林康养基地健康服务的技术规范、标准、答复意见等过于单一或时效性较短的文件。最终共收集到国家森林康养基地健康服务政策11份。

采用内容分析法，对纳入的中国森林康养基地健康服务政策文本内容依据设定的编码规则进行量化。编码规则为：按照政策文本发文日期由远及近给予一级编码，其次按照"政策编号-章节号-条款号"分别给予二级、三级和四级编码。最终共编码形成20条政策条目。

依此将政策文本的质性资料转变为量化资料，基于政策工具构建分析框架进行政策文本量化分析。根据健康服务的性质和类别，本文将政策工具划分为供给型、需求型和环境型三类。供给型政策表现为对森林康养健康服务发展具有直接推动作用的政策，从政府供给层面支持森林康养基地健康服务的探索与发展，具体包括财政支持、设施建设、资源分配、信息支持、人力支持。需求型工具表现为对森林康养基地健康服务具有拉动力的政策，从需求角度提高各服务主体的参与积极性，减少实施阻力，具体包括多元主体参与、模式发展、服务推广、国际合作交流、示范试点。环境型工具表现为对森林康养基地健康服务有间接促进作用、提供支持性环境的政策，能维持森林康养基地健康服务的持久性和稳定性，具体包括政策宣传、目标规划、标准规范、策略性措施、产业支持、评估监测。中国森林康养基地健康服务政策工具维度频数分布如表1所示。

表1   中国森林康养基地健康服务政策工具维度频数分布

政策工具	总条目数	子工具	条目数
供给型工具	5	财政支持	1
		设施建设	3
		人才支持	1
		资源分配	0
		信息支持	0
需求型工具	12	国际合作交流	0
		服务推广	4
		模式发展	5
		示范试点	2
		多元主体参与	1
环境型工具	3	政策宣传	0
		目标规划	0
		标准规范	0
		产业支持	2
		评估监测	1

从政策工具来看，中国森林康养基地健康服务政策力度普遍偏弱，总体仅20条政策条目。其中以需求型工具占比最高，供给型和环境型政策工具应用相对较少；在内部子工具应用中，需求型工具侧重于模式发展和服务推广，供给型工具侧重于设施建设，环境型工具侧重于相关支撑产业发展，其他类型的政策工具尚未应用。由此可见，中国森林康养基地健康服务政策仍处于起步阶段，这与森林康养在我国的发展历程密不可分。当前，我国森林康养属于新生事物，政策支持、产业发展尚处于探索期，健康服务作为森林康养的支持性领域，国家着重于初期的设备设施建设，同时，为突出中国特色的森林康养基地健康服务，鼓励各森林康养基地探索建立适合其发展的健康服务模式，拓展养生康复、预防保健、医疗服务在森林康养基地建设的作用。

二、中国森林康养基地健康服务发展现状分析

（一）中国森林康养基地健康服务开展现况

从国内百余家森林康养基地的健康服务供给来看，主要有以下4种模式。

一是专业健康中心服务模式。借助森林康养基地充足的自然环境，通过建立专

叁　基地发展篇

业化的医疗中心、康复运动中心、健康管理中心提供医疗、养生、康复、运动、健康管理等医疗卫生服务。如奥伦达部落的心身健康（医学）博物馆在现代生物—心理—社会医学模式指导下，成立医疗中心、康复运动中心，提供医疗、康复疗愈、心身健康、医学运动、中医药文化等服务。

二是中医药协调发展模式。依托于森林康养基地的中医药文化、中药及其他特色资源（含少数民族医药，如壮医药、苗医药、瑶医药、蒙医药等），建立以康养为主线、中医药产业为核心的健康服务结构[1]。如贵州省多个康养基地的中医药瑶浴养身，以及森林康养基地配套建立的中医药康养设施，包括养生康复理疗场馆、药膳食疗堂等；贵州雷公山森林公园康养基地开发苗族饮食、养生健康产品；山西蔚佳领森林康养基地依托艾草资源打造森林康养、健康产业协同发展格局。

三是医疗康养共建模式。借助森林康养基地所属行政区域内的优质医疗资源，合作开展健康咨询、健康体检等服务。如山东省寿光市人民医院助力寿光林发集团森林康养基地探索康养结合模式，为其提供医疗保健理论支持。

四是健康需求化服务模式。部分不具有特色健康资源的森林康养基地，依据消费者需求，开发健康饮食、健康运动、静态调养等健康服务或产品。如山西太行洪谷森林康养基地开发了森系健康菜、中药泡池等健康服务项目。

（二）中国森林康养基地健康服务 SWOT 分析

1. 优势（Strength）

S1：森林康养健康效应明显。在现代生物—心理—社会医学模式下，许多慢性疾病与人群心理状况、社会环境作用密切，如恶性肿瘤、心脑血管疾病。自然、绿色环境能够舒缓压力，暴露于天然木质材料情境中能够缓解焦虑抑郁，对于改善城市人群心理状况具有积极作用[2]。森林健康运动可增加卡路里消耗、改善糖耐量、提高胰岛素敏感性、降低血压，能够改善心脑血管疾病患者（如糖尿病、肥胖症、高血压）的健康状态和生活质量。

S2：森林康养健康资源丰富。毋庸置疑，森林中富含的负氧离子和芬多精具有抗癌、调整血压、缓解疼痛、缓解情绪障碍等作用，这是最直接、天然的健康资源。此外，森林康养基地的药用植物是天然中药材的来源；森林动植物产品供给人体所需的营养物质；森林康养基地的民族医学、养生康复能够为不同人群带来所需的健康服务。

S3：森林康养健康文化氛围浓厚。部分森林康养基地依托于地方文化而建设，基地的中医药文化、少数民族医药文化、饮食文化、养生保健文化、太极运动文化是发展森林康养产业的关键健康文化。

2. 劣势（Weakness）

W1：部分政策工具尚有缺位。国家森林康养基地健康服务政策文本有待完善，仅有的政策条目集中于森林康养与健康服务融合发展的策略性举措，倡导不断深化森林康养基地健康服务项目；尤其缺乏环境支持性政策，如森林康养基地健康服务的政策宣传和政策导向，森林康养基地健康服务标准及监督评价，以及国家对森林康养基地健康服务的财政支持、资源分配等。

W2：森林康养基地健康服务基础薄弱。《国家森林康养基地管理办法》提出基地应满足保健养生服务、康复疗养服务、健康养老服务等的专业要求，但总体而言，森林康养基地健康服务要素不齐全，医疗服务、养生保健、健康管理等开展条件不足；健康服务体系不健全，各项医疗卫生资源未有效整合，森林康养基地的健康养老服务、医养结合服务质量未能与大众需求相吻合，消费者满意度较差；健康服务所需的信息基础、创新基础等设施设备与健康服务发展不均衡[3]。

W3：森林康养基地健康服务内涵模糊。目前，中国森林康养基地普遍停留在森林旅游、森林观光层面上，从地方政府到基地主办方缺乏对森林康养基地健康服务的内涵认识和意识培养，林业、卫生健康部门沟通协调较少，未能准确定位森林康养基地健康服务的责、权、利，对政策导向利用不足，森林康养基地健康服务政策红利尚未得到充分释放。

W4：森林康养健康服务示范基地有待建立。湖南、四川等省份森林康养开展较早，建立了成熟的森林康养基地，随后全国各省份纷纷建立国家森林康养建设基地；但基地中健康服务类别不全面，还没有形成可全国推广的健康服务示范基地，各类健康服务缺乏一体化、可持续发展体系。同时，缺乏示范性的森林康养基地健康服务营销策划，有力的宣传不足，媒体宣传渠道单一，民众对森林康养基地健康服务的关注度不够。

W5：森林康养基地健康服务专业人才缺乏。森林康养基地健康服务是一个将林学、现代医学、中医学、养生学、营养学、心理学等学科高度融合的产业，需要将健康服务所需的专业知识应用到森林康养服务中去，并且辅以营销学、商品学、消费者行为学等专业内涵，不断拓宽健康服务范畴。虽然国家已有政策支持人才培养，但目前人才队伍不够健全，尤其是多学科交叉融合的专业人才缺乏，亟须将各领域专门人才输入森林康养基地健康服务产业发展中，丰富产业人才结构。

3. 机会（Opportunity）

O1：森林康养健康服务拥有巨大的市场需求。根据第七次全国人口普查数据，中国60岁以上老年人口为2.6亿人，占全国总人口数的18.7%。《2020年世界卫生统计》数据显示，中国人均预期寿命由 2000 年的 72 岁提高到 2019 年的 77.3 岁，但人均健康预期寿命仅 68.7 岁，老年人带病带残存活率较高。随着人口老龄化、高龄化程度的加深，老年人群愈加关注自身健康，对健康服务的需求剧增，森林康养基地的健康服务能够有效推进积极老龄化、健康老龄化，是应对老龄化高速发展态势的必由之路。此外，随着物质条件提升和生活方式改变，心血管疾病、脑血管疾病、恶性肿瘤等成为影响民众健康的主要病因，占据疾病总死亡数的 80% 以上，其中冠心病有逐渐年轻化的趋势，这些慢性疾病防控的关键是关口前移，注重生活方式的改变。尤其是新冠肺炎疫情的发生，民众的健康理念逐渐由疾病治疗向"治未病"、疾病预防转变；森林康养健康服务中的运动、营养、心理干预、康复保健将有效满足广大民众的健康需求。

O2：森林康养基地健康服务政策持续助力。习近平生态文明思想促进了我国森林康养产业战略的诞生，国家相关部委又纷纷出台相应政策，助力森林康养产业的发展。国家卫生健康委员会、国家中医药管理局连同国家林业和草原局、民政部发文明确提出：以多层次市场需求为导向，开展康复疗养、健康养老、保健养生等森林康养健康服务；并且充分发挥中医药特色优势，开发与森林康养相结合的中医药产品。这些政策条目明确为森林康养健康服务产业的发展指引了方向。

O3：信息技术及科技创新激发潜能。5G 时代下的人工智能、物联网、大数据计算等信息技术已广泛创新性应用于医疗卫生、疾病预防领域，数字医疗、智慧保健的新型医疗服务模式将会进一步推广和普及，现代信息技术将驱动森林康养基地健康服务的信息处理、智慧医疗，促进森林康养基地健康服务可持续、稳步发展。

4. 威胁（Threat）

T1：森林康养与健康服务融合不充分。森林康养与健康服务的协同发展、相互融合是大健康导向下的必然趋势，然而森林康养基地的文化特色与健康产品的深度融合仍处于探索阶段，各基地的健康服务定位不突出。健康服务停留于养生保健表面，下沉到森林康养基地的力度不够。

T2：健康服务产品同质化严重。中国森林康养基地的健康服务在特色化、品牌化和个性化方面不具有实质性特征，具有较强的替代性；尤其是康养服务、健康食品、健康产品尚未挖掘出地方特色，同质化严重。

T3：森林康养基地健康服务产品研究力度较弱。中国森林康养研究热点集中在森林康养产业发展对策、地方开发模式，对森林康养与健康服务融合研究上较少；而健康服务类别繁多，森林康养与各健康服务之间的交叉融合效应还需创新性研究，在研究力度、研究深度和研究广度上需持续发力。

（三）中国森林康养基地健康服务 SWOT – CLPV 模型分析

根据中国森林康养基地健康服务的 SWOT 分析，为找出促进其发展的关键要素，采用 CLPV 矩阵深入分析中国森林康养基地健康服务的杠杆作用、抑制性、脆弱性和问题性，结果如表 2 所示。

表 2　中国森林康养基地健康服务 SWOT – CLPV 模型分析

类别	机会			合计	类别	威胁			合计
优势	O1	O2	O3		优势	T1	T2	T3	
S1	L	L	L	3L	S1	V	–	V	2V
S2	L	L	L	3L	S2	V	V	V	3V
S3	L	L	–	2L	S3	V	V		2V
杠杆效应合计	3L	3L	2L	8L	脆弱性合计	3V	2V	2V	7V
劣势	O1	O2	O3		劣势	T1	T2	T3	
W1	C	C	C	3C	W1	P	–	–	1P
W2	C	C	C	3C	W2	P	–	P	2P
W3	–	C	C	1C	W3	P	–	–	1P
W4	C	C	C	3C	W4	P	P	P	3P
W5	C	C	–	2C	W5	P	P	P	3P
抑制性合计	4C	5C	3C	12C	问题性合计	5P	2P	3P	10P

1. 杠杆效应（L）分析

中国森林康养基地健康服务 8L 的杠杆效应可以看出，中国森林康养基地健康服务在强烈的外部机会作用下产生了巨大的杠杆效应，森林康养基地健康服务的巨大市场需求、健康服务政策持续助力、信息科技的发展激发健康服务潜能，为森林康养基地健康服务的发展创造了广阔的发展前景。S1（森林康养健康效应明显）、S2（森林康养健康资源丰富）的杠杆效应均为 3L，说明二者更能得到森林康养基地健康服务发展机会的加持，在当前市场需求和政策指引下，更能发挥自身作用，为森林康养助力。

2. 抑制性（C）分析

中国森林康养基地健康服务发展仍存在 80% 的抑制性，尤以 W1、W2、W4 较为明显，即部分政策工具的缺位、森林康养健康服务基础薄弱、森林康养健康服务示范基地有待建立阻碍了森林康养基地健康服务的发展。O2（森林康养健康服务政策持续助力）最容易受到影响，由此可见，森林康养基地健康服务基础薄弱、森林

叁
基地发展篇

康养健康服务示范基地尚未建立影响已有政策对健康服务在森林康养基地中的作用发挥；而且，森林康养基地健康服务的政策工具使用不足也会对现有政策施行产生一定的抑制作用，削弱政策执行力度。再者，森林康养基地健康服务专业人才不足对于拓宽森林康养市场范围也是不利因素，影响广大民众对其健康服务的利用。

3. 脆弱性（V）分析

中国森林康养基地健康服务存在77.8%的脆弱性，森林康养与健康服务融合不充分成为其发展的主要外部威胁，S2（森林康养健康资源丰富）最容易受到外部威胁的影响，其优势的发挥被外部威胁所抑制，成为阻碍森林康养基地发展的主要因素。而健康服务产品同质化严重、森林康养基地健康服务产品研究力度较弱同样影响了森林康养基地影响力的扩大和健康效应、健康资源优势的发挥，不利于建立康养基地品牌效应。

4. 问题性（P）分析

66.7%的问题性提示中国森林康养基地健康服务仍面临一定的挑战，森林康养与健康服务融合不充分成为其发展的重要问题，森林康养基地健康服务产品研究力度较弱在一定程度上也使森林康养基地在市场竞争中处于弱势地位。W4（森林康养健康服务示范基地有待建立）、W5（森林康养健康服务专业人才缺乏）与外部威胁产生的问题性最强，从政策角度应加强示范基地的引领作用、强化专业人才的培养。

三、中国森林康养基地健康服务发展前景及实现路径

面对中国森林康养基地的发展现状，经过 SWOT - CLPV 模型分析，在扩展杠杆效应、降低抑制性、减少脆弱性、解决问题性的总体思路下，通过融合性分析，提出中国森林康养基地健康服务发展的实现路径。

（一）借助当前机遇，扩大发展优势，发挥杠杆效应

森林康养基地具有良好的生态环境，其健康效应明显，正成为各类人群健康旅游的目的地。为发展森林康养基地健康服务，可从预防保健、康复治疗、健康养老三个不同层次展开。

一是发展森林康复医院，吸引目标人群。由专业康复师为患者制订康复计划，借助开展森林饮食、森林浴、森林运动、森林心理调理等活动，有针对性地调整患者心理状态，改善心理性疾病，如焦虑症、抑郁症、心理障碍、失眠症等；调整慢

性疾病患者的行为生活方式，如高血压、糖尿病、肿瘤、高血脂及其他需康复的心脑血管疾病。

二是建立森林保健会所，满足城市人群健康促进的需要。随着生活节奏的加快和科学技术的进步，人们愈加需要从繁重的工作环境中解脱出来，从而调整身心、促进健康，以森林运动、森林饮食、森林心理调养为核心的预防保健服务可实现这一目标。在运动师、营养师指导下，结合中医药养生保健方法，开设森林瑜伽、森林攀岩、森林药膳、森林太极等森林保健运动项目；在享受森林负氧离子、芬多精的同时进行运动锻炼和饮食、心理调理，提升健康水平，提高生命质量。

三是建立森林健康养老中心，适应积极老龄化发展态势。截至 2021 年，中国65 岁以上老龄人口已超过 2 亿人，比重已占据总人群的 14.2%，超过 14% 的国际老龄化社会标准；面对不断增加的老龄人口及老年人口消费能力，养老市场将逐步成为中国第一大规模的市场，森林健康养老中心的建立正适应了老龄化发展的趋势[4]。由民政部门与卫生保健部门协同，推行健康养老计划；通过调研本地老年人口数量、消费能力、经济水平以及对健康服务的需求，设置与之相适应的床位及等级，配备必要的医疗卫生服务资源；同时开设一定的中医文化、地方传统文化特色课程，充分利用中国广阔的森林资源及其环境，建立老年人群健康养老的良好场所。

（二）弥补行业短板，紧抓发展机遇，降低抑制性

森林康养基地健康服务是一项多部门协作、多方关联的系统工作，在当前发展机遇下，为弥补行业短板，尚需要从顶层设计来系统调配，以政策扶持、基础建设、信息技术加持等方式驱动行业发展。

一是强化政策工具使用，激发市场活力。森林康养基地健康服务政策对于行业有指导性和引领性作用。从目前森林康养基地健康服务政策来看，集中于需求型工具的模式发展和服务推广，以及供给型工具的设施建设。政府层面应加强政策工具的使用，尤其是环境型工具和供给型工具，特别是在政策宣传、目标规划、标准规范、信息支持、资源分配方面，通过各级各类相关机构的政策媒体宣传、制定森林康养健康服务标准、制定长短期发展规划、创新融资渠道、优化税收政策等策略来提高行业市场占有率。

二是完善健康服务配套设施和策略，释放森林康养健康服务市场空间。从可持续长效发展角度，应统筹规划森林康养基地建设与健康服务项目；优化健康服务环境，强调专业人员资质，完善健康服务资源。政府部门应建立森林康养基地健康服务标准和流程规范，建立森林康养基地健康服务质量监督评估机制；基地企业开展

森林康养基地健康服务人员技能培训，健全患者或用户服务反馈机制，建立满意度评估体系，提供多元化、全方位、个性化的森林康养基地健康服务，精准优化顾客体验。

三是借助信息技术的发展与应用，打造智慧服务市场。随着 5G 技术的应用、移动医疗、物联网、大数据技术等的发展，健康服务市场也迎来了信息化数据时代，森林康养基地健康服务与信息技术的结合将助推森林康养产业的可持续发展。可穿戴智慧健康设备（智能血糖仪、智能血压计、电子监护仪、电子皮肤）实现健康指标的监测、预警，智能化健康管理实现全流程的健康状况跟踪，环境监测仪动态测量森林环境指标以做出健康效应提醒，智慧康养云平台实现健康养老实时监测，森林康养基地可根据战略定位选择与之相匹配的信息设备，有助于建立康养基地品牌。

（三）以优势为依托，培育行业特色，减少脆弱性

森林康养以促进人类健康为终极目的，其实现需融入健康服务才能达成目标最大化。因此，森林康养产业要在大健康理念下实现其应有价值，要充分发挥健康服务特色，从培育行业特色、深化产业研究力度、建立医保支撑体系三个方面汇聚产业内生力。

一是建立个性化森林康养基地健康服务特色，提高市场差异化。目前中国国家级森林康养试点建设单位共有 1321 家，各建设单位推出的健康服务项目数量并不少，但项目同质化程度较高，缺乏健康服务创新性。究其原因，与基地缺乏战略规划和专业顶层设计有关。培养森林康养基地特色健康服务是提高市场差异化的有效途径，基地企业要立足于基地资源优势，通过资源精细化科学研究、数字化模式探索，挖掘森林康养基地潜在特色资源，形成特色产品或特色服务，打造微观差异化特征。各省份可从顶层设计统筹规划，探索创造一批基地特色鲜明、基地健康服务多元、资源应用充足、基地优势互补的森林康养基地群，切实保障区域内森林康养基地健康服务的长效发展。

二是深化健康服务及其产品研究力度，助推行业特色发展。森林康养研究在我国尚处于起步阶段，森林康养对人体健康效应的研究犹如冰山一角，尚需要联合医学、心理学、教育学、林学等专家，加强对森林康养健康效应的基础性研究，深化森林康养对生理指标、心理指标的研究。挖掘森林中药材资源价值，通过与科研机构、高校院所合作建立中药研发实验室、生化实验室，加大中药药膳、药食同源研发力度，促进森林康养药食资源向森林康养健康产品转化和推广，促进森林康养产学研发展。基于大数据、健康数字化建立健康服务信息数据库，研究森林康养基地

健康服务个性定制技术，探索研究森林康养健康管理数字化新模式。

三是建立森林康养基地健康服务医保支撑体系，引导市场内生力。为推动康复养生医疗服务高质量发展，国家卫生健康委员会、国家中医药管理局等多部委联合发布《关于加强推进康复医疗工作发展的意见》，明确提到完善康复医疗医保支付管理，此后，四川、贵州、陕西等地将部分森林康复项目纳入医保报销范围，此项政策积极促进了康复医学的发展，也是森林康养基地健康服务发展的政策优势。以此为参考，逐步拓展森林康养基地健康服务医保项目支付范畴，改善价格形成机制，建立森林康养基地健康服务医保筹资形式，激发患者内生动力，充分释放市场潜力空间。

（四）有的放矢，聚焦重点，解决行业关键问题

森林康养基地健康服务是大健康战略发展的重要一环，不仅促进森林经济的发展，也使健康服务走出传统医疗服务的范畴，为大健康提供了新的发展平台。面对森林康养基地健康服务行业的关键问题，需要从专业人员培育、中医药健康文化融入、健康服务营销等角度来有的放矢的解决。

一是扎实推进森林康养基地健康服务人才队伍职业化建设，提高行业整体服务质量。人才队伍专业化建设是提升队伍整体服务能力的重要途径。一是在康复医学、中医康复学、中医养生学、健康服务与管理专业中增设森林康养类课程，培养学生对森林康养行业的认同感和职业精神；二是完善专业人才评估体系，健全森林康养基地健康服务职业技能培训机制，培养专业化的森林康养基地健康服务技术人员；三是从政策角度加强人才支持力度，给予森林康养基地健康服务人员应有的执业地位，对森林康养领域的健康服务人员给予一定的政策倾斜；其四是引入职业化森林康养营销管理人才，为推广森林康养基地健康服务品牌注入人才活力。

二是以中医药健康文化为抓手，探索"健康服务＋森林资源"融合模式。中医药不仅仅是医疗卫生资源，还是经济资源、文化资源、科技资源；中医药在长期实践过程中积累了丰富的养生保健理论和方法，形成了独具特色的养生文化，以中医药健康文化为抓手，开展"中医药健康服务＋森林资源"的发展模式，能更好推动中医药健康服务在人群中的渗透，为人类健康服务。中药材种植基地与森林资源的融合，可以打造中医药健康旅游新思路；中药药食同源开发的药膳食品能够助力打造康养基地特色；少数民族丰富的医药资源融入了历史文化和地方风俗习惯，如苗医药、傣医药、蒙医药等，成为森林康养健康文化服务特色模式；借助 VR 技术，加强名医名药宣传力度，通过中医经典展现，彰显中医药文化元素，增强视觉冲击，提高民众对中医药文化的认可度；森林康养基地健康运动项目增加太极拳、太

极剑、五禽戏、八段锦等中医传统运动项目，调节人们生活方式。

三是强化宣传力度，打造健康服务示范基地品牌效应。目前森林康养示范基地大多基于森林资源而建立，缺乏服务管理与服务营销理念，更欠缺健康服务营销经验。因此，要在引入职业化森林康养营销人才的同时，打造健康服务示范品牌，通过新媒体开展富有创意的线上线下营销活动；借助健康服务高峰论坛契机，引发名人效应、专家效应，加强宣传造势以汇聚市场消费人气；利用 AR 信息技术增加线上互动体验，打破空间限制，开展远程营销推广。

参考文献

［1］李亚玲，罗敏，徐永艳，等．国内森林康养研究现状［J］．西南林业大学学报：社会科学，2022，6（3）：105－110．

［2］胡菲菲，朱舒欣，何双玉，等．基于 Hiscite 和 CNKI 计量化分析的中外森林康养实证研究比较［J］．中国城市林业，2021，19（5）：46－52．

［3］周毅嵘，张微．基于 Citespace 的国内森林康养研究进展分析［J］．内蒙古财经大学学报，2022，20（1）：122－126．

［4］刘斌，闫蛱深，浦旎，等．基于云模型的森林康养产业供需维度可视化研究——以东北三省老龄人口的调查数据为例．林业经济，2022，04：19－37．

规划与运营篇

HB.12 中国北方森林康养旅游
消费意愿调查报告

李 英① 姜梦吟② 孙 一③ 温 婷④

摘 要： 森林康养旅游属新兴产业，虽然国家大力倡导森林康养产业，但其目前市场需求依然处于疲软状态，鉴于此，有必要开展城市居民的森林康养旅游消费意愿调查研究。本报告在描述中国北方森林康养基地概况和探寻康养旅游发展存在问题的基础上，分析节俭与感知收益对森林康养旅游消费意愿的影响，并基于研究结论，提出相应的森林康养旅游市场细分对策，并尝试制定更有针对性的营销策略；最后根据森林康养旅游消费需求调查和疫情防控阶段森林康养旅游消费认知调查分析结果，分别提出加强产品营销和提升消费认知相关对策。

关键词： 森林康养旅游；行为意愿；节俭；感知价值；市场细分

随着亚健康人群不断增多和人口老龄化速度的加快，中国慢性病人群数量正呈快速上升趋势。2021年公布的第七次全国人口普查结果显示，60岁以上老人占全部人口比重是18.7%，达到2.64亿[1]。包括高血压等心血管疾病、慢阻肺、糖尿病在内的慢性病已经成为中国的头号健康威胁，2016年公布第五次国家卫生服务调查数据表明，我国15岁及以上居民慢性病患病率为33.07%，65岁以上人群的慢性病患病率为64.5%[2]，其中，城市居民36.67‰、农村居民29.47‰可见城市居民患病率高于农村地区另外，有88%的人死于慢性非传染性疾病，所造成的疾病负担已超过全民疾病总负担的70%[3]。慢性疾病等所导致的健康问题已经引发国家高度重视[3]。与此同时，随着生活质量的提高，人们的健康消费意识不断增强。由此，极

---

① 李英，管理学博士，辽宁大学商学院教授，研究方向：森林康养旅游、研学旅游以及游客行为。
② 姜梦吟，旅游学博士，东南大学助理研究员，研究方向：医疗旅游、康养旅游和文化旅游。
③ 孙一，管理学博士，辽宁对外经贸学院副教授，研究方向：跨文化管理、森林康养。
④ 温婷，辽宁大学商学院博士研究生，研究方向：森林康养旅游。

具养生保健作用的森林康养旅游应运而生。森林康养旅游依托优质森林资源，将度假、养生、医疗、康复等理念融入森林旅游度假活动中，既是森林旅游业与健康服务业融合发展的新业态，也是传统森林旅游的消费升级换代产品。

已有研究表明，森林所释放的大量负氧离子和芬多精植物精气，对预防和辅助治疗心理疾病及慢性非传染性疾病具有重要作用。虽然已经证实森林康养旅游是增进大众健康水平，尤其是促进慢病患者身体康复的有效手段，但是森林康养旅游作为新兴产业，目前市场需求依然处于疲软状态。由于现阶段森林康养旅游行为很少，因此，有必要探讨城市居民对森林康养旅游消费意愿及其影响因素。行为意愿作为行动倾向，当行为发生所需要的客观条件都具备时，行为意愿就会有很大可能转变为实际行为[4]。这就意味着当城市居民具有森林康养旅游意愿时，在时间、费用等条件都具备时，森林康养旅游意愿就有很大可能转化为实际的森林康养旅游行为。旅游消费决策是一个充满不确定性的复杂过程，受到多种情境因素的影响。本报告中的森林康养旅游行为意愿是指在森林康养旅游价格处于大众消费水平状态下，具备客观条件的城市居民对有计划的森林康养旅游行为的主观倾向，对森林康养旅游行为具有很强的解释和预测作用。

一、中国北方森林康养旅游产业概况

（一）中国北方森林康养旅游产业基本概况

自 2015 年以来，从林区经济发展和大健康产业发展需要出发，国家林业和草原局联合多部门启动全国森林康养基地试点建设单位评选工作，根据森林资源质量、交通条件、食宿接待和经营能力以及康养条件等评价指标进行评议和审定；目前已评选七批，其中以企业为经营主体的中国北方森林康养基地试点建设单位 447 家，各省分布情况如表 1 所示。

表 1　以企业为经营主体的中国北方森林康养基地试点建设单位各省分布情况

序号	省份	第一批	第二批	第三批	第四批	第五批	第六批	第七批
1	黑龙江省	2	–	5	6	4	23	6
2	吉林省	4	9	3	8	11	3	2
3	辽宁省	1	2	1	–	6	7	4
4	北京市	–	1	1	1	1	2	1
5	天津市	–	–	–	–	1	1	–

续表

序号	省份	第一批	第二批	第三批	第四批	第五批	第六批	第七批
6	河北省	–	–	1	4	3	1	–
7	新疆维吾尔自治区	1	2	4	–	1	–	–
8	内蒙古自治区	–	4	6	7	4	6	2
9	宁夏回族自治区	1	–	–	–	–	1	–
10	山西省	1	–	2	9	25	37	15
11	山东省	–	2	3	8	0	25	17
12	河南省	1	8	7	15	24	17	12
13	陕西省	–	2	1	1	14	7	1
14	甘肃省	–	–	–	–	5	6	5
15	青海省	1	–	2	3	5	2	–
合计		12	30	36	62	104	138	65
		447						

　　截至 2021 年 12 月，已在全国选出全国森林康养基地试点建设单位 1321 家，覆盖全国 30 个省、自治区、直辖市，森林康养人家 159 家，县（市、区）级森林康养试点 98 家，乡镇级 102 家，建设单位 962 家。其中，中国北方森林康养单位 522 家，占比约为 40%，以企业为经营主体的森林康养基地试点建设单位 447 家，占比约为 34%，说明北方森林康养旅游产业整体发展落后于南方，存在区域发展失衡问题。已有研究表明，造成这一现象的主要原因包括康养认知不足、传统理念制约、产业规划滞后、人力资源匮乏、项目设计缺陷、行业标准缺乏等[5]。

　　近年来，河北、北京、辽宁、黑龙江等中国北方地区对森林康养旅游产业进行了有益探索，开始创建扶持森林康养基地，其中，最具代表性的是黑龙江省伊春市。伊春市是一座森林资源型城市，森林覆盖率在全国地级以上城市排名第一[6]。目前伊春市已建成 5A、4A、3A 级森林康养旅游景区 31 家，成为东北地区唯一实现中国天然氧吧创建全局化的地级城市。伊春市践行"两山"发展理念，举办多项"康养+体育"品牌活动，旅游收入增幅连续五年超过 25%，最大限度地彰显森林的经济价值和生态服务价值。

（二）中国北方森林康养产业发展存在的问题

　　中国北方地区的森林资源得天独厚，具有众多的森林公园、湿地公园等，森林康养旅游产业前景广阔，但仍存在不少问题，主要表现在森林康养旅游市场需求疲软、社会参与积极性不高、森林康养旅游产品定位失衡和森林康养旅游人才供给失衡等方面，具体如下。

肆　规划与运营篇

1. 森林康养旅游市场需求疲软

中国北方地区的森林康养旅游产业起步较晚，普通群众仍简单地理解为森林观景旅游，忽视了在森林养生和康复疗养等方面的作用，存在对森林康养旅游的社会认知不足问题，导致森林康养旅游消费意愿降低。同时，由于目前森林康养旅游的吸引力还不够，市场参与者不愿意投资森林康养旅游产业和产品，因此需要提高公众和企业参与者对森林康养旅游的热情，增加市场吸引力。

2. 森林康养旅游社会参与积极性不高

森林康养旅游产业运营需投入大量人力、物力和财力成本。受新冠肺炎疫情的抑制影响，旅游客源减少，市场整体不景气，企业自身、群众参与发展意愿不强。同时，森林康养旅游产业属于重资产，典型特征是投资规模大、回报见效慢。这些都会导致大部分社会资本对森林康养旅游产业望而却步。

3. 森林康养旅游产品定位失衡

森林康养旅游顺应新时代经济、社会发展需求和消费升级的趋势，为城市居民解决亚健康问题提供了新的方案。中国北方地区具有得天独厚的森林康养旅游产业自然资源和区域优势，但并没有形成与自身资源相匹配的旅游经济。没有高质量产品和服务供给，打造"绿色品牌"，助力森林康养旅游产业做强做优做大，是影响产品定位失衡的主要原因。

4. 森林康养旅游人才供给失衡

森林康养旅游涉及休闲、康养、运动和养老等多方面的专业知识，专业人才已成为影响森林康养基地快速发展的重要因素。但目前，中国北方地区森林康养旅游产业刚刚起步，大部分森林康养旅游从业人员来自旅游行业，缺乏护理学、医学和林学等相关专业知识，呈现专业人才供给不足的状态。此外，行业标准体系不完善，管理技术不成熟，也是人才供给失衡的原因。

二、节俭与感知收益对森林康养旅游消费意愿的影响

面向普通大众的森林康养旅游属于养生度假旅游产业，为什么会出现市场需求疲软现象？城市居民作为森林康养旅游的潜在消费者，所形成的节俭习惯是否对森林康养旅游态度产生负向影响，进而抑制森林康养旅游意愿？对森林康养的感知收益以及由此形成的积极态度是否可以调节这种负向影响？这些影响在不同类型的城市居民群体中有何差异？能否根据群体差异对森林康养旅游市场进行细分？为此，有必要探讨感知收益与节俭对森林康养旅游消费意愿的影响。

肆 规划与运营篇

（一）问卷设计与数据收集

1. 问卷设计

本研究中变量测量题项虽然大部分都借鉴国内外成熟量表，但是为了保障问卷内容效度，依然对调查问卷进行了前期预调研，并针对调研反馈，修改和优化了部分题项，经专家审核后，确定最终问卷（见表2）。问卷具体包括以下6个部分。

表2　测量题项

变量	测量题项
节俭	相比价格更高的商务型酒店，我更倾向选择简单干净的经济型酒店
	购物消费时，我总是货比三家，努力用最少的钱，达到最大目的
	我会把纸箱、塑料瓶等可回收物品攒起来，然后卖给回收人员
感知收益	森林释放出的植物杀菌素（芬多精）和负氧离子，可以促进人体的新陈代谢和提高免疫力
	森林环境能在一定程度上减少肾上腺素的分泌，增加眼内多巴胺的分泌，改善视力
	森林环境具有降低疲劳、愉悦放松、减缓压力、调节人体心理健康的作用
	在森林中静坐冥想或做康养运动，能提高记忆力，改善听力，提高睡眠质量
	森林环境对于提高自身免疫力、更好地防治疫情具有重要作用
行为态度	我认为森林康养旅游是一种生活情趣和品质生活的象征，值得消费
	我认为在同等时间内，森林康养旅游比在城市公园锻炼更有效果
	我认为森林康养旅游比购买同等价格的保健品更值得
	我认为森林康养旅游比参与同等价格的室内会所健身更值得
	相比不参加森林康养旅游来说，我认为参与一次，对身体健康也是有益处的
主观规范	我的亲戚参与森林康养旅游，会对我产生影响
	我的朋友参与森林康养旅游，会对我产生影响
	来自社交媒体的森林康养旅游信息，会对我产生影响
健康账户	我的家庭每年用于购买保健品、健身（含游泳馆、健身会所和体育馆）、温泉康养、森林康养、海边旅游度假等总的花销范围是
	我的家庭每年用于购买保健品的花销范围是
	我的家庭每年用于游泳馆、健身会所、体育馆等场所的花销范围是
	我的家庭每年用于森林康养旅游消费的花销范围是
康养意愿	我愿意建议他人参与森林康养旅游
	我愿意邀请他人参与森林康养旅游
	我愿意加入森林康养旅游的微信交流群

（1）城市居民节俭测量。节俭是指有计划地使用资源并避免产生浪费的行为这部分题项参考了 Hampson 等[7]学者设计的量表，并借鉴武瑞娟等[8]采用的货比三家、量入为出、物尽其用的 3 个维度，从吃穿住行用方面进行题项设计，经过信度检验和探索性因子分析，最后保留 3 个题项。

（2）城市居民对森林康养旅游的感知收益（简称感知收益）测量。感知收益是指消费者对森林康养旅游感知到的收益程度，受到对森林康养环境和森林康养功能作用等方面的信息收集与加工的影响。为了降低受访者掌握相关信息的差异性带来的影响，在问卷中统一提供森林环境图片和森林康养功能方面的文字介绍。感知收益的测量是根据 Kleindl 等[9~11]的研究而确定。

（3）城市居民对森林康养旅游的行为态度（简称行为态度）及主观规范测量。行为态度是指城市居民在森林康养旅游前，接收到森林康养旅游信息时，根据过往观光旅游或康养旅游经验，通过感知收益和情感因素对森林康养旅游做出的总体评价；测量行为态度的题项是根据谢灯明等[12]、秦明达等[13]的量表改编，在借鉴原量表题项的基础上，根据本报告需要，加入了相应的限制条件。主观规范是指个体在决定是否从事某一特定行为时所感受到的社会压力[14]；主观规范的测量题项参考邓新明[15]、徐敬俊等[16]、纪春礼等[17]设计的量表。

（4）城市居民的健康账户（简称健康账户）测量。健康账户是指城市居民用于健康消费支出（健身、保健品、康养度假等）所设立的心理账户。强调在新冠肺炎疫情结束后，居民家庭打算用于保健品、健身、康养旅游度假等各类健康消费的年人均金额范围，包括没有花费到5000元以上共设立9个选项。

（5）城市居民的森林康养旅游意愿（简称康养意愿）测量题项是根据许峰等[4,18,19]的量表改编。

（6）受访者人口统计学特征。具体包括性别、年龄区间、受教育程度、收入区间、身体健康状况等变量。

由于计划行为理论适用于某一特定的有计划性行为的预测，所以在调查问卷中给出具体的森林康养环境图片、森林康养目的地（距离居住地130~160千米）和时间（至少住1晚）以及食宿价格、森林康养课程费用等影响旅游消费意愿的相关信息。其中，住宿包括自带帐篷野营（无住宿费）、室外卫生间的小木屋（每人每晚84元含早餐）和星级宾馆标间（每人每晚200元含早餐）3种类型；正餐包括营养丰富的午餐和晚餐，人均每天餐费是60~90元；森林康养课程包括无费用的自助型、20~60元专业型大班课程、60~100元专业型小班课程3种类型。可见，无论是在费用还是时间上，绝大多数城市居民都具备参与森林康养旅游的客观条件，即感知行为控制对城市居民的影响可以不予考虑，因此本研究只测量城市居民行为态度和主观规范对森林康养旅游意愿的影响。

2. 受访者筛选与数据收集

（1）受访者的筛选

在已有的采用问卷调查收集数据的研究中，常常缺乏对受访者的甄别和筛选，这将导致问卷调查数据难以反映研究对象的真实情况。本报告的对象是以往具有旅游决策能力的城市居民，因此增加一道筛选题"您以前参加的旅游活动（包括一日游），大多数情况都是跟随亲朋好友（也就是不需要自己做决定）吗？"，如果受访者选择"是的"即终止作答。另外，考虑到问卷调查平台注册者大多为高学历者，如果委托平台发放，可能导致样本对城市居民的代表性较差，所以选择问卷星平台制作问卷，在不同档次小区业主微信群进行线上发放和线下调查两种方式。

（2）数据质量的保证措施

在问卷发放过程中，为了保证问卷调查质量，本次调查从 4 个方面采取措施：①在问卷发放过程中，提供统一的问卷发放说明，要求不能出现诱导性言语，或向其传递个体情感倾向，强调答案没有对错之分，只要符合逻辑即可，以保证数据的客观性；②问卷采取匿名填写方式，并承诺数据仅用于研究，以减少填写者顾虑，使其如实填写；③问卷设计过程中将通过指定题项和反向题项，达到快速筛选无效问卷的目的；④问卷代发过程中，无明确问卷数量要求，以防问卷代发者为追求问卷数量而忽视问卷质量。

（3）数据收集

本报告于 2020 年 4—6 月对沈阳市居民进行问卷调查。线上问卷填写者必须通过微信登录才能作答，且每个微信账号和 IP 地址仅可作答一次，以避免填写者重复作答。问卷调查结束后，线上问卷共提交 465 份，剔除终止问卷 61 份，收到完整问卷 404 份，再进一步根据反向题项和指定题项以及填写时间剔除 183 份无效问卷后，获得有效问卷 221 份，线上有效问卷回收率仅为 54.7%。线下发放 50 份问卷，获得有效问卷 43 份，线下有效问卷回收率为 86.0%。本次调查共获得有效问卷 264 份。通常情况下，结构方程模型有效运行的样本量应超过模型中所含观察变量数的十倍；当样本量不少于 200 份时，模型运行才能获得稳定的拟合结果[20]。因此，本次调查获取的有效样本数量能够满足需要。样本具体构成如表 3 所示。

表3　人口统计变量描述性统计

变量及取值		频数	百分比（%）
性别	男	94	35.6
	女	170	65.4
年龄	30 岁以下	36	13.6
	30～44 岁	100	37.9
	45～54 岁	68	25.8
	55～64 岁	43	16.3
	64 岁以上	17	6.4

变量及取值		频数	百分比（%）
受教育程度	初中	20	7.6
	高中	23	8.7
	大专	44	16.7
	本科	118	44.7
	研究生	59	22.3
年人均可支配收入	2万元以下	42	15.9
	2万~5万元	87	33.0
	5万~8万元	69	26.1
	8万~10万元	26	9.8
	10万~15万元	22	8.3
	15万~20万元	10	3.8
	20万元以上	8	3.0
健康情况	很健康	69	26.1
	比较健康	144	54.5
	亚健康	40	15.2
	慢性病	10	3.8
	患病较重	1	0.4

（二）数据分析结果

为了保证实际测量数据与预设的概念测量相匹配，本研究进行探索性因子分析，所提取的前6个因子的特征根值均大于1，6个因子累积方差总解释率为67.027%，已超过60%的提取界限，说明提取6个因子是合理的。为了检验本研究是否存在严重的共同方法偏差，采用Harman单因素检验法，在因子分析中发现未旋转的第一个公因子方差解释率为22.51%，小于总方差解释率的一半，说明共同方法偏差在可接受范围内。继而进行信度和效度检验，均通过检验。

1. 结构方程模型分析结果

本报告采用AMOS24.0软件对量表数据进行了整体拟合优度分析，研究模型的绝对拟合指数、相对拟合指数以及精简拟合指数均达到了模型拟合的理想水平，说明研究模型适配度较好。根据P值和置信区间发现，行为态度在节俭和森林康养旅游意愿之间并不具有显著的中介作用，而其他三条路径均显著，即健康账户在节俭和森林康养旅游意愿之间具有显著的完全中介作用；同时，健康账户和行为态度在感知收益和森林康养旅游意愿之间均具有显著的完全中介作用。假设检验后的变量间路径系数如图1所示。

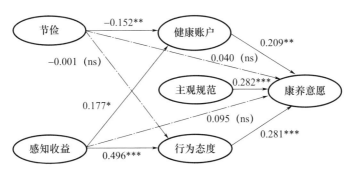

图 1　路径分析结果

注：＊代表 $p < 0.05$；＊＊代表 $p < 0.01$；＊＊＊代表 $p < 0.001$；ns 代表 p 不
显著；实线箭头代表路径作用显著，虚线箭头代表路径作用不显著

2. 基于多群组的中介效应分析结果

（1）基于潜变量的中介效应分析结果

为了进一步检验感知收益、主观规范和行为态度是否对"节俭→健康账户→森林康养意愿"路径具有调节作用，本报告利用 AMOS24.0 软件对问卷数据进行多群组分析。为此，需要将感知收益、主观规范和行为态度变量转化为二分变量。以感知收益为例，首先生成一个感知收益均值变量，用感知收益各测量题项的均值对其赋值；其次再计算出所有样本的感知收益均值；最后将均值及以上的感知收益变量赋值 1，划分为高感知收益组，均值以下的感知收益变量赋值 0，划分为低感知收益组。同理，根据主观规范赋值将样本划分为高规范组和低规范组，根据行为态度赋值将样本划分为积极态度组和消极态度组。

多群组分析发现，在节俭对健康账户的影响路径中，城市居民在设立健康消费心理账户的过程中，对森林康养感知收益程度越高，节俭对于健康消费心理账户的抑制作用将变得不显著。对于高规范组的城市居民来说，意味着具有较强从众心理和群体意识，在这种情况下节俭对健康消费心理账户的抑制作用将不再显著。对森林康养持有积极态度的城市居民，他们的节俭习惯对健康消费心理账户抑制作用将变得不再显著，而对森林康养持有消极态度的城市居民来说，所具有的节俭习惯依然显著抑制健康消费心理账户的建立。

在健康账户对森林康养旅游意愿的影响路径中，多群组间无显著差异性，说明健康账户对城市居民森林康养旅游意愿的正向影响很稳定，与感知收益和主观规范高低以及态度积极与否都没有关系。

综上，对于森林康养感知收益程度低、主观规范程度低、持有消极态度的城市居民来说，健康账户在节俭和森林康养旅游意愿之间的完全中介效应一直存在，也就是说，对于这类群体来说，节俭对健康账户的抑制作用很稳定，对森林康养旅游

肆　规划与运营篇

意愿具有显著的负向影响。

（2）基于人口学变量的中介效应分析

为探究"节俭→健康账户→森林康养意愿"路径在不同类型群体之间的差异，本报告选择性别、受教育程度、年龄、收入4个人口学变量进行多群组分析。其中，在受教育程度方面，以本科学历为界，将本科以下定义为低学历组，本科及以上定义为高学历组；在年龄方面，借鉴世界卫生组织以45岁作为划分青年人和中年人界限的标准，将45岁以下划分为青年组，45岁及以上划分为中老年组；在收入方面，以沈阳人均年可支配收入5万元为界，5万元以下为中低收入组，5万元及以上为高收入组。

分析发现，在节俭对健康账户的影响路径中，越是节俭的女性，其健康账户越低，即女性的节俭习惯对健康消费心理账户具有显著的抑制作用，而对于男性却不存在显著的抑制作用；在受教育程度方面，高学历者比低学历者更能清晰地认识到森林康养的作用，即便很节俭，也会设立健康账户，因而影响不显著；在年龄方面，节俭的中老年人依然会设立较高的健康账户；在收入方面，节俭的高低收入者，依然会设立较高的健康账户。

在健康账户对森林康养旅游意愿的影响路径中，女性在消费支出中更有计划性，一旦健康账户设立较低，则森林康养旅游意愿也很低；在受教育程度方面，无论是低学历者，还是高学历者，影响均显著；在年龄方面，中老年人设立的健康账户越高，森林康养旅游意愿就越强烈；在收入方面，低收入者的健康账户设立越低，森林康养旅游意愿就越弱，而高收入者的健康账户即使设立得很低，对森林康养旅游意愿也没有显著的影响。

在节俭对城市居民森林康养旅游意愿的直接影响路径中，多群组间无显著差异性，说明对于不同类型的城市居民来说，节俭只通过健康账户对森林康养旅游意愿产生影响。

（三）强化森林康养市场营销对策

本报告在计划行为理论基础上，引入节俭与健康心理账户概念，分析节俭和感知收益对城市居民森林康养旅游意愿的影响机理，不仅拓宽了心理账户理论的应用边界，增强了计划行为理论的解释力，而且在一定程度上丰富了旅游消费行为理论体系。为了缓解节俭对森林康养旅游消费的抑制作用和强化城市居民的感知收益，本报告提出以下三点对策：

（1）森林康养基地通过不断丰富营销宣传方式，提升森林康养旅游目的地知名度，改善城市居民的森林康养感知收益和消费习惯。森林康养旅游作为一项尚未得到普及推广的新兴事物，城市居民并不了解它在疾病预防和健康疗养上的种种好处。因此，加强森林康养旅游营销宣传势在必行。一方面，森林康养基地可以通过各类社交媒体（微信、微博等）、短视频新媒体（快手、抖音等）以及搜索引擎平台（百度、谷歌等），持续推送森林康养旅游相关信息，提高公众感知收益；另一方面，中老年人作为森林康养旅游市场的消费主体，搜寻森林康养旅游相关信息的能力较弱，尤其大多数老年人仍习惯于传统媒体，因此也要适当增加电视广告等传统媒体的宣传力度。同时，在年轻人聚集的社交网站上（bilibili、小红书等）引导年轻人为父母购买森林康养产品套餐，不仅体现子女对父母的孝心，还能逐步培养中老年人的森林康养旅游消费习惯。

（2）由于节俭的消费者更倾向于合理利用金钱，以实现感知收益最大化，所以建议森林康养旅游基地通过提供小投入的免费森林康养项目，来提升游客感知价值。例如，只需要投入瑜伽垫和视频播放装置，即可开设森林瑜伽和冥想课程，这将明显提高消费者的感知收益，对于培养积极的森林康养旅游态度，缓解节俭的消极影响具有重要作用。另外，森林康养基地在推广产品初期，应加大拼团康养旅游和课程套餐的优惠力度，提供转发、推荐换积分等活动，不仅能够增加家庭消费，而且有利于实现口碑效应，发挥现有消费者对潜在消费者的引导和带动作用。

（3）森林康养旅游基地通过市场细分，选择与企业供给能力相匹配的目标市场，有针对性地制定营销策略。基于人口统计学的多群组分析结果表明，在健康账户的设立中，高学历、高收入或者中老年男性居民受到节俭影响较小。因此，森林康养旅游基地在广告宣传时应定位高学历、高收入、中老年消费群体（以男性为主），首先，以高品质生活、高性价比、自然保健重于治疗的消费理念为切入点，面向家庭消费提供森林康养旅游产品套餐，通过他们带动周围亲戚朋友的森林康养旅游需求；其次，森林康养基地应提供不同档次的森林康养旅游产品和服务，包括为太极拳、瑜伽和冥想爱好者开设收费型专业课程以及免费自助型课程，以满足不同需求层次的城市居民的森林康养旅游需要。

三、森林康养旅游消费需求调查报告

为了解新冠肺炎疫情时期城市居民的森林康养旅游消费意愿，于 2020 年 7 月—2021 年 3 月通过问卷调查的方式展开本调研。问卷主要包括城市居民对森林康养旅游类型的需求以及人口学特征等内容。本次调查通过在线发放问卷的形式进行数据收集，主要调查地点包括哈尔滨、沈阳、大连等城市，调查对象为城市居民。本次问卷调查累计线上提交问卷 583 份，筛选并剔除无效问卷 200 份，共获得有效样本 383 份。本次调查的目的主要是揭示疫情防控时期城市居民的森林康养旅游消费偏好情况。

（一）描述性统计分析

样本的统计描述结果如表 4 所示。性别方面，女性受访者多于男性受访者。受教育程度方面，受访者主要为本科及大专学历，占比 68.1%。年龄方面，受访者年龄主要分布在 30~54 岁，占比 78.1%。森林康养旅游类型偏好方面，主要以 2 天 1 晚森林康养旅游为主。家庭人均年收入方面，受访者收入主要集中在 2 万~8 万元，占比 48.3%。新冠肺炎疫情以来森林旅游方面，受访者多数没有参加过森林旅游，达到 52.7%。森林康养旅游费用预期方面，受访者集中在 200~400 元的消费区间。

表 4　样本统计描述

变量及取值		频数	百分比%
性别	男	121	31.6
	女	262	68.4
文化程度	初中及以下	17	4.4
	高中（含职高）	47	12.3
	大专	92	24.0
	本科	169	44.1
	研究生	58	15.1
年龄	30 岁以下	24	6.3
	30~44 岁	134	35.0
	45~54 岁	165	43.1
	55~64 岁	49	12.8
	65 岁及以上	11	2.9
森林康养旅游类型偏好	不确定	82	21.4
	1 日游，不住宿	77	20.1
	2 天 1 晚森林康养旅游	177	46.2
	3 天 2 晚森林康养旅游	47	12.3
家庭人均年收入	2 万元以下	66	17.2
	2 万~5 万元	111	29.0
	5 万~8 万元	74	19.3
	8 万~10 万元	54	14.1
	10 万~15 万元	38	9.9
	15 万~20 万元	19	5.0
	20 万元及以上	21	5.5

肆　规划与运营篇

续表

变量及取值		频数	百分比%
疫情以来森林旅游次数	没有参加过	202	52.7
	1 次	74	19.3
	2~3 次	76	19.8
	4~5 次	18	4.7
	6 次及以上	13	3.4
森林康养旅游费用预期	不超过 200 元	88	23.0
	200~400 元	155	40.5
	401~500 元	63	16.4
	501~800 元	61	15.9
	800 元以上	16	4.2

（二）森林康养旅游消费需求分析

通过交叉表分析，我们可以发现不同类型城市居民对不同价位、不同天数森林康养旅游的需求状况。

1. 不同天数的森林康养旅游消费需求

在森林康养旅游时间的选择上，"2 天 1 晚"占比 46.2%，所占比重最大。其中，女性居民占比为 66.7%，男性居民占比为 33.3%。且女性居民中以 30~44 岁居民为主，男性居民中以 45~54 岁居民为主（见表 5）。

表5　性别、年龄与森林康养旅游类型交叉表

如果该景区距离您的居住地在 150 千米以内，您最有可能选择哪种类型的森林旅游活动				您的年龄是					总计
				30 岁以下	30~44 岁	45~54 岁	55~64 岁	65 岁及以上	
不确定	您的性别是	男	计数	4	3	11	2	0	20
		女	计数	5	25	22	6	4	62
	总计		计数	9	28	33	8	4	82
			百分比	11.0%	34.1%	40.2%	9.8%	4.9%	100.0%
1 日游，不住宿	您的性别是	男	计数	1	9	11	6	1	28
		女	计数	3	9	26	10	1	49
	总计		计数	4	18	37	16	2	77
			百分比	5.2%	23.4%	48.1%	20.8%	2.6%	100.0%
2 天 1 晚森林康养旅游	您的性别是	男	计数	0	18	32	7	2	59
		女	计数	10	53	41	13	1	118
	总计		计数	10	71	73	20	3	177
			百分比	5.6%	40.1%	41.2%	11.3%	1.7%	100.0%

如果该景区距离您的居住地在 150 千米以内，您最有可能选择哪种类型的森林旅游活动			您的年龄是					总计
			30 岁以下	30～44 岁	45～54 岁	55～64 岁	65 岁及以上	
3 天 2 晚森林康养旅游	您的性别是	男 计数	0	7	3	3	1	14
		女 计数	1	10	19	2	1	33
	总计	计数	1	17	22	5	2	47
		百分比	2.1%	36.2%	46.8%	10.6%	4.3%	100.0%
总计	您的性别是	男 计数	5	37	57	18	4	121
		男 百分比	4.1%	30.6%	47.1%	14.9%	3.3%	100.0%
		女 计数	19	97	108	31	7	262
		女 百分比	7.3%	37.0%	41.2%	11.8%	2.7%	100.0%
	总计	计数	24	134	165	49	11	383
		百分比	6.3%	35.0%	43.1%	12.8%	2.9%	100.0%

2. 不同价位的森林康养旅游消费需求

在森林康养旅游费用的选择上，"200～400 元/人"占比 40.5%，所占比重最大。其中，女性居民占比为 67.7%，男性居民占比为 32.3%。且女性、男性居民中均以 45～54 岁居民为主（见表6）。

表6 性别、年龄与森林康养旅游费用交叉表

如果今年和明年一直处于现在这样的常态化防控状态，您能接受的人均度假总费用的最高价格（价格越高、吃住和康养条件越好）是			您的年龄是					总计
			30 岁以下	30～44 岁	45～54 岁	55～64 岁	65 岁及以上	
不超过 200 元	您的性别是	男 计数	1	10	17	3	0	31
		女 计数	5	25	13	12	2	57
	总计	计数	6	35	30	15	2	88
		百分比	6.8%	39.8%	34.1%	17.0%	2.3%	100.0%
200～400 元之间	您的性别是	男 计数	1	19	20	10	0	50
		女 计数	8	35	48	10	4	105
	总计	计数	9	54	68	20	4	155
		百分比	5.8%	34.8%	43.9%	12.9%	2.6%	100.0%
401～500 元	您的性别是	男 计数	2	4	9	3	3	21
		女 计数	2	14	21	4	1	42
	总计	计数	4	18	30	7	4	63
		百分比	6.3%	28.6%	47.6%	11.1%	6.3%	100.0%

续表

如果今年和明年一直处于现在这样的常态化防控状态，您能接受的人均度假总费用的最高价格（价格越高、吃住和康养条件越好）是				您的年龄是					总计
				30 岁以下	30~44 岁	45~54 岁	55~64 岁	65 岁及以上	
501~800 元	您的性别是	男	计数	0	4	9	1	1	15
		女	计数	2	22	18	4	0	46
	总计		计数	2	26	27	5	1	61
			百分比	3.3%	42.6%	44.3%	8.2%	1.6%	100.0%
800 元以上	您的性别是	男	计数	1	0	2		1	4
		女	计数	2	1	8	1		12
	总计		计数	3	1	10	2		16
			百分比	18.8%	6.3%	62.5%	12.5%		100.0%
总计	您的性别是	男	计数	5	37	57	18	4	121
			百分比	4.1%	30.6%	47.1%	14.9%	3.3%	100.0%
		女	计数	19	97	108	31	7	262
			百分比	7.3%	37.0%	41.2%	11.8%	2.7%	100.0%
	总计		计数	24	134	165	49	11	383
			百分比	6.3%	35.0%	43.1%	12.8%	2.9%	100.0%

（三）加强森林康养旅游产品营销的对策

通过调查发现，"2 天 1 晚"和"200~400 元/人"是普遍可以接受的森林康养旅游形式，且 30~54 岁的女性城市居民是主要消费群体。整体而言，森林康养消费处在中低消费层次，存在很大的市场延展性。究其原因，森林康养产业刚刚起步，其独特性和价值性尚未得到充分开发和传播，市场效应偏弱。为此，可以从以下几个方面优化森林康养旅游发展：

第一，加强森林康养生理及心理效用的研究。只有把森林康养对人体健康的作用进行量化、标准化的实证检验和科学研究，才会有说服力和号召力，才能被广大民众所接受并大力宣扬。比如，可以加强校企合作，实现森林康养产业理论与实践的有效结合，用事实和科学数据说话。

第二，把握客源市场需求，提高产品针对性。设计森林康养旅游产品时应以生理保健、心理调节、情感交流、运动健体、科普宣传等功能为主导，辅以必要的休闲游憩、社会经济等功能。比如，可以为家庭中的中年成员设计森林冥想、保健、情感交流等特色产品，可以为女性消费者设计森林瑜伽、养生操等体验项目。

第三，设计适宜的扶持政策以刺激森林康养消费需求。政府作为宏观管理者在振兴市场、鼓励消费等方面具有不可替代的作用。比如，可以针对有慢性病的居民扩大个人医保卡的使用范围（将具备康养条件的森林康养基地纳入个人医保卡使用，与药店同等），每年用于森林康养消费总额的30%可考虑用职工个人医保卡支付等。

四、疫情防控时期森林康养旅游消费认知调查报告

为了解新冠肺炎疫情防控时期城市居民对森林康养旅游消费认知情况，2022年4月—2022年5月在哈尔滨、沈阳、石家庄等城市开展问卷调查，调查对象为城市居民。本次问卷调查通过在线问卷发放的形式收集数据，累计线上提交问卷627份，筛选并剔除无效问卷310份，共获得有效样本317份。本次调查的目的主要是揭示新冠肺炎疫情防控时期城市居民对森林康养旅游消费价值的认知情况。

（一）描述性统计分析

样本的描述性统计结果如表7所示。从性别来看，女性受访者略多于男性受访者。从年龄来看，受访者年龄主要分布在26~55岁，占比77.6%。从受教育程度来看，大专及本科学历的受访者居多，占比76.0%。从家庭资产状况来看，20万及以下的受访者占比最多。多数受访者认为疫情对生活和工作的影响比较大，占比分别为42.9%、44.2%。

表7　样本统计描述

变量及取值		频数	百分比（%）
性别	男	153	48.3
	女	164	51.7
年龄	25岁以下	40	12.6
	26~35岁	128	40.4
	36~45岁	61	19.2
	46~55岁	57	18.0
	56~64岁	12	3.8
	65岁及以上	19	6.0
学历	初中及以下	17	5.4
	高中/中专	49	15.5
	大专	136	42.9
	本科	105	33.1
	研究生	10	3.2

变量及取值		频数	百分比（%）
家庭资产状况	20 万元及以下	126	39.7
	20 万～70 万元	79	24.9
	70 万～150 万元	50	15.8
	150 万～300 万元	42	13.2
	300 万元以上	20	6.3
疫情对生活的影响	没有影响	12	3.8
	影响比较小	59	18.6
	影响一般	87	27.4
	影响比较大	136	42.9
	影响极大	23	7.3
疫情对工作的影响	没有影响	30	9.5
	影响比较小	38	12.0
	影响一般	74	23.3
	影响比较大	140	44.2
	影响极大	35	11.0

（二）城市居民森林康养旅游消费认知分析

通过交叉表分析，我们可以发现不同类型城市居民对森林康养认知状况。

1. 性别与森林康养旅游消费认知

在森林康养旅游消费认知水平上，"认可森林康养价值"占比87.1%。其中，女性居民占比为54.3%，男性居民占比为45.7%。进一步的卡方检验结果也表明，在0.05显著性水平下，森林康养旅游消费认知与性别具有显著相关性，即女性居民具有更高的森林康养旅游消费认知水平（见表8、表9）。

肆　规划与运营篇

表8　性别与森林康养旅游消费认知交叉表

			您的性别		总计
			男	女	
森林环境空气清新，对身体健康大有益处	一般	计数	27	14	41
		百分比	65.9%	34.1%	100.0%
	同意	计数	80	91	171
		百分比	46.8%	53.2%	100.0%
	很同意	计数	46	59	105
		百分比	43.8%	56.2%	100.0%
总计		计数	153	164	317
		百分比	48.3%	51.7%	100.0%

表9　卡方检验

	值	自由度	渐近显著性（双向）
皮尔逊卡方	6.065[a]	2	0.048
似然比（L）	6.134	2	0.047
线性关联	4.241	1	0.039
有效个案数	317		

a.0 个单元格（0.0%）具有的预期计数少于 5。最小预期计数为 19.79

2. 年龄与森林康养旅游消费认知

在森林康养旅游消费认知水平上，"认可森林康养价值"占比 85.8%。其中，26～55 岁居民占比最大。进一步的卡方检验结果也表明，在 0.05 显著性水平下，森林康养旅游消费认知与年龄具有显著相关性，即随着年龄的增长，城市居民的森林康养旅游消费认知水平就越高（表 10、表 11）。

表10　年龄与森林康养消费认知交叉表

			您的年龄是						总计
			25 岁以下	26～35 岁	36～45 岁	46～55 岁	56～64 岁	65 岁及以上	
森林康养旅游有助于愉悦身心	很不同意	计数	0	0	0	0	0	1	1
		百分比	0.0%	0.0%	0.0%	0.0%	0.0%	100.0%	100.0%
	不同意	计数	0	0	1	1	0	0	2
		百分比	0.0%	0.0%	50.0%	50.0%	0.0%	0.0%	100.0%
	一般	计数	9	22	6	4	0	1	42
		百分比	21.4%	52.4%	14.3%	9.5%	0.0%	2.4%	100.0%
	同意	计数	19	63	36	32	8	14	172
		百分比	11.0%	36.6%	20.9%	18.6%	4.7%	8.1%	100.0%
	很同意	计数	12	43	18	20	4	3	100
		百分比	12.0%	43.0%	18.0%	20.0%	4.0%	3.0%	100.0%
总计		计数	40	128	61	57	12	19	317
		百分比	12.6%	40.4%	19.2%	18.0%	3.8%	6.0%	100.0%

表11　卡方检验

	值	自由度	渐近显著性（双向）
皮尔逊卡方	32.761[a]	20	0.036
似然比（L）	25.166	20	0.195
线性关联	0.041	1	0.840
有效个案数	317		

a.15 个单元格（50.0%）具有的预期计数少于 5。最小预期计数为 0.04

3. 收入与森林康养旅游消费认知

在森林康养旅游消费认知水平上,"认可森林康养价值"占比 86.4%。其中,家庭资产 70 万元以下的居民占比最大。进一步的卡方检验结果也表明,在 0.05 显著性水平下,森林康养旅游消费认知与家庭资产状况具有显著相关性,即随着家庭资产的积累,森林康养旅游消费认知水平越高(见表 12、表 13)。

表 12　收入与森林康养消费认知交叉表

<table>
<tr><th colspan="3" rowspan="2"></th><th colspan="5">您的家庭资产状况(包括房产与汽车在内)</th><th rowspan="2">总计</th></tr>
<tr><th>20 万元及
以下</th><th>20 万~
70 万元</th><th>70 万~
150 万元</th><th>150 万~
300 万元</th><th>300 万元
以上</th></tr>
<tr><td rowspan="6">森林康养有助于缓解压力,释放因疫情而长期居家的压抑情绪</td><td rowspan="2">一般</td><td>计数</td><td>29</td><td>7</td><td>4</td><td>2</td><td>1</td><td>43</td></tr>
<tr><td>百分比</td><td>67.4%</td><td>16.3%</td><td>9.3%</td><td>4.7%</td><td>2.3%</td><td>100.0%</td></tr>
<tr><td rowspan="2">同意</td><td>计数</td><td>59</td><td>46</td><td>31</td><td>25</td><td>13</td><td>174</td></tr>
<tr><td>百分比</td><td>33.9%</td><td>26.4%</td><td>17.8%</td><td>14.4%</td><td>7.5%</td><td>100.0%</td></tr>
<tr><td rowspan="2">很同意</td><td>计数</td><td>38</td><td>26</td><td>15</td><td>15</td><td>6</td><td>100</td></tr>
<tr><td>百分比</td><td>38.0%</td><td>26.0%</td><td>15.0%</td><td>15.0%</td><td>6.0%</td><td>100.0%</td></tr>
<tr><td colspan="2" rowspan="2">总计</td><td>计数</td><td>126</td><td>79</td><td>50</td><td>42</td><td>20</td><td>317</td></tr>
<tr><td>百分比</td><td>39.7%</td><td>24.9%</td><td>15.8%</td><td>13.2%</td><td>6.3%</td><td>100.0%</td></tr>
</table>

表 13　卡方检验

	值	自由度	渐近显著性(双向)
皮尔逊卡方	17.267[a]	8	0.027
似然比(L)	17.378	8	0.026
线性关联	4.425	1	0.035
有效个案数	317		

a. 1 个单元格(6.7%)具有的预期计数少于 5。最小预期计数为 2.71

(三)强化城市居民森林康养旅游消费认知的对策

通过调查发现,城市居民性别、年龄、收入与森林康养旅游消费认知有关,不同类型的城市居民对森林康养价值的认知存在差异,且 26~55 岁、家庭资产 70 万元以下的女性居民对森林康养价值的认知水平相对较高。根据以上研究发现,可以从以下几个方面促进森林康养旅游发展。

第一,精准定位目标消费群体,提高游客满意度。森林康养旅游目的地可以通过市场细分,选择与企业供给能力相匹配的目标市场,有针对性地制定营销策略,从而提升旅游者的体验感和满意度。比如,针对慢性病人群可以侧重于森林环境生理功效的推广，针对上班族可以从森林环境能够缓解压力等方面进行营销。

第二，通过加大社会宣传和引导，提高森林康养的社会认知。森林康养旅游的可持续发展离不开其广泛的知名度和影响力。森林康养目的地应加大宣传和普及力度，借助多样化的宣传和推广渠道，传播森林康养旅游相关知识，从而提高森林康养旅游的认知度和吸引力。比如，可以借助微博、抖音等公众平台进行知识共享和传播。

本报告受多种因素制约，尤其为保证问卷质量，严格筛选问卷，导致有效问卷数量有限。此外，相关研究结论有待在不同地区收集大样本数据进一步验证。

参考文献

[1] 统计局网站. 第七次全国人口普查公报（第五号），2021 - 05 - 11. http：// www. gov. cn/shuju/2021 - 05/11/content_ 5605787. htm.

[2] 三湘都市报. 我国65岁以上人群慢性病患病率超六成，2018 - 07 - 02. http：// news. sina. com. cn/c/2018 - 07 - 02/doc - ihespqry3206896. shtml.

[3] 国务院. 国务院关于实施健康中国行动的意见（国发）〔2019〕13号，2019 - 07 - 15. http：//www. gov. cn/zhengce/content/2019 - 07/15/content_ 5409492. htm? trs = 1.

[4] 许峰，李帅帅. 南疆地区目的地形象与旅游者行为意向——感知价值与心理距离的中介作用 [J]. 经济管理，2018，40（01）：156 - 171.

[5] 张聪，夏邵刚，王留成. 湖南森林康养基地成长模式 [J]. 林业与生态，2021（09）：12 - 13.

[6] 李颖，祝招玲. 浅析特色旅游开发——以伊春康养旅游为例 [J]. 对外经贸，2016（12）：65 - 67.

[7] Hampson D P, Mcgoldrick P J. Antecedents of consumer price consciousness in a turbulent economy [J]. International Journal of Consumer Studies, 2017, 41 (4)：404 - 414.

[8] 武瑞娟，王承璐，杜立婷. 沉没成本、节俭消费观和控制动机对积极消费行为影响效应研究 [J]. 南开管理评论，2012，15（05）：114 - 128.

[9] Kleindl W, Stoy P, Binford M, et al. Toward a social - ecological theory of forest macrosystems for improved ecosystem management [J]. Forests, 2018, 9 (4)：200.

[10] Lee Y, Woo J, Chol S, et al. Comparison of phytoncide (monoterpene) concentration by type of recreational forest [J]. Korean Journal of Environmental Health Sciences, 2015, 41 (4)：241 - 248.

［11］Ohe Y，Ikei H，Song C，et al. Evaluating the relaxation effects of emerging forest – therapy tourism：a multidisciplinary approach ［J］. Tourism Management，2017，62：322 – 334.

［12］谢灯明，何彪，蔡江莹，等. 森林康养潜在游客感知风险对行为意愿影响研究 ［J］. 林业经济问题，2020，40（01）：66 – 71.

［13］秦明达，张兰，张洋，等. 结构方程模型森林康养消费需求因素分析 ［J］. 林业经济问题，2019，39（06）：599 – 606.

［14］林叶，李燕萍. 高承诺人力资源管理对员工前瞻性行为的影响机制——基于计划行为理论的研究 ［J］. 南开管理评论，2016，19（02）：114 – 123.

［15］邓新明. 中国情景下消费者的伦理购买意向研究——基于 TPB 视角 ［J］. 南开管理评论，2012，15（03）：22 – 32.

［16］徐敬俊，权锡鉴，葛珊珊. 基于计划行为理论的高铁乘客选择行为意向研究 ［J］. 经济管理，2016（2）：12.

［17］纪春礼，聂元昆. 中国游客博彩消费行为意愿及其影响因素——基于 MGB 理论的实证检验 ［J］. 旅游学刊，2017，32（07）：37 – 46.

［18］Prayag G，Hosany S，Muskat B，et al. Understanding the relationships between Tourists' emotional experiences，perceived overall image，satisfaction，and intention to recommend ［J］. Journal of Travel Research，2017，56（1）：41 – 54.

［19］Assaker G，Vinzi V E，Oconnor P. Examining the effect of novelty seeking，satisfaction，and destination image on tourists' return pattern：A two factor，non – linear latent growth model ［J］. Tourism Management，2011，32（4）：890 – 901.

［20］Bentler P M，Chou C. Practical Issues in structural modeling ［J］. Sociological Methods& Research，1987，1（16）：78 – 117.

肆 规划与运营篇

HB.13 河北省森林资源与康养开发研究

赵汉青①　孙美琪②

摘　要： 河北省森林资源丰富，康养产业布局发展态势良好，"十四五"时期是森林康养产业开发的重要时机。在京津冀协同发展战略框架下，河北省充分利用自然资源及生态优势，面向省内及周边地区，特别是京津地区实施健康中国战略，应对区域人口老龄化日益加重及特大城市可持续发展等相关问题开发康养产业，取得了一定成效但仍有巨大发展前景。本报告根据统计数据及调研结果，运用态势分析方法从政策、资源、市场三个层面剖析全省发展森林康养的优势、劣势、机遇及威胁，认为自然资源、历史文化资源及地域人口优势有利于发展森林康养产业，而认识不足、人才短缺、形式单一、营销落后是影响发展的主要原因，在此基础上系统分析并提出促进河北省森林康养发展的可行路径，为河北省充分利用森林资源发展森林康养产业提供合理的建议与策略。

关键词： 河北省；森林资源；森林康养；康养产业；市场分析；对策研究

河北地处华北平原，东临渤海、内环京津，西为太行山，北为燕山及张北高原，是中国唯一兼有高原、山地、丘陵、平原、湖泊和海滨的省份，是华夏文明的重要发祥地，文化资源及自然资源丰富。[1]河北省植物资源丰富，森林主要分布于冀北山地，城镇、村屯等人口聚集区绿化水平相对较低。[2]在"绿水青山就是金山银山"发展理念的指引下和健康中国发展战略的支撑下，河北省自"十三五"期间着力对省内森林资源统筹规划，推动森林康养产业开发。同全国其他省份相比，河北省森林康养资源开发尚存短板，发展势头不够强劲，本报告从政策与规划、森林康养资源概况、森林康养资源开发三个层面进行深入分析，对河北省森林康养产业

---

①　赵汉青，医学博士，河北大学中医系主任，硕士生导师，研究方向：中医药竞争情报学。

②　孙美琪，学士，河北大学中医学院学生，研究方向：中医药健康旅游管理。

发展存在的相关问题和如何长期规范化、可持续性发展进行探讨。

一、河北省森林康养政策与规划现状

当前，河北省森林康养产业仍处于探索发展的起步阶段[3]，在国家相关文件精神的指导下，河北省各级政府于 2016 年起出台了一系列充分利用省内优质森林资源开展康养产业开发的政策文件，截至 2022 年 6 月已发布近 45 项。

（一）省级政策与规划

2016 年 4 月，河北省政府办公厅印发《河北省"大健康、新医疗"产业发展规划（2016—2020 年）》，明确大力发展森林康养产业，建设特色旅游城镇、度假区、文化街、主题酒店，形成一批与中药科技农业、名贵中药材种植相结合的养生体验和观赏基地，推动构建健康旅游产业大格局，并将"健康旅游"列为健康服务产业。随后，在 2017 年《河北省"十三五"脱贫攻坚规划》，2018 年《河北省人民政府办公厅关于大力推进康养产业发展的意见》《对政协河北省第十二届委员会第一次会议第 27 号提案的会办意见》等文件中都明确提出要进行政策扶持，规范发展，充分发挥政府引导作用，鼓励、支持各类社会资本以独资、合资、合作、租赁、承包等多种形式依法参与森林康养产业。同时，"十三五"期间河北省在各个领域均加强中医药行业的发展规划，支持整合中医药特色养生保健资源，开发草原、冰雪、山地、温泉等健康旅游产品，推出一批健康旅游示范产品，为中医药森林康养产业开发奠定了政策基础。

在"十四五"时期，河北省陆续出台了《河北省林草产业发展规划（2021—2025 年）》《河北省国民经济和社会发展"十四五"规划》《河北省林业和草原保护发展"十四五"规划》《河北省养老服务体系建设"十四五"规划》等政策规划文件，将森林康养资源开发提到了新高度。河北省明确提出要引领京津冀森林康养和生态旅游一体化发展，加强森林城市建设，坚持保护优先，发挥森林、草原、湿地等资源优势，挖掘生态景观和特色文化价值，科学发展生态旅游康养产业，打造森林康养、中医药康养、智慧健康养老等高度集聚、效益突出的康养产业基地。在省级规划层面，重点依托现有优势资源，对环京津地区的城市发展提出战略发展要求，省内其他城市应在适宜地区开展试点工作，有序带动全省康养产业协调发展。

（二）石家庄市政策与规划

2018 年，石家庄市提出《关于进一步推动"大健康、新医疗"产业发展实施意见》，要求在省级规划的基础上结合石家庄市实际情况，大力发展森林康养产业，形成一批与中药科技农业、名贵中药材种植相结合的养生体验和观赏基地。2021 年出台《石家庄市人民政府办公室关于科学绿化的实施意见》和《石家庄市乡村绿化美化行动方案》，在政策层面上支持依托成规模的森林绿地资源开展森林旅游、森林康养、林下经济等活动。"十四五"期间，石家庄市提出要以太行山沿线山林水生态良好的地区为依托，打造一批集健康、养老、修身、养性于一体的康养基地，对于发展森林康养产业具有明确指导价值。

（三）邢台市政策与规划

邢台市位于河北省西南部、太行山东麓，是京津冀城市群节点城市，在《邢台市康养产业发展规划（2020—2025 年）》中提出以统一的智慧康养平台为基础，依托西部地区丰富的森林资源，开发特色森林康养模式，以森林康养和中医药康养为特色，构建具有产业纵深的康养产业体系，打造"康养邢台"品牌。"十四五"期间，邢台市计划以全面推进医养结合为手段，建设全省最绿太行森林康养基地。

（四）保定市政策与规划

近年来，随着京津冀协同发展工作重心转变，保定市积极承接北京非首都功能疏解，重点构建京雄保一体化发展新格局，充分利用自然资源开展旅游产业转型升级，取得了较好成绩。"十四五"期间，在《保定市国民经济和社会发展第十四个五年规划和二〇三五年远景目标纲要》和《保定市文化和旅游"十四五"发展规划》中均明确提出要充分发挥保定西部山区自然生态优势，优先在西部山前区域发展一批避暑避霾、温泉康养、森林康养、田园乡村康养基地，将保定建成京津养生养老产业的重要承接地。

（五）张家口市政策与规划

张家口市位于河北省西北部，是京、冀、晋、蒙四省市交界处，是京津冀和冀晋蒙经济圈的交汇点。2017 年 1 月，习近平总书记视察河北省张家口市时作出重要指示，强调张家口要加强生态建设，树立生态优先意识，建成首都水源涵养功能区和生态环境支撑区，探索一条经济欠发达地区生态兴市、生态强市的路子。[4] 2019 年，《张家口首都水源涵养功能区和生态环境支撑区建设工作推进方案（2019—2022 年）》提出要加快发展森林康养、温泉浴养、研修康养等业态；[5] 在"十四五"期间，张家口市规划依托特色农牧、良好乡村环境，推进鹿鸣小镇建设，支持一批康养小镇、康养度假社区项目建设，依托沿线地区自然生态资源，发展森林拓展等多种体育文化旅游业态，成为华北户外运动休闲走廊。

（六）承德市政策与规划

承德市在河北省内较早开展森林康养资源开发，在《承德市贯彻〈中医药发展战略规纲要（2016—2030年）〉实施方案》中提出要充分利用森林、温泉和湿地等自然资源优势，开展森林康养、温泉养生等保健项目，多维度支持中医药健康旅游服务业发展工程，现已在全省率先实现省级森林城市全覆盖。在《2020年承德市老龄健康工作要点》中，要求多部门合作开展森林康养基地的创建工作，在"十四五"时期，要依托地方资源优势，做大做强文化旅游医疗康养产业。

（七）沧州市政策与规划

沧州市拟于"十四五"期间开展森林城市创建工作，大力推进环城林和城郊森林公园建设，积极推进中心城区森林城市创建。2021年，在《沧州市人民政府办公室关于科学绿化的实施意见》中提出对集中连片开展国土绿化、生态修复达到一定规模和预期目标的经营主体，可在符合国土空间规划的前提下，在依法办理用地审批和供地手续后，将一定的治理面积用于生态旅游、森林康养等相关产业开发。

（八）秦皇岛市政策与规划

秦皇岛市于2019年在《对政协秦皇岛市第十三届委员会第三次会议第133009号提案的会办意见》中支持在秦皇岛新区发展森林康养、生命健康产业。在秦皇岛市"十四五"时期规划中，明确推进国家森林城市建设向基层延伸，县区全面开展创建森林城市和森林乡村工作，坚持以康带养、以养促康、康养结合，支持中医康养国际合作基地建设，培育集"医、药、养、健、游"于一体的世界一流生命健康产业链集群[6]，建设国内知名的山海康养休闲度假城市。

（九）衡水市政策与规划

衡水市在2018年《衡水市大力推进康养产业发展实施方案》及《衡水市生态环境保护"十四五"规划》中，提出要全面提高国土绿化水平，加强城市森林、郊野森林公园建设，依托衡水湖资源打造一批高质量生态康养旅游产品。衡水市重点发展医养结合产业模式，推动构建"互联网＋康养"产业发展模式，打造一批康养产业集群和知名品牌。

（十）其他

河北省唐山市未公开发布明确的森林康养发展政策，河北省邯郸市森林城市创建工作始终在进行中，尚未发布行政区域内森林康养产业进行系统全局性规划。定州市、深州市、任丘市、高碑店市、沙河市、南宫市、河间市、衡水市冀州区等县级政府均已在上级人民政府规划政策指导下对辖区内特色森林资源及产业进行了发展部署规划。河北省承德市围场满族蒙古族自治县北部坝上地区塞罕坝机械林场在2021年发布《塞罕坝机械林场森林小镇规划》，将生态景观林与森林康养产业协同化发展，得到了政府主管部门和业内专家的高度认可。

二、河北省森林康养资源概况

（一）森林资源

森林资源是发展森林康养的前提和首要条件[7]，河北省拥有丰富的森林资源，根据第九次全国森林资源连续清查结果，河北省拥有森林面积502.69万公顷，森林覆盖率26.78%，河北省活立木总蓄积15920.34万立方米，森林蓄积13737.98万立方米，活立木总蓄积包含森林、疏林、散生木和四旁树蓄积；[8] 从质量来看，河北省乔木林每公顷蓄积量37.60立方米，每公顷株数669株，每公顷年均生长量3.09立方米，平均郁闭度0.47，平均胸径12.1厘米。

河北省非常重视园林绿化和森林城市建设工作，全省森林空间分布以北部为主，但各地区均有分布，全省各区域均设有生态功能区，科学发展绿地始终是省内各地区政府的工作之一。目前，已完成绿美廊道绿化5800千米，村庄绿化美化106万亩，建成森林乡村1028个（含国家森林乡村332个），国家森林城市达到7个。全省范围内拥有126个国有林场、3个全国森林小镇、3个国家级林草科普基地、9个全国森林康养基地试点单位、2个国家森林康养基地。《河北省林业和草原保护"十四五"规划》指出：预计到2025年，森林资源稳步增长，森林质量大幅提高，全省森林覆盖率达到36.5%，森林蓄积量达到1.95亿立方米，草原综合植被盖度稳定在73%以上，自然保护地面积占国土面积的7.41%以上。林地为河北省发展森林康养提供了重要资源，国有林场、森林小镇、森林乡村等为森林康养提供了重要依托，是河北提升森林康养旅游内涵和层次的重要基础。

河北的森林资源丰富且树木种类繁多，根据第九次全国森林资源连续清查结果，省内林地的主要类型有乔木林地、疏林地、灌木林地；乔木林以幼、中龄林为主，按优势树种（组）针阔属性归类为针叶林、阔叶林、针阔混交林3类；针叶树种主要包括云杉、落叶松、樟子松、油松、柏木等；阔叶树种主要包括栎类、白桦、枫桦、胡桃楸、榆树、刺槐、椴树、杨树、柳树、泡桐等。[9]森林植物不同的种类、颜色、生长方式、生长阶段构成森林景观的多样性，不同的植物生命周期在不同的季节呈现出景观季节性；不同的海拔高度，植物更是呈现出景观的变化性。[10]多样的森林资源为河北省发展多层次、多种类、差异化的森林康养提供了基础。

（二）气候资源

1. 河北省气候

河北主要为温带大陆性季风气候，年日照时数2303.1小时，年无霜期81～204天；年均降水量484.5毫米，降水量分布特点为东南多西北少；冬季全省平均气温-1.8℃，夏季全省平均气温25.1℃，四季分明，可春瞰山花、夏观云海、秋赏红桦、冬品雪韵。四季差异明显，不同的气候资源具有不同的康养功能，以此为基础开发的森林康养会有不一样的感受，可据此打造季节差异性森林康养产品。

2. 森林局部小气候

森林具有调节气候的作用，以塞罕坝林场为例，塞罕坝机械林场年平均气温较周边地区低6.4℃。在气候变暖背景下，塞罕坝机械林场和周边地区年平均气温都呈增加趋势，但林场较周边地区增加的幅度要小，增幅平均每10年比周边低0.1℃。1961年以来塞罕坝机械林场年降水量平均每10年增加14.2毫米，明显高于周边地区2.9毫米的增幅。并且森林还有净化空气的作用，森林中树木的光合作用，能够吸收空气中大量的二氧化碳，释放氧气，并净化有毒气体、大量吸附尘粒，使空气中的浮尘减少一半以上，是天然"制氧厂"和"净化器"。而森林产生负离子和释放芬多精的作用有益于舒缓压力和改善身体机能[11]。

（三）地貌资源

河北地处华北平原，地貌资源全面且丰富，是中国唯一兼有高原、山地、丘陵、平原、湖泊和海滨的省份，并且伴随着森林的分布，还有许多特色的地貌，如坝上熔岩地貌、冀北丹霞地貌、冀东花岗岩山岳地貌、冀西北构造盆地地貌、太行山东麓碳酸盐岩峡谷峰林地貌、太行山中段变质岩山岳地貌、太行山南段嶂石岩地貌、环渤海滩涂海岛、冀中南平原湖淀景观、白石山大理岩峰林地貌。[12]这些地貌可以与森林资源组合起来，开发不同的森林康养产品。

（四）河流资源

河流资源是景观的灵魂，可以让景观动起来、"活"起来，是最具有吸引力的要素之一。高质量的水环境不仅可以改善环境，同时可以强化森林景观效果、丰富景观构成，山清水秀的地方更适合发展康养，满足人们的亲水需要。河北省内河流众多、水网密布，河北省多年平均水资源总量为 203 亿立方米，其中地表水资源量为 125 亿立方米，地下水资源量为 130 亿立方米，河北省河流长度在 18 千米以上1000 千米以下者达 300 多条，海岸线长 487 千米，海岸带总面积 11379.88 平方千米。[13] 省内主要分布海河、滦河、内陆河、辽河 4 个水系，从南到北主要有漳卫南运河、大清河、永定河、潮白河、滦河等。2022 年，河北将完成地表水质断面优良比例达到 67% 以上，城市建成区黑臭水体动态清零，白洋淀淀区及入淀河流断面水质巩固保持Ⅲ类标准，入海河流水质断面达标率达到 100% 的目标，为提高河流生态水量保障程度和开发森林康养资源奠定基础。

《河北省水安全保障"十四五"规划》指出：要构建"三纵七横、湖库连通、蓄泄兼筹、引排得当，多源互补、丰枯调剂，循环通畅、生态良好，调配有序、保障安全"的省级骨干水网、重点打造冀中南"河渠纵横、三水互济"的区域水网，冀东北"一河八库"的区域水网，冀西北"一河四库"的区域水网。河流资源不仅可以用于景观观赏，还可以用于开发水上康养项目、流觞曲水雅趣，部分景区还可以提供可饮用的天然矿泉水、泉水泡茶等。

（五）文化资源

燕赵大地历史悠久、人口众多，自古便是多文化多民族的聚集地，因而河北目前保留有各种类别、数目较多的非物质文化遗产资源。如表 1 所示，截至 2022 年 8 月，河北省在国家级非物质文化遗产 5 批 10 类 1557 个项目和 3610 个子项中共收录 555 项。

河北省拥有的 3 项世界文化遗产均位于森林资源丰富地区，6 座国家级历史文化名城和 219 处全国重点文物保护单位蕴含了丰富的文化资源，可为森林康养开发提供充足后劲。

表 1　河北省国家级非物质文化遗产

类别	数量	举例
民间文学	37 项	孟姜女传说、平泉契丹始祖传说
传统音乐	60 项	常山战鼓、雄县古乐
传统舞蹈	52 项	井陉拉花、沧县狮舞
传统戏剧	73 项	河北梆子、哈哈腔、皮影戏

续表

类别	数量	举例
曲艺	19 项	乐亭大鼓、西河大鼓
传统体育、游艺与杂技	79 项	吴桥杂技、沧州武术
民间美术	37 项	曲阳石雕、玉田泥塑
传统技艺	111 项	磁州窑烧制技艺、安国药膳
传统医药	8 项	中医络病诊疗法、脏腑推拿法
民俗	67 项	女娲祭典、河灯习俗

资料来源：中国非物质文化遗产网·中国非物质文化遗产数字博物馆。

三、河北省森林康养市场开发分析

（一）开发需求

从现有森林资源来看，开发森林康养是国有林场转型和森林可持续发展的有效路径，可以实现森林、自然保护区的自我造血，为森林资源的可持续发展持续注入动力，同时兼顾生态效益和经济效益。如图 1 所示，自然资源为康养市场的最底层，如何将自然资源融合链接是进一步提升资源价值，赋能市场品牌的重要环节。

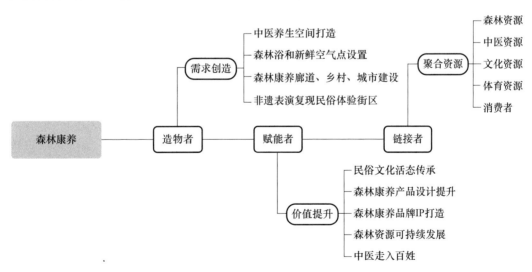

图 1　森林康养产业开发需求图

从消费者角度来看，亲近和热爱大自然与森林是人类的本能，森林康养旅游这种环境养生方式，也是我国国民经济发展到一定阶段，公众享受生态产品和追求美好生活的必然需求和迫切需要[11]。

肆　规划与运营篇

1. 森林康养环境

开发森林康养首要是保护森林康养自然资源，在保护中发展，从全局角度根据资源特色和实际情况进行顶层设计，将山水林田湖草等资源的天然产物与康养活动的必要设施结合开发，运用整体观将小区域的生态系统作为森林康养的资源主体，可参照表2构建"山青、水秀、林郁、田丰、湖美、草肥"的生态主体。

表2　森林康养环境的作用

主体	作　用
山	登山、种树、居住
水	饮用山泉水、灌溉、漂流、流觞曲水
林	观赏林、中药林、果木林、林下作物
田	种植特色中药材、种植有机粮食
湖	观赏、养殖、泛舟
草	露营、塑造景观、骑马

2. 森林康养设施

（1）住宿设施

为满足不同群体的需要，应根据不同主导需求和年龄，配备不同类型、不同档次的，能够提供康养服务的住宿设施。建筑风格形态上可以采用木结构或现代新型材料，依据可持续发展理念使建筑与自然风貌浑然一体，在不破坏景观整体性的同时形成自己独特的风格。房间上根据方位和五行设置，不同的体质入住不同的房间。同时在房间内设置自主的康养设施，如足浴盆、艾灸椅、助眠香薰、五行音乐播放器等，特别是应当配给康养基地的特色产品，从而带动产业链发展。

（2）餐饮设施

食养是森林康养的重要环节，应当在中医养生理论和西医营养学的共同指导下进行餐饮产品和设施开发。餐饮设施容易造成水、空气和土壤污染，用餐环境也是康养的体验之一，所以选址上要格外注意，并且应充分利用互联网技术进行卫生督察。森林康养基地提供的餐饮食物可根据消费者不同的康养需求和体质提供不同功用的药膳，如控油减脂、美容养颜、调理脾胃、病后康复等，并且可以遵循中医因人、因时、因地的原则，根据康养基地的特产提供个性化餐饮服务。

（3）医疗设施

康养基地与其他旅游景区相比在诸多方面有较大不同，为满足不同健康程度的人群需要，高水平的医疗设施很有必要。尤其是专程进行森林康养的会有很多亚健康、术后恢复人群和老年人，高水平的医疗条件可以为这类人群的健康提供兜底保障以及应对突发健康问题。完善的医疗设施和高水平医疗团队也可以提高森林康养的专业度和可信度，同时应针对有需要的群体提供日常体检，监测血压血糖等服务，实现健康情况的每日监测。可以根据情况建立中医诊疗馆、中医艾灸馆、中医推拿馆等中医养生保健场所，充分贯彻中医"治未病"的思想，提供每日中医保健服务，可以与当地的三甲医院和中医馆建立合作机制，医院定期派专家来森林康养基地坐诊，为游客定期提供专业的诊疗和养生建议。

（4）娱乐设施

娱乐设施对保持心情愉快有重要作用。娱乐设施根据不同的主导内容可以分为民俗体验区、泛舟漂流区、露营区、森林探险区等，在民俗体验区中融入地方特色、聚合地方文化，让游客亲身体验非遗，如制作大名县草编、丰宁布糊画，观看哈哈腔、河北梆子表演等。根据当地的自然条件和人文历史资源设置不同的娱乐设施。

（5）运动设施

中医认为，动则生阳，运动可以改善人的精神状态和身体状况，运动设施要满足不同年龄段、不同运动基础、不同健康水平的人的需要[14]。可根据环境资源特色设立高强度运动区，如攀岩、竞技运动场等；中强度运动区，如森林跑道、健美操广场；低强度运动区，如瑜伽训练区、八段锦养生区、冥想平台等。

（6）森林康养特色设施

针对不同的康养服务，选择最优地点设置固定的场所和点位，例如吸氧亭、冥想点、瑜伽平台、森林康养步道、太极平台、垂钓亭、品香亭、听鸟步道等，在增加慢生活和森林康养仪式感的同时也形成基地的特色。

3. 森林康养产品

根据河北森林康养资源的现状和规划，匹配不同种类、不同特点的森林资源以不同的康养功能和康养产品。做到资源与产品相适应，体现地方资源特色，同时加强不同基地的联动和互通，做好各自基地的市场定位和产品定位，避免森林康养趋同化、单一化。为了让生态文明建设的成果惠及广大群众，发展森林康养要充分考虑到各年龄段、各健康状态、各种康养需求的人群需要，各种消费水平的人群的需要，以市场需求为导向，开发多层次、多种类的森林康养产品，如表3所示。

表3 森林康养产品类型

类型	项 目
医	森林医疗医院、康养健康体检、中医养生馆、康复疗养院
食	森林食品、民族饮食、药膳、有机果蔬、农家菜、营养餐
住	森林空间、特色民居、五行房间、森林助眠
康	森林浴、呼吸氧疗、芳香疗法、五行音乐、五行药浴、中医食疗、中医推拿
养	养神、养心、养德、养智、养性

肆 规划与运营篇

类型	项　目
健	森林太极、森林瑜伽、森林冥想、森林跑道、中医导引、运动康复、山地运动
娱	露营、写生、摄影、采摘、种植、音乐、垂钓、探险、主题游戏
公	森林办公、森林会议、森林研学、森林公益

（二）市场现状

《2021—2025 年中国森林康养市场可行性研究报告》显示，在国内一系列政策的推动下，中国森林康养产业需求规模快速增长，2016 年全国市场规模仅 300 多亿元，至 2020 年已超 1300 亿元。河北省拥有丰富的森林康养资源，预计到 2035 年全省森林覆盖率达到 36.5%，根据河北省林业统计数据，2019—2020 年河北林业草原康养与休闲总收入均未达到林业草原旅游总收入的 10%，随着生态旅游、农旅融合、田园式养老等新兴产业迅速发展，及京津冀协同发展地域优势，河北省森林康养产业市场潜力巨大。据统计，截至 2022 年 6 月，河北省现有国家级森林康养基地 11 个，详见表 4。在森林康养基地的数量和质量上，河北与河南、山西、内蒙古、山东等周边省区差距仍然较大，资源尚未充分利用，具有广阔的市场开发前景。

表 4　河北省国家级森林康养基地建设情况

序号	所在地市	基地名称	建设主体	评定层次
1	廊坊市	河北省廊坊林栖谷森林康养基地	河北廊坊林栖谷森林温泉度假区	第三批全国森林康养基地试点
2	石家庄市	河北省石家庄仙台山国家森林康养基地试点建设单位	石家庄万邦达旅游开发有限公司	第四批全国森林康养基地试点
3	沧州市	河北省任丘京南梦花海国家森林康养基地试点建设单位	河北京南梦有限公司	第四批全国森林康养基地试点
4	石家庄市	河北省石家庄野生原国家森林康养基地试点建设单位	河北野生原度假村有限公司	第四批全国森林康养基地试点
5	石家庄市	河北省平山紫云山国家森林康养基地试点建设单位	平山县紫云山旅游开发有限公司	第四批全国森林康养基地试点
6	承德市	河北省承德市滦平县白草洼森林康养基地	滦平县靳家沟国营林场	第五批全国森林康养基地试点
7	承德市	河北省承德市大自然森林康养基地	河北金源绿谷农业开发有限公司	第五批全国森林康养基地试点
8	承德市	河北省承德市丰宁县丰宁森林康养基地	承德居易旅游开发有限公司	第五批全国森林康养基地试点
9	邢台市	河北省邢台市临城县绿岭核桃小镇森林康养基地	河北鸣翠洲农业开发有限公司、河北绿岭果业有限公司	第六批全国森林康养基地试点

续表

序号	所在地市	基地名称	建设主体	评定层次
10	石家庄市	仙台山森林康养基地	石家庄万邦达旅游开发有限公司	国家森林康养基地（第一批）
11	承德市	奥伦达部落·丰宁森林康养小镇	承德居易旅游开发有限公司	国家森林康养基地（第一批）

资料来源：中国林业产业联合会。

（三）市场前景

随着我国经济迅速发展，人民日益增长的美好生活需求首先表现在拥有健康的身心，"治未病"的医疗指导原则促进我国大健康产业快速成熟，以全面健康为导向的养生模式逐步发展。并且在老龄化背景下，我国老年群体健康水平和养老需求逐步提高并受到社会广泛关注。我国第七次全国人口普查结果显示，中国60岁及以上人口为26402万人，占比18.7%，我国老龄化程度进一步加深；2019年年底，河北全省共有60周岁及以上老年人口1518.39万人，占总人口的比重达到20%；其中65周岁及以上老年人口1017.32万人，占总人口的比重达到13.40%[15]，环抱的北京市预计到"十四五"末人口老龄化水平将达到24%，从轻度老龄化迈入中度老龄化，同时老人自身对健康和康养的需求逐步提升，对于大健康产业、对于森林康养的需求进一步提高，森林康养发展前景广阔。

（四）市场问题

为了系统分析评价河北省森林康养产业发展的问题，本研究采用态势分析法（SWOT）将与森林康养产业密切相关的各种重要内部优势、劣势和外部的机会和威胁因素列出，并以表5的形式进行展示。

表5　河北省森林康养发展SWOT评价

优势	劣势
1. 河北森林资源丰富，有126个国有林场、3个全国森林小镇、3个国家级林草科普基地、9个全国森林康养基地试点单位、2个国家森林康养基地。塞罕坝机械林场的知名度高，影响力大。 2. 河北省政府的大力支持，《河北省林业和草原保护发展"十四五"规划》中明确支持要加快发展森林康养产业。 3. 临近京津，交通便利，市场广阔。 4. 河北省有丰富的中医药产业和文化资源，可以融入森林康养	1. 河北省森林康养的发展处于起步阶段，大量的森林资源并未进行商业化的打造，没有形成独特的森林康养产品。 2. 河北省森林旅游和森林康养的知名度仍然较低，宣传及营销力度不足。 3. 地域虹吸效应影响游客的选择。 4. 群众对森林康养的认知不足，尚未建立起森林康养的意识

197

续表

机会	威胁
1. 发展森林康养符合健康中国 2030 规划，符合人们对美好生活的需要，是朝阳产业。 2. 冬奥会提高了张家口和河北的知名度和影响力，冬奥场地和环境可用于开发森林康养	1. 邻近地区林场的相似性和替代性较强。黑龙江森林资源更丰富，森林康养开发程度更高，知名度更高。主要目标客源地北京和天津的森林康养也在迅速发展。 2. 传统康养方式仍占据较大市场

1. 森林资源开发与康养基地建设不同步

当前在省内主要森林旅游线路中，康养与森林融合度不高，仍以传统的观光旅游为主，许多林场和自然保护区甚至还未开发旅游，没有实现自我造血。作为新兴产业，森林康养这一细分领域还未形成社会上的广泛认知，游客和开发者对森林的感知主要还停留在观光游览上[16]，对森林康养功能的意识尚未形成，河北省的森林康养尚处于起步阶段。

2. 相关产品同质化严重，缺乏创新性探索

河北省获批的国家级森林康养试点基地近几年取得了一定的发展，但成果更多的体现在林业建设和环境美化上。森林康养提供的产品和服务同质化严重，并未让旅游者真正体会到森林康养的益处和与其他旅游类型的不同，旅游模块间未形成有机衔接，整体规划不足，特色资源体现不充分，并未形成一体化战略协同发展。

3. 行业人才短缺，品牌效应不足

森林康养的人才和相关专业的人才储备不足是整个行业面临的突出问题，导致省内诸多森林康养基地建设缺乏科学的顶层设计与规划。当前省内出台的各项政策均过于宏观，指导性仍显不足，没有明确给予政策优惠，缺乏指导意见，这在人才短缺的情况下对行业发展十分不利。在对森林康养的规划中，没有充分整合和利用现有的自然和人文资源，没有将地域特色产业转化为优质产品，缺乏营销策略，各品牌要素依然零散而独立的存在，没有实现有机结合，尚未出现成具有行业领军能力的森林康养品牌。

（五）对策研究

1. 森林康养，环境先行

优美的自然环境和有特色的人文环境是森林康养发展的基础。一方面要继续加强自然环境建设，坚持保护优先的原则，开发森林康养要保持当地自然景观的完整性和稳定性，从森林康养基地长久发展的角度考虑，同时挖掘生态景观价值，构建生物群落网络系统，突出森林的特点和着重打造康养功能。另一方面要加强基础设

肆 规划与运营篇

施和人文环境建设，进行历史文脉挖掘，充分利用当地的民俗民风和非物质文化遗产，整合区域整体的自然和人文资源，在此基础上进行整体的规划。

2. 以森林康养试点基地为典范，充分发挥重点区域的引领作用

河北省各级政府应在政策上宏观把握，在具有潜力的地区给予优先发展政策，先做大做强一批河北省森林康养典型示范基地，辐射带动其他森林康养基地。当前河北省森林康养试点单位数量严重短缺，应依托北戴河、塞罕坝、坝上草原、白洋淀等优质生态景观，开拓森林康养精品路线，加快打造一大批森林康养试点基地，首先在保护中充分利用森林康养资源，然后再结合地方产业精细发展。在石家庄、张家口、承德、秦皇岛、保定等市大力培育森林康养产业，引领京津冀森林康养和生态旅游一体化发展。应当根据地域区别、资源区别、人口流动情况差异化建设康养基地，推进有发展潜力的旅游景区、国有林场、自然保护区的重点区域的转型，带动建设森林康养乡村、森林康养城市，实现生态、养生、生产三生同步，助力群众致富和乡村振兴，助力健康中国的实现。

3. 结合河北特色，差异化打造品牌，重塑营销与宣传

河北森林康养的受众主要在京津冀地区，邻近地区森林的相似性和替代性较高，如何从邻近地区的森林中突出重围是河北森林康养发展的一大考验。针对这一问题，应充分挖掘本地的资源，体现本地特色，不能千篇一律，而要做到一林一品、一乡一品，一城一品，并根据气候与季节特征、周边城市人口诉求、海拔和区域优势等差异发展具有河北特色的森林康养。要着力打造森林康养品牌，首先要通过良好的政策和监督体系保障产品和服务可持续的高品质。其次是赋予产品地方历史文化。品牌形象在于不断地打造和强化而文化也在于不断地塑造，应充分挖掘本地文化特色，并通过产品的名字和形象来体现文化，让森林康养生活化、时尚化。

4. 系统整合资源，打通要素关系

加快森林康养与中医药、养老、文体等产业融合，发挥生态、林业、农业、地质、健康、文化、旅游各部门的合力，学习国内外其他地区发展经验，听取各相关领域专家的建议。在规划森林康养的过程中，将生态保护、农业发展、旅游创新、中医普及、基础设施建设、民俗保护、文化传承有机结合在一起，如建立民俗文化体验区、农产品体验区、中医养生区、林田景观区等，推动三产融合。

5. 加强相关专业的人才建设

森林康养是一个跨学科的新领域，要想得到充分地发展，必须培养和引入一批"森林康养＋"人才，如森林康养＋中医药、森林康养＋竞技、森林康养＋民俗、森林康养＋设计等，组建具有标准化思维和纵向视野的设计运营团队。应落实相关

政策培养聘用森林康养师，结合省内实际情况在高职院校开设森林康养专业，加大对高等学校、科研机构中森林康养研究团队的支持力度。

6. 让森林康养与城市发展和乡村建设紧密融合

河北省应建立森林康养可持续发展理念，要发展的不仅仅是候鸟式、景点式、打卡式森林康养，而是要让健康生活方式深度赋能森林康养，打造出一批森林康养城市、森林康养乡村。可举办与森林康养主题相关的市民、村民活动，加快森林康养廊道、森林康养公园建设，让森林无处不在，让康养成为习惯。

参考文献

［1］王琳琳.京津冀地区产业转移行业选择研究［D］.秦皇岛：燕山大学，2018.

［2］郭平.河北省农村循环经济发展问题研究［D］.保定：河北农业大学，2009.

［3］卜从哲.河北省康养产业创新发展的环境分析及其路径选择［J］.中国乡镇企业会计，2018，25（8）：4.

［4］刘源，鲍承辉.加快推进草牧业高质量发展——草牧业典型模式总结交流会在张家口市召开［J］.中国畜牧业，2018，26（22）：10－12.

［5］刘颖.京津冀协同发展背景下张家口市水源涵养现状与功能区建设思考［J］.南方农业，2020，14（20）：170－171.

［6］薛冰.秦皇岛市大健康业发展对策研究［D］.秦皇岛：燕山大学，2019.

［7］张洋，林楠，吴成亮.我国森林康养产业的供需前景分析［J］.中南林业科技大学学报：社会科学版，2019，13（1）：89－95.

［8］鲁莎莎，朱厚强，吴成亮.不同林区劳动力非农转移影响因素比较分析——基于河北、湖南、福建3省的实地调查［J］.北京林业大学学报（社会科学版），2015，14（1）：64－70.

［9］张璐，蒲莹，陈新云，等.河北省森林资源现状评价分析——基于第九次全国森林资源连续清查河北省清查结果［J］.林业资源管理2018，46（05）：25－28.

［10］王孟莹.基于康养旅游的黑龙江省森林公园步道景观优化策略研究［D］.哈尔滨：哈尔滨工业大学，2019.

［11］陈晓丽.森林康养旅游研究及开发探析［J］.黑龙江生态工程职业学院学报，2016，29（5）：25－27.

［12］马震，郭海朋，张福存，等.京津冀地区国土资源环境地质条件分析［J］.中国地质，2017，44（5）：857－873.

［13］张新杰.河北省城市水务行业发展研究［D］.天津：天津大学，2008.

［14］陈晓丽．森林康养旅游研究及开发探析［J］．黑龙江生态工程职业学院学报，2016，29（5）：25－27

［15］刘晰娟，张军，施振文．中医四时理论在中医药院校传统保健体育教学中的探索［J］．中国医药导报，2019，16（3）：128－131．

［16］河北省统计局，国家统计局河北调查总队．河北省2019年国民经济和社会发展统计公报［J］．统计与管理，2020，34（3）：4－9．

［17］刘福江，刘林，冯健，等．辽宁省发展森林康养产业的思考［J］．辽宁林业科技，2016，42（5）：63－66．

肆 规划与运营篇

HB.14 贵州省森林康养产业现状与未来规划

陈令君①　　徐施为②　　赵　勤③

摘　要： 贵州森林康养资源多彩丰富，在各地积极推动森林康养发展的当下，如何在国家康养政策背景下依托贵州优越的森林康养资源，发展多元化森林康养业态，提出贵州可持续发展的建议，使其更好地助推贵州大健康产业高质量发展。项目团队在实地调研、深度访谈和资料收集的基础上，围绕贵州省产业空间布局、人才体系建设、多业态融合发展等方面，提出贵州省森林康养未来规划可持续发展的对策及建议。

关键词： 贵州省；森林康养产业；可持续发展；未来发展规划

一、国内森林康养政策背景

（一）全国政策背景

1. 首次提出

2013年3月，时任全国人大代表、湖南省林业厅厅长邓三龙以代表建议案的形式向全国人大提出《关于大力发展森林康养，推动绿色供给的建议》，在全国"两会"上向全国呼吁发展森林康养，他既是森林康养核心理念的发起者，也是推动森林康养产业发展的领路人。

2. 探索、尝试阶段

自2013年以来，国务院及国家林业局等部委对发展森林康养工作高度重视，陆

---

①　陈令君，硕士，贵州省林业调查规划院高级工程师，研究方向：生态旅游规划、森林康养规划研究。

②　徐施为，本科，贵州省林草发展有限公司技术副总监，工程师，研究方向：康养旅游规划研究。

③　赵勤，硕士，贵州省林业调查规划院副院长，研究方向：森林保护、生态旅游。

续发布了诸多支持激励发展森林康养的政策文件，中国进入森林康养的探索和实践阶段。例如，森林康养在 2016 年列入国家林业"十三五"总体规划，最终目标是要求每年森林康养旅游人数力争突破 25 亿人次。2017 年写进中央一号文件，2019 年国家林业和草原局、民政部、国家卫生健康委员会、国家中医药管理局四部委联合发文促进森林康养产业发展并开展国家森林康养基地建设工作。2020 年国家一号文件大力推动康养旅游的"康养战略"。森林康养从 2013 年在全国"两会"提出到 2020 年国家一号文件大力推动康养旅游的"康养战略"，森林康养产业迈入了发展的春天。

3. 蓬勃发展阶段

2013 年全国两会的首次公开提出到 2020 年国家四个部委沟通牵头发文，森林康养迈入快速发展阶段[1]，我国共开展了 7 批"全国森林康养基地试点建设单位"，4 批"省级森林康养试点基地"的评选工作，截至 2021 年年底，在全国评选出国家级全域森林康养试点建设市 9 个，森林康养基地试点单位 958 家，遍布全国 30 多个省（市）、直辖区；贵州省评选出省级森林康养试点基地 78 家，覆盖全省 50 多个县。

（二）贵州省政策背景

贵州省结合大扶贫、大数据、大生态建设，在行业技术和管理标准体系方面进行了探索。2017 年最先发布实施《贵州省森林康养基地规划技术规程》[2]和《贵州省森林康养基地建设规范》[3]。2018 年贵州省林业局、贵州省民政厅、贵州省卫生健康委员会（省卫健委）、省中医药管理局 4 家主管部门联合下发《推进森林康养产业发展的意见》，《意见》指出，一是强化森林康养用地保障。在符合国土空间规划和国土空间用途管制要求下，允许利用 1% ~ 3% 治理面积从事康养等产业开发；二是拓宽森林康养投融资渠道。地方各级财政应结合自身实际，统筹有关财政资金和相关基金加大对森林康养产业的支持力度；三是加强森林康养研发及人才队伍建设。加强科技支撑和人才培养，科研部门要将森林资源环境对人体身心健康的有效性与安全性研究纳入科研范畴，为进一步阐释森林康养理论基础和科学内涵提供依据。教育部门要鼓励有条件的高校申报设置森林康养相关专业，加强森林康养人才的培养。2020 年，贵州省林业局联合省卫健委、贵州省发展改革委员会（省发改委）、省自然资源厅等 15 家省直主管单位，联合印发了《关于加快推进医疗健康服务和养老服务融合发展的实施方案》，《方案》鼓励利用现有房舍和建设用地，建设森林康复中心、森林疗养场所、森林浴场、森林氧吧等服务设施，着力开展保健养生、康复疗养、健康养老、休闲游憩等森林康养服务。积极培育具有地方特色的苗医药疗养、侗医药疗养、中医疗养、食品疗养、温泉疗养、芳香疗养和音乐疗养。鼓励经过上级医院诊治转入康复治疗的老年人自愿到医养结合机构、康养中心、森林康养基地进行康复治疗，合规性治疗项目纳入医保报销范围[4]。

2020年7月，在生态文明贵阳国际论坛"森林康养国际之道"主题论坛上发布了"贵州省森林生态系统服务功能价值""森林康养小镇建设标准和森林康养人家建设标准"。成立贵州省森林康养研究院、贵州省森林康养医学工程研究中心、贵州省林业产业联合会森林康养创新联盟，上线启动"建行善融商务平台贵州森林康养专区"等一系列举措，更进一步加强了贵州森林康养的品牌宣传力度。

二、贵州省森林康养开发条件分析

（一）环境资源现状分析

自然生态环境是人类和一切生物赖以生存和发展的物质基础，如《黄帝内经》里所说的："人以天地之气生。"从古至今，自然地理因素都是人类挑选康体养生的基础条件，生活在气候舒爽、生态环境优越、空气洁净度高的居民多为长寿，反之，生活在环境恶劣、污染较大区域的居民多为短寿。因此，地理环境因素对人体是否健康长寿是至关重要的。

1. 气候

医学研究表明，人类身体健康程度与气候条件、天气变化、温度、湿度等因子息息相关，气候的突然变化会导致人类产生的呼吸系统、血压等方面疾病，危害人类健康，而贵州属于亚热带湿润性季风气候，平均海拔在1100米，气候温暖湿润，素有"金不换气候"之美誉，省内大部分地区年平均气温在14~16℃，每年最炎热的夏季平均温度24℃，最寒冷的冬季平均温度4℃，气候非常宜人。而在康养旅游气候区划中应用最多的是气候舒适度指标，一般用人体舒适指数来衡量人体最佳舒适程度，贵州省与国内外避暑气候的比较优势明显，主要体现在温度、湿度、纬度、高度、风度和负氧离子浓度等方面，贵州特有的"六度"资源优势，已然成为贵州在全世界范围内的独特优势，显然，独特的气候特征，使贵州成为理想的康养旅游和避暑胜地。

2. 生态环境

《2020年贵州省生态环境状况公报》[5]显示全省88个县（市、区）城市环境空气平均优良天数比例为98.4%，城市空气质量达二级标准比例为65.7%，贵阳市、

肆 规划与运营篇

雷山县、独山县、丹寨县、黄果树、荔波县、镇远县、从江县、册亨县、罗甸县等市县纷纷上榜。19 个中心城市空气质量指数优良天数比例平均为 98.0%，全省 9 个中心城市功能区声环境昼间监测点次达标率平均为 98.3%，夜间监测点次达标率平均为 80.2%，声环境质量全部达标。据贵州省森林康养基地试点单位 2022 年生态环境监测数据显示，空气负（氧）离子浓度平均 3500 个/立方厘米，水环境附近空气负（氧）离子浓度可达到 10000 个/立方厘米；空气细菌含量均达到《贵州省森林康养基地建设规范》标准值。

3. 森林资源

贵州省主要植被类型为常绿阔叶林、常绿落叶阔叶混交林及人工马尾松、杉木或松杉混交林。而在贵州森林植被中，针叶林是分布最广、经济价值最高的林木，以杉木林、马尾松林、柏木林等为主；据科学研究表明，这些植物的植物精气中，单萜烯含量均在 90% 以上。萜烯类化合物可促进人体免疫蛋白增加，通过调节植物神经平衡，达到增强人体的抵抗力，实现抗肿瘤、降血压、降血糖、舒心活肺与健身强体的生理功效。据不完全统计，贵州木本植物 149 科 600 多属 3500 多种，是贵州森林发展的基础。森林蔬果是康养食品的主要组成部分，林间众多的森林蔬菜如金佛山方竹笋、楠竹笋、蕨菜和食用真菌等美味山珍，令人馋涎欲滴。森林水果种类丰富，有号称维 C 之王的刺梨、猕猴桃、胡颓子、火棘、悬钩子、金樱子、山桃、野樱、野李等。这些独特、珍贵植物资源，是贵州森林康养不可替代的特色优势。

4. 水资源

贵州省降水量丰富是水能资源丰富的主要原因之一，贵州水资源总量为 1200 亿立方米，其中：地表水资源总量近 1200 亿立方米，地下水资源量为 267 亿立方米；地表水与地下水重复量为 267 亿立方米，居全国第 6 位。贵州是地处亚热带湿润季风气候的山区高原，据不完全统计，全省 10 千米以上的河流就有 984 余处，地下河流 1097 条，上规模的地下水系有 23 个，湖泊、瀑布、跌水资源丰富。

5. 地质海拔

贵州地处云贵高原东部，是隆起于四川盆地、重庆和广西、湘西丘陵之间的一个亚热带喀斯特化高原山地，地势起伏大，平均海拔 1100 米，最高海拔 2900 米，最低海拔 148 米，但极端海拔极为少见。据医学有关数据表明，人类生活在 500 ~ 2000 米的高度最为适宜，这个海拔高度处于人体大气压体感最佳位置。其中，在 1500 米高度生活的人，身体新陈代谢加快，这个高度常常被称为人类的天然"兴奋剂"。医学研究表明，生活在 1500 米海拔高度的男性，甲状腺、肾上腺功能更加活跃；生活在 1500 米海拔高度的女性，身材更苗条，皮肤更具光泽富有弹性，

肆
规划与运营篇

头发更加顺滑。生活在海拔 1500～2000 米的高山或高原，人体阳气与阴气平衡，情绪稳定，气血和畅，尤其是患有呼吸系统、神经系统及过敏性疾病的人，在这样海拔高度的高山或高原疗养半月以上，可收到显著疗效，是健康长寿的理想环境。

（二）特色康养资源现状分析

1. 中医药养生

贵州独一无二的气候条件，造就了丰富多样的中药材资源，贵州素有"夜郎无闲草、黔地多灵药"的美誉，地处西南内陆腹地，是全国四大中药材产区之一，现有药用植物资源种类 5304 种，占全国中医药材资源种类总数的 47.59%，因此又有"中国苗医药之乡""天然药物宝库"之称。据不完全统计，贵州省中药材种植面积达 711 万亩，"定制药园"中药材种植面积达到 23 万亩。规模化标准化基地 1200 余个；种子种苗基地 285 个。拥有国家正式登记保护的中药材地理标志产品 47 个。贵州的中药现代化也走在全国前列，中药产业产值位居全国前茅。建立了天麻、太子参、半夏、黄精等 15 个地道药材品种共 20 个 10 万亩以上中药材种植大县。是中医药养生商品的重要来源，也是开展中医药养生保健的重要目的地。

2. 文化养生

贵州省人文景观资源主要表现为古朴神秘的山地民族文化与森林文化。贵州是一个多民族共居省份，各族人民以无穷的智慧，创造了多彩多姿的民族文化，由于山区较为封闭的自然环境，古朴神秘的山地民族文化至今还较为完整地保存着，吸引人们发现和欣赏绚丽的画卷[6]。如汉族的茶文化养生之道，湄潭县、凤冈县等山区是主要的茶产区。黔东南州瑶族的瑶浴养生文化经历了世代的延续，成为瑶族人民养生健体的信仰，瑶族人民每日采集中草药泡浴一次以此消除疲劳、抵御风寒、防治疾病、保健养生。经科学考证，瑶浴的主要功能有风湿关节炎、健脾养胃、妇科保养、排毒养颜、产后恢复、缓解疲劳、调理心脑血管等。"四月八"是苗族和布依族的最盛大的节日，他们将营养丰富的糯米用可食用的花汁染上各类颜色欢聚一堂，吹上芦笙，欢度"四月八"。现代医学家认为，天然的食材，往往只需要简单地烹饪就可以达到食疗养生的效果。众多的自然信仰、民俗习性、节庆活动和饮食习惯，无不渗透着"天人合一"健康养生理念。

森林文化是贵州森林康养重要的文化养生资源。长期以来，森林在贵州政治经济、文化与人们生活中占据着重要地位，各民族在历史岁月中形成的文化体系，也与丰富广阔的森林息息相关。例如，黔东南州森林资源丰富，被誉为"油茶之乡""杉木之乡"，尤其是自明代以来清水江流域和都柳江流域人们积累着丰富的杉木经营技术，从各个方面都保留有许多古代经营杉木相关产业的契约、文书，这些珍贵的历史资料印证了贵州森林风景资源独特的民族文化内涵。以民族村寨为例，如石阡百年楠木森林康养试点基地的楼上传统古村落，茂兰自然保护区森林康养试点基地的瑶寨，贵州雷山苗岭森林康养试点基地的小丹江苗寨等，这些村寨保存的自然景观和民族文化，已成为贵州森林康养发展的重要资源和物质基础。

3. 温泉养生

温泉具有疗养保健的功效，含有多种对人体有益的地热元素和化合物。矿物质丰富的温泉对人体机能有调节保健作用，尤其对改善肝、胰、肾、胃等虚滞有显著效果。贵州地热资源丰富[7]。经初步统计，贵州省内发现的地热点共有214处，遵义市、铜仁市、贵阳市依次排名贵州省温泉（地热）资源数量前三位。贵州省内的温泉绝大多数无色、无味、透明，部分因处理工艺中加入氯化钠或硫酸盐类而具有咸、涩等味道。温泉中普遍含有多种对身体有益的微量元素，部分达到矿泉水标准，具有很高的医疗保健价值和极高的康养开发价值，如以贵州息烽温泉森林康养试点基地，是世界三大氡泉和中国八大名泉之一，被誉为"液体黄金"，被著名科学家欧阳自远誉为"国泉神汤"，有"一沐神汤万病无"之美誉，经过多年医学临床病例研究表明，氡温泉沐浴对神经系统、心血管系统、消化系统、血液循环系统等慢性疾病有显著疗效作用。

4. 膳食养生

"食者生民之天，活人之本也""饮食男女、人之大欲存焉"，中国饮食文化源远流长，而黔菜既有鲜明的民族地域个性，又有较强的适应性，以酸辣、香鲜地道口味为主。民族菜和民间菜两大部分组成了最具风味的黔菜，多民族的融合也使得黔菜的风格多样，味道丰富。一个世居着多民族的省份，其饮食文化融合了不同民族的饮食习惯及方法，不仅特色性强，民族性强，而且天然的营养成分及独特的烹制方法也是凝聚了贵州地域文化和民俗习性的。黔菜是贵州饮食文化的重要组成部分，也是膳食养生文化的延伸地，膳食养生主要是通过食疗来达到健康、养生、康体的目的。目前省内著名的膳食养生有凯里酸汤鱼、独山盐酸鳝片等为代表的民族养生菜和天麻鸳鸯鸽、折耳根炒腊肉为代表的民间养生菜系。

（三）贵州省森林康养资源评价

我们将丰富的康养资源归纳为风景资源、生态环境资源两个基本类型。风景资源分为地文、生物等5个资源子类型；生态环境资源分为温度、湿度等12个子类型。详见表1。

肆 规划与运营篇

表 1　森林康养资源分类

基本类型	子类型
风景资源	地文资源
	水文资源
	生物资源
	人文资源
	天象资源
生态环境资源	空气负（氧）离子浓度
	洁净度
	植物精气度
	地表水质量
	土壤质量
	声环境质量
	食品优产度
	地理纬度
	温度
	湿度
	海拔
	森林覆盖率

森林康养资源综合评价是测量康养资源是否具备发展森林康养产业的条件，进而衡量其产生社会、经济和环境效益的能力。风景资源、生态环境和区域开发条件是构建森林康养资源综合评价的重要因素。因此，项目组在对贵州省森林康养基地试点单位进行走访座谈、发放问卷、资料收集和专家讨论等方式进行深入调研的同时，从归纳总结上述成果资料的基础上，建立贵州省森林康养资源评价指标体系。采用专家调查法、层次分析法相结合，对贵州省森林康养资源进行评价，详见表 2。

表 2　森林康养资源评价指标体系及权重

总目标层（O）	子目标层	指标权重	准则层	指标权重	指标总权重	指标层	指标权重
森林康养资源评价	A 风景资源价值评价		A1 资源类型			A11 地文资源	
						A12 水文资源	
						A13 生物资源	
						A14 人文资源	
						A15 天象资源	

续表

总目标层（O）	子目标层	指标权重	准则层	指标权重	指标总权重	指标层	指标权重
森林康养资源评价	A 风景资源价值评价		A1 资源类型			A11 地文资源	
						A12 水文资源	
						A13 生物资源	
						A14 人文资源	
						A15 天象资源	
			A2 资源属性			A21 资源组合度	
						A22 资源完整度	
						A23 资源丰度及规模	
			A3 资源附加			A31 资源独特度	
						A32 资源影响力	
						A33 资源知名度	
森林康养资源评价	B 生态环境价值评价		B1 气候条件			B11 负氧离子浓度	
						B12 洁净度	
						B13 植物精气度	
						B14 地表水质量	
						B15 土壤质量	
						B16 食品优产度	
						B17 地理纬度	
						B18 声环境质量	
			B2 资源环境			B21 温度	
						B22 湿度	
						B23 海拔高度	
						B24 森林覆盖率	
			B3 资源附加			B31 环境多样性	
						B32 物种多样性	
						B33 生态环境稳定性	
	C 开发利用条件价值评价		C1 区域条件			C11 至客源地车程	
						C12 外部交通	
						C13 内部交通	
			C2 设施建设条件			C21 当地经济条件	
						C22 基础设施	
						C23 康养设施	
						C24 服务设施	

肆　规划与运营篇

建立评价体系后，采用专家调查法确立权重因子构建判断矩阵并进行求解及一致性检验，结合专家对各项准则层和重要指标推论，计算出评价结果。评价指标体系及权重指标统计详见表3。

表3　森林康养资源评价指标体系及权重指标统计表

总目标层（0）	子目标层	指标权重	准则层	组合权重	指标总权重	指标层	分权重
森林康养资源评价	A 风景资源价值评价	0.280	A1 资源类型	0.038	0.230	A11 地文资源	0.165
				0.038		A12 水文资源	0.165
				0.102		A13 生物资源	0.444
				0.038		A14 人文资源	0.165
				0.014		A15 天象资源	0.063
			A2 资源属性	0.003	0.028	A21 资源组合度	0.105
				0.007		A22 资源完整度	0.258
				0.018		A23 资源丰度及规模	0.637
			A3 资源附加价值	0.013		A31 资源特殊度	0.6000
				0.004		A32 资源影响力	0.2000
				0.004		A33 资源知名度	0.2000
	B 生态环境价值评价	0.463	B1 气候条件	0.057	0.022	B11 负氧离子浓度	0.24
				0.037		B12 洁净度	0.154
				0.048		B13 植物精气度	0.201
				0.026		B14 地表水质量	0.111
				0.024		B15 土壤质量	0.102
				0.023	0.239	B16 食品优产度	0.097
				0.009		B17 地理纬度	0.037
				0.014		B18 声环境质量	0.059
			B2 资源环境	0.045	0.114	B21 温度	0.394
				0.016		B22 湿度	0.138
				0.009		B23 海拔高度	0.075
				0.045		B24 森林覆盖率	0.394
			B3 资源附加价值	0.022	0.110	B31 生态环境多样性	0.196
				0.054		B32 物种多样性	0.493
				0.034		B33 生态环境稳定性	0.311
	C 开发利用条件价值评价	0.257	C1 区位条件	0.040	0.188	C11 与客源地车程	0.21
				0.104		C12 外部交通	0.55
				0.045		C13 内部交通	0.24
			C2 建设条件	0.008	0.068	C21 所在区域经济条件	0.122
				0.015		C22 基础设施	0.227
				0.029		C23 康养设施	0.424
				0.015		C24 服务设施	0.227

由上可知，丰富的森林资源、优质的生态环境、便捷的交通优势是贵州发展森林康养产业得天独厚的自然优势，开展保健养生、康复疗养和运动健身类活动依赖于良好的森林和生态资源环境。多年来，贵州省立足资源发展优势，在发展森林康养产业中积累的一定经验并取得了良好的社会效果。

（四）主要成绩与做法

1. 森林康养产业发展基础不断夯实

党的十八届五中全会把建设健康中国上升为国家战略以来，贵州省在中央的大力支持下，围绕健康贵州的可持续发展战略，对森林康养的发展思路、基础条件、资源特色、政策引导等做了充分的研讨，发布了一系列关于森林康养的指导意见、专项规划、行业规范和管理办法等。例如，贵州省委省政府连续 6 年将森林康养写入《关于推动绿色发展建设生态文明的意见》[8] 等政策性文件中，将森林康养写入贵州省林业"十四五"发展规划和贵州省大健康产业"十四五"发展规划中。2022年，省委省政府在《关于做好 2022 年全面推进乡村振兴重点工作的实施意见》[9] 中将"完成 10 个森林康养试点基地提升建设"纳入指导意见中。贵州省第十三届人民代表大会第五次会议提出要办"十件民生实事"中提出"实施森林康养步道提升工程 100 千米"的重要内容。短短几年时间里，贵州省从顶层设计上为全省森林康养产业发展指明了方向，森林康养实践也如雨后春笋，蓬勃展开。

2. 森林康养基地系列标准陆续出台

贵州省在标准建设和规范管理上，先后发布了《贵州省森林康养基地建设规范》《贵州省森林康养基地规划技术规程》《森林康养小镇标准》《森林康养人家》等地方标准及印发《贵州省省级森林康养基地评定办法》《贵州省省级森林康养基地管理办法》《关于推进森林康养产业发展的意见》《关于加快推进医疗健康服务和养老服务融合发展的实施方案》等文件，为贵州省森林康养产业发展布局、康养产业体系和人才培养体系、试点基地建设管理、产业强链建设、组织保障等提供政策依据，进一步推动森林康养产业规范、健康、有序发展。

3. 森林康养产业资金投入逐年增加

2017 年，贵州省林业厅与中国农业发展银行签订战略合作协议，中国农业发展银行"十四五"时期投入 600 亿元人民币的政策性贷款，用于支持贵州生态文明建设、生态资源保护、森林旅游、森林康养产业、自然教育等项目，贷款期限最长可达 30 年，双方的深入合作为贵州绿色产业腾飞奠定基础。自 2018 年以来，贵州省级财政对于森林康养基地试点单位每年每家一次性补助试点经费 100 万元，并多方面整合生态建设、医疗健康、农林产业、林业改革发展等项目资金，倾斜投向森林康养产业。2021年，贵州省林业局投入森林康养资金2700余万元扶持11家森林康养基地试点建设单位建设。2022年贵州省省级财政资金投入2000万元补助"十件民生实事"之"实施森林康养步道提升工程100千米"建设，并确立了"到2025年，创建森林康养示范县（市、区）10个（其中省级引导创建5个），提升建设森林康养（试点）基地70个、建成森林康养步道300千米；森林康养年服务150万人次，实现森林康养年综合收入300亿元"的发展目标[10]。社会资本也纷纷抢滩森林康养产业，遵义市凤冈县等县委县政府专门成立了政府为主导的森林康养投资公司。

4. 森林康养基地试点建设成效显著

2017年，贵州省着手森林康养试点基地建设工作以来，共遴选了4批78处试点单位，全省森林康养基地试点建设呈现你追我赶，竞相发展的良好势头。2021年，遵义市凤冈县和黄果树旅游管理区入围全国全域森林康养示范县，70多家森林康养基地试点建设单位遍布全省9个市州，66个县（市、区），2021年，贵州省森林康养基地试点建设单位接待人数932.9万人次，康养综合收入近100亿元，为基地周边农户提供就业岗位8747个，通过发展森林家庭旅馆、民宿、农家餐馆、特色林特产品经营等康养服务，增加了农户收入，带动附近林农每月增收2600元以上，真正实现了绿色产业也能促进山区农户脱贫致富，不砍树也能致富，不用走出去也能实现技能培训，提升其综合素质和从业技能。

（五）存在的主要问题

1. 资源整合度不高，相关品牌特色打造不充分

贵州省森林康养资源富集，但目前已开发森林康养产品仍以传统的度假型产品为主，属于短暂性观光类养生旅游，类型单一，同质现象较为严重。究其原因是贵州省森林康养资源类型分类与评价指标体系尚未建立，对森林康养资源独特性、优势和定位认识不足，在开发利用过程中很难与传统旅游度假区分，缺少具有不同地域特色的森林康养品牌，造成了森林康养基地特色不足，品牌效益发挥不充分。

2. 规划体系构建不充分，功能定位及产业开发业态不足

目前，多数森林康养企业对森林康养内涵和产业发展核心认识不清，对森林康养与旅游度假功能服务认识不足，试点建设单位多冠以"康养旅游""养生度假"等多种宣传口号。在基地规划建设方面也并没有完善试点建设单位的总体规划编制工作，导致试点建设单位对未来发展定位和产业业态发展特色不清晰。同时，企业对森林康养的客源市场缺乏细分，造成了贵州省森林康养产品设计创新性和多样性不足。

3. 企业认知不够，产业服务配套功能有待挖掘

近几年贵州省委省政府虽统筹推进"健康贵州"建设和大健康产业发展，但市场主体仍以"散小弱"为主。虽然多数森林康养试点单位开发有简单的森林康养体验产品，但对森林康养文化和体验养生类产品挖掘不够，森林康养产品设置和产品种类开发较少、产品整合度不高，缺少医学实证的健康养生、亚健康调理、民族中医药养生和森系膳食养生类特色产业链研发产品，地域性康养文化挖掘不够，产业服务配套功能总体尚显低端，多元化联动融合发展的产业体系有待形成，才能满足森林康养的高质量多元化需求。

4. 人才力量资源整合不够，多层次复合型人才亟须培养

目前，贵州省康养产业研发和专业人才缺乏，对康养文化内涵挖掘不深，尤其是对贵州省民俗文化、养生文化、森林文化与森林康养深度融合探索不足，致使森林康养产品策划、建设、运营等较为滞后，宣传渠道、手段较为单一，广告效应尚不明显。森林康养不仅涉及森林旅游，还涉及医药、养老、体育等多个行业，对从业人员背景及专业技能要求较高。与此同时，贵州省高校、科研机构、企业和康养基地面向客户和市场的协同研发能力和科技创新体系还不完善。在提升服务能力、改善服务体验、丰富产业业态、延伸森林康养产业链和森林康养产品创新、运营机制创新等新兴领域还不健全，森林康养师、森林疗养师、健康管理师等复合型人才极度匮乏。

三、未来规划对策及建议

（一）科学布局康养产业空间结构

从贵州省森林康养资源分布特点情况及区域交通条件，可以将全省森林康养产业布局划分为"一核四区多节点"的空间结构。支持以贵阳市，安顺市黄果树、西秀区、贵安新区、黔南州惠水县、龙里县及长顺县为中心的黔中避暑养生森林康养区重点建设，带动"黔北红城绿韵森林康养区、黔西北凉都休闲森林康养区、黔东南原生态民俗森林康养区及黔西南阳光森林康养区"四个主题森林康养区及 6 个重要节点。根据资源要素配置条件及产业发展基础因地制宜科学部署，特色化、差别化发展。

（二）合理优化森林康养资源环境

1. 营造多样化的森林环境质量

森林具有良好的生态效益和保健功能，能够调节气候、涵养水源、维持氧碳平衡、净化空气、消减噪声、产生负氧离子、散发芳香物等，是森林康养产业发展的重要基础，因此，发展森林康养应遵循森林生态环境的健康发展理念，营造健康、稳定和丰富多样的森林生态系统。依托森林康养基地试点单位、森林康养小镇和森林康养人家等重点区域，结合森林康养活动需求，以医疗型、保健型和改善环境型树种为主体，因地制宜新建、补植补造和抚育各功能类型的康养林。通过调整林分密度、优化森林结构等手段，提高森林环境质量，营造健康的森林康养环境，根据产品开发需要，在完善健康管理中心、康养步道、安全设施、无障碍设施、生态环境实时监测等公共服务设施的同时，打造主题化森林浴场、森林多功能平台等，开展森林瑜伽、森林冥想等森林康养活动，满足不同森林康养活动的需求。

2. 重视森林生态资源保护

把握好总体谋划和久久为功的关系，保护森林文化和森林生态系统，加强对古树名木等林业文化遗产的保护力度，针对目的地的经济发展阶段、生态承载空间、旅游产业体系来进行招商引资。尤其是具备文化内涵的古驿道、林区道路、古村落、传统村落和古树名木的保护力度。在发展森林康养的同时，坚守生态资源保护底线，实现资源保护与绿色产业的可持续性发展。

（三）完善森林康养基础设施

1. 加强试点单位提档升级

未来5年，重点依托"一核四区"的产业布局，以标准化建设和规范性管理等行业标准和文件为依据，突出地域特色并对试点建设单位进行设施提升与改造，引导现有试点单位完善基础设施和服务设施的同时开发特色化森林康养产品，形成"20＋20＋30"的特色森林康养基地试点建设单位新格局（即倾力打造20个国内一流的龙头示范基地；引导建设20个面向贵州周边省市中高端需求的重点示范基地及重点建设30个满足贵州省内试点单位周边居民就近康养休闲的常规康养基地）。通过基地服务体系试点建设的开展，引导试点基地完善服务设施，建成基地配套设施完善，产业基础好，市场认可度高，具有强大区域带动和产业带动的森林康养示范性基地。

2. 完善路网等配套服务设施

以试点建设单位原有道路设施为基础，依托"十件民生实事"中"实施森林康

肆　规划与运营篇

养步道提升工程 100 千米"的重要内容，分阶段、分步骤推进专用森林康养步道建设。以不破坏自然景观为前提，遵循自然风格，充分利用当地的木材、石料等材料，对路面进行修整和适当改造。抓好沿途景观营造，充分展现地域自然景观特色，提升体验者的体验质量。建立健全道路沿线驿站、生态营地、休息设施、服务配套、交通指引标识标牌等基础设施和服务设施。按照行业标准和管理办法，完善森林康养试点建设单位基础设施、综合服务设施和医养设施建设，合理布局森林健康管理中心、森林膳食养生中心、森林康养住宿中心等医养服务设施，健全完善休闲平台、休息座椅、停车场、森林步道、标识标牌、生态环境质量检测系统等康养休闲设施建设。

（四）推进森林康养产业融合发展

1. 与养老产业融合发展

依托贵州省森林康养的生态特色资源，以温泉康养、森林康养、中医药养生和辅助医疗养生为突破点，积极开发森林旅居养老、森林温泉疗养等中高端养老市场。引入医养结合型养老机构和综合性养老项目，在森林环境良好、区位交通条件优越、经济发展水平较高的森林康养试点单位，通过配套完善的医疗检测设备和专业康养服务团队，制定包括运动处方、膳食处方和辅助医疗处方三大体系的森林康养套餐服务，开发品种多样、特色鲜明养老服务产品，打造适合中老年人群的健康养生、慢病康复、术后康养类产品。形成专业化老年森林康养服务品牌，实现森林康养与养老度假紧密融合。

2. 与医（疗）产业融合发展

鼓励提档升级的森林康养试点单位与医疗单位开展合作，发挥森林康养疗养功能，融合健康管理、辅助医疗和智慧医疗等技术，引导医院康复中心术后恢复疗养病人入住森林康养基地试点单位，为其提供术后康复、中医药养生、民族医药养生、森林自然疗法等康养服务项目。鼓励森林康养基地试点建设单位开展云计算、人工智能、移动医疗 APP、可穿戴式远程医疗系统设备等新一代信息技术应用，拓展森林与医疗养生发展路径，实现森林康养辅助医疗康养发展新业态。

3. 与药食产业融合发展

森林康养中的药食产业主要围绕贵州常用特色药材，选择具有代表性的杜仲、黄柏、厚朴、银杏、钩藤、茯苓等木本（林产）中药材，研发中医养生保健药和民族保健药功能性保健食品为基础的药食同源系列延伸产品。整合林下中药材、民族医药、茶、地方特色膳食等资源，科学制定农林特色产品养生套餐，推出具有特色的森林食品和具有针对性的食疗菜单。依托贵州省林下经济产业发展，研究本土特色突出的森林食品，科学制定森系绿色养生套餐，推出具有特色的森林食品和具有针对性的食疗菜单，满足康养人群绿色、环保的健康生活需求。

4. 与体育产业融合发展

应遵循人们追求个性化森林康养运动的特点，发挥森林及山地地势功能，结合森林环境类型，利用森林的奇、秀、峻、险的特点，从情感、体能、智慧和团结协作能力培养上进行森林康养体育项目的规划，打造多样化拓展训练项目及探险运动项目等相关康体运动产品。加强体育健身与医疗养生深度融合，科学定制个性化运动处方，将森林康体应用于疾病预防控制、慢病调理、亚健康调养、职业病防治、术后康复等健康管理实践中。针对中老年客群，设计森林慢跑道、森林健行步道，配套森林特色静态活动；针对青少年客群，依托森林气候和海拔优势，选择特定的森林环境，积极开发登山攀岩、徒步骑行、丛林探险、野外拓展滑草滑雪等各项体育康体赛事。不断满足康体人群多元化的体育健身需求。

5. 与教育产业融合发展

将森林康养与科普教育相结合，依托贵州省黔北、黔南州的自然景观、自然遗迹吸引力，打造一批生态文明教育基地、森林科普教育基地、森林夏令营活动基地和森林研学基地，开发自然价值体认、森林环境认知、动植物辨识、研学教育等森林自然教育课程，增加教育产品多元化发展渠道，增强体验者特别是青少年科学素养和环保意识。

6. 与温泉产业融合发展

温泉是健康养生产业的重要环节，发展森林康养的同时应积极探寻温泉与健康养生相融合的产业发展出路，将中医药康养、森林温泉康养等产业引入温泉行业，通过深入挖掘中医药、民族医药和森林温泉康养文化的内在联系，开发中医药养生温泉、民族养生药泉、森林温泉等参与性和体验性强的康养温泉产品，吸引社会资本投资建设森林康养温泉度假项目，依托温泉在自律神经、内分泌及免疫系统的保健优势，开发各类皮肤病温泉康养专用泡池、风湿病温泉康养专用泡池等辅助温泉医疗项目，从而推动贵州省森林温泉康养产业发展。

（五）丰富森林康养产品

1. 提升森林康养产品质量

依托贵州省内的森林康养特色资源，以市场细分需要，开发全年龄段需要的森林康养产品体系，将体验者的健康需求融入康养产品服务体系中并开发多链条组合类产品。提升改造试点单位的文娱设施、科教设施、医养设施和公共服务设施。把握市场主体培育的维度，开发森林康养旅游、森林环境体验、森林运动康复、休闲健身旅游、森林文化感知、药食同源保健、森林温泉疗养等康养产品，形成以益于身心健康的森林环境和森林文化体验类等核心康养产品为基础，休闲养生、职业病慢病调养、运动康复、文化养生及亚健康调理等为辅助的多元化产品森林康养产品体系，不断优化森林康养产品结构，完善贵州省各区域森林康养系列产品的深入挖局与开发，使试点单位最终达到有森林康养服务项目、有专业服务团队和专业服务接待能力。

2. 打造特色森林康养产品

秉承森林康养的产业发展基础，把握森林康养本质特征，打造森林环境体验类产品和森林康养融合类产品，利用森林环境和绿色产品，科学发挥森林保健功能，借助森林康养师在具有疗养价值的森林环境中有针对性地开展五感体验，使体验者达到预防疾病和增进身心健康为目的康养方式。发挥森林在生态、医疗、教育、经济等方面的功能，建立"林"与"医"相结合的长效经营机制，以不同的森林类型或者树种特性开发特色化的森林康养产品，以此实现森林康养特色化服务。

（六）培养森林康养人才

1. 推进产学研多渠道合作

培养多层次的从业人员是推广森林康养的重要基础。吸收规划、建设、交通、环保、旅游、文化、林业、园艺、营销、管理等专业人才组成森林康养骨干队伍，整合多学科领域技术资源，联合贵州省内外医疗机构、中医药大中专院校、科研单位、企业，进行森林康养环境和适宜人群科学研究；充分利用贵州省人社厅、科技厅等部门支持的各类人才培养机遇，搭建和强化森林康养人才队伍，与贵州中医药大学、贵州医科大学合作，建立森林康养科技创新联盟，开展森林康养环境对人体保健、预防、康复关键技术研究，为诠释森林康养提供理论支撑。引导贵州省森林康养研究院与森林康养企业合作，开展森林康养专业教学指导和校外实训指导，实现人才培养双赢机制，为教学、科研、生产、人才培养以及技术支撑服务等奠定基础。

2. 建立人才培养体系

以海外高层次人才引进计划（"千人计划"）为抓手广辟引才渠道，赴高校开展政策宣讲和人才招聘。鼓励科研部门开展森林环境对人体健康有效性与安全性影响的基础研究，为森林康养提供理论基础和科学依据。鼓励教育部门在大专院校设置森林康养专业，加强森林康养人才的培养。鼓励森林康养院校和医疗机构康养从业人员参与到贵州省森林康养基地试点建设单位的建设指导和评星定级工作中，通过实地指导和调研，以项目为载体打造一支熟悉掌握森林生态、森林医学、健康管理、运动休闲和旅游服务等专业知识的复合型人才队伍。建立"人才+项目+平台"的本土化康养产业人才培育阵地。

3. 建立康养产业研究中心

依托贵州省森林康养产业发展需要，建设集成果推广、理论研究、规划设计、市场服务、人才培训、康养学科创新体系（涵盖医养、膳食、营养、心理照护、运营管理、咨询策划、内部供应链优化、云数据积累分析+康养区块链信用数字技术运用等）于一体的森林康养产业研究中心。探索贵州省森林康养产业运营与管理、产业发展等全产业链发展研究，为贵州省森林康养产业高质量发展提供智库方案。

（七）增强森林康养能力体系建设

1. 建立标准服务体系

结合贵州省区域发展特征和森林康养产业发展需求，从服务体系标准入手，完善项目的服务体系建设标准，通过对70家森林康养基地试点建设单位的示范提升工程指导建设，使基地达到有经营主体、有运营管理机构及团队、有优质康养项目和专业服务团队的高配套单位。同时，持续依法出台有利于促进森林康养+等多产业融合发展的政策，实现互惠共赢。加大在土地、税收、医疗保险等方面的政策支持，将森林康养规划项目建设用地纳入国土空间规划、地方发展规划等统筹考虑，保障森林康养发展用地需要。

2. 完善服务能力建设

结合贵州省森林康养示范性项目建设，实现康养基地试点建设单位的康养步道、森林浴场、健康管理中心、膳食养生餐厅等服务设施全覆盖协调发展，通过搭建专业的康养服务团队，以项目为载体，开展未病预防、职业病调理、术后康复等全链条式的"康、养、护"服务，努力形成"以疾病预防为优势、功能康复为重点、优质服务为特色"的森林康养服务体系。同时，加强对基地的康养功能改造、康养服务设施完善，提高基地服务接待能力，使基地最终达到有森林康养服务项目、有专业服务团队和专业服务接待能力的高质量发展重点示范单位。

3. 持续构建智慧康养平台

持续以5G建设为依托建立健全森林康养信息咨询服务体系和集散服务网络体系。建立互联网及大数据分析平台建立森林康养智慧管理平台，通过森林康养服务分级体系建设，进一步优化"医、养、健、管、游、食"全产业链服务，整合已经纳入试点单位的资源数据、地理信息、健康档案数据等，并根据采集数据为康养群体提供出行方式、森林康养目的地、森林康养产品及森林康养服务等信息进行推送。引导有条件的试点单位开展"智慧森林康养"试点，推进 Wi‑Fi、电子门票管理系统及分销平台、智慧导览系统等智能化康养管理设施设备建设。广泛实现线下与线上业务互动，实现多项营销和精细化营销策略，准确获取市场需求，通过智慧康养营销平台扩展潜在消费群体，提供全产业链条的森林康养服务。

（八）培育森林康养市场主体

1. 培育经营主体

把握市场主体培育维度，坚持外源式与内源式协同发展，集聚和培育市场主体。在外源上，创新发展体系和模式，强化顶层设计和政策支撑，积极引进理念先进、实力雄厚的大企业、大集团投资森林康养产业，招引优秀投资者和经营团队并结合"大众创业，万众创新"思路，鼓励引导高知人才和成功企业家回乡开展森林康养产业创业。在内源上，积极支持本地风景名胜区和旅游景区转型升级，完善试点单位的康养服务设施建设，转变经营理念，促进现有基地转型升级，鼓励森工企业、国有林场、集体林户参与森林康养产业发展，发展一批从事森林康养产业服务的专业合作社、森林康养人家等。结合乡村振兴战略，培育一批从事森林康养产业的大户、家庭林场和专合组织。

2. 打造特色品牌

依托"一核四区多节点"的空间发展布局，根据资源要素配置的条件及产业发展的基础因地制宜科学部署，打造特色化、差别化森林康养品牌。着力塑造"森林康养，贵州乐享"的公共品牌，将森林康养培育为"健康贵州"新的增长极，根据产业发展布局，优先培育"长寿福地、洞天福地、贵州屋脊、地球彩带、温泉养生谷、世遗体验地"等森林康养品牌。建立黄果树和凤冈县森林康养品牌试点建设体系，积极挖掘贵州避暑康养和养老市场潜力，加强对外宣传力度，共话"森林康养贵州乐享"。

（九）完善森林康养政策支撑体系

1. 加强土地建设保障并依法进行项目建设

建议将森林康养产业发展项目纳入国土空间规划和地方发展规划中统筹考虑，保障森林康养发展用地需要。对依托自然风景资源进行森林康养项目开发的土地，实行点状布局和多个地块组合开发。做到森林康养设施建设依法依规使用林地。

2. 将康疗养项目逐步纳入医保范畴

探索将森林康养与中医药养生及健康管理融合发展项目纳入医保协议管理范畴，康养项目产生的费用按规定用医保支付报销。同时，将贵州省直机关职工疗休养与森林康养、健康管理有机结合，依托贵州省森林康养试点单位开展森林康养疗休养活动并尝试纳入职工休假体系，每年定期享受森林康养疗休养服务。

参考文献

［1］陈心仪. 城市化对空气质量的影响研究——以京津冀城市群为例［J］. 山西财经大学学报，2021，4（43）：50－52.

［2］DB/52T 1197—2017，贵州省森林康养基地规划技术规程［S］.

［3］DB/52T 1198—2017，贵州省森林康养基地建设规范［S］.

［4］贵州多部门发力支持森林康养产业发展［EB/OL］.（2020－03－03）. http：// lyj. guizhou. gov. cn/gzlq/slky/202003/t20200303_ 52982261. html.

［5］贵州生态环境厅. 2020 贵州省生态环境状况公报［EB/OL］.（2021－08－07）. ht-tps：//baijiahao. baidu. com/s? id＝1701065114257247782.

［6］陈令君. 贵州省森林康养资源现状及评价［J］. 城市学刊，2020，41（2）：75－79.

［7］吴洁，程道品. 论温泉文化内涵的挖掘——以汝城热水温泉为例［J］. 科技情报开发与经济，2007，17（34）：133－135.

［8］关于推动绿色发展建设生态文明的意见［EB/OL］.（2016－12－06）. https：// www. saac. gov. cn/daj/c100258/201612/2e9e4eb66a424be8883bb59adda43a6e. shtml.

［9］关于做好 2022 年全面推进乡村振兴重点工作的实施意见［EB/OL］.（2022－04－11）. http：//nynct. guizhou. gov. cn/zwgk/xxgkml/zcjd/202204/t20220411_ 73280737. html.

［10］贵州省森林康养“十四五”发展规划［EB/OL］.（2022－01－10）. http：//www. leishan. gov. cn/zfbm/lyj/zcwj_ 5704658/202201/t20220110_ 72276562. html.

HB. 15 中医药养生园的发展现状、战略与展望

张 燕[①] 肖建才[②] 何雅莉[③]

摘 要：受西方医学思想冲击和大健康需求的背景下，中国传统养生文化得到了更好地传承、发展和利用，逐步形成了一套系统、科学的养生理论体系并指导中医药园林景观营造。本报告从中医药养生文化、药性理论和养生园的布局与项目合理搭配等角度综述了中医药养生园发展现状，并根据中国养生园林现存的局势提出了合理的战略分析。最后，站在发展、传承、政策、养生目的等角度上对中医药养生园的未来发展大方向进行了探讨，以期为中医药养生理论体系建成、扩大养生园林建设规模和促进中医药养生文化高质量发展提供一定的理论参考依据。

关键词：中医药；养生园布局；药性理论；沉浸式体验项目

园林景观设计的历史从商周时代的囿发展到今天各式各样的园林主题已有3000多年的历史，中医药养生园林便是在中医药养生理论和园林景观营造理论的基础上发展而来[1]。事实上，至今为止，"养生园林"未被园林设计者做出过确切的定义，在传统风景园林景观设计中也没有出现过完整的养生园林类型，但细品皇家园林或私人园林，总能在其中找到一些养生文化的迹象，这种文化在园林设计中被认为是一种独立的思想体系和艺术表现形式[2]。

中医药养生理论在《黄帝内经》中便开始有所记载，即主张"天人合一、身心一体"的重要理念，强调运用阴阳学说、五行学说等理论将人与自然、社会相互联系，以达到整体观念的养生视角[3]。透过中国古典园林设计原型，可以敏锐发觉到，其基本思想是期望借助某一环境的特点来实现环境对人的心理、生理以及认知

① 张燕，中药学博士，中国中医科学院研究员，研究方向：中药资源与栽培、区划。
② 肖建才，中药学硕士，中国中医科学院在读，研究方向：中药资源与栽培。
③ 何雅莉，中药学博士，中国中医科学院助理研究员，研究方向：中药资源与标准。

的调节目标。但这种具备养生功能的园林并没有一直延续发展，直到近些年，当代社会压力不断增大，健康时代发展迫切需要，全球的医疗理念从"治病医疗型"向"防病保健型"发生了重大转变[4]，越来越多的人开始注重养生，园林具备养生功能成为园林设计发展的明显趋势，养生园林的应用价值和潜在发展空间逐步突显，人们开始将设计重心由"建筑美学"向"具备养生功能的建筑美学"靠近，中医药领域在此设计转变中发挥着不可替代的作用。因此，整合中医药养生园发展现状和提出新的发展思路对解决如何充分将中医药元素运用、协调生态平衡关系以及寻求一条适合我国养生发展的特色园林道路，推动实现"健康中国2030"的目标具有一定的理论价值。

一、中医药养生园的内涵及发展现状

（一）中医药养生园的内涵

以"不治已病治未病"为主要核心的中国传统养生文化从古至今一直受到人们的推崇，其在园林景观设计中彰显了实用价值，具体表现在历朝历代的皇家园林、寺庙园林、苏州园林等中国古典园林建筑中，园林通过融合"儒、释、道"以及传统中医养生理论来营造出一种师法自然、修身养性的养生意蕴[5]。园林的养生作用可以概括为两个方面：一是利用营造出的园林景观和特殊的表达方式引领游客置身其中，与环境产生共鸣，继而从心理维、认知维等调节人的情绪，颐养心神；二是通过对环境中的物质、信息等吸收，从生理维、认知维等陶冶情操和改善人的内分泌物水平。中医药理论和元素在丰富这两大作用中可以提供许多有价值的参考信息和实际运用方案[5]。

（二）中医药养生园的发展现状

中医药的养生文化在中国古典园林、皇家园林等园林营造中常有体现和应用，但事实上，养生园林这一概念从未被研究者们准确定义过，我国对养生园林研究的范围窄、园林营造缺乏完整、系统、大量的实践。根据和国外保健型园林、康复性花园等相对比，可以认为它们与养生园林同属一个概念，但与国外保健型园林有所不同的是，中医药养生园的设计更加注重人与环境的相统一，强调环境对人的维护、改善和养生作用。目前，中国对具有特色的中医药养生园建设其实并不多，仅有少数地区对其营造做出了行动，如北京地坛中医药养生文化园、台湾昆仑养生庄园等。以目前建设进度来看，中国更多的是将中医药养生思想运用在医院附属花园、保健型居住区及保健型园林当中，这些基础设施为后期发展中医药园林提供了一定的实践基础。中医药养生园作为一个历史溯源悠久但发展较晚的新兴行业，在全民养生意识提高的今天，迎来了极好的发展机遇，但受到示范基地较少、投入人员不多的主要矛盾，其发展受到了一定的阻碍。因此，有必要对市场上发展较好的养生园林进行较为系统的归纳总结，提高中医药养生文化的受众面，促进行业高质量发展。

二、中医药养生园布局设计方案

（一）中医药养生园的表达方式

中医药传统养生文化在名医文化、名方文化、名技文化、养生文化中随处可见，如《素问·四气调神大论》谈道："四时阴阳者，万物之根本也，所以圣人春夏养阳，秋冬养阴，以从其根"体现了养生必先顺应自然的真谛以及养生的重要性[6]。但中医药养生元素和文化繁多且复杂，需要通过特殊的艺术手法将晦涩难懂的中医养生知识化抽象为具体，才能更恰当地实现文化的传承和加速游客对园林养生作用的吸收与认知。中医药养生园设计的表达方式主要为主题阐释法、符号象征法、感觉反馈法、正反论证法[7]等（表1）。

表1 中医药养生园表达方式设计表

表达方式	主要内容	举例说明
主题阐释	以景观元素为素材，营造景观美感，暗示中医药文化主题	以"玉屏风散"中的中药材作为药用植物栽培对象，组合成"肺"的形状
符号象征	提取有代表性的文化元素与符号作为表达载体，激发情感共鸣	八卦图、太极图、葫芦、碾船、火罐、铜冲、星戥、竹简等
声像传达	借助现代媒体手段，宣传中医药文化历史与现代科学技术成果	VR技术展示煎药流程、多媒体技术诵读经典名方等
场景演绎	创造互动体验环境，协助游客参与中医药成果转化项目	根据不同体质人群选取不同的药物让游客炮制，如气虚者蜜炙黄芪，阴虚者酒炙石斛等
感觉反馈	利用人体"听觉、视觉、味觉、触觉、嗅觉"感官特点，设计或种植有助于调理机体病理、生理、心理特点的体验项目和药用植物	以嗅觉为例，根据不同常见疾病的特点，种植具有相应治疗效果的药用植物，如肺部呼吸不畅可选取薄荷；胃部消食不畅可选取香樟林；痹症可选取松柏等

续表

表达方式	主要内容	举例说明
以小见大	通过设计各种中医药养生文化的缩影，打造一处"中国中医药养生之窗"	借助不同朝代医馆的建筑风格设计实体历史长廊；构建不同年龄段五脏六腑的器官模拟道具管等
正反论证	同时设计正反两种情景模拟项目，通过视觉对比，激发游客由物到人的思考	设计遵循和违背自然规律生长下人体器官的变化模拟道具；种植适宜和不适宜当地环境生长的药用植物等

（二）中医药养生园的设计思路

1. 以中医药元素为主

中医药文化在养生园设计表达有效性的实质是意识形态与物质载体之间的相互融合。将几千年留下来的中医经典与建筑相结合，有利于弘扬中医药养生文化并打破中国现代园林设计的壁垒。以五行学说、脏腑经络学说为例，可以尝试将园区按照木、火、土、金、水五种物质的特性差异划分园区，并结合五行对应的五脏、五色、五音等作为元素辅助，如火归属于心经，具有炽热、发散等特点，其色属赤，其音属徵，其位属南，故可结合以上特性，可将火区置放于南面，种植较多的红色植物如枫叶并播放一些较为活跃的音乐，以此彰显"火"的特性。而走廊、河流等长条形建筑设计可以结合奇经八脉，按照脉络位置以及功能的不同作为园区之间的沟通桥梁，使游客能够明显感受到传统中医药文化的韵味。值得一提的是，感性认识是理性认识的前提和基础，而理性认识是在感性认识基础上发展起来的高级认识形式。换言之，游客在置身其中感受养生园的韵味时，园林应该辅以中医药大讲堂、文化简介墙、项目体验等系列实体服务，根据理论知识的传递帮助游客根据自身的心境和体质的需求，选择合适的园区优先参观，此举有利于游客在心理层面对中医药文化的肯定并保持肌体愉悦、轻松的状态。当然，中医药元素远不止如此，诸如"河图、洛书、太极、八卦、五禽戏"等元素的表型和内涵也可作为养生园设计的思路之一。

2. 以人体特点为主

基于中医药为主体的养生园设计，最突出的特色是将人体与生态或自然融为一体。人体具有三维机制，分别为生理维、心理维以及认知维。生理维是指外界环境对人体生理情况的改善分析，如精油的挥发性成分会协助机体分泌多巴胺；心理维是指人体的心理状态能够受到外界因子的影响，并反作用于生理，正如《证治准绳》中提到"夫心统性情，始由怵惕思虑则伤神"，可见改善心理对调节机体健康的重要性；认知维是指人体的认知程度会随视野的开阔而增强，这一维度的利用尤其适用于患有阿尔茨海默病或其他认知功能障碍的患者。自然或生态层面包含生物因子（植物、动物、微生物）和非生物因子（水、大气、土壤等），人体与生态唇齿相依，善于归纳总结人与自然之间的关联条件有助于提高园林设计的高度，譬如基于生理维与生物因子结合，可以单独设计一处生态种植区，游客根据季节适宜栽培中草药，以此达到增强体魄，促进血液循环和增添生活幸福指数的效果；基于认知维与非生物因子，可以设计二十四节气植物园或食疗中心，以此提高游客对"天人合一"的认知程度；基于生理维与生物因子，可以从酸性体质是百病之源的角度出发，自主研发植物苏打水、开辟弱碱温泉区等。此外，从整体出发，养生园林的设计还可以依据人体解剖学结构作为起点，将表型与藏象合一，设计一处具有人体生理结构的大型园林，由表入里，自外向内地达到康复的作用。

3. 以药用植物特性为主

药用植物除了具有我们熟知的治病、防病和康复保健功能之外，其本身具有的生态作用、丰富色彩、特殊气味以及林林总总的植物结构和生态习性都能为设计养生园林给予巨大的帮助[8]。当前，园艺疗法在中国已得到广泛传播，并取得了良好的口碑。从广义而言，园艺疗法适用于所有健康和亚健康的人群，作为一种现代的辅助医疗手段[9]，能够对改善人的心理、生理、体质等各方面产生一定的作用，这与我们发展中医药养生园的目的如出一辙。为进一步扩大园艺疗法的应用范围和充分利用药用植物的价值，可以从分析药用植物特性、整合常见的病理或体质，如有针对性地对阳虚、气虚、湿热、阴虚体质的人群进行合理的植物空间营造等[10]提出诸多复合型的设计思路（表2）。值得一提的是，药用植物可利用整合的价值远不如此，药用植物的药用部位或观赏部位、质地以及五感刺激理论、五行属性理论都可与园林植物的选用进一步分类结合，以此在营造不同的空间氛围感和设计美学之上达到促进实现养生两大作用的目标。

表2　结合药用植物特性分类应用表

价值	分类	说明	适合人群或举例
治疗价值	芳香治疗作用	含负氧离子、散发花香或特殊气味	肝火旺盛或有呼吸系统疾病的患者
	外疗作用	分泌挥发物质杀灭细菌等	适用于皮肤损伤、有炎症的患者
	内疗作用	服用药用部位以治疗疾病	如采收菊花的头状花序以疏散风热
	多功能作用	含以上两个或两个以上的作用	如桂花、薄荷等具多功能保健作用
色彩价值	暖色系	使人活跃、温暖热情	如红色：刺激神经系统、促进血液循环；适合情绪低落的游客
	中间系	使人和睦、宁静凉爽	如灰色：镇静、稳定呼吸、缓解情绪；适合情绪高昂、烦躁易怒的人
	冷色系	使人镇静、坚实强硬	如蓝色：降低脉搏和血压、消除偏头痛；适合患有高烧病、喜忧的人

价值	分类	说明	适合人群或举例
习性价值	阳生植物	适合种植在向阳区	如杜仲、连翘等，结合火区布局
	阴生植物	适合种植在林下、背阳区	如麦冬、桔梗等，结合水区布局
	水生植物	作为池塘、湿地等地的观赏植物	如茭白、芡实等，结合奇经八脉布局
结构价值	灌木类	枝叶密集丛生、具一定高度	按照药用植物具有高矮不一的特性，结合园林整体布局依次选用药用植物，如地表可用薄荷、白芨，墙壁可用凌霄、常春藤等点缀，行道选用银杏、喜树等
	乔木类	高大、具有明显主干	
	藤本类	茎干细长，依附他物向上攀缘	
	地被类	株丛密集、低矮，覆盖在地表上	

（三）中医药养生园的沉浸式体验项目

1. 药膳

药膳作为传统养生文化的重要组成部分，它是由中国传统的医学知识与烹调经验相结合形成的产物，通过将药物作为食物，又将食物赋以药用，药借食力，食助药威，二者相辅相成而达到预防或治疗疾病的目的。目前，国家通过并逐步形成了以人参、地黄、玉竹等为代表的 115 种药食两用中药为基本原料的产业链，采用各种新兴技术将药用植物有食疗价值的特殊部位开发成了一批传统滋补品、膳食补充剂和药膳产品等[11]。养生园研究者可以依据现有的药食两用原料，结合当地养生地域特色，开发一批方便携带和符合四时养生的药膳包，从实用性的角度提高全民养生素质和兴趣程度。

2. 导引

中医导引法是人类长期生活与社会实践的产物，包括五禽戏、八段锦、易筋经、六字诀、太极拳等形体运动，这些动作行运的过程中贯穿着天人合一的整体观、阴阳五行、脏腑经络等学说，通过调身、调息、调心的指导而实现补气血、调节情志、促进血液循环等养生功能，该经典运动成为所有养生园中不可替代的一类项目规划。目前，不少养生园研究者将其以石碑篆刻、带操、VR 投影等方式指导游客参与此项运动，养生效果显著。

3. 体验式医疗旅游等配套项目

中医药体验式医疗旅游项目成为养生园项目规划的热点，其最大特色在于利用科学的中医诊断技术，通过望闻问切等手段快速识别游客的生理状况和体质，并综合气候、地貌等特点给出合理的饮食和养生方案。目前，许多人对养生运动或饮食调理存在不科学的认识，形而上学地认为它好或坏，往往得到适得其反的结果。中医药沉浸式园林旅游通过科学的指导，结合景观分布区域特点差异，引领游客欣赏不同的养生区，有效地解决了游客对中医药认识不到位的问题。大力发展养生园，需牢牢抓住中医药实体项目核心，挖掘可利用的沉浸式体验项目，如中草药栽培、炮制、采收等，提高游客养生兴趣。

（四）中医药养生园设计案例分析

1. 台湾昆仑养生庄园

台湾昆仑养生庄园是台湾地区第一家以中草药为主题的中医药旅游基地，园区内规划有森林小屋、绿之淋浴、千年神木、中药陈列馆及标本馆等十多种项目。馆内数百种药用植物依照四季开花顺序以及颜色的差异科学合理选取并设计在生态步道、药用植物园等各个随处可见的区域，相互衔接串联起樱花、蝴蝶园等。庄园设计的最大特点在于拥有自己的中草药培育基地并自发地研究了一些时令养生药膳、芳疗药浴材料等，游客还可在花间探幽，体验采药、煎药、制药等过程。园林充分抓住了中草药文化的主题和搭上了当今康复、大健康产业快速发展的快车，深受大众的喜爱。

2. 华东药用植物园

华东药用植物园的设计是利用五行学说、藏象理论的典型。园林通过设计具有五行属性和不同季节特色的植被，构成了五行方位上的"四时五行林"，园内以内外两条环线为设计要点，外线布置大部分风景项目，内线则以登山健身为主，寓意二者相生相克。植物园的主要区域则是根据五行疗效以及园艺五感的特性进行区域划分（表3），蕴含着浓厚的中医药元素和中医养生思想。

表3　华东药用植物园核心区域设计表

五行园区	生理功能	五感园区	园林类型
固肾园	泌尿系统疗效区	观花园	裸子植物园
舒肝园	衰老疗效区	感知园	观赏草园
强心园	心血管疗效区	闻香园	芳香植物园
健脾园	血液系统疗效区	品茗园	茶园
清肺园	呼吸系统疗效区	听涛园	裸子植物园

3. 北京药用植物园

北京药用植物园是以"人天整体观"为设计理论基础，结合"生态、科普、民族文化和园艺"四个方面综合而组成。以植物分类学为基础建造了"离门七星配八卦九宫"的功能区，借用五行、归经的手法以及神话故事分别打造了"日月星辰"草坪和"小花果山"景区。利用"音乐疗法、生物反馈疗法、超级静坐法"等疗法提出了东方养生之道，整个园区的设计强调了"社会—人类—环境"的整体观和辩证观，提出了养生的实质是调和精神信息系统和物质代谢系统，体现出了"性命结合"和"身心结合"的思想。

三、中医药养生园的发展战略分析（SWOT）

中医药养生园的历史虽起源较早，但得到高度重视和大力发展的年头并不长，对于一个处在热点但发展历史较短的行业而言，充满挑战。因此，有必要整合中医药养生园的发展优劣并提出合理的战略分析方案，以解决该行业潜在的矛盾和促进行业的有效发展。SWOT 分析法能够将与研究对象密切相关的各种主要内部优势、劣势和外部的机会和威胁等，通过调查列举出来，相互匹配加以分析并给出合理建议，是目前各行业制定战略较为常用的分析方法。

（一）中医药养生园 SWOT 分析

1. 优势（Strengths）

（1）悠久的中医药历史和复杂的药物资源。《史记》记载："神农氏以赭鞭鞭草木，始尝百草，始有医药"，从原始社会学会制作骨针等医疗工具起，发展至现代的热敏灸等医疗技术，各种五禽戏、八段锦、太极拳等导引术起到预防和愉悦身心的作用，中医药文化经历了 4000 多年的时间考验与沉淀。同时，我国拥有《新修本草》《黄帝内经》《本草经集注》等一大批中医经典著作，为国内外本草学发展作出了巨大的贡献。我国地大物博，拥有世界较为复杂的地理条件，孕育了大量稀有的天然药物资源如雪莲花、甘草等，占世界总数的 12% 以上[12]，成为世界中药材进口的"码头"。这些药物资源为发展中医药养生园提供了坚实的基础，多元化地展示了其潜在价值，譬如医疗、观赏、保护自然环境、建设生态文明、增加生物多样性等。

（2）中医药教育和医疗资源丰富。我国作为中医药教育的主要基地，拥有 120 位国医大师和 42 所中医药院校，中医药专业在读学生达 70 余万，遍及中医药各个学科领域，培养了一大批中医药专业人才，为深入挖掘黄帝文化、扁鹊文化、李时珍文化等一批中医药特有的文化资源提供了强有力的人才保障。此外，申请来我国学习中医药专业知识的留学生逐年增多，由 20 世纪 70 年代只有 200 余人至如今数万留学生来我国学习中医药文化，充分表明了我国中医药在各洲的知名度和影响力不断提升，强大的教育和医疗资源是中医药养生园发展的靠山和源泉。

（3）中医药领域内外部环境好，国内地位高。习近平总书记指出："中医药学是中国古代科学的瑰宝，也是打开中华文明宝库的钥匙"[13]。在首次全国新冠肺炎确诊病例中，有74187人使用了中医药，占91.5%，其中治愈率高达90%以上[14]，得以证实中医药在整个医学领域中发挥不可或缺的作用，对待疾病确有疗效。此外，我国中草药分布广，随着中药资源普查的结束和大量科学研究，我国可栽培中药材的数目和技术得到了提高，药用植物品质与产量可观，价格相对较为经济，是全球同胞能用，用得起的优良中医药医疗技术和中药材，这对中医药养生园发展提供了相当坚实的内部环境。

2. 劣势（Weaknesses）

（1）中医药养生园林体系政策不足。中医药政策是中医药养生园发展的重要保障，完善中医药政策体系是实现中医药养生园现代化建设的重要基础性工作之一。虽然我国制定了一系列扶持和促进中医药旅游事业发展的政策措施，如2016年12月国务院发布的《中国的中医药》中指出把中医药医疗、保健、科研、教育、产业、文化作为一个有机整体，统筹规划、协调发展，但中医药政策体系还未全面形成，政策框架尚未建立，相关政策还不完善，政策研究投入力度不够，研究力量匮乏，研究水平不高，还不能适应事业发展的要求[15]。

（2）中医药养生园的社会大环境尚未形成[16]。中医药文化源远流长，但传承力度较为薄弱，人们对中医药养生园的认识和兴趣还远远不够。目前中医药相关的宣传展览活动普遍简朴，缺乏对游客进行中医药历史或知识性的传播，使得游客容易产生抵触情绪。同时，在国家级非物质文化遗产保护名录中，中医药类项目数目仅占5%，相对较少。我国在提高人们对中医药养生的认知度，促进形成中医药社会大环境上，还需进一步采取措施。

（3）中医药养生园项目产品专业性不强，创新水平不高。目前，我国中医药养生园项目发展达到"瓶颈"期，各地区养生项目几乎相同，只是一味地模仿别处较为成功案例的养生设计模式，缺乏呈现当地中医药养生特色或历史文化，未具备不可替代性。中草药种植品种也普遍单一，大部分为各地常见的安神药、活血化瘀药等带有颜色或特殊气味的药用植物，缺乏核心拳头品种或美观的种植设计思路。

3. 机会（Opportunities）

（1）中医药国际地位升高，国际合作更为紧密。2014年，我国在澳大利亚建立了"中澳中医中心"；2015年，分别建立了"中国—美国中医药肿瘤中心、中国—马拉维青蒿素抗疟中心"等，目前，中医药已传播到180多个国家和地区，与40余个外国政府签署了中医药合作协议。在"一带一路"沿线相关国家建立了30个中医药海外中心，截至2020年，中医药"一带一路"全方位合作新格局基本形成，国内政策和国际协调机制逐步完善。中医药在国际合作上更为紧密，尤其是2019年持续至今的新冠肺炎疫情，中国中医医疗队在全世界作出的突出贡献和获得的斐然成绩，极大地提高了中医药在国内外的声誉和影响力，有助于吸引公民体验中医药健康服务，对于发展中医药养生园可谓是百年未有之大变局中的一大机遇。

（2）我国进入人口老龄化阶段，药物和养生需求增加。根据全国老龄工作委员会预测，2020年到2050年是加速老龄化阶段，这一阶段，中国将平均每年增加620万老年人口，到2050年，老龄化水平将达到30%。随着老年人口比例的增加和老年人自我健康意识的提高，养生保健服务及医疗药品的需求度将迎来上调。结合中医哲学基础，将五行特性、阴阳等思想融入养生园项目中，如建设具有五行特点的百草园、按时令特性制作药膳、定期举办药交会、中药加工炮制体验等活动或将成为养生园市场的主流。

（3）我国大力倡导生态文明理念。习近平总书记提出"生态兴则文明兴、生态衰则文明衰"，人与自然和谐共生的新生态自然观，这是一个将生态环境与民族命运紧密联系的时代，中医药迎来了大好时机。中医认为，人与自然是一个整体，应当遵循道法自然、天人合一；中草药为建设生态文明、增加生物多样性彰显了举足轻重的地位。充分利用中草药本身具有的绿化、治疗、净化等作用，建设一个文明的生态空间是从宏观层面上实现国家康养的需求，我们应响应时代需要，努力挖掘其所在价值，促进绿色发展。

4. 威胁（Threats）

（1）受国外保健园林的竞争冲击。近30年来，西方发达国家的环境学、医学等方面的学者们将研究的重心转向了自然环境对于人类健康的影响这一方面，对于园林保健功能的设计方面产生了极大的兴趣并得到了飞速的发展，许多相关概念应运而生，如"康复型园林、疗养花园、园艺疗法"等。国外养生园林设计思想的建立对中医药养生园的发展会带来一定的竞争，但也为国内养生园的发展提供了许多交叉思路。

（2）欧美国家对中医药不认可。我国中药在《欧盟传统草药产品指令》（2004/24/EC）规定的传统草药制品简易注册上市7年过渡期满后没能在欧盟成功注册。在美国，虽然民众对中医药的科学性能够接纳，但美国没有将中药视为药品，对中药具有良好的治疗作用置若罔闻。这些状况对中医药养生园的发展都是一大威胁。

（二）中医药养生园的SWOT矩阵分析

根据中医药养生园内部条件的优势与劣势以及外部环境因素的机会与威胁，中医药养生园的发展可以选择四种不同的战略：SO战略、WO战略、ST战略和WT战

肆 规划与运营篇

略。SO 战略是利用中医药养生园的内部优势去抓住外部机会的战略，WO 战略是运用外部机会来改进内部劣势的战略，ST 战略是利用内部优势去避免或减轻外在威胁的打击，WT 战略是直接克服内部劣势和避免外在威胁的打击[17]（表4）。

表4　中医药养生园的 SWOT 矩阵分析

外部环境分析（OT） 内部资源分析（SW）	机会（Opportunities） ① 中医药国际地位升高，国际合作更为紧密； ② 我国进入人口老龄化阶段，药物和养生需求增加； ③ 我国大力倡导生态文明理念	威胁（Threats） ① 受国外保健园林的竞争冲击； ② 欧美国家对中医药不认可
优势（Strengths） ① 中医药历史悠久和复杂的药物资源； ② 中医药教育和医疗资源丰富； ③ 中医药领域内外部环境好	优势机会策略（SO） ① 开设地方性特色养生项目，培养精准专业人才； ② 政府加大对中医药养生文化的保护，让养生文化渗透在各园林设计区域中	优势威胁策略（ST） ① 重视中医药知识产权的保护； ② 整合国内外园林特色项目，交叉融合中西方养生思想
劣势（Weaknesses） ① 中医药养生园林体系政策不足； ② 社会大环境尚未形成； ③ 中医药养生园项目产品同质化严重	劣势机会策略（WO） ① 培养中医药园林设计人才，提高行业素质； ② 政府及相关部门协调当地旅游局共同建设中医药养生园	劣势威胁策略（WT） ① 学习西方国家园林设计优势，加大中医药养生园设计理念的创新度； ② 取缔质量较差的养生园林，扩大园林受众面积，同时规范市场

根据 SWOT 四条策略建议，我国在发展中医药养生园体系上，应该重点抓住 SO 策略以及 ST 策略，牢牢根据自身优劣势将外部拥有的机会发挥得淋漓尽致，取其精华，去其糟粕。同时，其他策略也绝不能忽视，响应国内大循环为主体，国内国际双循环的发展新格局，贯彻人与自然是命运共同体的生态理念，发挥中医药在养生层面上的独特优势，使其成为养生园林可持续发展的核心。

四、中医药养生园的发展方向与展望

中国的传统养生文化在历经几千年的历史沉淀后，养生模式和养生目的也产生了重大的变革。现代人随着社会模式和思想认知的改变，逐渐地意识到了"治未病"的重要性，并根据传统养生文化中的"天人合一、修身养性"等思想结合现代养生背景总结出了更符合当代人的养生之道。这种养生模式的转变也间接地指导养生园林的景观设计，其中最贴近这种模式转变的便是中医药养生园林，具体体现在以下两个层面：

第一，中医药养生理论的投入，使养生园林景观植物的功能性要求更加丰富，园林分布区域特点的设计要求更为哲学[2]。中医药养生理论与西方医学交流碰撞发生火花后，中医药逐渐被人们所接受并更为广泛地进入大众的视野，越来越多的研究者尝试将中医药养生理论与园林设计相结合，更多的药用植物养生功能被深入挖掘。中医药养生园林植物配置并不同于其他园林，只需满足一般的景观效果和空间构成效果，更应该具体地发挥药用植物的治疗功能、调节人体情志等养生功能以及利用药用植物对小气候环境的改善作用以满足游客的康养需求和生态文明需求。

第二，中医药养生园林朝着现代化需求迈进，园林设计要求更为系统、科学。园林的养生作用在中医药传统养生思想和现代化养生思想的引导下，形成了较为科学的养生理论体系，并指导中医药养生园林的建设，除了包含园林本身具有的体育锻炼、生活方式等内容，更突出的在内心修炼、师法自然、人和环境相互交流等层面上做出进步。中医药养生园林应该包含这些内容对空间需求进行归纳和合理布置，结合中医药文化形成具有中医药特色的空间布置体系。

根据中国第七次全国人口普查数据公布显示，60岁以上的人口占总比例的18.70%，同比第六次普查结果，增长了5.44%，且生育率出现了明显下降的趋势，这意味着我国年龄结构已逐步向老龄化趋势发展。随着社会发展节奏的加快，人们的健康出现了危机，据研究报道，中国处于亚健康人群占总人口的80%以上[18]。基于以上两处科学的数据分析表明，我国乃至全球的行业发展必然会向健康养生市场倾斜，且养生不再拘泥于老人，而会在年轻人的队伍里同样迎来流行。当前，中医药养生园林虽然还未得到较为系统的理论研究和实践布置，但是具备养生功能的园林已成为当下的主要趋势和热点，也是实现全民健康目标的有效途径，中医药养生理论在园林设计中也发挥和展露出了越来越大的价值和潜力。为发展中医药养生园林，推动中医药养生文化传承发展，促进中医药养生行业驶入快车道，尝试从"机制、布局、宣传"等层面提出建议，全面推动中医药园林高质量发展[19]。

第一，在机制上注重合作，加强政府及相关职能部门与当地旅游产业、林业局、中医药院校等统筹协作。建议从以下角度实现双向共赢：加快完善中医药创新传承相关政策的推进，鼓励当地将中医药与园林景观结合发展；完善人才机制，大力培养中医药园林建设的精准性人才，建立科学系统的中医药园林示范区，主动加强与中医药、农业、林业等相关院校的有效合作，提高园艺营造水平。

第二，在布局上注重合理，优化中医药园林地理布局。在植物设计层面上，优化统筹中医药种植，完善种植技术，建立药用植物种质资源圃，高标准建设一批药用植物种植园，根据药用植物生长习性和生物学特征合理布局以服务不同体质和年龄的游客人群；在景观布局上，大力挖掘中医药文化元素、传统养生历史溯源和经典名方，推动游客对养生文化的认识和增强游客对"天人合一"的切实感受。同时，结合当地养生文化特色和现有的生态环境及地理面貌，建设一批具有本土特色

肆　规划与运营篇

的中医药园林。

第三，在宣传上注重新颖，提高中医药园林在全球的知名度。积极开展中西医园林景观设计的交流活动，加强中医药养生元素的形体建设，推动传统养生文化传承发扬，开阔中医药园林国际市场，提高国际认同感；创新宣传方式，充分利用网络新媒体技术，推动线上线下相结合，扩大中医药养生文化的普及范围，提高全民养生意识和兴趣，充分利用中医药园林其具备养生功能和治未病思想的独特性，助力园林发展。

园林养生重在"安和神气"，培养人体对环境的自主调控功能，挖掘中医药文化不仅在养生园发展中能够发挥独树一帜的作用，对我国生态种植、绿化、碳中和建设等方面也是一枝独秀。目前，我们对中医药文化的理解还是冰山一角，仍有许多有价值的理论或思想值得我们在未来的园林行业发展中进一步挖掘，将老一辈留下来的经典物尽其用，走出一条具有中医药特色的养生园林发展之路。

参考文献

[1] 园林设计 [J]. 设计，2019，32（13）：65.

[2] 宦凌云. 基于传统中医药养生理论的现代养生园林设计 [D]. 成都：四川农业大学，2014.

[3] 程雅君，刘春燕.《黄帝内经素问》甄论：中国哲学视域的中医之道 [J]. 江海学刊，2018（04）：51－60.

[4] 肖建才，张燕，杨健，等. 传统健康食疗产业发展现状与展望 [J]. 食品与机械，2022，38（06）：8－15＋236.

[5] 许慧，彭重华. 养生文化在中国古典园林中的应用 [J]. 广东园林，2009，31（01）：28－31.

[6] 李晓锋，叶洁，薛纯纯，等. 膏方防治慢性筋骨病的思路 [J]. 中华中医药杂志，2018，33（08）：3389－3392.

[7] 王昌波. 传统中医药文化在园林景观设计中的应用 [J]. 中国园艺文摘，2017，33（11）：159－161.

[8] 王涛，李伟伟，刘璇，等. 园艺疗法与中医药理论结合应用研究 [J]. 现代园艺，2015（17）：43－45.

[9] 李妮，陈公义，陈涛. 园艺疗法的心理机制及其应用研究 [J]. 现代园艺，2018，44（19）：57－58.

[10] 王曦. 浅析中医文化在园林植物景观中的运用 [J]. 南方农业，2015，9（24）：

60 – 61.

［11］阴玥. HQ 酒店经营战略研究［D］. 兰州：兰州交通大学，2017.

［12］张群. 中医药旅游的产品开发［J］. 江苏商论，2007（01）：80 – 81.

［13］吴勉华，黄亚博，文庠，等. 学习总书记重要论述 坚定中医药发展自信［J］. 江苏中医药，2019，51（07）：1 – 9.

［14］中华人民共和国国务院新闻办公室. 中医药总有效率达 90% 以上［EB/OL］. 2020 – 03 – 28. http：//www. gov. cn/xinwen/2020 – 03/23/content – 5494694. htm.

［15］张义花，阮霁阳，等. 云南中医药政策体系建设现状及发展研究［J］. 中国医药导报，2020，17（28）：190 – 193.

［16］彭玮. 医学模式转变对发展中医药健康产业的启示［J］. 卫生软科学，2017，31（12）：10 – 13.

［17］侯笑闻，余正. 我国中医药旅游的 SWOT 分析［J］. 卫生经济研究，2013（02）：19 – 22.

［18］程显扬. 中国健康服务业发展研究［D］. 沈阳：辽宁大学，2020.

［19］张葳，田涛. 大力发展中医药康养产业 共筑美好生活［N］. 中国社会科学报，2022 – 06 – 22（007）.

肆 规划与运营篇

HB. 16 少数民族医药在森林康养中的应用现状与前景

陈继林[①]　　王思宇[②]

摘　要：本报告运用文献研究、实地走访等方法收集并整理了有关少数民族医药发展的相关基础文字资料。本报告从少数民族医药定义、发展阶段、主要案例为切入点，阐述并分析了当前少数民族医药与森林康养产业各自的发展现状及问题，并根据当前产业面临情况，提出了发展路径。包括打造品牌与特色主题，挖掘自身资源价值和培养高素质人才等手段。

关键词：少数民族医药；森林康养；应用现状

一、少数民族医药价值挖掘

（一）少数民族医药定义

1. 少数民族医药的定义

在我国，少数民族指的是除主体民族汉族以外的其余55个法定民族。而少数民族医药，则通常指的是除汉族医药（即狭义上的中医）以外，由各个少数民族创造、具有一定发展历史、带有特定民族色彩、体现相应文化价值，以及满足该民族需要的医学技艺与治病药物。

需要强调的是，由于称呼习惯的不同，在大多数语境下，我国多习惯将"民族医药"等同于"少数民族医药"。这一点上，与国际上定义的"民族医药"概念截

---

①　陈继林，大学本科，世界中医药学会联合会国际健康旅游专业委员会常务理事，研究方向：中医药（少数民族医药）开发应用等。

②　王思宇，大学本科，云南省中医药（少数民族医药）康旅产业互联网平台运营总监，研究方向：中医药（少数民族医药）开发应用及项目运营等。

然不同。国际上认为的民族医药（Ethnomedicine）是土著文化发展的一种产物，来源于与疾病相关的信仰与实践，并不具有现代医学（即"西医"）的理念与框架。由此可见，国际上对于医药的定义更加倾向于国内所指的"中医"，与当前讨论的"民族医药"相去甚远。

2. 少数民族医药与中医药的异同

2016 年 2 月，习近平总书记在江西考察时指出，中医药是中华文明瑰宝，是5000 多年文明的结晶，在全民健康中应该更好发挥作用。习近平总书记在这里提到的"中医药"，无疑是包含了中国各个地区和民族在内的传统医药的统称，即广义上的"大中医药"。当前，我们所熟知的"中医"或者"中医药"多指的是汉族人创造的医药体系，它并未将其他少数民族医药纳入其中。这也恰好解释了为什么我们既能在市面上看到中医，也能看到其他诸如蒙医、苗医、藏医等民族医药体系。

有部分学者认为，站在中国传统医药的整体视角来看，这是一个以汉族医药为主要根系，少数民族医药为分支的多元统一体，两者息息相关、相互交融，是中华医药发展的重要载体。这种观点有一定道理。但如果我们从历史发展来看，即便是在汉族医药相对强势的时期里，少数民族医药也在历史中实现了一定程度的延续与传承，且受到部分老百姓的肯定与支持。

综上所述，少数民族医药与中医药是两种不同的医药体系。少数民族医药并不是中医药的分支或从属，它具有自身发展和演化的内在逻辑。少数民族医药与中医药两者平等共存，无法相互取代，但可以吸收、借鉴、影响与融合对方的优势及特色。两者共同发展，相互进步，进而形成我国传统医药领域的多元化格局。

3. 少数民族医药的分类

（1）基于民族的分类

我国拥有 55 个少数民族，各个民族都具有独特的特质。这些特质里囊括了文化、历史、风俗、宗教、语言和地域等诸多要素，而我们所说的医药也属于其中之一。每个民族根据自己的生存环境和常见病症，都会陆续总结、创造出一套独有的"诊疗方法论"，从而逐渐演变为属于自己的民族医药。我们目前所了解的少数民族医药主要有苗医药、藏医药、蒙医药、傣医药、壮医药、维吾尔医药、彝医药、土家医药、回医药、佤医药、朝医药、侗医药、羌医药和水医药等。

（2）基于理论水平的分类

如前文所言，民族医药是每个民族根据生存环境和常见病症所总结出来的诊疗方法论。但由于各个少数民族所处地理环境、经济发展水平、文化发展水平、教育发展水平等客观条件均不相同，其自身医药的传承能力也大相径庭。由此，我们可以站在医药理论完整性这一角度，对少数民族医药进行分类：

第一类，具有极高的诊疗操作经验，详细的文字资料记载，以及完备的医学医药理论体系，甚至在某种程度上已经逐渐演变成为专业或者学科。能够划分在第一类的少数民族医药较少，主要包括壮医药、傣医药、蒙医药和维吾尔医药。

第二类，具有一定程度的诊疗操作经验，有相应的文字资料记载，但缺乏完整的医学医药理论体系，需要专业人员进一步地整理和梳理，才能形成体系化的少数民族医药体系。能够划分在第二类的少数民族医药，主要有土家医药、彝医药、苗医药和朝医药等。如祁氏苗药古方产品的科研人员，先后在苗族村落遍访名方，结合数十种验方，最后通过二次流萃取技术生产而成。研究发现，用苗寨植物通过苗族传统制药工艺再结合最原始的苗神洗礼，其独特的苗药的制作工艺，完整地保留苗族古方精华的有效性，并使得这一千年验方得以保存。现存的其他资料仅有《中国民族药物志》第一卷（1984年）收载苗药40种，第二卷（1990年）收载苗药30种；《苗族药物集》（1988年）收载苗药163种。

第三类，具有一些民间的流传的药方或治疗手段，能够简单阐述一些不完整的、粗放的、原始的医药理论逻辑，主要靠老一辈从业者"言传身教"进行传播和继承。经过初步的整理或编撰后，才能够显示出简单的医药理论体系，离学科和专业的距离较远。属于第三类的少数民族医药，主要包括佤医药、布依医药等。

第四类，基本上没有成体系的医药体系，只剩下一些零散的药方或独门技艺，甚至没有成体系的文字资料记载。属于第四类的少数民族医药，主要包括土医药、普米医药和锡伯医药等。这些少数民族生活地点较为偏僻，远离重要人口聚集区域，文化交流也较为匮乏。

（3）基于地域的分类

众所周知，我国的少数民族主要生活在较为边缘的地区，分布在西南、西北和东北等靠近边境的区域。由此，我们也可以按照地域分布区域，分为以下三类：

一是西南区域少数民族医药，包括苗医药、藏医药、彝医药、傣医药、壮医药、白医药和佤医药等。

二是西北区域少数民族医药，包括土医药、锡伯医药、回医药和维吾尔医药等。

三是东北区域少数民族医药，包括朝医药、蒙医药和满医药等。

需要强调的是，基于地域的分类方式较为粗糙，难以涵盖我国所有少数民族医药地域范围。如土家族等少数民族，由于横跨多个省份，无法划分到该体系内。

（二）部分少数民族医药起源列举

1. 藏医药

藏医药的发展具有2000余年的历史。早在公元前5世纪的象雄文化时代，西藏地区就出现了以宗教形态为背景的医学雏形。公元前 8 世纪末，一位名为宇妥·元丹贡布的御医编撰了著名的藏医学奠基著作《四部药典》。这是一本系统性总结藏医诊疗经验的重要医学典籍，不仅医药理论完整，而且对各临床科目还进行了详细的分类，具有很强的少数民族医药代表性。

2. 蒙医药

蒙医药诞生的历史与蒙医有较大联系。此前，蒙医的别名为"喇嘛医"，之所以这么称呼是因为藏医与藏传佛教一道传入蒙古，彼时的藏传佛教也被称为"喇嘛教"。藏医主要在寺庙内部进行学习，行医者也多为喇嘛，故称为喇嘛医。1962 年 2 月 21 日，内蒙古自治区卫生厅正式发文，将"喇嘛医"的曾用名更改为"蒙医"。蒙医结合了藏医《四部医典》的医药理论和框架，也融入蒙医自己的实践经验，进而形成了目前的蒙医体系。

3. 傣医药

根据"贝叶经"（书写在叶子上的经文）的记载，早在 2500 多年以前傣族就出现了自己的医药。1970 年后，傣医的文献梳理和撰写工作逐步开展，诸如《西双版纳医药》、《西双版纳傣药志》和《档哈雅》等文献资料逐渐问世。这些梳理和撰写工作为傣医的健康发展打下了坚实的基础。

4. 苗医药

由于苗族在历史上没有成形的文字，所以有关苗医的起源只能从苗族历史中的神话与传说中进行探寻。先秦时期苗医药开始零星地出现在医药史料之中，楚国诗人屈原在《离骚》中记载有菖蒲、泽兰、花椒、佩兰、辛夷、白芷等多种苗药，成为后世研究苗药的较早佐证。[1]明清时期，许多先进的汉族医药理论知识传到苗族地区，使得原先兼职的苗族医师开始广泛吸收、借鉴中医先进的理论与技术，并成为职业的苗族民间医师。近代时期，苗医完成了升级与迭代，其"三十六症"促使"七十二疾"的疾病分类方法更加系统化，基本形成了"纲、经、症、疾"的理论模式。此外，苗医药在保健、武术和养生等方面也取得了较大突破。

（三）少数民族医药发展历程

结合我国各个少数民族发展历史，以及少数民族医药分类情况，可以将少数民族医发展分为四个阶段。

1. 起步阶段

在少数民族发展初期，人们通过在日常生活中的积累与学习，逐渐归纳了解到某些植物或者动物对于某些身体的症状具有减轻或者加重的功效。经过反复的尝试及比

肆　规划与运营篇

对，形成了一套粗放式的诊疗方法论，大部分神话或宗教类典籍也是出现在这个时期。

2. 积累阶段

经历过起步阶段后，随着时代变迁、社会、文化和经济的发展，少数民族群体对生存环境与周遭事物的感知与认识能力进一步提升，开始慢慢积累成体系的诊疗经验，正式进入少数民族医疗知识的积累阶段。在这个阶段里，各个少数民族的医药理论知识主要通过言传身教的方式进行传播。一些乡村或者区域开始出现了专职的医生或巫师。

3. 体系理论阶段

随着社会生产力的进一步提升，各个民族文字及文化的充分发展，许多少数民族医药得以用各族文字进行精细地记载，进而形成体系化的医药理论体系。[2]在这个阶段里，许多医术典籍陆续显现，许多医药理论和经验可以被记录和传播，医学专家也可以不断吸收和融合其他民族医药的优势。

4. 民族医药振兴阶段

中华人民共和国成立后，党和政府十分重视少数民族医药事业的发展。从1982年起，国家陆续开始对少数民族医药进行扶持与帮助。各项针对少数民族医药的调查、挖掘、整理和保护工作开始有序推进，有关民族医药的科学研究逐步深入，民族医药产品也逐步问世。

二、少数民族医药应用与开发现状

（一）少数民族医药应用发展现状

除汉族以外，在我国55个少数民族中，每个民族在历史发展的过程里，都逐渐孕育出自己的医疗医药体系。换句话说，55个民族也自然有55种民族医药。但实际上市面上可见的少数民族医药并没有那么多，主要是以藏医药、傣医药、苗医药和维医药为主。

1. 藏医药

藏医药的发展成果较为突出，一批具有相当名气的藏医药企业涌现了出来。例如晶珠藏药集团、西藏诺迪康药业股份有限公司和西藏自治区制药厂等。众所周知，由于特殊的地理位置和气候，藏医药自诞生之日起便主要聚焦于高原病，尤其是对缺血、缺氧造成的病症具有非常独特的疗效。截至目前，西藏一共有56个公立的藏医药医疗机构，并拥有较为完备的藏医药典籍和文献，这极大地促进了藏药的发展。

2. 苗医药

苗族医药的产业化历程是一个值得其他民族医药学习的典型。苗药药治疗效果好、毒副作用低。贵州省政府高度重视苗医药产业的发展，源源不断地支持省内民族医药工业异军突起，也逐步发展成为规模化的生产企业，进而演变成贵州省内一个新的经济增长点。尤其是一小批疗效明显、毒副作用小和市场潜力较大的苗医药产品树立了品牌，甚至畅销全国，并出口至东南亚和日本等地。

3. 维医药

维吾尔医药是维吾尔族人民根据当地气候、地理、体质和发病情况等多因素总结出来的治病经验，并吸收中医、藏医、蒙古医、阿拉伯医、印度医、古希腊医众家特长而独自形成的医疗体系。1955 年，全疆第一所维吾尔医医院喀什地区维吾尔医医院落地；1993 年该医院旗下的实验药厂成功建成。维医药的特色是治疗诸如白癜风等各种疑难皮肤病症，具有很好的疗效。在维吾尔族医药中，有 14 种药品列入国家部颁标准，并远销日本和土耳其等国家。

4. 傣医药

傣族医药已经形成具有本民族特色的医药学体系。当前，我们市面上所熟知的傣族医药主要包括牙竹麻、哥丹等，其主要的医药医学典籍有《西双版纳傣药志》《中国傣医药彩色图谱》《云南民族药志》等。

综上所述，当前我国少数民族医药产业的发展情况，存在较大的不平衡现象，问题主要出现在产业结构单一、技术开发和创新能力差，人才、资金不足，产品附加值低等问题。少数民族医药产业相对其他产业的发展相对比较滞后，相关服务机构尚不健全，企业规模也以小型为主；种种问题，为我国少数民族医药的发展造成了诸多阻碍。

（二）少数民族医药在森林康养应用中面临的问题

少数民族医药森林康养产业是中医药产业与旅游产业的有机结合，这就需要两个产业间相互配合、共同发展，才能实现产业的进步与提升。[3]

1. 行业发展经验不足

对于我国来说，老百姓旅游的目的多与观光和消费为主，尚未与"健康"这一需求相联系。这导致我少数民族医药森林康养产业发展较为稚嫩，与之相关的企业和消费群体对于行业本身尚缺乏深刻的认知。

2. 森林康养产业经营同质化程度高

从当前的发展来看，森林康游产业的同质化现象严重。很多森林康养旅游企业缺乏准确的内容规划和定位，大多数企业仍采取依托自然森林资源经营模式，通过单一的休闲、观光游览的形式营利。经营的产品单一，产业链延伸不够，地区之间、企业之间战略趋同，没有形成自己的特色与个性。[4]

3. 专业性人才匮乏

与其他研究类学科不同，少数民族医药森林康养产业是一门交叉学科，尤其依赖旅游产业和医药产业的专业人才。在我国，这两个产业的从业者和专家并不缺乏，但能够同时了解两个行业的复合型人才却非常稀缺，也间接导致了森林康养产业难以实现突破性进展。

三、少数民族医药与森林康养的融合发展

（一）少数民族医药与森林康养融合发展的可行性

1. 少数民族医药与森林康养的融合发展符合人们日益增长的健康服务需求

随着城市化进程的不断加快，生活在城市里的人们经常受到噪声和各种空气污染的侵害，导致空气的质量不断地降低，严重地影响了人们的生活和身体健康。而森林中则不一样，这里清新宁静，空气也异常新鲜，在经历了喧闹的都市生活后，人们总希望找到一处清静的地方，放松自己的心情，缓解自己的压力。人们为达到调节精神、放松心情、解除疲劳、抗病强身的功效，希望通过登山望景、林中逍遥、树下散步和郊游野餐等一些深入接触森林环境的活动，投入绿意盎然的绿色森林怀抱，充分享受大自然带来的放松与舒适。

近年来，随着我国开始进入老龄化社会，人口出生率的持续降低，老龄人口不断增加，人们越来越关注和重视健康问题，健康需求不断增加，医疗市场消费增速明显，以森林康养为代表的康养产业已经成为研究领域和投资方向的热点。在健康意识不断强化的时代背景下，健康意识不断增强，带动了少数民族医药、森林可以等健康产业的发展。

2. 少数民族医药与森林康养的融合发展符合"健康中国"的战略发展要求

以森林康养为代表的康养产业发展优劣关乎着人民的福祉，成为21世纪的新兴产业，健康中国作为国家优先战略事项被写入党的十九大报告。党的十九届四中全会更是把发展和完善医疗体系作为明确的改革目标提了出来，在我国"十四五"发展规划中明确指出，要把保障人民健康放在优先发展的战略位置，推动中医药传承

创新，促进中药新药研发保护和产业发展。从治国理政层面科学回应了健康治理"立治有体，施治有序，酌而应之"的时代呼唤。在"健康中国"的战略指引下，健康产业已进入快速发展期。

近年来，森林康养作为旅游与健康养生、健康养老融合发展的新业态，呈现出了良好的发展态势；作为中国传统医药的重要组成部分和重要的非物质文化遗产的少数民族医药，具有广阔的开发与利用前景。在此背景下，推动少数民族医药与森林康养的融合发展，挖掘少数民族医药的康养价值，并与森林康养互相融合创新发展，延伸医疗与康养相结合的理念，不仅能够促进少数民族文化传承，又能够助力和赋能森林康养市场发展要求，促进国民健康事业的发展，成为"健康中国"的助推剂。

从健康保健方面大力推广少数民族医药预防适宜技术的应用，完善涵盖治疗、预防、保健、养生在内的特色服务体系，着重突出民族医药的独特优势和健康价值，为森林康养受众提供少数民族文化特色鲜明，少数民族医药内容丰富的特色项目，把少数民族的特色优势转化为森林康养产业的优势，形成体验性强、参与度广的森林康养旅游产业，构建少数民族医药森林康养产业协作体系，培育大健康理念下森林康养的全新产业和经济新业态，把森林康养产业办成绿色生态环保的产业、防病治病的产业、中医文明传承的产业，这既是实施全面建成小康社会的需求，满足人们对美好生活的需求，也符合"健康中国"战略的要求。

（二）少数民族医药与森林康养融合发展的必要性

1. 促进资源优势与产业优势相互转化

我国幅员辽阔，少数民族众多，在少数民族集聚的西北、西南、边疆等地区，医药资源和自然观光资源极为丰富，素有"川广云贵，地道药材"之说。尤其西部地区更是我国重要的天然药物宝库，这些地区天然动植物资源十分丰富，空气清新、生态保护完好，资源开发和利用有着十分巨大的潜力。

将各地特色少数民族医药文化、少数民族医药产品、独具特色的诊疗方式方法、森林自然观光及健康服务资源优势转化为产业优势，促进少数民族医药与森林康养的融合发展，可以改善少数民族医药与森林康养相关企业结构与布局，引导少数民族医药与森林康养相关产业的整合，形成跨产业融合并延伸产业链从而达到产业资源集聚与相互赋能，融合发展的完美组合。

2. 推进产业转型升级，促进经济发展

一直以来社会人群对于森林康养与生态旅游、退休养老、康复医疗的关系认识不到位，对森林康养认识表面化，还停留在以满足感官体验为主的休闲旅游初级阶

段，多数康养试点基地无规划、经营特色不够明显，开发康养精品项目较少，业态单一，品质有待进一步的提升。随着社会主义市场经济的强劲发展，人民群众的生活水平、健康意识、健康需求都有了显著提高，文化底蕴深厚和内容丰富多彩的少数民族医药与森林康养融合发展必将带动传统少数民族医药的不断延伸和初级康养旅游的转型升级，必将成为未来国民经济发展的重要驱动力之一。

创新森林康养与少数民族医药的融合发展模式，运用健康管理、智慧医疗技术发挥森林康养在康复医学、预防医学中的作用，把少数民族医药养生文化与森林自然疗养、少数民族特色诊疗与康复理疗等产品相融合，丰富森林康养文化，实现少数民族医药与森林康养产业的相互融合、共同发展有利于发挥各区域独具特色的少数民族医药、森林资源和健康服务资源的优势，推进少数民族医药产业与森林康养产业的转型升级，促进经济又好又快地发展。

（三）少数民族医药与森林康养融合发展的深远意义

1. 少数民族医药与森林康养的融合发展有利于祖国医药文化的发展

少数民族医药是中国医药事业的宝贵财富，既是我国优秀传统文化的重要组成部分，也是中国医药事业的重要组成部分。保护和挖掘少数民族医药使之得以继承和发扬，是我国中医药事业繁荣发展的体现和发展创新的源泉。将森林康养与少数民族医药融合，既是对传统少数民族医药文化的创新和延伸发展，也是在森林康养特有的自然、环境、空气、气候条件下，将广大少数民族群众在长期的生产生活实践中凝结而成的救死扶伤的实践经验和教训奉献给更多的人民群众，为我国医学科学的继承创新发展和世界传统医药提供宝贵的实践经验。

2. 有利于解决人类医学难题

随着生活习惯的改变、物质种类的更新迭代，人类疾病日益复杂化，一些疑难杂症依然危害着人类健康至今无法得到有效的解决，少数民族地区的医学从业者从长期的实践中总结了不少科研成果和治愈各种疑难杂症的可能。尤其是在治疗一些疑难杂症方面往往有独具匠心之处。例如云南省文山州丘北县天星乡祁氏苗药科研人员，依据传统苗族秘方，采用苗药秘制工艺，利用苗族原生态草本植物，解决了传统苗药吸收慢，以及西方人工化学产品不适反应的难题。这些民间验方，对慢性病、老年病、疑难病都有着极佳的治疗效果，在一定程度上弥补了现代医学、中医学上的困难和不足。少数民族医药与森林康养融合发展，就是通过森林康养的应用场，在医疗保健、健康服务显示出少数民族医药独特的风格和广阔的发展前景。

3. 有利于促进少数民族地区经济增长

少数民族地区多地处我国经济欠发达的偏远地区，产业基础薄弱，经济发展水平相对落后，但却是我国重要的天然药物宝库。这些地区天然资源丰富，心态保护较好，天然资源开发和利用有着十分巨大的潜力，也是少数民族药的主要集中地。经过多年来的发掘整理，以藏医学、蒙医学、维吾尔医学、傣医学以及壮、苗、瑶、彝、侗、朝鲜、土家等为代表的约 30 多个少数民族的民族医药得到系统整理和较好地继承发扬。通过依靠政策，加大资金投入和技术引进等措施，少数民族地区利用独特的药物物种资源优势，努力发展民族医药产业，重点打造一批国内、国际知名品牌，以民族医药产业带动地方经济发展为发展当地经济增长提供新鲜经验和动力，为各地经济产业结构调整提供更多的选择。

四、少数民族医药在森林康养中的应用前景

少数民族医药是我国优秀传统文化、传统医学和现代卫生资源的重要组成部分，在少数民族地区有着广泛的群众基础和长期养生、治疗疾病的实践经验积累。随着少数民族在防病、治病过程中的广泛应用并取得了极佳的效果，人们对于少数民族医药有了全新的认识，少数民族医药也逐步打破了过去的传统的传承发展模式，不断向现代化、产业化的方向发展。当今，"崇尚自然、回归自然"、大力发展森林康养，已成为健康消费潮流的趋势，这给我国传统医药特别是少数民族医药的发展带来了良好机遇。如何让民族医药获得更快更好的可持续发展，使之与"健康中国"战略要求以及进一步与我国的"一带一路"倡议合作发展理念相适应，对少数民族医药来说，比以往任何时候更显得重要。

（一）少数民族医药在森林康养中具有广阔的应用前景

作为结合了少数民族医药与康养产业两大资源，同时具有中国特色和独特的传统文化底蕴的少数民族医药与森林康养的融合发展，是新兴的健康服务产业。近年来，国家相继出台了有利于少数民族发展的政策和措施，使少数民族医药得到了较快的发展。少数民族医药目前已步入了规范、有序的新发展阶段，在政策的推动下，民族医药的历史挖掘、古籍整理、基础医学理论研究、药物研究、临床应用以及药品生产等方面均取得了明显的进步，为少数民族医药在森林康养中的开发利用奠定了良好的基础。

1. 天然药材资源的可持续利用价值和开发潜力巨大

西部地区是我国少数民族聚集的主要地区，这里土地广袤、人口稀少、地广人稀、气候复杂，是天然的动物王国、植物王国，天然药材资源十分丰富，近年来，

西部地区各省、自治区为了有效保护野生药材资源，依托当地独特的地理、气候和生态特点，不断加大投入科学技术的力度改良品种，增加药材的种植面积和种植种类，提高了天然药材资源的可持续性利用价值。我国传统民族药材种类繁多，储量极大，各少数民族已经开发和使用的药物超过半数以上，形成了少数民族医药形成了特有的诊疗方式和诊疗手段，并具有极佳的诊疗效果，积累了丰富的诊疗经验和医疗知识。少数民族医药不仅在疾病的预防和保健方面造福当地人民群众，而且在一些重大疾病方面有特殊的疗效，开发潜力巨大。

2. 深厚的文化内涵

我国是世界上历史悠久的、统一的多民族国家，各族人民共同创造了光辉灿烂的华夏文化。除汉族外，还有 55 个少数民族，占全国总人口的 6% ~7% 居住在占全国总面积的 55% ~60% 的天然生态环境中。各个少数民族都有悠久历史及传统文化，他们依据本民族所处的地理位置、生活环境、宗教、风土人情、生活习俗等因素，在与自然灾害和疾病的长期斗争中，积累了防病治病和卫生保健的丰富经验，逐步形成了各自特有的民族医药学。这些民族医药不但在历史上为本民族的生存和繁衍做出过重大贡献，而且在现代医学高度发达的今天，民族医药仍在为人民群众防病治病和健康养生中发挥着不可替代的重要作用。这些悠久历史和传统文化以及防病治病和卫生保健的丰富经验都为少数民族医药在以森林康养为代表的中医药健康旅游产业发展中奠定了坚实的文化基础。

3. 独具特色的旅游形式

森林康养作为健康旅游的一种新模式，多姿多彩的少数民族文化赋予了其独具魅力的文化特色和丰富内容的吸引力。通过少数民族医药与森林康养有机地融合，开展以森林自然景观游览、人文景观体验、民族文化了解、健康理疗尝试等形式为主的活动，参观少数民族村落、感受少数民族独特的风土人情，体验少数民族医药特色服务包括少数民族民间验方、理疗、泡浴等；参观少数民族药材种植基地、产品加工生产企业、购买当地特色药材，接受少数民族医药养生保健知识教育，学习少数民族医药在防病治病、健康养生方面的方法和内容等丰富多彩的少数民族医药活动。这既为森林康养赋予了新的内涵，又有利于传承和弘扬少数民族医药文化，可谓一举多得，共赢共融。

4. 《健康中国 2030 规划纲要》为少数民族医药的发展指明了方向

少数民族医药是我国中医药的宝贵财富和重要组成部分，在党和政府高度重视下，通过各少数民族地区地方政府和各少数民族从业者的不懈努力和不断坚守，中医药、少数民族医药事业取得了长足的进步和发展，为提高少数民族地区各族人民群众健康水平，带动当地经济发展发挥了重要作用。2016 年 8 月 19 日，中共中央召开全国卫生与健康大会全面部署了健康中国建设的重点任务，一周后，中共中央政治局审议通过《健康中国 2030 规划纲要》。[5] 习近平总书记在党的十九大报告中明确提出"实施健康中国战略"，指出"人民健康是民族昌盛和国家富强的重要标志"。把保障各族人民健康提升到了国家战略的层面和高度，为少数民族医药的发展提供了政策保障，指明了发展方向，是利国利民的重大举措。

（二）少数民族医药在森林康养应用中的发展建议

1. 立足少数民族医药优势，创建特色旅游品牌

在充分利用少数民族医药优势的前提下，精准定位森林康养旅游模式，营造富有民族特色的旅游品牌。

首先应大力推广少数民族医药在预防、健康保健等方面的应用，科学提升和健全覆盖诊疗、预防、保健、养生等具有少数民族医药特色的服务体系，凸显少数民族医药的独特优势和健康价值。

其次，重点推进少数民族医药传承创新发展示范园、示范项目、示范基地的标准化、规范化建设。依托少数民族地区特有的自然环境、气候环境、多姿多彩的民俗风情和丰富的医药资源，创建蕴含地方特色的少数民族医药养生体验旅游路线、特色医疗旅游项目等，形成规模和品牌效应。

除此之外，着力加强跨地区、跨行业的相关机构合作，形成具有民族特色的健康服务项目和健康旅游产品，孵化和创新品牌，提升民族医药影响力。

2. 开发针对性旅游项目，凝聚特色旅游主题

针对休闲娱乐群体，可结合少数民族特有旅游文化资源，为游客提供少数民族医药自然景点观光、康养体验、健康知识普及、文化风俗体验等特色项目，凝聚一批体验性强、感受度好的少数民族森林康养文化休闲旅游路线。

针对养生保健群体，应充分发挥少数民族医药"治未病"的优势，推出药浴、针灸、推拿、定制药膳、养生授课等特色康复保健服务，形成融森林休闲和养生保健于一体的特色服务。

针对老年养老群体，宜在森林康养基地打造设施完善、服务一流的养生养老社区，邀请名医、专家或少数民族医药传承人在社区内不定期开展诊疗服务；与专业医疗和服务机构协作的多层次、多样化的专业健康服务。

3. 加速资源整合重组，深耕产业合作

第一，建设一批少数民族药材种植培育基地和生产基地。结合"医疗 + 康养"发展思路，打造特色体验为主的森林中药材综合基地，以保护、开发和利用好少数民族药材资源。

第二，增加景区服务项目。立足"康养 + 文化"理念，在森林康养园区内创设少数民族医药体验馆，开发具有少数民族地方特色的少数民族医药文化产品，弘扬少数民族医药文化的传承与发展。[6]

第三，不断提升少数民族药材生产质量标准，促进少数民族医药标准体系的建立；丰富少数民族医药产品剂型和种类，完善产业链布局。

4. 加大健康文化宣传力度，拓展康养旅游认知广度

善于利用媒体资源优势，整合传统媒体和新媒体资源，充分利用新媒体传播速度快、受众面广的优势，普及健康知识，宣传健康文化，促进全民健康，对民族医药与森林康养旅游进行广泛、深入的宣传，把少数民族医药特色亮出来，吸引更多游客参与到少数民族森林康养旅游中来。

与此同时，深入基层开展形式多样、内容丰富的少数民族医疗普及、宣传、体验等活动，营造浓厚的康养氛围，让民众在活动中感受和体验到民族医药防病治病方面的突出效果不断提高人民群众对少数民族医药的了解、认知和认可。

5. 培养高素质复合型人才，精建人才队伍

其一，促进重点学科发展，增加复合型学科建设。联合医学高等专科学校和省级重点中医学科开展少数民族医药学科建设，增加少数民族医学相关专业，着力培养适应少数民族医药发展领域需求的复合型人才。

其二，注重应用实践，培养重实践、能动手的应用型人才，加大少数民族中医药人才定向培养力度。

其三，建设少数民族医药森林康养人才培养和实训基地，开展与少数民族医药旅游健康的知识技能培训，为产业发展源源不断地提供知识全面、业务能力强的服务型人才。

其四，制定和完善人才引进政策和机制。通过各种渠道引进人才，开展跨行业和跨机构的人才合作与交流。

参考文献

[1] 尚文豪，朱星，崔瑾. 苗医发展简史的梳理与探讨 [J]. 中医药导报，2018，24（12）：39-41.

[2] 奇玲，罗达尚. 中国少数民族传统医药大系 [M]. 赤峰：内蒙古科学技术出版社，2000.

［3］庞哲 . 森林康养产业的文化建设［J］. 大众文艺，2020（21）：273 – 274.

［4］易慧玲，李志刚 . 产业融合视角下康养旅游发展模式及路径探析［J］. 南宁师范大学学报（哲学社会科学版），2020，4005：126 – 131.

［5］李宁路，王文慧，付志伟 . 健康中国战略背景下民族医药口述历史资源建设探究［J］. 河南图书馆学刊，2022，42（5）：110 – 114.

［6］金瑶 . 旅游与文化交融助力"康养"产业发展［J］. 科技风，2020（36）：242 + 245.

肆　规划与运营篇

HB.17 森林康养基地医养服务体系建设与运营管理

曹　峰[①]　罗惠宁[②]　曲婉莹[③]

摘　要： 森林康养是林业、医学与旅游业三大领域融合形成的新兴产业。森林康养高质量发展，符合旅游产业化的发展战略，既具有很强的行业发展潜力，带动旅游经济增长，同时又具备社会公益属性。目前，医学融入森林康养服务体系不完善，缺乏森林康养功效的实证研究是制约森林康养产业高质量发展的主要因素。因此，在健康医学与森林康养深度融合的战略指导下，建设森林康养基地医养服务体系，在森林康养基地开展适宜于森林环境的人体健康评估、森林康养服务、康养效果评价等医养服务内容。在此基础上，开展森林康养与人体健康的医学实证研究，探讨森林康养的科学机制。建设完善后的森林康养基地医养服务体系，森林康养基地单位须要加强标准规范的运营管理，推动森林康养产业高质量发展。

关键词： 森林康养；医养服务体系；建设运营

一、森林康养基地医养服务体系研究的背景及意义

森林康养是林业经济与旅游度假、养生保健、疗养康复、养老休闲、绿色生活方式普及相融共生的大健康新兴产业。森林环境大多生态环境良好、生物多样性资源丰富、中药材资源丰富、自然健康文化底蕴深厚。在不破坏森林生态环境的前提下，发展森林康养产业具有得天独厚的优势，顺应了当今时代大健康发展战略要

①　曹峰：博士，贵州中医药大学中医养生学院副院长，教授，研究方向：中医养生理论与方法。

②　罗惠宁：学士，贵州省林业对外合作与产业发展中心正高级工程师，研究方向：森林康养产业发展。

③　曲婉莹：博士，贵州中医药大学讲师，研究方向：中医养生方法技术。

求。[1,2]森林康养产业目前已经是各级政府鼓励发展的新兴产业，其发展既具有助推当地旅游经济的现实意义，同时又具备很强的社会公益属性，理应得到政策重点支持。[3~5]因森林康养产业涉及多个部门，多个行业，森林康养实现融合发展，必须做到行业合力共建，部门协调。[6]2019年由国家林业和草原局、民政部、国家卫生健康委员会、国家中医药管理局联合印发了《关于促进森林康养产业发展的意见》，提出要丰富森林康养产品，充分发挥中医药特色优势，大力开发中医药与森林养生服务相结合的产品；鼓励各类林业、健康、养老、中医药等产业基金进入森林康养产业；健全共建共享机制，支持有相关资质的医师及专业人员在森林康养基地规范开展疾病预防、营养、中医调理养生、养老护理等非诊疗行为的健康服务。因此，开展森林康养基地医养服务体系研究对丰富森林康养服务内容，助推森林康养产业高质量发展具有重要的理论及现实意义。[7]

（一）森林康养基地医养服务的内涵

森林康养基地开展医养服务，为接受森林康养人群提供包括健康体检、健康评估、标准化、个性化医养方案制定、森林医养健康干预服务在内的全方位森林医养服务。森林康养基地医养服务通过中医养生、康复理疗、精神心理、膳食营养、运动功法等，围绕森林环境开展以修身养性、调适机能、延缓衰老为目的的森林游憩、度假、疗养、保健、养老等活动。[8]依托健康管理中心高水平的医师团队和先进的设备，为客户量身定制森林康养方案，提供高质量、个性化、连续性的医养一体化服务。

（二）森林康养基地医养服务的问题分析

目前，森林康养发展尚处于起步阶段，在森林康养基地开展医养服务仍面临着许多问题。[9]例如，多数森林康养基地普遍缺乏健康管理中心、康复中心和疗养中心等必要的医养服务设施，森林康养经营主体对森林康养认识还不到位，规划理念和规划执行还比较滞后；配套医养服务设施还不够完善；医学与林学结合不够，缺乏森林康养功效的实证研究；由于行业内对森林康养理解存在一定差距，社会资本投入森林康养产业发展资金有限，导致优质森林康养资源利用度不高，这些均是制约森林康养发展的主要因素。[10]

1. 森林康养认知度不高

多数森林康养从业人员对森林康养内涵和核心实质认识不够，对养生休闲及医疗康体功能服务认识不足，尽管部分（试点）基地有简单的康复疗养类产品，但对森林康养文化挖掘不够，森林康养产品内容不丰富、产品整合度不高，缺少民族医

肆 规划与运营篇

药疗养、中医疗养、食品疗养等医养服务产品，难以满足人民群众对森林康养的需求。[11]森林康养产业开发的思路并未完全从传统的林业管理上转变过来，各地开展的森林康养产品和服务项目形式单一，专业性不强，以简单的森林观光游览、登山运动为主，并未形成完整的森林康养产品和服务体系。[12]这些问题一定程度上制约了森林康养产业的发展，导致目前虽然很多森林康养基地纷纷成立，但大部分都还停留于"走马观花"式的感官体验旅游阶段，缺乏具有特色的森林医养产品和服务，经济效益和社会效益有限。[13]

2. 缺乏医养服务的内容和统一标准

全国还没有比较成熟的森林康养产品和服务体系，绝大多数森林康养基地没有针对性医养服务方案（森林康养套餐），缺乏科学合理的医养方案和可持续的盈利医养服务项目。森林康养产品仍以传统休闲观光类为主，类型单一，医养融合不够，缺少具有确切效果的森林康养产品。普遍缺少根据森林环境的特点制定出适合于不同季节时令、不同地域、不同年龄、性别、体质人群的比较成熟的医养服务方案，也没有森林康养基地的开展医养服务的统一标准。

3. 从事森林康养的专业人才匮乏

从事森林康养的专业人员较少，尤其是缺乏具有相关专业背景的高层次人才。[14]森林康养不仅涉及森林旅游，还涉及医药、养老、体育等多个行业，对从业人员背景及专业技能要求较高。森林康养基地从业人员在提升服务能力、改善服务体验、丰富产业业态、延伸森林康养产业链和主动开展森林康养产品创新、运营机制创新等新兴领域还不熟悉；森林康养师、森林疗养师、健康管理师等复合型人才极度匮乏，这些均严重制约森林康养产业的发展。[15]

二、森林康养基地医养服务体系建设

森林康养基地医养服务体系围绕"森林 + 健康"开展建设。基于医养服务的特殊性和专业性，应把健康管理中心作为森林康养基地医养服务体系的核心支撑部门。森林康养基地健康管理中心依托独特的森林健康环境资源，开展健康咨询、健康评估及健康指导，制定森林康养课程并实施，评价森林康养效果等。森林康养基地健康管理中心建设是基地建设的核心组成部分，建设高标准的健康管理中心是森林康养基地运行的重要保障。森林康养基地健康管理中心的设立要以保健、养生、咨询、诊疗、康复、运动处方等健康干预为目的，为森林康养提供个人健康管理和指导森林康养服务。规范森林康养基地健康管理中心的建设、运行工作，逐步完善森林康养基地医养服务内容和标准，是保障森林康养基地医养服务的质量和安全的重要条件，从而促进森林康养产业持续健康发展。

（一）森林康养基地健康管理中心建设

1. 健康管理中心建设要求

森林康养基地的健康管理中心和诊所、中医馆等部门一般互为一体或相邻而设，在规划时根据当地实际情况，应因地制宜做好规划和设备配备工作。重点在于场地、人员、资金、病源、效益五个方面的结合。做好无障碍设计、特殊治疗室、病房、综合护理系统的设计和布局。选址应在森林康养基地的核心位置，交通便利，规划中充分保护基地内的植被，尽量避开自然林地与植被茂密区进行规划建设，并以原有植被为基础，选取适宜该地区生长的植物及对身体健康有益的植被栽种。如松柏科植物可发出的芳香气体，具有杀菌消毒、清洁空气、燥湿杀虫的作用，可以对人体起到松弛精神、稳定情绪的作用。对于康养所需的森林浴场或森林冥想场地应选择森林植被较好，有雄伟的山峰、潺潺小溪、视野开阔、寂静的丛林地带。

根据目前的行业发展现状，健康管理中心须设置在森林康养基地内，建议房间数不少于 3 间，面积不应少于 100 平方米。健康管理中心选址符合国家、地方法律法规以及行业标准，科学规范，开展的活动不得破坏、污染森林健康环境。

2. "互联网 +" 大数据平台实现标准化全周期监管

利用"互联网 + 森林康养"大数据平台建立森林康养健康信息数据管理系统，可以采购健康一体机、超声骨密度分析仪、中医经络检测仪、心肺呼吸功能检测仪、健康数据采集信息工作站、全身体温红外热成像检测仪、智能睡眠监测仪、智能可穿戴设备等专业设备，纳入统一系统，实施精准化数据检测，系统化健康管理，康养知识推送。系统建成后，将通过数字森林康养管理与服务云平台，实现动态电子档案、健康物联网、慢病风险评估、健康干预与促进、互动跟踪随访、健康处方、健康三级预警、移动健康管理、远程健康咨询、健康大数据分析等功能，实现"数字 + 健康"的创新服务模式，助推森林康养基地技术 + 需求的融合发展。系统化的医养服务将降低客户患病风险、提高生命质量。通过健康管理中心的评估后，推送合适的康养方案，并能够直观感受到康养前后的数据对比，实现个性化管理。[16]

（二）健康管理中心开展医养服务的主要内容

健康管理中心利用仪器设备、调查问卷等多种方式收集健康信息，依据个人信息对健康状况进行科学评估。利用健康评估结果指导森林康养服务。

1. 提供全面的检测、评估、有效干预与连续跟踪服务

以现代健康概念（生理、心理和社会适应能力）和新的医学模式（生理—心理—社会医学模式）及中医治未病为指导，通过采用现代医学和现代管理学的理论、技术、方法和手段，对基地来访个体和群体整体健康状况及其影响健康的危险因素进行全面的检测、评估、有效干预与连续跟踪服务。

2. 提供个人健康管理报告

根据个人健康数据收集整理，按照标准范本为个人建立健康档案，形成个人健康管理报告，人员可以在基地微信公众号端查询个人健康管理报告，也可以提供打印纸质版报告。

3. 科学指导基地餐饮、住宿等部门康养服务

研究制定森林康养基地康养服务实施方案，为指导、督促餐饮、住宿等相关部门科学合理地开展康养服务，协同做好服务人群的健康管理与森林康养等工作。

4. 为诊所、中医馆等医疗机构开展医养服务提供参考

有条件在森林康养基地内内建设有诊所、中医馆等医疗机构的，其从业人员可以参考健康管理中心对服务对象的健康数据以及评估结果，在医学理论指导下开展推拿、针灸、按摩、理疗、药浴等医养服务。[17]

5. 开展森林康养相关健康宣传教育等活动

在森林康养基地内定期开展森林康养健康宣传教育等主题活动，运用基地宣传平台发布森林康养科普文章、短视频等，宣传森林康养科学机制、最新发展动态等。

三、森林康养基地医养服务运营管理

健康管理中心是森林康养基地建设的核心组成部分，旨在为森林康养提供健康管理和指导森林康养服务，高标准的健康管理中心是森林康养基地运行的重要保障。[18] 以森林资源为依托建设并充分利用好健康管理中心，不能流于形式而存在，让康养人群体验到在基地和离开基地的持续性优质化服务。

（一）医养服务围绕森林康养开展运营

森林康养基地健康管理中心依托基地内的森林健康环境资源，由健康管理专业人员开展健康咨询、健康评估及健康指导，制定康养课程并实施，评价康养效果等。森林康养基地内的健康管理中心是为森林康养精准服务提供依据，不能脱离森林康养的主题。建议健康管理中心为森林康养人员在进入和离开基地时分别进行基础健康和国民体质指标检测、健康数据采集和对比分析，并建立健康档案。此外，承担森林康养宣传教育普及的工作，为组织实施森林康养课程提供健康支持。

（二）科学规范管理健康管理中心

健康管理中心在建设时，就应充分考虑到建设完成后高效率运行健康管理中心，避免重建设轻运行造成的资源闲置或者低效运行。

（1）健康管理中心至少配备 1 名专职健康管理师或者执业（中）医师。执业（中）医师可以单独聘请，也可和村卫生室、乡（镇）卫生院合作运营，由其派驻。

（2）建立健全健康管理中心管理制度、工作流程、操作规范等规章制度，实施规范化、制度化管理。

（3）健康管理中心在为个人、团体做健康检查、数据采集以及健康评估等工作时，可以参照当地物价局收费标准内合理收费，不允许违规收取不合理的费用。

（三）合理打造森林康养方案

注重森林康养方案设计的合理性，制定出适合于不同季节时令、不同地域、不同年龄、性别、体质人群的森林康养方案，以及不同慢性病证的森林疗养方案。[19,20]综合运用音乐疗法、药膳疗法、香薰疗法、运动功法、雅趣养生等各项内容。做好活动时间、地点、人数、目标的规划和道具的准备等。

从不同年龄角度看。青少年型以锻炼身体、养身、养智为主题，可设计森林科普宣传、森林采摘、森林课堂、森林徒步、森林探险等活动内容，加大自然教育推广力度，研学游学活动；中年人工作压力较大，要注重身心调养，可以将森林康养与健康休闲业融合，重点在亚健康状态的调整，可设计森林漫步、森林冥想、森林禅修、香养、养生功法、森林雅集、森林阅读、森林疏导、温泉浴等康养项目；老年人注重修身养性，可以将森林康养与养老业融合，提供如森林漫步、森林养生功法、森林垂钓、森林浴、中医养生方法技术、园艺活动、药膳、温泉浴、森林康养知识讲座等内容。

注意慢性病的宜忌，比如高血压患者，在运动方面，要嘱咐其注意劳逸结合，避免过劳，在森林漫步或森林功法选择上，要适度；在情志方面，要嘱咐其消除紧张等不良情绪，保持心态平和，可以增加森林禅修、森林冥想、手工体验、香薰养生等康养项目；在饮食方面，要注意清淡饮食，坚持低盐、低脂、低胆固醇、低热量、高蛋白质和高维生素饮食，少吃动物脂肪、内脏，多吃豆类及豆制品、粗粮、蔬果，禁烟限酒，在康养项目上注意膳食搭配，可设计降压茶等；还可以搭配降压枕、耳穴压籽等方法。同时务必嘱咐其按时服药，并坚持做好血压监测。对于慢性病患者要做好康养方案执行前的事项告知。

（四）高度重视健康数据的管理

健康管理中心收集的个人健康数据属于敏感隐私数据，要求每个基地必须做到：

（1）健康管理中心制定标准的规章制度，由相关专业背景的人员管理健康管理中心，建议由企业法人任健康管理中心数据安全第一责任人。

（2）健康管理中心在收集个人数据前，必须与个人（未成年人可由监护人代）签订知情同意书，由用户授权后方可采集个人健康数据。如用户停止授权，即刻停止个人健康数据的采集。

（3）健康数据必须做到严格监管，确保数据安全，除上级相关管理部门或者本人授权外，不允许任何团体或者个人调取健康数据。禁止利用收集的个人健康数据以夸大、误导、欺骗或其他违反法律法规的形式向森林康养人群强制推销服务或者产品。

（4）严禁违法违规或者在森林康养人群不知情的情况下收集个人健康数据信息。

四、森林康养服务运行体系建设及运营的保障条件

（一）依托政府整体规划发展森林康养

1. 加强产业联动模式促发展

政府要继续坚持大力支持，高度重视发展森林康养项目。政府指导各县、市从传统的单一森林旅游模式，向不断地挖掘当地特色文化内涵，提升服务高度，加强产业联动与融合方向努力，打造综合性强，内涵丰富，服务优质的森林康养名片。以满足社会各阶层对增强身体素质，体验森林康养项目，继而提高生活质量等方面的需求，全面重视和研究森林康养产业的发展。[21]

2. 坚守发展和生态的和谐统一

森林康养产业发展必须坚持政府为主导，强化政府在产业发展中的主导作用。必须站在战略和全局的高度坚持保护与开发相统一，坚守发展和生态的底线，保护

森林生态的优质资源，珍惜绿水青山，依托森林康养带动的相关产业加快推进乡村振兴步伐，带动群众稳定就业和增收致富，切实让当地人民从发展中获益。

3. 特色化项目发展，精准化招商引资

政府要做好顶层规划和设计，首先要统筹认识调研好各基地的特色，依托各地优美的生态地形景观，丰富多样的森林资源，优质地道的林下药食，特色的森林康养文化，借鉴国内外先进经验，统筹规划设计全省各地康养基地建设的主体思路。避免康养基地各自为政、或所有基地同质化的混乱现象。加大扶持力度，因地制宜着力打造各具特色的森林康养精品景区和特色康养套餐，集中资源和力量重点打造森林康养品牌，不断总结康养效果，指导设计，提高市场竞争力，打造国内知名旅游养生基地。为森林康养产业的大发展搭建平台，积极引进理念先进、实力雄厚的大企业、大集团投资森林康养产业，实施精准招商，推动森林康养产业高质量发展。

4. 规范森林康养标准体系

借鉴国内外先进的体系认证标准与管理经验，规范行业标准，建立严格准入制度，对各森林康养基地进行分类评级以及定期考核，努力将森林康养项目纳入居民基本医疗保障范围。[22]同时积极成立森林康养为主题的行业协会，搭建国内外交流学习平台，切实做好走出去，引进来，交流互进，合作共赢的局面。

（二）依托专业化人才发展森林康养

现今社会"互联网＋"智慧康养、旅居养老、健康养老、康养综合体等各种新业态、新模式的出现，都需要更多样化的专业人才来服务于康养行业，否则将会成为发展的瓶颈。森林康养从业人员需要林学、中医养生学、康复医学、旅游学、经济学、健康管理学、心理学、动植物学等多学科知识，属于综合性较强的大健康服务行业，目前各试点基地基本没有这方面的人才，很难为森林康养提供较好的服务。目前国内高校开始重视培养养生、健康等方面的人才，很多高校、职业院校设置大健康学院、康养学院、健康旅游学院等，设置了健康旅游、健康管理、森林康养等相关课程。[23]但目前仍没有高校有针对性地系统培养森林康养的专业人才，还未形成完整的理论体系。同时，森林康养基地大都地处偏远，招聘专业技术人员难度大，而且人员流动性较大。

1. 开展从业人员的森林康养相关继续教育

大力培训现有在各森林康养基地、各自然保护区、各林场的人才队伍，由政府、行业协会定期组织专业人员来进行培训，包括中医养生适宜方法技术类、运动功法类、药膳营养类、心理类、林下药食资源、自然教育研学等，让各基地现有人才不断提升业务能力，稳步发展。

2. 规划高等院校、职业院校的森林康养人才培养体系

人才的可持续发展主要依赖于高等院校、职业院校和科研单位培养，积极推进高校、职业院校等相关单位设置相关专业，把森林康养列入教学内容，培养社会所需的综合性专业性复核人才。在职称发展方面，将森林康养专业人才资格认证列入职称评定体系，为森林康养产业发展提供有力的人才保障。切实做到引入有序，执行有力，以人为本促进森林康养事业的健康有序发展。立足该背景，积极顺应社会发展，迎合政策要求，培养中医养生学、健康服务与管理、养老服务管理等高层次专业人才，积极申请康养旅游新专业，以期满足森林康养产业对专业人才的迫切需求。

参考文献

[1] 黄应章. 基于森林康养产业化发展的森林资源保护策略 [J]. 农业科技与信息，2022（10）：61 - 63.

[2] 曹云. 森林康养实现资源利用与保护同步发展 [J]. 中国林业产业，2022（02）：78 + 80.

[3] 柳娥，崔厅，葛知萍，等. 森林康养的内涵与发展模式研究 [J]. 林业调查规划，2022，47（04）：130 - 133 + 137.

[4] 张仲昆，朱俊琳，刘静. 西南地区森林康养产业现状及发展探究 [J]. 广东蚕业，2022，56（06）：144 - 146.

[5] 陈清惠，韩娟. 发展森林旅游 促进生态富民 [J]. 福建林业，2021（06）：16 - 17.

[6] 马小妹. 创新赋能森林康养产业渐入佳境 [J]. 科技创新与品牌，2022（06）：60 - 62.

[7] 杨林立. 基于健康中国战略的河南省森林康养产业发展探究 [J]. 河南科技，2022，41（09）：148 - 150.

[8] 郭诗宇，汪远洋，陈兴国，等. 森林康养与康养森林建设研究进展 [J]. 世界林业研究，2022，35（02）：28 - 33.

[9] 张乔艳，谭玮颐，冉洁，等. 贵州省森林康养产业现状及对策建议 [J]. 绿色科技，2021，23（19）：118 - 119 + 122.

[10] 李亚玲，罗敏，徐永艳，等. 国内森林康养研究现状 [J]. 西南林业大学学报（社会科学），2022，6（03）：105 - 110.

[11] 邓小辉，李雪芬，彭于玲. 森林康养旅游产品开发研究 [J]. 江苏经贸职业技术学院学报，2022（01）：29 - 32.

［12］徐宿浒．我国森林康养旅游产业发展的问题与对策研究［J］．旅游纵览，2022（06）：89－91．

［13］唐晓红，冯雪，魏璐璐，等．基于马斯洛需求层次理论的山地型森林康养小镇资源评价与实证分析［J］．四川林业科技，2022，43（03）：130－137．

［14］马少华．森林康养产业理论内涵现实逻辑及发展模式［J］．农业与技术，2022，42（10）：172－175．

［15］李新贵，郭金鹏，彭丽芬．贵州省森林康养产业人才培养现状及其发展建议［J］．农技服务，2022，39（01）：104－108．

［16］姚建勇，张文凤．贵州大生态背景下森林康养模式与路径探索［J］．林业资源管理，2021（05）：27－32．

［17］张欣．乡村振兴战略下森林康养产业发展对策［J］．林业科技，2021，46（06）：57－59．

［18］龚晓明．森林康养旅游协同发展路径研究［J］．现代商贸工业，2021，42（25）：15－17．

［19］谢一帆，熊伟，秦光远．中国森林康养基地供给产品的特征分析——基于77家森林康养基地的调查［J］．林产工业，2021，58（09）：84－90．

［20］李伟，简季．森林康养基地时空变化与旅游收入空间错位分析［J］．中国林业经济，2021（05）：82－86．

［21］王妍方，何平鸽．基于森林环境禀赋与游客感知的康养旅游研究［J］．西南林业大学学报（社会科学），2021，5（04）：47－50．

［22］罗惠宁，肖旭，李志，等．贵州省级森林康养基地建设评定指标体系［J］．中国城市林业，2021，19（05）：118－124．

［23］何凤英，雷巍娥．基于产业需求的森林康养课程开发与实践［J］．经济师，2021（08）：182－183．

伍

科教与标准篇

HB.18 中国森林医学研究与实践

王国付① 曹永葆②

摘　要：森林康养，国内也称为森林疗养，在国际上通常被称为"森林医学"（Forest Medicine）或"森林疗法"（Forest Therapy）。我国开展森林康养已经走过了十多个年头。十多年来，我国的医务工作者和林业领域的专家进行了卓有成效的森林康养（森林医学）研究与实践，其中不仅包括了森林环境对健康人群的保健效应研究，也阐明了森林康养对常见慢病人群的辅助治疗作用及其机制，同时还探讨了几个常见树种森林浴对人体健康的促进效应。本报告简要回顾了我国森林医学研究与实践所取得的成果。

关键词：森林康养；森林医学；森林疗养

森林环境因其具有净化空气、吸收二氧化碳、释放氧气、较高的负离子浓度、减少紫外线辐射、降低噪声以及良好的视听觉效果等特性而对人体健康产生很好的促进作用。国外开展森林康养的基础与应用研究较早，结果表明森林康养不仅可以让人体放松、改善情绪、提高免疫功能、改善心率变异（Heart Rate Variability，HRV）及心血管功能等；而且对高血压、抑郁症、酗酒、肿瘤、慢性疼痛、糖尿病和失眠等患者均有一定的辅助治疗作用[1~12]。在此基础上，产生了一门由林业和医学融合而成的新的学科——"森林医学"或"森林疗法（属于自然疗法的一种）"[13,14]。2011年，国家林业局国际合作中心领导首次在国内提出了"森林疗养"的概念、开启了国内森林疗养的新纪元。两年后的全国"两会"期间，全国人大代表邓三龙向大会提交了《关于大力推进绿色供给的建议》的提案，呼吁国家发展森林康养产业，"森林康养"一词首次在国内使用并成为我国官方用语。随后，国内

① 王国付，生物信息学博士，浙江大学医学院附属浙江医院（浙江省老年医学研究所）主任医师，研究生导师，研究方向：森林医学、老年病诊治。
② 曹永葆，浙江大学医学院附属浙江医院主任医师，研究生导师，研究方向：森林医学、老年病诊治。

众多的医学和林业部门专家相继开展了大量的森林康养和森林医学相关的研究，取得了令人瞩目的一系列成果。本报告简要概述了近年来国内森林医学研究及相关实践。

一、森林康养对健康人群的保健效应研究

（一）午潮山国家森林公园环境对大学生健康影响的研究

2010 年，浙江大学医学院附属浙江医院王国付教授及其团队在杭州市午潮山国家森林公园开展了国内第一个随机、对照森林康养研究[15]。该团队公开招募了 20 名在校大学生、进行了为期五天四晚的森林浴对大学生健康影响的研究。

1. 研究流程

第一天：　6：30 起床、洗漱；

　　　　　7：00 体检、抽血（第一次）；

　　　　　8：00 早餐；

　　　　　9：00 森林浴（森林环境中自由活动，下同）或市区散步；

　　　　　11：00 住所自由活动；

　　　　　12：00 中餐、午休；

　　　　　14：30 森林浴或市区散步；

　　　　　16：30 住所自由活动；

　　　　　17：30 晚餐、住所自由活动；

　　　　　20：00 睡眠

第二天~第四天：　同第一天；

第五天：　7：00 测血压（Blood pressure，BP）、心率（Heart Rate，HR），抽血；

　　　　　7：30 先早餐；

　　　　　结束试验，返校。

备注：每日早、中、晚餐食物（含菜谱种类及量）两组完全相同；但主食（比如早餐的包子、稀饭；中餐和晚餐的米饭等）的量因人而异。自由活动可以是散步、静坐、练气功、打太极拳、看书（非专业）、看电视、听音乐、聊天等，但不能进行剧烈的运动和赌博、刺激性的活动。没有吸烟和喝酒。

2. 观测指标

（1）BP、脉搏（Pulse，P）：采用上臂式电子血压计（OMRON HEM – 7000）

血压计测定。

（2）血液学检查：血常规；Xanthine Oxidase 法测超过氧化物歧化酶（Superoxide dismutase，SOD）；TBA 法测定丙二醛（malondialdehyde，MDA）；放射免疫分析试剂盒测定白细胞介素 6（Interleukin‐6，IL‐6）、肿瘤坏死因子 α（Tumor Necrosis Factor‐α，TNF‐α）、内皮素 1（Endothelin‐1，ET‐1）；化学发光免疫分析定量测定试剂盒测血清皮质醇（Cortisol）和睾酮水平；流式细胞术测定淋巴细胞亚群分布，包括总 T 细胞、总 B 细胞、Th 细胞、Ts 细胞、CD4/CD8 值、自然杀伤（Natural Killer，NK）细胞含量。

（3）情绪状态量表（Profile of Mood States，POMS）问卷调查：采用 65 条目的标准 POMS 问卷。

3. 统计分析

数据先分别采用 Shapiro‐Wilk 检验和 Levene's 检验分析样本的正态分布和方差齐性，如果样本符合正态分布和方差齐性，则两独立样本数据比较采用独立 T 检验，两配对样本采用配对 T 检验；如果不符合正态分布和方差齐性，则两独立样本数据比较采用 Mann‐Whitney 秩和检验，两配对样本采用 Wilcoxon Signed Rank 秩和检验。$P < 0.05$ 认为具有统计学差异。

4. 结果与分析

（1）志愿者基线资料

本研究以 20 位大学生作为研究对象（年龄 20.79 ± 0.54 岁），试验前，将其随机分为 2 组。两组志愿者在身体质量指数（BMI）、血压、HR 及生物指标（包括 TNF‐α、IL‐6、SOD、MDA、ET‐1、皮质醇、睾酮）等方面无显著差异（表1）。

表1 试验前志愿者各指标基线水平

	对照组	森林浴组
身高（m）	1.73 ± 0.05	1.73 ± 0.07
体重（kg）	63.45 ± 7.03	62.40 ± 7.29
BMI（kg/m^2）	21.12 ± 1.77	20.82 ± 1.74
收缩压（mmHg）	117.80 ± 8.18	119.60 ± 8.10
舒张压（mmHg）	71.40 ± 9.63	76.80 ± 5.85
心率（次/分）	67.90 ± 9.39	73.00 ± 11.84
IL‐6（pg/mL）	67.05 ± 15.14	$88.45 \pm 59.05†$
TNF‐α（ng/mL）	0.65 ± 0.67	$0.70 \pm 0.64†$
SOD（U/mL）	76.48 ± 7.15	75.06 ± 8.87
MDA（nmol/L）	7.79 ± 3.21	$8.39 \pm 5.63†$
ET‐1（pg/mL）	63.19 ± 24.00	60.12 ± 16.38

续表

	对照组	森林浴组
皮质醇（nmol/L）	577.14 ± 147.85	620.95 ± 204.73
睾酮（ng/dL）	541.82 ± 85.61	517.99 ± 132.52
总 T 细胞（%）	70.20 ± 5.43	71.60 ± 5.78
总 B 细胞（%）	10.90 ± 3.18	11.70 ± 3.65
Th 细胞（%）	35.70 ± 6.22	38.00 ± 6.29
Ts 细胞（%）	30.80 ± 3.71	29.70 ± 6.88
NK 细胞（%）	18.30 ± 7.94	16.00 ± 5.66
CD_4/CD_8	1.19 ± 0.30	1.35 ± 0.40
血小板活化（$CD_{42a}{}^+/CD_{14}$）	10.05 ± 2.81	8.78 ± 1.28

注：† 表示曼 – 惠特尼检验，其余均为 T 检验。P 值均 > 0.05。

（2）森林浴对受试者氧化应激水平的影响

SOD 是重要的抗氧化因子；MDA 是反应机体脂质过氧化水平的指标，该指标升高对人体健康有不利影响。如表 2 所示，与市区对照组比较，森林浴组志愿者中的 SOD 活力变化不显著，MDA 水平则显著降低，这表明森林浴能降低氧化应激水平。

表 2　森林浴对健康成人总 SOD 和 MDA 的影响

	对照组	森林浴组
SOD（pg/mL）	91.99 ± 10.01	72.89 ± 18.78
MDA（ng/mL）	8.65 ± 1.70	5.44 ± 1.34 *

注：* 表示差异显著（$P < 0.05$）；下同。

（3）森林浴对受试者炎症介质水平的影响

IL – 6、TNF – α 是重要炎症反应介质。与市区对照组比较，森林浴组中两者均显著降低，表明森林浴具有潜在减少炎症反应的功能，促进人体健康（详见表 3）。

表 3　森林浴对健康成人 IL – 6 和 TNF – α 的影响

	对照组	森林浴组
IL – 6（pg/mL）	138.59 ± 90.42	85.07 ± 56.83 *
TNF – α（ng/mL）	1.24 ± 0.67	0.33 ± 0.02 *

（4）森林浴对受试者神经系统—应激反应指标的影响

采用血清皮质醇、睾酮作为应激反应指标。如表 4 所示，与市区对照组比较，血清皮质醇显著降低，表明森林浴能显著降低人体的应激反应水平，消除紧张情绪。

伍　科教与标准篇

表4　森林浴对健康成人血清皮质醇、睾酮的影响

	对照组	森林浴组
睾酮（ng/dL）	490.39±144.73	527.31±94.71
血清皮质醇（nmol/L）	530.43±185.85	348.64±158.01 *

（5）森林浴对受试者免疫系统的影响

森林浴组 NK 细胞、总 B 细胞含量上升最为明显，但与市区组比较不具有统计学差异，其他指标均无显著变化（见表5）。表明森林浴在一定程度上能增强机体免疫力，但效果不是很显著，这可能与本次研究的时间较短有关系。

表5　森林浴对健康成人血液总白细胞百分比的影响

	对照组	森林浴组
总 T 细胞（%）	65.30±5.27	66.30±4.57
总 B 细胞（%）	9.60±2.63	11.90±2.23 *
Th 细胞	30.80±6.91	32.70±6.41
Ts 细胞	29.50±2.84	29.30±3.62
CD_4/CD_8	1.07±0.31	1.14±0.30
NK 细胞（%）	22.50±6.77	24.50±8.34

（6）森林浴对受试者内皮细胞功能的变化

血浆 ET-1 是由血管内皮细胞分泌、体内迄今为止已知的收缩血管活性最强的物质，与心血管疾病发生发展密切相关的重要因子。本试验中该指标变化显著，森林浴组中 ET-1 水平较市区对照组显著降低（54.05±23.77 Vs 86.11±12.92，$p<0.05$）。

（7）森林浴对受试者情绪状态的影响

与市区对照组比较，森林浴组中负性评分"紧张""焦虑""生气""疲劳""困惑"的数值显著降低，正性评分"活力"显著升高，具有统计学差异（表6）。

表6　森林浴对情绪状态变化的影响

		对照组	森林浴组
POMS 指标	紧张—焦虑（T）	4.30±3.59	2.65±2.28 *
	抑郁—沮丧（D）	5.20±5.46	2.90±3.40 *
	愤怒—敌意（A）	2.50±3.49	1.80±1.79 *
	有力—好动（V）	11.65±4.92	15.35±4.55 *
	疲劳惰性（F）	7.80±4.61	4.30±3.45 *
	困惑—迷茫（C）	6.15±3.03	5.50±2.46

总之，研究结果表明三天两晚的短期森林浴可以显著改善大学生的不良情绪、降低 MDA 等氧化应激水平和 IL-6、TNF-α 等炎症介质水平；同时能显著降低受

试者体内 ET－1 水平。ET－1，提示森林浴可能有减少心血管疾病发病风险的作用。这项研究是近年来国内第一个人体有关森林医学的随机对照研究。

（二）北京林业大学吴建平团队开展的森林康养对健康人群效应的研究

首先，团队招募了 12 名 20～55 岁无身体疾患的职业女性随机分为城市组和森林浴组；森林疗法主要干预方法为在森林环境中进行森林漫步和静坐。研究结果表明森林浴组的唾液皮质醇浓度显著低于对照组；森林环境对职业女性的负性情绪和疲劳症状具有较好的调节作用[16]。

其次，为了阐明不同季节森林环境对健康人体的效应，团队分别于 2017 年 4 月（春）、6 月（夏）、10 月（秋）分别招募 40、18、20 名 20～30 岁年轻人随机分配到北京某城郊开发区域森林公园或某半原始区域森林公园进行森林浴。结果显示：在生理指标中，森林浴后平均心率在三个季节都显示出降低的趋势，瞬时 R－R 间期标准差、相邻 R－R 间期之差的均方根值呈现出增高趋势，调节效果在森林类型上存在差异。在心理指标中，森林环境带来总体情绪紊乱值下降，春季城郊开发区域森林公园对总情绪紊乱调节效果呈现出优于半原始区域森林公园的趋势（$P = 0.07$）；夏、秋两季半原始区域森林公园对总情绪紊乱调节效果显示出优于城郊开发区域森林公园的趋势（夏季 $P = 0.062$，秋季 $P = 0.001$）。提示春、夏、秋季三个季节的森林环境对人体心理指标和生理指标整体上都有改善作用，改善的程度在不同森林类型和不同季节方面存在差异[17]。

同时，该团队分别在浙江省丽水市白云山和北京市密云区长峪沟等森林康养基地进行了森林康养对年轻大学生健康效应的实证研究工作。

二、森林康养对常见慢病人群的辅助治疗作用研究

随着经济的快速发展和人口老龄化加剧，我国人口的预期寿命得到了很大的提高。随之而来的是以心脑血管疾病（Cardiovascular Disease，CVD）、慢性呼吸系统疾病、恶性肿瘤等常见慢性疾病发病率的迅速增加，给人们的生命与健康、给社会发展带来了严峻的挑战。2016 年中共中央、国务院印发《"健康中国 2030"规划纲要》，提出要为实现"两个一百年"奋斗目标、实现中华民族伟大复兴的中国梦打下坚实的健康基础。随后在 2019 年印发的《国务院关于实施健康中国行动的意见》着重强调要加强 CVD 的防控。尽管随着医学技术的不断发展，CVD 的诊断与治疗有了很大的进步，但其疾病负担日渐加重，已成为重大的公共卫生问题。资料显示

CVD 已成为全球首要的死亡原因，占总死亡病例的 27%[18]。在我国，随着人口老龄化的加快，CVD 患病率持续上升；推算我国 CVD 现患者人数多达 3.3 亿，死亡率分别占农村和城市的 46.66% 和 43.81%[19]。因此，有必要探索新的、综合的 CVD 防治方法，尤其是能改善 CVD 及其他慢性病患者预后和生活质量的安全而简便的方法。

很久以前，我们的祖先就利用植物散发出来的"芬多精"为病人治疗各种疾病，例如用冷杉、枞树疗法治疗百日咳；用桉树、松树疗法治疗结核病；用月桂树治疗痢疾；栎树治疗高血压等等。近年来，国内很多学者又探讨了森林环境对包括高血压、慢性支气管炎、慢性心力衰竭（Chronic Heart Failure，CHF）等在内的常见慢病的辅助治疗作用。

（一）森林康养对高血压患者的辅助治疗作用研究

资料显示我国现有高血压患者 2.45 亿，高血压成为脑卒中、心肌梗死和慢性肾衰等的主要危险因素之一。与此相对应的是，对 1738886 例 35~75 岁人群进行调查发现，标化年龄和性别后，高血压的知晓率、治疗率和控制率仅分别为 36.0%、22.9% 和 5.7%[20]。因此，高血压的防治工作在我国任重而道远。如前所述，森林环境可能具有良好的促进人体健康的效应，因此，森林浴有可能在高血压的防治中发挥较好的辅助治疗作用。近年来，国内有多位专家开展了相关的研究。

1. 白马山森林公园环境对老年高血压患者的辅助治疗作用及其机理研究

受浙江省林业局和浙江省遂昌县政府项目资助，2011 年笔者团队在丽水市遂昌县白马山森林公园开展了为期 1 周的森林浴对老年原发性高血压患者影响的研究[21]。本次研究共招募了 24 名老年高血压患者，随机分为森林浴组（白马山林场）和对照组（浙江省林业厅招待所）。研究方法和结果如下：

第一，材料与方法。

（1）研究对象：同时符合以下纳入标准、并且没有以下排除标准者。

纳入标准：①原发性高血压诊断明确；②年龄 60~75 岁；③心功能 Ⅰ－Ⅲ 级，日常生活能自理；④血压（含药物控制后）<180/110mmHg。

排除标准：①研究前 2 周及研究期间患感冒、胃肠炎等各种急性疾病；②伴有肿瘤、严重心肺肝肾脑等慢性疾病史；③3 个月内有急性心梗；④半年内有脑血管意外；⑤严重创伤或大手术；⑥生活不能自理者。

（2）试验流程：24 名老年原发性高血压志愿者符合本研究标准并自愿参加研究、随机分为两组，试验第一天上午，其中一组送至遂昌县白马山林场，为森林浴组；另一组送至杭州市铁道大厦（城战火车站附近）凯旋路 218 号林业厅招待所，为市区对照组。

第一天（2011年7月23日）：根据分组情况，森林浴组（去遂昌）早上8点到浙江医院7号楼集合，集体出发去遂昌；市区组（林业厅招待所）9：00之前自行前往林业厅招待所报到。

9：30—11：30　（市区组）在房间休息；遂昌组乘车前往白马山林场，行程约3.5小时；

11：30—12：30　酒店内中餐；

12：30—14：30　在房间内休息（可自由活动）；

14：30—15：00　简短会议（介绍本次项目的意义及注意事项）；

15：00—16：30　在房间内休息（可自由活动）；

16：30安排一起去户外散步、活动；

17：30—18：30　酒店内晚餐；

18：30—19：30　晚饭后根据志愿者平时生活习惯，喜欢出去散步的人组成一组一起去散步、活动，不想出去的人留在酒店内自由活动；

19：30以后在房间内自由活动、按平时生活习惯睡觉。

第二天（7月24日）：起床时间按志愿者平时生活习惯起床；起床后按平时生活习惯需要早锻炼的志愿者统一安排去户外早锻炼（华家池校区内）。

7：30—8：30　早餐；

8：30—10：00　一起安排一次去户外散步，散步后可自由安排在酒店内活动；

11：30—12：30　酒店内中餐；

12：30—16：30　午休或在房间内休息，可自由活动。视情况安排一次有关高血压的科普讲座；

16：30—17：30　一起去户外散步、活动；

17：30—18：30　酒店内晚餐；

18：30—19：30　根据志愿者平时生活习惯，喜欢出去散步的人组成一组一起去户外散步、活动，不想出去的人留在酒店内自由活动；

19：30以后在房间内自由活动、按平时生活习惯睡觉；

第三天～第六天（7月25日—7月28日）：安排同第二天。

第七天（7月29日）：

6：30—7：00　早餐前抽血；

7：00—7：30　早餐；

7：30—8：00　体检、完成第二次问卷调查；

8：00送志愿者回到自己家中观测指标。

（3）血压测量：早餐前进行血压测量，右臂，每次测量至少重复两次，若两次误差超过5mmHg，则测第三次后取平均值作为当次血压数值。血压计型号：OM-

RON HEM – 7000；测量时间：上午 7：00 – 7：30。

（4）血液学指标：ELISA 法测定指标：瘦素（Leptin）、脂联素、游离睾酮、IL – 6、TNF – α、SOD、MDA、干扰素 γ（interferon，IFN – γ）、ET – 1、一氧化氮（Nitric oxide，NO）、前列腺素 I2（PGI2）、血管紧张素 Ⅱ（Angiotensin，Ang Ⅱ）、血管紧张素原（Angiotensinogen，AGT）、血管紧张素 Ⅱ 1 型受体（Angiotensin Ⅱ type 1 receptor，ATII – R1）、血管紧张素 Ⅱ 2 型受体（Angiotensin Ⅱ type 2 receptor，ATII – R2）、细胞间黏附分子 – 1（Intercellular adhesion molecule，ICAM – 1）、肾上腺素（adrenaline，E）、去甲肾上腺素（Noradrenaline，NA）、儿茶酚胺、血管紧张素受体 I 型自身抗体（ATII – RI – AA）和抗 α1 受体自身抗体（resist α1 receptor autoantibodies，α1 – AR – AA）、β1 – 受体和 M2 – 受体自身抗体、中介素（IMD）又被称作肾上腺髓质素 2（ADM2）。所有的试剂盒为美国 R&D 公司生产。发光免疫法测定指标：睾酮、皮质醇。甘油三酯、总胆固醇和游离脂肪酸用氧化酶法测定，血糖采用己糖激酶法测定，同型半胱氨酸采用循环酶法测定。所有的试剂盒为美国 R&D 公司生产。

（5）问卷调查：试验开始第一天早上，POMS 问卷调查志愿者近 1 周内的情绪状态；试验结束当天早上，再进行 POMS 问卷调查志愿者近 1 周内的情绪状态。

第二，结果与分析。

（1）两组间的基线资料及其比较

24 名志愿者随机分为 2 组，包括市区对照组（12 名）和森林浴组（12 名）。除甘油三酯外，两组的一般资料及试验前相关指标数值均无显著差异（见表 7）。

表 7　志愿者基本资料及试验前两组基线比较（ $n=12$ ）

	市区对照组	森林浴组
性别（男：女）	8：4	8：4
年龄（岁）	66.50 ± 3.87	68.08 ± 4.19
身高（cm）	166.12 ± 6.85	164.08 ± 8.94
体重（kg）	67.63 ± 6.61	67.12 ± 8.96
BMI（kg/m²）	24.52 ± 2.33	24.99 ± 3.23
收缩压（mmHg）	147.833 ± 12.45	148.25 ± 18.75
舒张压（mmHg）	85.46 ± 10.45	82.25 ± 10.45
平均压（mmHg）	106.2 ± 10.81	104.2 ± 12.59
脉压（mmHg）	62.28 ± 5.87	66 ± 11.91
心率（次/分）	75.58 ± 15.31	73.00 ± 9.87
甘油三酯（mmol/L）	1.36 ± 0.67	2.04 ± 0.727 *
总胆固醇（mmol/L）	4.93 ± 0.90	5.70 ± 0.617
葡萄糖（mmol/L）	5.90 ± 1.65	6.25 ± 1.65

续表

		市区对照组	森林浴组
尿酸（μmol/L）		349.08 ± 89.65	361.50 ± 73.51
游离脂肪酸（mEq/L）		297.33 ± 78.86	277.42 ± 75.51
同型半胱氨酸（μmol/L）		14.50 ± 6.02	16.11 ± 7.91
睾酮（ng/dl）		278.87 ± 213.73	302.01 ± 232.50
胰岛素（μIU/ml）		8.41 ± 4.26	11.31 ± 10.63
皮质醇（nmol/L）		332.72 ± 109.91	351.07 ± 115.37
ATII – RI – AA（pg/ml）		30.67 ± 38.33	17.58 ± 12.68
ATII – R2（pg/ml）		66.03 ± 70.53	44.95 ± 45.45
ICAM – 1（ng/ml）		12.83 ± 12.99	8.23 ± 4.54
M2 – AA（pg/ml）		29.08 ± 21.99	21.18 ± 7.73
B1 – AR – AA（pg/ml）		17.19 ± 19.48	12.60 ± 11.23
ADM – 2（pg/ml）		49.51 ± 77.85	22.69 ± 25.57
Ang – II（pg/ml）		29.25 ± 49.53	26.54 ± 32.00
ET – 1（pg/ml）		43.13 ± 16.50	38.45 ± 11.02
T – SOD（IU/ml）		24.77 ± 28.49	13.64 ± 3.27
α1 – AR – AA（pg/ml）		34.34 ± 50.69	20.06 ± 19.67
ADR – EP1（pg/ml）		24.37 ± 34.91	12.10 ± 10.01
ATII – R1（pg/ml）		10.03 ± 10.22	8.80 ± 8.41
F – TESTO（ng/ml）		0.54 ± 0.46	0.50 ± 0.44
IL – 6（pg/ml）		31.83 ± 17.60	34.43 ± 8.38
NA（pg/ml）		58.25 ± 30.28	43.40 ± 36.68
Adiponectin（ng/ml）		14.59 ± 21.51	6.31 ± 4.56
ca（nmol/l）		11.48 ± 12.18	12.12 ± 7.62
leptin ng/ml		2.26 ± 1.84	2.10 ± 1.12
TNFa（pg/ml）		47.71 ± 44.49	43.67 ± 18.55
PGI2（pg/ml）		54.45 ± 48.10	48.24 ± 20.51
MDA（nmol/l）		1.63 ± 0.93	1.15 ± 1.01
NO（umol/L）		8.96 ± 6.83	6.60 ± 2.47
IFN（pg/ml）		54.98 ± 32.10	40.73 ± 20.31
AGT（pg/ml）		14.44 ± 7.88	12.98 ± 8.64
POMS 指标	紧张—焦虑（T）	3.83 ± 2.62	3.08 ± 3.20
	抑郁—沮丧（D）	5.25 ± 3.49	6.00 ± 3.95
POMS 指标	愤怒—敌意（A）	5.00 ± 3.52	6.67 ± 4.40
	有力—好动（V）	14.17 ± 3.49	15.17 ± 2.59
	疲劳—惰性（F）	4.17 ± 3.35	4.67 ± 3.17
	困惑—迷茫（C）	6.17 ± 2.44	6.42 ± 3.68

（2）试验后两组间的比较

森林浴组和市区对照组分别经过为期 7 天的试验后，森林浴组志愿者的血压指标的数值较市区对照组具有良好的下降趋势，其中舒张压和平均压指标下降具有统计学意义（$P < 0.05$）。在相关血液生化指标中，森林浴组的 ATII - R1、AGT 指标下降具有显著差异（$P < 0.05$）。但 POMS 相关指标两者间无显著性差异，见表 8。

表 8　试验后市区对照组与森林浴组的比较（$n = 12$）

	市区对照组	森林浴组
收缩压（mmHg）	149.17 ± 9.03	138.16 ± 23.82
舒张压（mmHg）	87.17 ± 7.54	80.25 ± 8.00 *
平均压（mmHg）	107.8 ± 11.80	99.55 ± 6.42 *
脉压（mmHg）	62.00 ± 10.37	57.92 ± 20.41
心率（次/分）	75.75 ± 14.03	72.5 ± 10.58
甘油三酯（mmol/L）	0.94 ± 0.35	1.95 ± 1.21
总胆固醇（mmol/L）	4.52 ± 0.65	5.77 ± 0.52
葡萄糖（mmol/L）	5.81 ± 1.95	6.32 ± 1.17
尿酸（μmol/L）	370.75 ± 74.71	381.25 ± 61.42
游离脂肪酸（mEq/L）	417.58 ± 191.06	361.00 ± 22.88
同型半胱氨酸（μmol/L）	14.93 ± 5.23	14.20 ± 7.61
睾酮（ng/dl）	283.81 ± 209.70	305.69 ± 241.91
胰岛素（μIU/ml）	10.96 ± 5.81	11.31 ± 9.39
皮质醇（nmol/L）	389.23 ± 83.01	326.08 ± 90.29
ATII - RI - AA（pg/ml）	27.04 ± 32.73	15.85 ± 14.09
ATII - R2（pg/ml）	24.77 ± 34.25	11.13 ± 12.81
ICAM - 1（ng/ml）	12.98 ± 14.12	7.16 ± 3.11
M2 - AA（pg/ml）	27.95 ± 22.20	20.60 ± 5.49
B1 - AR - AA（pg/ml）	15.36 ± 18.59	11.32 ± 13.91
ADM - 2（pg/ml）	41.76 ± 62.37	17.60 ± 20.55
Ang - II（pg/ml）	36.81 ± 55.31	19.93 ± 29.92
ET - 1（pg/ml）	37.85 ± 15.97	26.72 ± 11.20
T - SOD（IU/ml）	27.72 ± 32.22	16.31 ± 4.72
a1 - AR - AA（pg/ml）	30.84 ± 47.36	11.16 ± 15.02
ADR - EPI（pg/ml）	19.03 ± 24.57	9.28 ± 8.40
ATII - R1（pg/ml）	12.60 ± 9.73	4.07 ± 5.89 *
F - TESTO（ng/ml）	0.49 ± 0.67	0.17 ± 0.13

伍　科教与标准篇

续表

		市区对照组	森林浴组
IL - 6（pg/ml）		25.55 ± 17.91	18.94 ± 7.46
NA（pg/ml）		38.83 ± 41.71	11.91 ± 12.25
Adiponectin（ng/ml）		14.71 ± 18.33	6.72 ± 6.16
ca（nmol/l）		17.85 ± 16.65	9.53 ± 11.06
leptin ng/ml		2.24 ± 2.02	1.53 ± 1.43
TNFa（pg/ml）		41.57 ± 45.05	38.42 ± 18.46
PGI2（pg/ml）		45.52 ± 41.90	48.47 ± 22.62
MDA（nmol/l）		1.71 ± 0.84	1.34 ± 0.89
NO（umol/L）		8.02 ± 4.49	6.58 ± 3.46
IFN（pg/ml）		39.72 ± 38.64	35.95 ± 18.69
AGT（pg/ml）		17.34 ± 10.11	6.56 ± 4.03 *
POMS 指标	1. 紧张—焦虑（T）	2.83 ± 4.15	2.17 ± 2.79
	2. 抑郁—沮丧（D）	3.75 ± 5.75	2.08 ± 1.98
	3. 愤怒—敌意（A）	3.92 ± 4.70	2.17 ± 1.99
	4. 有力—好动（V）	17.75 ± 5.08	18.42 ± 5.99
	5. 疲劳—惰性（F）	3.00 ± 3.16	2.17 ± 1.99
	6. 困惑—迷茫（C）	4.75 ± 2.45	3.92 ± 2.11

总之，研究结果显示为期 1 周的森林浴可以明显降低老年高血压患者的血压水平，具体表现为收缩压下降 10mmHg 左右、舒张压下降 2mmHg 左右、平均血压下降 5mmHg 左右、脉压下降 9mmHg 左右。此外，与高血压和心脑血管疾病相关的几项生化指标得到明显改善：包括血管紧张素—肾素—醛固酮（RAS）系统的组成成分——Ang Ⅱ 及 AT1 水平、ET - 1 水平，以及炎症介质在森林浴后均有所下降。研究结果不仅提示森林浴可以降低血压，而且阐明了其降压效应与森林环境抑制 RAS 活性有关。

2. 温州文成猴王谷森林康养对老年高血压患者的辅助治疗作用研究

浙江省亚热带作物研究所的雷海青教授带领团队在温州文成猴王谷森林康养基地开展了森林环境对老年高血压患者的辅助治疗作用研究。结果表明，为期 5 天的森林康养显著降低了志愿者的收缩压、脉压、同型半胱氨酸、血管紧张素 Ⅱ 受体 1 水平[22]。

（二）森林康养对慢性阻塞性肺病（Chronic Obstructive Pulmonary Disease，COPD）患者的辅助治疗作用研究

COPD 是一种临床常见病，在全球范围内都是发病率和死亡率的主要原因之一。

我国 40 岁及以上成人的患病率为 13.6%[23]。COPD 主要由暴露于有害颗粒或气体引起；森林环境因其具有净化空气、吸收二氧化碳、释放氧气、较高的负离子浓度、减少紫外线辐射、降低噪声以及良好的视听觉效果等特性而可能对患者产生很好的健康促进作用。为了研究森林环境对 COPD 的辅助治疗作用，笔者团队在浙江遂昌白马山林场开展了为期 5 天的森林浴研究[24]。

1. 研究材料与方法

1）研究对象

（1）纳入标准：①符合 COPD 的临床诊断；②年龄 60～75 岁；③心功能 I－Ⅲ级，日常生活能自理；④血压（含药物控制后）＜180/110mmHg。

（2）排除标准：①研究前 2 周及研究期间患感冒、胃肠炎等各种急性疾病；②伴有肿瘤、严重心肺肝肾脑等慢性疾病史；③3 个月内有急性心梗；④半年内有脑血管意外；⑤严重创伤或大手术；⑥生活不能自理者。

2）试验流程

同前

3）观察指标

ELISA 法测定 IL－6 和白细胞介素 8（Interleukin－8，IL－8）、TNF－α、C 反应蛋白（C－reactive protein，CRP）、IFN－γ 和白细胞介素－1β（Interleukin－8，IL－1β）、血清皮质醇和肾上腺素。流式细胞术测定免疫细胞 CD8T 淋巴细胞、NK 细胞和 NKT 细胞。

2. 研究结果

（1）炎症介质水平

无论是与市区对照组比较，还是与森林浴组试验前采集的基线值比较，森林浴组的炎症介质因子水平均显著降低（图1）。

（2）神经系统——应激反应指标

采用血清皮质醇和肾上腺素（E）作为应激反应指标，无论与市区对照组比较，还是与森林浴组实验前采集的基线值比较，两种因子水平均显著降低（图2）。

（3）森林康养对 COPD 患者免疫功能的影响

森林浴组 CD8 T 淋巴细胞、NK 细胞和 NKT 细胞中穿孔素含量与试验前基线值相比显著下降（图3），说明受试者体内免疫系统在森林浴后呈现向良性状态的转变，但各群细胞的数量均无显著变化（图4）。

（4）森林康养对 COPD 患者情绪状态的影响

采用 POMS 情绪状态量表进行测定后发现，与市区对照组比较，森林浴组中负性评分"紧张""焦虑""生气""疲劳""困惑"的数值显著降低（图5）。

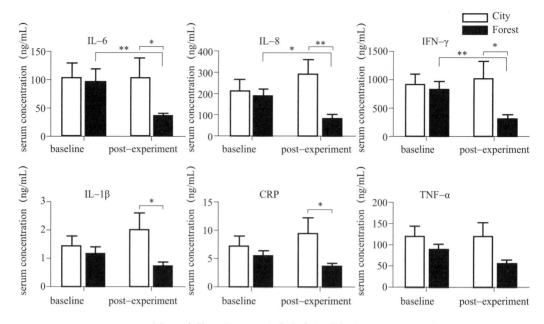

图 1　森林浴对 COPD 患者炎症介质水平的影响

备注：＊表示差异显著（$P<0.05$）；下同。

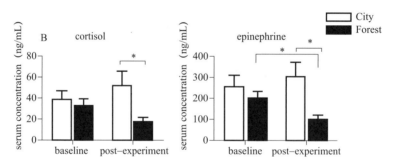

图 2　森林浴对 COPD 患者血清皮质醇和肾上腺素的影响

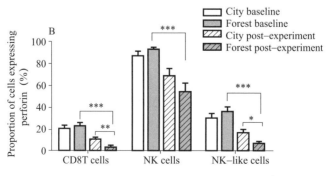

图 3　森林浴组试验前后 COPD 患者免疫细胞群细胞数量对比

备注：City baseline：城市对照组基线值；Forest baseline：森林浴组基线值。

City post – experiment：城市对照组森林浴后；Forest post – experiment：

森林浴组森林浴后（下同）。

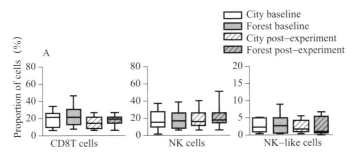

图4 森林浴组和对照组 COPD 患者基线值与试验前后免疫细胞群细胞数量对比

备注：CD8T cells：CD8T 细胞；NKcells：自然杀伤细胞；

NKT – likecells：自然杀伤 T 细胞样细胞。

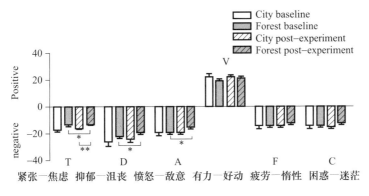

图5 森林浴对 COPD 患者情绪状况的影响

（5）森林康养对 COPD 相关因子和介质的影响

通过 ELISA 法测定受试者血清中肺表面活性物质相关蛋白 D（SP－D）、组织金属蛋白酶抑制剂（TIMP－1）、肺和活化调节趋化因子（PARC/CCL－18）的表达量。无论与市区对照组比较还是与森林浴组基线值比较，森林浴组中 SP－D、TIMP－1 和 PARC/CCL－18 的表达量都在森林浴后显著下降（图6）。

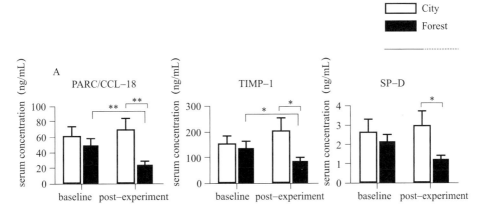

图6 森林浴对 COPD 患者 COPD 相关因子和介质的影响

总之，研究结果显示为期四天的森林浴不仅能减少 COPD 患者体内的炎症反应、降低应激反应水平、增强免疫力、降低心血管疾病相关因子；而且还可以改善 COPD 患者的负面情绪。研究结果提示，森林康养可以作为 COPD 患者的辅助治疗手段。

（三）森林康养对慢性心力衰竭（Chronic Heart Failure，CHF）患者的辅助治疗作用研究

CHF 是指由于高血压、心脏病等各种原因造成心肌结构和功能的变化，最后导致心室泵血或充盈功能低下，其发病率和死亡率在全球范围内不断升高[25]。我国 2012—2015 年通过对 22158 名居民调查，发现在 35 岁及以上的成年人中，心力衰竭的患病率为 1.3%，较 2000 年增长了 44.0%[26]。因此，为了阐明森林康养是否对 CDF 患者具有辅助治疗作用，2015 年 8 月笔者团队招募 36 名老年 CHF 患者在黄檀林场进行了为期五天的森林康养对 CHF 辅助治疗作用的随机、对照研究[27]。

1. 材料与方法

1）研究对象

（1）纳入标准：①既往有心衰病史；有心衰的症状或体征，左室射血分数（Left Ventricular Ejection Fraction，LVEF）<40%~45%；或者 LVEF>45%，但超声心动图有左室舒张功能异常的证据；②65~80 岁；③心功能分级 Ⅰ~Ⅲ 级。

（2）排除标准：①研究前 2 周及研究期间患感冒、胃肠炎等各种急性疾病；②伴有肿瘤、严重心肺肝肾脑等慢性疾病史；③3 个月内有急性心梗、半年内有脑血管意外、严重创伤或大手术；④生活不能自理者。

2）试验流程

将 36 名志愿者按 2∶1 随机分为两组，其中一组送至磐安县黄檀林场，为森林浴组；另一组送至杭州市铁道大厦（城战火车站附近）凯旋路 218 号林业厅招待所，为市区对照组。按照下述流程进行试验：

第一天（2015 年 8 月 20 日）：根据分组情况，森林浴组（去磐安）早上 8 点到浙江医院 7 号楼集合，集体出发去磐安；市区组（城战铁道大厦）9∶30 之前自行前往林业厅招待所报到。

9∶30—11∶30 （市区组）在房间休息；森林浴组乘车前往白马山林场，行程约 3.5 小时。

11∶30—12∶30 酒店内中餐；

12∶30—14∶30 在房间内休息（可自由活动）；

伍 科教与标准篇

14：30—15：00　简短会议（介绍本次项目的意义及注意事项）；

15：00—16：30　在房间内休息（可自由活动）；

16：30 安排一起去户外散步、活动；

17：30—18：30　酒店内晚餐；

18：30—19：30　晚饭后根据志愿者平时生活习惯，喜欢出去散步的人组成一组一起去散步、活动，不想出去的人留在酒店内自由活动；

19：30 以后在房间内自由活动、按平时生活习惯睡觉。

第二天（8 月 21 日）：起床时间按志愿者平时生活习惯起床；起床后按平时生活习惯需要早锻炼的志愿者统一安排去户外早锻炼。

7：30—8：30　早餐；

8：30—10：00　一起安排一次去户外散步，散步后可自由安排在酒店内活动；

11：30—12：30　酒店内中餐；

12：30—16：30　午休或在房间内休息，可自由活动。安排一次有关高血压的科普讲座；

16：30—17：30　一起去户外散步、活动；

17：30—18：30　酒店内晚餐；

18：30—19：30　根据志愿者平时生活习惯，喜欢出去散步的人组成一组一起去户外散步、活动，不想出去的人留在酒店内自由活动；

19：30 以后在房间内自由活动、按平时生活习惯睡觉。

第三天~第四天（8 月 22 日—8 月 23 日）：安排同第二天。

第五天（8 月 24 日）：

6：30—7：00 早餐前抽血；

7：00—7：30 早餐；

7：30—8：00 体检、完成第二次问卷调查；

8：00 送志愿者回到自己家中。

3）观测指标

（1）血压测量：早餐前进行血压测量，右臂，每次测量至少重复两次，若两次误差超过 5mmHg，则测第三次后取平均值作为当次血压数值。血压计型号：OM-RON HEM - 7000；测量时间：上午 7：00—7：30。

（2）血常规、血生化检查。

（3）心衰相关指标：脑钠肽（Brain Natriuretic Peptide，BNP）、N 端脑钠肽前体（N - terminal pro - brain natriuretic peptide，NT - proBNP）。

（4）心血管相关指标：ET - 1、肾素（Renin）、AngII、AGT、ATII - R1、ATII - R2。

（5）炎症相关因子：IL－6、TNF－α、HsCRP。

（6）氧化应激指标：SOD、MDA。

（7）POMS 问卷调查。

2. 结果与分析

（1）两组间的基线资料及其比较

36 名志愿者按照 1∶2 随机分为 2 组，包括市区对照组（12 名）和森林浴组（24 名），在试验开始的前 1 天和试验中间，市区组 2 名志愿者退出，森林浴组 1 名退出，实际参加研究的志愿者为市区组组（10 名），森林浴组（23 名）。两组的退出病例均为非医疗原因。两组的一般资料及试验前相关指标数值见表 9。

表 9　志愿者基本资料及试验前两组基线比较

类别	指标	市区组基线（$n=10$）	森林浴组基线（$n=23$）
一般信息	年龄	70.70 ± 3.68	72.86 ± 5.85
	性别（男∶女）	$7∶3$	$12∶11$
	身高（cm）	163.50 ± 9.01	162.45 ± 8.56
	体重（kg）	65.20 ± 10.90	65.18 ± 7.40
	BMI 指数（kg/m^2）	24.35 ± 3.45	24.72 ± 2.38
心衰相关指标	BNP（pg/ml）	629.9 ± 162.4	634.3 ± 133.4
	NT－ProBNP（ng/ml）	39.01 ± 49.14	52.47 ± 58.71
缩血管因子	ET－1（pg/ml）	30.30 ± 1.59	30.24 ± 3.42
肾素－血管紧张素系统	Renin（mIU/ml）	113.329 ± 139.257	122.953 ± 170.143
	AGT（pg/ml）	1066.973 ± 312.140	1104.173 ± 220.183
	ANG2（pg/ml）	2462.113 ± 1992.904	2721.913 ± 2274.054
	ATII－R1（ng/ml）	0.039 ± 0.017	0.059 ± 0.055
	ATII－R2（ng/ml）	3.146 ± 3.432	1.715 ± 2.030
氧化应激	MDA（nmol/ml）	11.301 ± 9.964	11.855 ± 8.304
	SOD（U/ml）	72.028 ± 8.709	73.462 ± 40.321
炎症因子	IL－6（pg/ml）	14.139 ± 1.845	15.622 ± 2.264
	TNF（pg/ml）	24.324 ± 3.894	22.162 ± 7.411
炎症因子	HCRP（mg/L）	1.540 ± 1.113	2.502 ± 2.146
血压指标	收缩压 SBP（mmHg）	142.5 ± 15.7	141.4 ± 15.1
	舒张压 DBP（mmHg）	75.9 ± 14.1	80.6 ± 10.5
	脉压 PP（mmHg）	66.6 ± 8.8	60.8 ± 13.9
	心率 HR（bmp）	69.0 ± 12.2	76.2 ± 11.5

续表

类别	指标	市区组基线（$n=10$）	森林浴组基线（$n=23$）
POMS 情绪状态	紧张—焦虑（T）	7.80 ± 4.39	6.88 ± 5.22
	抑郁—沮丧（D）	10.20 ± 7.83	10.29 ± 10.19
	愤怒—敌意（A）	8.90 ± 5.51	9.38 ± 5.59
	有力—好动（V）	16.60 ± 5.38	14.88 ± 5.87
	疲劳—惰性（F）	7.00 ± 2.58	7.46 ± 5.14
	困惑—迷茫（C）	7.10 ± 2.88	7.88 ± 3.00
	干扰性项目（G）	16.70 ± 3.59	16.29 ± 4.25

（2）心衰相关指标的变化

BNP 是重要的心衰标记物，它们的升高反映了室壁压力的升高。森林浴组和市区对照组的基线 BNP 在 630pg/ml 左右，无显著差异；而试验后森林浴组仍显示一定程度的下降，为 300pg/ml 左右；而市区组则显示出显著的升高，为 860pg/ml 左右（表10）。尽管 NT – ProBNP 无明显变化，但仍说明与市区环境相比，森林环境对心衰状况有改善作用。

表 10　森林浴对 CHF 患者心衰指标的影响

	市区组试验后（$n=10$）	森林试验后（$n=23$）
BNP（pg/ml）	862.74 ± 481.15	$309.62 \pm 80.84 *$
NT – ProBNP（ng/ml）	52.23 ± 71.04	53.73 ± 52.2

（3）血压的变化

试验结束后，森林浴组 SBP 降为 137.8 ± 16.6mmHg，而市区对照组略升为 SBP144.4 ± 10.4mmHg；森林浴组 DBP 略降为 78.6 ± 14.5mmHg、而市区组为 72.8 ± 10.1mmHg；森林浴组 PP 为 59.2 ± 8.0mmHg、而市区组为 71.6 ± 12.3mmHg，两者比较具有显著性差异；HR 变化无明显差异（表11）。与前期研究一致，森林浴对高血压具有一定的下调作用。

表 11　森林浴对 CHF 患者血压指标的影响

	市区组试验后（$n=10$）	森林试验后（$n=23$）
收缩压 SBP（mmHg）	144.4 ± 10.4	137.8 ± 16.6
舒张压 DBP（mmHg）	72.8 ± 10.1	78.6 ± 14.5
脉压 PP（mmHg）	71.6 ± 12.3	$59.2 \pm 8.0 *$
心率 HR（bmp）	73.2 ± 14.2	75.0 ± 12.2

（4）心血管病相关因子

ET – 1 是迄今已知的最强的缩血管物质之一，也是心血管疾病发生发展的重要

伍　科教与标准篇

因子，该因子的升高能促进心血管疾病的发生发展，对人体健康不利。试验结束后，森林浴组的 ET-1 降为 27pg/ml 左右，而市区对照组升高至 98pg/ml 左右，两者比较具有非常显著差异（表12）。

另外，肾素—血管紧张素系统（RAS）活性与高血压有重要的正相关关系。本研究中检测了其重要组成因子肾素、血管紧张素原（AGT）、血管紧张素Ⅱ（AN-GII）、ATII-R1 和 ATII-R2 的变化，这些因子的基线值在两组中没有显著差异。试验结束后，与市区对照组比较，森林浴组的 AGT 和 ANGII 显著下降（表12）。说明森林浴组试验后血压的下降可能与其下调 AGT 和 ANGII 水平有关。

表12　森林浴对 CHF 患者心血管病相关因子的影响

	市区组试验后（$n=10$）	森林试验后（$n=23$）
ET-1（pg/ml）	98.93 ± 77.35	27.74 ± 2.20 *
Renin（mIU/ml）	194.454 ± 206.313	57.903 ± 100.272
AGT（pg/ml）	1416.255 ± 385.748	1141.079 ± 215.392 *
ANG2（pg/ml）	4201.879 ± 2980.429	1838.096 ± 1831.198 *
ATII-R1（ng/ml）	0.036 ± 0.009	0.039 ± 0.015
ATII-R2（ng/ml）	4.576 ± 4.935	5.133 ± 5.443

（5）炎症介质水平的变化

常见的炎症反应指标包括 CRP、IL-6 和 TNF-α，这些因子水平的升高表明炎症反应增强。试验结束后，与市区对照组比较，森林浴组的 IL-6 和 TNF-α 水平均显著降低，并且森林浴组 CRP 水平较自身基线值显著降低（表13）。表明森林浴具有潜在减少炎症反应的功能，促进人体健康。

表13　森林浴对 CHF 患者炎症介质水平的影响

	市区组试验后（$n=10$）	森林试验后（$n=23$）
IL6（pg/ml）	18.027 ± 5.274	14.646 ± 2.097 *
TNF（pg/ml）	29.145 ± 11.598	22.688 ± 6.796 *
HCRP（mg/L）	2.716 ± 2.610	1.527 ± 1.023

（6）森林浴对 CHF 患者氧化应激指标的影响

SOD 是超氧化物歧化酶的缩写，是重要的抗氧化因子；MDA 是丙二醛的缩写，是反映机体脂质过氧化水平的指标，该指标升高对人体健康有不利影响。试验结束后，与市区对照组比较，森林浴组志愿者中的 SOD 活力显著上升，MDA 水平则显著降低（表14），这表明森林浴能降低氧化应激水平。

伍　科教与标准篇

表 14 森林浴对 CHF 患者氧化应激指标的影响

	市区组试验后（$n = 10$）	森林试验后（$n = 23$）
MDA（nmol/ml）	23.269 ± 9.477	9.523 ± 4.277 *
SOD（U/ml）	64.493 ± 11.249	83.430 ± 34.453 *

（7）森林浴对 CHF 患者情绪状况的影响

试验结束后，森林浴组负性评分"紧张""抑郁""困惑"的数值较市区组显著降低，具有统计学差异（表 15）。

表 15 森林浴对 CHF 患者情绪状况的影响

	市区组试验后（$n = 10$）	森林试验后（$n = 23$）
1. 紧张—焦虑（T）	5.40 ± 4.01	2.92 ± 3.22 *
2. 抑郁—沮丧（D）	10.80 ± 5.49	3.29 ± 4.51 *
3. 愤怒—敌意（A）	7.20 ± 6.03	3.50 ± 3.36
4. 有力—好动（V）	15.60 ± 4.77	14.67 ± 6.16
5. 疲劳—惰性（F）	4.80 ± 1.87	4.46 ± 3.65
6. 困惑—迷茫（C）	7.90 ± 4.65	4.58 ± 2.78 *

总之，研究结果提示森林浴对 CHF 患者具有一定的辅助治疗作用，表现为下调心衰生物标志物水平；同时具有降低患者血压、改善其氧化应激水平和炎症状态等作用。

三、间隔 4 周两次森林康养对 CHF 患者的辅助治疗作用研究

如前所述，笔者团队的研究已经证实了森林康养对 CHF 患者具有明确的辅助治疗作用。那么，该作用能维持多久？CHF 患者应该多长时间去做一次森林浴呢？关于这两个问题，国内外均没有明确的答案。为了初步回答这些问题，笔者团队在第一次研究的基础上开展了（4 周后）第二次森林浴对 CHF 患者影响的研究[28]。

1. 研究方案

如图 7 所示。

2. 研究流程及其观测指标

如前。

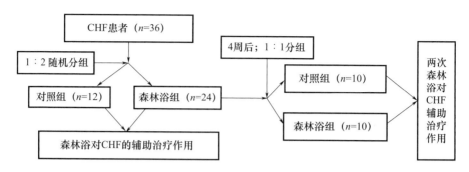

图7　两次森林康养对 CHF 患者的辅助治疗作用研究方案

3. 研究结果

（1）两组受试者基线资料的比较

第二次森林浴共 20 名志愿者参加。随机分为两组，各 10 人，开始前两组志愿者的相关生化指标基线值未见统计学差异，见表16。

表 16　市区组基线与森林浴组基线比较

	市区组基线（$n = 10$）	森林浴组基线（$n = 10$）
BNP（pg/ml）	670.743 ± 271.062	586.455 ± 267.785
NT – ProBNP（ng/ml）	99.213 ± 73.297	44.382 ± 70.157
ET – 1（pg/ml）	28.80 ± 14.40	24.83 ± 8.27
renin（mIU/ml）	116.378 ± 210.535	83.420 ± 53.919
AGT（pg/ml）	2136.260 ± 904.559	1796.900 ± 933.063
ATII – R1（ng/ml）	0.093 ± 0.020	0.124 ± 0.059
ATII – R2（ng/ml）	4.960 ± 2.922	3.177 ± 2.898
ANG2（pg/ml）	2693.283 ± 1652.814	2705.202 ± 2181.452
T – SOD（U/ml）	76.623 ± 7.538	76.143 ± 9.094
MDA（nmol/ml）	8.963 ± 1.698	9.567 ± 4.694
TNF – α（pg/ml）	21.868 ± 14.699	15.741 ± 5.433
IL – 6（pg/ml）	1.767 ± 0.852	1.481 ± 0.460
HCRP（mg/L）	1.086 ± 0.593	0.820 ± 0.463

（2）森林浴后两组比较

森林浴组试验后志愿者的相关生化指标 BNP、ET – 1、renin、TNF – α 与市区对照组试验后相比显著性下降，差异具有统计学意义（$P < 0.05$），其余指标未见统计学差异。详见表 17 和图 8。

伍　科教与标准篇

表 17　市区组试验后与森林浴组试验后比较

	市区组试验后（n = 10）	森林浴组试验后（n = 10）
BNP （pg/ml）	492. 354 ± 227. 946	84. 976 ± 11. 289 *
NT – ProBNP （ng/ml）	60. 875 ± 100. 250	29. 663 ± 43. 085
ET – 1 （pg/ml）	41. 66 ± 24. 01	17. 34 ± 0. 46 *
renin （mIU/ml）	163. 941 ± 98. 082	61. 783 ± 44. 043 *
AGT （pg/ml）	2520. 810 ± 1686. 932	1849. 560 ± 654. 867
ATII – R1 （ng/ml）	0. 103 ± 0. 032	0. 093 ± 0. 016
ATII – R2 （ng/ml）	3. 406 ± 2. 821	3. 973 ± 3. 415
ANG2 （pg/ml）	2456. 353 ± 1136. 502	2220. 867 ± 1005. 345
T – SOD （U/ml）	77. 888 ± 7. 610	70. 517 ± 10. 534
MDA （nmol/ml）	11. 953 ± 11. 464	7. 892 ± 0. 934
TNF – α(pg/ml）	22. 895 ± 11. 183	9. 395 ± 1. 661 *
IL – 6 （pg/ml）	1. 056 ± 0. 440	1. 105 ± 0. 253
HCRP （mg/L）	3. 125 ± 3. 558	0. 828 ± 0. 508

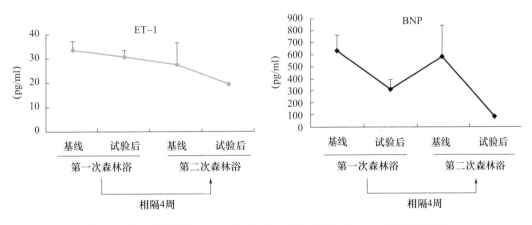

图 8　相隔 4 周连续两次森林浴对老年 CHF 患者的 ET – 1 和 BNP 的影响

备注：ET – 1：内皮素 – 1；BNP：脑钠肽。

　　总之，研究结果发现：①森林康养对 CHF 患者具有较好的辅助治疗作用。②为期 5 天的森林康养对 CHF 患者的保健效应无法维持一个月。③相隔 4 周连续进行两次森林浴能够进一步改善老年心衰患者的主要心血管病因子，如 BNP 和 ET – 1，说明连续的森林浴促进人体健康的作用具有叠加效应。这些研究结果提示多次森林浴对人体的保健作用优于单次森林浴。

伍　科教与标准篇

四、国际合作森林康养研究

为了更好地推动我国森林康养事业的健康发展、促进我国的森林康养与国际接轨与交流，受中国林学会森林疗养分会的委托，笔者团队与（日本）国际森林医学协会（INFOM）合作、于2018年7月在桐庐瑶琳国家森林公园进行了（国内首次）国际合作的森林康养基地医学实证研究[29]。

（一）研究对象和方法

同前述的"白马山森林公园环境对老年高血压患者的辅助治疗作用及其机理研究"。

（二）研究结果

本研究共招募了31名60岁及以上的老年高血压患者，按照1:2随机分配到对照组和森林浴组（桐庐瑶琳国家森林公园）。

1. 两组受试者基线资料的比较

如表18所示，两组间在性别、年龄、心率变异（HRV）、生物学指标和POMS量表等均无明显差异，具有可比性。

表18　两组基线资料的比较

		对照组（$n=11$）	试验组（$n=20$）
性别（男:女）		6:5	12:8
年龄（岁）		71.64±5.70	73.60±6.39
BMI（kg·m^{-2}）		23.93±2.67	22.80±2.36
收缩压（mmHg）		131.09±17.82	127.70±14.44
舒张压（mmHg）		69.36±8.93	68.35±6.99
心率（次/分）		78.27±11.90	77.00±10.12
SpO_2（%）		96.82±1.08	97.10±1.25
HRV	低频（ms^2）	44.90±19.43	39.12±19.23
	高频（ms^2）	55.10±19.43	55.88±21.40
	低频/高频	1.26±1.60	0.85±0.76

续表

		对照组（$n=11$）	试验组（$n=20$）
生物指标	hs－CRP（pg/ml）	247.68±277.86	221.60±166.83
	IL－6（pg/ml）	670.86±48.97	714.04±76.02
	Cortisol（ng/ml）	74.70±40.40	69.19±58.66
	MDA（ng/ml）	232.48±73.18	225.55±89.30
	SOD（units）	54.62±9.17	59.89±15.01
POMS	紧张—焦虑（T）	18.67±4.40	16.95±3.61
	抑郁—沮丧（D）	32.33±7.75	30.75±6.86
	愤怒—敌意（A）	25.67±6.57	23.20±5.60
	有力—好动（V）	19.58±4.32	20.10±2.20
	疲劳—惰性（F）	16.92±6.68	16.40±3.42
	困惑—迷茫（C）	15.33±4.40	14.25±3.70

2. 研究期间总步数和消耗的卡路里结果

研究团队记录了两组研究期间受试者的总步数和消耗的卡路里。如表 19 所示，两组的总步数和消耗的卡路里没有显著差异。

表 19　研究期间两组总步数和消耗的卡路里的比较

	对照组	试验组
步数（步）	13230.60±6170.26	14225.90±242.90
热量消耗（kcal）	584.30±242.90	631.05±278.88

3. 森林浴对老年高血压患者健康的影响

（1）森林浴对血压、心率以及血氧饱和度的影响

如表 20 所示，森林浴可以明显降低老年高血压患者的舒张压、提高氧饱和度；而对收缩压和心率没有明显影响。

表 20　血压、心率以及血氧饱和度比较

	对照组	试验组
SBP	141.82±14.90	134.50±12.92
DBP	80.73±7.31	73.40±5.97#
HR	64.91±5.21	66.10±7.41
SpO_2%	97.09±1.14	98.00±0.80*

（2）森林浴对老年高血压患者 HRV 的影响

如表 21 所示，森林浴可以明显提高 HRV 中的高频成分。

表 21　森林浴对老年高血压患者 HRV 的影响

	对照组	试验组
低频（LF）	41.45 ± 25.00	41.29 ± 21.21
高频（HF）	44.91 ± 23.55	64.36 ± 14.57#
低频/高频（LF/HF）	1.17 ± 1.33	1.55 ± 3.37

（3）森林浴对老年高血压患者生物学指标的影响

如表 22 所示，森林浴提高老年高血压患者 SOD 水平，但是同时提高了 IL－6 水平，原因不明。

表 22　森林浴对生物学指标的影响

	对照组	试验组
hs－CRP（pg/ml）	449.34 ± 305.04	817.21 ± 1593.22
IL－6（pg/ml）	651.03 ± 50.43	712.85 ± 67.21 *
Cortisol（ng/ml）	45.60 ± 48.35	47.17 ± 53.65
MDA（ng/ml）	159.94 ± 67.76	162.00 ± 85.08
SOD（units）	24.47 ± 8.57	36.22 ± 10.20#

（4）森林浴对老年高血压患者情绪状态的影响

如表 23 所示，森林浴可以明显改善老年高血压患者的情绪状态。

表 23　森林浴对情绪状态的影响

	对照组	试验组
紧张—焦虑（T）	17.33 ± 4.56	12.00 ± 4.22#
抑郁—沮丧（D）	30.83 ± 8.96	21.25 ± 7.59#
愤怒—敌意（A）	23.25 ± 8.36	17.60 ± 5.99 *
有力—好动（V）	19.25 ± 4.98	24.10 ± 2.40#
疲劳—惰性（F）	15.33 ± 3.55	11.10 ± 4.90 *
困惑—迷茫（C）	14.67 ± 4.85	11.90 ± 3.60 *

伍　科教与标准篇

总之，与对照组相比，三天两晚的森林浴可以明显降低老年高血压患者的收缩压（80.73 ± 7.31 Vs 73.40 ± 5.97，$p = 0.005$）、提高血氧饱和度（97.09 ± 1.14 Vs 98.00 ± 0.80，$p = 0.014$）、改善受试者的压力和情绪状态（HF、POMS 等）、提高受试者的抗氧化能力（SOD）。该研究是我国首次按照国际通用模式开展的森林康养研究和森林康养基地的医学实证研究，为今后我国开展森林康养研究提供了很好的借鉴。

五、特定树种对人体健康的康养效应研究

众所周知，森林环境发挥康养效应的主要物质基础之一在于其植物挥发物（Volatile Organic Compounds，VOC），因而，不同树种及林分可能由于 VOC 成分及其浓度的不同而具有不同的保健功效。近年来，包括我们团队在内的国内学者在这方面做了一些非常有意义的探索。

（一）香樟林环境对老年高血压患者健康的影响

香樟树是亚热带常绿阔叶林的优势树种之一，其释放的 VOC 组分特征和变化规律的研究对香樟树的开发利用以及森林康养活动有着重要的指导价值。为了探究香樟林的保健作用，笔者团队联合浙江省林业科学研究院分别于 2017 年 8 月、10 月和 2018 年 1 月、4 月在杭州余杭区长乐林场进行香樟林 VOC 组分、负氧离子浓度、PM2.5 浓度、温、湿度等康养功能因子研究的同时，以老年高血压患者为研究对象开展了香樟林森林浴辅助治疗效果对比试验，探究樟树林 VOC 组分等康养功能因子季节动态与森林浴对老年高血压患者辅助治疗效果之间的关联，为明晰森林康养作用机制做了有意义的探索[30,31]。

1. 材料与方法

同前述的"白马山森林公园环境对老年高血压患者的辅助治疗作用及其机理研究"。

2. 研究结果

（1）春季香樟林森林浴对老年高血压患者的影响

春季三天两晚的短期香樟林森林浴对老年高血压患者具有一定的积极影响，主要表现如下：显著降低老年高血压患者的收缩压（图9），降低 HRV 的 LF 指标，以及降低老年高血压患者的炎症水平。然而，春季樟树森林浴还显著提高老年高血压患者的压力应激水平，对心血管病因子、受试者情绪状态等指标无显著的积极作用。

（2）夏季香樟林森林浴对老年高血压患者的影响

夏季三天两晚的短期香樟林森林浴对老年高血压患者具有一定的有益作用，表现为下调血压水平（图10），改善心血管因子水平，这与项目组以往的研究结果是一致的；并改善患者炎症状态，从多方面促进人体健康。

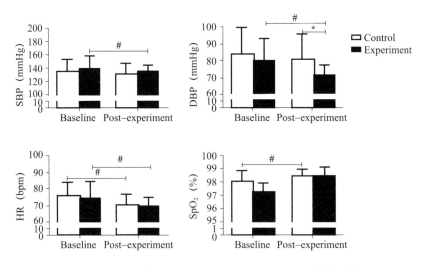

图9　春季香樟林森林浴对老年高血压患者血压相关指标的影响

备注：Control：对照组，Forest：森林浴组（下同）

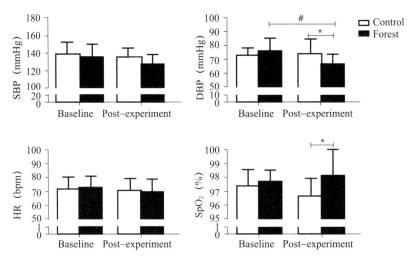

图10　夏季香樟林森林浴对老年高血压患者血压等指标的影响

（3）秋季香樟林森林浴对老年高血压患者的影响

秋季三天两晚的短期香樟林森林浴对老年高血压患者生理状态具有一定的积极作用，表现为下调血压水平（图11）和炎症介质水平，改善心血管因子水平，增强免疫功能，对慢性心衰患者的情绪状态也有显著的改善作用。

（4）冬季香樟林森林浴对老年高血压患者的影响

冬季三天两晚的短期香樟林森林浴对老年高血压患者的血压、HRV等各项健康指标无显著作用（图12），下午樟树森林浴对老年高血压患者的高压、心率等指标还具有升高左右，不利于老年高血压患者的健康。

伍　科教与标准篇

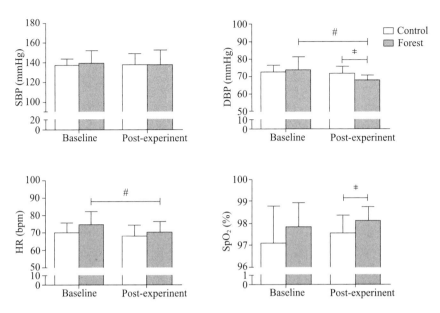

图 11　秋季香樟林森林浴对老年高血压患者血压等指标的影响

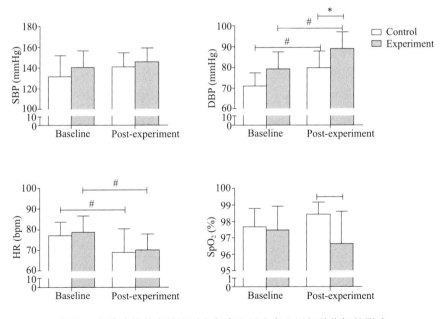

图 12　冬季香樟林森林浴对老年高血压患者血压相关指标的影响

（5）香樟林 VOC 与森林浴对老年高血压患者影响的联合分析

① 不同季节香樟林 VOC 季节动态变化

如表 24 所示，4 个季节共检测出 36 种化合物，包括萜烯类（5）、烷烃类（11）、醛类（4）、酮类（2）、酯类（5）、有机酸类（4）和其他（5）。春季检测出的化合物种类最为丰富（33 种），其余三个季节则检测出 17~18 种。萜烯类物质在不同季节的释放种类相差不大，而烷烃类则差异较大，春季烷烃类种类高达 11 种，而其余季节则仅有 0~2 种。各 VOC 组分相对含量在季节间存在较大差异，其中 20 个组分的季节间差异达显著水平（$P<0.05$；表 24）。就不同季节而言，春季释放的 VOC 主要以烷烃类为主（32.2%），且 3，3，5-三甲基庚烷（11.0%）和 2，6-二甲基壬烷（6.8%）最多。夏季则以酯类为主（37.7%），包括 2 种化合物，即醋酸丁酯（19.2%）和磷酸三乙酯（18.4%）。秋季和冬季释放的 VOC 分别以萜烯类（39.5%）、有机酸（68.8%）最多，主要为樟脑（16.7%）和桉树脑（16.3）、苯甲酸（48.8%）。此外，秋季释放的有机酸类（33.1%）也较为丰富，仅略低于萜烯类，同样以苯甲酸（30.1%）为主。就不同种类而言，秋季和夏季释放萜烯类相对含量较高，分别为：39.5%、23.9%，而春季和秋季释放 VOC 中仅占 8.1%。秋季，释放 VOC 中桉树脑相对含量显著高于其他三季节，而樟脑相对含量则显著高于春季和冬季。烷烃类物质中，绝大多数（2，4-二甲基庚烷、4-甲基辛烷、壬烷、癸烷、2，6-二甲基壬烷、三甲基庚烷和 3，5-二甲基辛烷）在春季释放 VOC 中所占比重显著高于其他三季节。夏季释放的醛类物质相对含量最高（27.6%），且癸醛的相对含量显著高于其他三季节。秋季释放的醛类相对含量虽远低于夏季（11.2%），但庚醛相对含量显著高于其他三季节。就酮类而言，春季释放量最高（4.3%），而二苯甲酮的相对含量显著高于其他三季节。夏季释放的磷酸三乙酯和春季释放的三醋酸甘油酯的相对含量显著高于其他季节。各类有机酸类相对含量在季节间均存在显著差异，且以冬季释放相对含量为最高。其他类化合物释放相对含量最高的为春季，2，4-二甲基-1-庚烯和 2-甲基-1-十一烯的相对含量显著高于其他季节。

表 24　不同季节 VOC 含量方差分析与多重比较

化合物	分子式	相对含量（%）			
		春季	夏季	秋季	冬季
2，2，5-三甲基己烷	C_9H_{20}	-	-	-	-
醋酸丁酯	$C_6H_{12}O_2$	-	-	-	-
2，4-二甲基庚烷 **	C_9H_{20}	a	b	b	b
2，4-二甲基-1-庚烯 **	C_9H_{18}	a	b	b	b
4-甲基辛烷 **	C_9H_{20}	a	b	b	b
壬烷 **	C_9H_2O	a	b	b	b
庚醛 **	$C_7H_{14}O$	b	b	a	b
4-羟基丁酸内酯	C_4H_6O	-	-	-	-
α-蒎烯	$C_{10}H_{16}$	-	-	-	-
莰烯	$C_{10}H_{16}$	-	-	-	-

续表

化合物	分子式	相对含量（%）			
		春季	夏季	秋季	冬季
苯甲醛	C_7H_6O	–	–	–	–
左旋 – β – 蒎烯（1S） –	$C_{10}H_{16}$	–	–	–	–
苯甲腈	C_7H_5N	–	–	–	–
苯酚	C_6H_6O	–	–	–	–
癸烷＊＊	$C_{10}H_{22}$	a	b	b	b
2，6 – 二甲基壬烷＊＊	$C_{11}H_{24}$	a	b	b	b
三甲基庚烷＊＊	$C_{10}H_{22}$	–	b	b	b
2，5 – 二甲基壬烷2，5 –	$C_{11}H_{24}$	–	–	–	–
4 – 甲基癸烷	$C_{11}H_{24}$	–	–	–	–
桉树脑＊＊	$C_{10}H_{18}O$	b	b	a	b
3，5 – 二甲基辛烷＊	$C_{10}H_{22}$	a	b	b	b
3，6 – 二甲基癸烷	$C_{12}H_{26}$	–	–	–	–
苯乙酮	C_8H_8O	–	–	–	–
2 – 甲基 – 1 – 十一烯＊＊	$C_{12}H_{24}$	a	b	b	b
壬醛	$C_9H_{18}O$	–	–	–	–
磷酸三乙酯＊＊	$C_6H_{15}O_4P$	b	a	b	b
樟脑＊＊	$C_{10}H_{16}O$	b	ab	a	b
苯甲酸＊	$C_7H_6O_2$	b	b	ab	a
癸醛＊＊	$C_{10}H_{20}O$	b	a	b	b
壬酸＊＊	$C_9H_{18}O_2$	b	b	b	a
二乙酸甘油酯	$C_7H_{12}O_5$	–	–	–	–
三醋酸甘油酯＊＊	$C_9H_{14}O_6$	a	b	b	b
正癸酸＊＊	$C_{10}H_{20}O_2$	b	b	b	b
2，3 – 联苯基马来酸酐	$C_{16}H_{10}O_3$	–	–	–	–
月桂酸＊	$C_{12}H_{24}O_2$	a	b	b	b
二苯甲酮＊＊	$C_{13}H_{10}O$	a	b	b	b

② 森林康养功效与环境因子的季节间差异

不同季节森林浴组和对照组所处环境因子存在一定差异，但绝大多数未达到显著水平差异（表25）。春季和夏季，森林浴组所处环境的负氧离子显著高于对照组。夏季和秋季，森林浴组所处环境的湿度显著高于对照组。此外，夏季森林浴组所处环境的温度显著低于对照组。就不同人体指标而言，试验前两组人员基本人体指标无显著差异，且樟树林森林康养对老年高血压患者有一定积极作用（表26）。结果表明，春季进行樟树林森林康养不仅可以显著降低收缩压，还对炎症水平的维持（CRP 水平）具有显著效果。夏季，樟树林森林康养对降低舒张压和高血压，以及提高血氧饱和度具有显著效果，同时，对 IL-6 的维持具有显著作用。秋季，樟树林森林康养对收缩压和 CRP 水平的降低具有显著效果。然而，冬季进行樟树林森林康养反而会显著增加和降低舒张压和血压饱和度。主成分分析和相关性分析等方法研究发现香樟林的降压效应与挥发物中萜烯类的含量和负离子浓度密切相关。

表25　环境因子差异情况

指标	春		夏		秋		冬	
	对照组	森林浴组	对照组	森林浴组	对照组	森林浴组	对照组	森林浴组
温度（℃）	27.7 ± 1.4	27.0 ± 2.5	33.4 ± 1.6 *	30.7 ± 0.8 *	19.87 ± 1.6	17.9 ± 1.3	10.1 ± 1.9	7.5 ± 2.1
湿度（%）	38.2 ± 5.3	45.3 ± 7.2	63.2 ± 0.1 *	84.5 ± 0.1 *	71.7 ± 5.2 *	83.5 ± 2.4 *	35.8 ± 5.5	37.0 ± 7.1
负氧离子（个/立方厘米）	263.1 ± 10.0 *	467.8 ± 81.8 *	283.7 ± 189.0 *	943.0 ± 247.6 *	304.7 ± 150.4	493.0 ± 97.5	59.7 ± 39.1	284.5 ± 148.8
PM2.5（mg/m³）	0.42 ± 0.10	0.37 ± 0.07	0.01 ± 0.01	0.02 ± 0.01	0.04 ± 0.02	0.03 ± 0.00	0.14 ± 0.01	0.24 ± 0.01
PM10（mg/m³）	0.52 ± 0.17	0.43 ± 0.01	0.02 ± 0.01	0.01 ± 0.00	0.05 ± 0.01	0.04 ± 0.01	0.02 ± 0.01	0.03 ± 0.01
舒适指数	80.60 ± 2.17	80.65 ± 3.02	85.7 ± 3.2	82.0 ± 2.6	72.33 ± 3.51	69 ± 3.00	50.67 ± 2.08	44.33 ± 3.79

表26　血压和炎症相关指标变化情况

指标	春		夏		秋		冬	
	对照组	森林浴组	对照组	森林浴组	对照组	森林浴组	对照组	森林浴组
SBP	133.2 ± 11.6 -	131.3 ± 14.4	135.1 ± 9.6	137.0 ± 14.4	139.3 ± 12.3	137.7 ± 11.4	145.7 ± 13.1	141.0 ± 13.0
DBP	71.6 ± 5.0 - *	80.8 ± 13.9 *	67.2 ± 5.7 - *	74.3 ± 9.9 *	68.3 ± 8.9 - *	74.5 ± 7.4 *	89.0 ± 7.9 + *	80.0 ± 7.6 *
SpO₂%	98.5 ± 0.6	98.4 ± 0.5	98.1 ± 0.9 *	96.6 ± 1.3 *	98.1 ± 0.6	98.2 ± 0.8	96.6 ± 1.9 *	98.4 ± 0.7 *
IL-6	34.8 ± 41.2	26.2 ± 26.1	14.2 ± 0.4 *	21.8 ± 8.7 + *	45.7 ± 15.	49.0 ± 15.6	16.4 ± 37.9	11.2 ± 22.4
TNF-α	242.9 ± 92.8	196.5 ± 57.0	/	/	/	/	457.0 ± 17.8	462.3 ± 13.1
CRP	1.3 ± 2.8 *	4.5 ± 4.4 + *	0.7 ± 0.5	1.0 ± 0.5	1.8 ± 1.1 - *	3.3 ± 1.7	2.9 ± 1.7	2.9 ± 0.8

注：-表示与试验前相比下降；+表示与试验前相比上升；/表示试验前后无显著变化；*表示试验后森林浴组与对照组差异显著。

（二）毛竹森林康养功能及其生理心理响应的耦合机制研究

四川农业大学陈其兵教授及其团队承担了国家自然科学基金《观赏竹林保健功能及》和四川省科技厅《四川竹产业链关键技术集成与示范》等科研项目，在观赏竹类良种选育、观赏竹培育、竹类主题公园规划设计以及竹林文旅康养等方面进行了较为系统、深入的研究。首先，他们从竹种挥发性有机物成分、抑菌能力、滞尘能力等方面比较系统地研究了 10 余种康养型竹资源的保健功效。其次，从竹林文旅康养角度，用循证医学的方法，研究了康养竹林景观系列场景产品；研发出了在竹林中观赏、散步、睡眠和从事竹艺活动等系列康养产品，填补了竹林文旅康养产品研发的空白。另外，该团队以年轻男性大学生为受试者、分析了响应观赏竹林疗法的生理心理指标和免疫系统的作用机制，包括积极情绪、消极情绪、脑电波、舒张压、收缩压、心率、血氧浓度、心率变异性、人体外周血自然杀伤细胞数量和活性、穿孔素、颗粒溶素、颗粒酶 A、颗粒酶 B 以及皮质酮等。结果显示毛竹林森林浴具有改善大学生情绪和免疫功能、降低血压等功效[32,33]。

总之，我国开展森林康养已经走过了十多个年头。在这十多年中，国内很多专家学者进行了卓有成效的森林康养研究工作，其中既有森林环境对正常人群的保健效应的探索，也有将森林康养应用到常见慢性疾病的防控的研究，更有特定树种及其康养因子对健康促进作用的研究。下一步森林康养研究的重点需要聚焦于：①根据我国国情，探讨如何将各种森林环境因子与中医中药的融合发展和优化组合；②进一步阐明不同的森林环境和树种对不同人群的保健作用及其偶联机制；③迄今为止很多森林医学研究存在样本量小、干预手段（森林浴）不统一、观察指标不科学等问题。因此，有必要开展一系列设计科学、大样本量的随机对照试验以进一步阐明森林环境对不同人群健康的促进作用。

参考文献

［1］Li Q，Kobayashi M，Inagaki H，et al. A day trip to a forest park increases human natural killer activity and the expression of anti – cancer proteins in male subjects ［J］. J Biol Regul Homeost Agents，2010，4（2）：157 – 165.

［2］Li Q，Morimoto K，Kobayashi M，et al. Visiting a forest，but not a city，increases human natural killer activity and expression of anti – cancer proteins ［J］. Int J Immunopathol Pharmacol. 2008，21（1）：117 – 127.

［3］ Song C，Ikei H，Kobayashi M，et al. Effect of forest walking on autonomic nervous system activity in middle – aged hypertensive individuals：a pilot study ［J］. Int J Environ Res Public Health，2015，12：2687 – 2699.

［4］ Han J，Choi H，Jeon Y，et al. The effects of forest therapy on coping with chronic widespread pain：physiological and psychological differences between participants in a forest therapy programand a control group ［J］. Int J Environ Res Public Health，2016，13（3）：255.

［5］ Kim W，Lim S，Chung E，et al. The effect of cognitive behavior therapy – based psychotherapy applied in a forest environment on physiological changes and remission of major depressive disorder ［J］. Psychiatry Investig，2009，6：245 – 54.

［6］ Chun MH，Chang MC，Lee SJ. The effects of forest therapy on depression and anxiety in patients with chronic stroke ［J］. Int J Neurosci，2017，127（3）：199 – 203.

［7］ Morita E，Imai M，Okawa M，et al. A before and after comparison of the effects of forest walking on the sleep of a community – based sample of people with sleep complaints ［J］. Biopsychosoc Med，2011，5：13.

［8］ Nakau M，Imanishi J，Imanishi J，et al. Spiritual care of cancer patients by integrated medicine in urban green space：A pilot study ［J］. Explore（NY），2013，9（2）：87 – 90.

［9］ Grazuleviciene R，Vencloviene J，Kubilius R，et al. The effect of park and urban environments on coronary artery disease patients：a randomized trial ［J］. BioMed Res Int，2015，2015：403012.

［10］ Sung J，Woo JM，Kim W，et al. The effect of cognitive behavior therapy – based "forest therapy" program on blood pressure，salivary cortisol level，and quality of life in elderly hypertensive patients ［J］. Clin Exp Hypertens，2012，34（1）：1 – 7.

［11］ Li Q，Kobayashi M，Kumeda S，et al. Effects of forest bathing on cardiovascular and metabolic parameters in middle – aged males ［J］. Evid Based Complement Alternat Med，2016，2016：2587381.

［12］ Bang KS，Lee I，Kim S，et al. The effects of a campus forest – walking program on undergraduate and graduate students' physical and psychological health ［J］. Int J Environ Res Public Health，2017，14（7）：728.

［13］ Miyazaki Y，Song C，Ikei H. Preventive medical effects of nature therapy and their individual differences ［J］. Jpn J Physiol Anthropol，2015，20，19 – 32.

［14］ Huang Q，Wu Q，Mao G，et al. Current status of forest medicine research in China ［J］. Biomed Environ Sci，2018，31（7）：551 – 554.

［15］ Mao G，Lan X，Cao Y，et al. Effects of short – term forest bathing on human health in a broad – leaved evergreen forest in Zhejiang Province，China ［J］. Biomed Environ Sci，2012，25（3）：317 – 324.

［16］ 宋晨，李悦，张亚京，等. 森林疗法对疲劳状态职业女性心理健康的改善效果［J］. 环境与职业医学，2022，39（2）：167 – 172.

［17］ 陈诺，龚梦柯，吴建平. 春、夏、秋三季不同森林环境的复愈性评估［J］. 环境与职业医学，2022，39（1）：10 – 16.

［18］ https：//www. who. int/gho/publications/ world_ health_ statistics/ 2020/en/

［19］ 中国心血管健康与疾病报告 2020 编写组. 中国心血管健康与疾病报告 2020 要点解读［J］. 中国心血管杂志，2021，26（3）：209 – 218.

［20］ Lu J，Lu Y，Wang X，et al. Prevalence，awareness，treatment，and control of hypertension in China：data from 1. 7 million adults in a population – based screening study（China PEACE million persons project）［J］. Lancet，2017，390（10112）：2549 – 2558.

［21］ Mao G，Cao Y，Lan X，et al. Therapeutic effect of forest bathing on human hypertension in the elderly ［J］. J Cardiol，2012，60（6）：495 – 502.

［22］ 雷海青，支英豪，张冰，等. 森林康养对老年高血压患者血压及相关因素的影响［J］. 西部林业科学，2020，49（1）：46 – 52.

［23］ Fang L，Gao P，Bao H，et al. Chronic obstructive pulmonary disease in China：a nationwide prevalence study ［J］. Lancet Respir Med，2018，6（6）：421 – 430.

［24］ Jia B，Yang Z，Mao G，et al. Health effect of forest bathing trip on elderly patients with chronic obstructive pulmonary disease ［J］. Biomed Environ Sci，2016，29（3）：212 – 218.

［25］ Bui AL，Horwich T，Fonarow GC. Epidemiology and risk profile of heart failure ［J］. Nat Rev Cardiol，2011，8，30 – 41.

［26］ Hao G，Wang X，Chen Z，et al. Prevalence of heart failure and left ventricular dysfunction in China：the China hypertension survey，2012 – 2015 ［J］. Eur J Heart Fail，2019，21（11）：1329 – 1337.

［27］ Mao G，Cao Y，Wang B，et al. The salutary influence of forest bathing on elderly patients with chronic heart failure ［J］. Int J Environ Res Public Health，2017，14（4）：368.

［28］ Mao G，Cao Y，Yang Y，et al. Additive benefits of twice forest bathing trips on elderly patients with chronic heart failure ［J］. Biomed Environ Sci，2018，31（2）：159 – 162.

［29］ Wu Q，Ye B，Chen ZM，et al. Medical assessment on forest therapy base in Zhejiang Province，China ［J］. Biomed Environ Sci，2019，32（12）：934 – 937.

［30］ Wu Q，Ye B，Lv X，et al. Adjunctive therapeutic effects of Cinnamomum Camphora forestenvironment on elderly patients with hypertension ［J］. Int J Geront，2020，14：327 － 331.

［31］ Zhou Q，Wang J，Wu Q，et al. Seasonal dynamics of VOCs released from Cinnamomun camphora forests and the associated adjuvant therapy for geriatric hypertension ［J］. Industrial Crops & Products，2021，174：114131.

［32］ Lyu B，Zeng C，Xie S，et al. Benefits of a three － day bamboo forest therapy session on the psychophysiology and immune system responses of male college students ［J］. Int J Environ Res Public Health，2019，16（24）：4991.

［33］ Zeng C，Lyu B，Deng S，et al. Benefits of a Three － Day Bamboo Forest Therapy Session on the Physiological Responses of University Students ［J］. Int J Environ Res Public Health，2020，17（9）：3238.

伍 科教与标准篇

HB.19 森林食品在森林康养中的开发利用

——以首批国家森林小镇建设试点为例

李　莉[①]　尹　薇[②]　沈远哲[③]

摘　要：人民健康是民族昌盛和国家富强的重要标志，森林康养将成为我国大健康产业的中流砥柱，承担国民健康和社会和谐发展的重任。森林食品与森林康养同为大健康产业的重要组成部分，而国家森林小镇的建设是其重要载体。发展森林食品产业，能够满足人们对于食品的消费需求、提高人们的身体素质，并在一定程度上具有保护环境的生态效益和开发森林经济的社会效益。本报告以 50 个首批国家森林小镇建设试点为研究对象，对国家森林小镇中的康养产业、康养产业中的森林食品及森林食品开发利用的现状与存在问题进行深入研究，提出相应建议，并从贯彻习近平生态文明思想和新发展理念的重要举措、推动新时代林草事业高质量发展的客观需要、实现供给侧结构性改革的必然结果三个方面，对产业发展前景进行展望，以期能对国家森林小镇康养产业中森林食品的开发利用提供有意义的借鉴。

关键词：首批国家森林小镇；森林康养；森林食品；开发利用

随着经济社会的发展，人们的生活水平逐步提高，结合我国森林资源十分丰富的背景，森林食品与森林康养受到了人们的广泛关注与高度重视。国家森林小镇的规划与建设，成为森林食品与森林康养产业的重要载体。

森林食品是以森林环境下野生或人工培育（含养殖）的动物、植物、微生物为原料，不经加工或经过加工的各类食品。森林能够释放有益于生物生长的各种物

[①]　李莉，博士，北京林业大学教授，研究方向：林业历史文化与生态文化。
[②]　尹薇，硕士生，北京林业大学马克思主义学院，研究方向：林业科学技术思想史。
[③]　沈远哲，硕士生，北京林业大学马克思主义学院，研究方向：林业科学技术思想史。

质，吸收过滤有害物质。森林食品具有原生态、无污染、健康、安全等特性[1]。

森林康养是支撑生态文明建设的新产业，是林业产业发展的新业态、新模式。森林康养指依托森林中优质的自然生态环境、赏心悦目的自然及人工景观、新鲜健康的富氧空气、各具特色的天然保健食材和浓郁的森林生态文化，结合传统医学与现代医学手段而进行的以预防疾病、保持健康、修身养性和放松心情等有益于人类健康为目的的疗养、度假、游憩和休闲等的活动[2]。

国家森林小镇是在具有良好森林生态系统和宜居环境的国有林场和林区的场部、工区、毗邻乡村等适宜地点，通过科学规划、高标准建设和规范化管理，建设森林景观独特、基础设施完备、服务功能完善、产业特点鲜明，突出观光游览、运动休闲、科普教育等生态产品和服务内容，并融合产业、文化、社区功能的森林生态产业综合体[3]。

本报告以 50 个首批国家森林小镇建设试点为研究对象，对国家森林小镇中的康养产业、康养产业中的森林食品及森林食品开发利用的现状与存在问题进行深入研究，提出相关建议，并对产业发展前景进行展望。

一、现状概述

（一）首批国家森林小镇中的康养产业

自 21 世纪始，绿色发展理念逐渐深入人心，森林康养产业实践也随之在全国范围内陆续展开。2015 年首批森林康养基地试点建设工作的启动标志国内森林康养产业实践的开始。2016 年国家林业局发布《林业发展"十三五"规划》，其中提出要大力推进森林体验和康养，发展集旅游、医疗、康养、教育、文化、扶贫于一体的林业综合服务业，开发和提供优质的生态教育、游憩休闲、健康养生养老等生态服务产品。同年，国家林业局下发《关于大力推进森林体验和森林养生发展的通知》，要求结合中老年人多样化需求，构建森林养生体系。2017 年森林康养被写进中央一号文件，国家林业局决定在全国选择首批国家森林小镇建设试点。

2017 年 6 月，国家林业局场圃总站启动国家森林小镇试点建设工作。7 月 4 日，国家林业局正式发布《国家林业局办公室关于开展森林特色小镇建设试点工作的通知》（办场字〔2017〕110 号），在全国范围内建设国家森林小镇首批试点。10 月 30 日，完成国家森林小镇的报名工作。全国各省、自治区林业厅（含森工）共计上报 124 个试点。截至 2018 年 4 月 10 日，国家林业和草原局（国家林草局）再次要求各省对上报的森林小镇试点单位进行把关，最终将上报试点减少到 53 个。在对这

伍 科教与标准篇

53 个国家森林小镇试点进行实地调研的基础上，2018 年 8 月 20 日，国家林草局公布了首批 50 个国家森林小镇建设试点名单（林场发〔2018〕80 号）。

在国家森林小镇建设规划中，产业支撑是其主要内容之一。森林康养作为林业产业发展的趋势之一，对推进相关产业发展、保护生态和促进人们身心健康等方面均具有重要作用[4]。对于森林康养产业的类型，依据不同的分类标准有不同的分类内容，众多学者已有丰富的研究成果[5~7]。国家森林小镇建设试点中的康养产业以"森林＋"的创新发展模式为主，主要包括森林旅游、森林养生、森林运动健身、森林食疗药疗等。50 个国家森林小镇建设试点名单中直接以"康养"冠名的就有 4 个，具体如下。

①黑龙江省丹青河森林生态康养小镇，康养产业包括森林旅游、森林生态农业园、黑木耳产业以及红松林果采集。②山东省清宁康养国家森林小镇，以《道德经》中"昔之得一者，天得一以清，地得一以宁"的"清宁文化"为主要发展方向，打造以清宁为品牌、康养休闲为核心功能的生态产业区，并进一步拓展成为集森林康养、休闲运动、生态观光、文化体验于一体的国家森林特色小镇。③湖南省金洞楠木康养特色小镇，定位为"天下康养谷，乐享慢生活"，建设以"原生态，慢生活"为特色的休闲养生旅游综合体。同时，将休闲康养产业与旅游产业紧密融合，将金洞打造成湘南地区乃至全国有影响力的集传统医疗、养生养老、森林旅游、休闲度假于一体的森林康养基地。④河南省龙山森林康养小镇，大健康产业是其三大产业之一。

其他国家森林小镇即使不冠以"康养"之名，森林康养亦是重要产业。如广东神谷小镇是一个以森林康养为主，食疗与禅修、观光、休假、探险、体验、惠农等为辅且文化与生态保护贯穿于整个项目的森林小镇。海南霸王岭森林小镇主要以森林休闲、度假、康养旅游、木质雕刻工艺品、野生原生态蜂蜜及南药、热带水果等产业为主，同时大力发展种养业，为小镇区域生产安全环保的特色产品。四川天曌山森林小镇依托天曌山良好的森林资源、生态环境和文化底蕴，建成以森林观光、休闲度假、生态教育、生态体验、康体养生、林下经济等生态产品与生态服务为主，融合产业、文化、旅游、社区功能的森林康养特色小镇。

由此可见，国家森林小镇中的森林康养产业主要是对森林资源的利用，而森林食品的开发利用在森林康养产业中占有重要比重。

（二）森林康养产业中的森林食品

随着经济社会的发展和人们生活水平的提高，人们对食品的需求也在逐步发生变化，从过去单纯的满足温饱，到如今更加注重安全、绿色、健康的森林食品，森林食品开发利用已逐渐成为我国林业产业发展的新的经济增长点。近年来，国务院、国家林业和草原局、国家发展和改革委员会等部门高度重视以森林食品、森林康养等为主导的森林健康产业，出台了众多的政策法规和标准，国家森林小镇建设试点工作便是其中之一。森林食品是真正的绿色有机生态产品，市场价格是农业产品价格的3～15倍[8]。森林食品将具有极大的开发利用潜力和广阔的市场前景。对于森林食品的分类，《中国森林食品认证管理办法》以及学者亦有相关的规定和研究[9,10]。按照森林蔬果、森林饮料、森林药材和其他（包括森林蜜源和森林动物等）的分类标准，国家森林小镇康养产业森林食品情况见表1。

表1 国家森林小镇康养产业森林食品情况

分类	内容	小镇名称
森林蔬果	柳蒿芽、黑木耳、猴头菇、榛蘑、肉蘑、白蘑、元蘑、大球盖菇、小杂笋、香菇、黄花菜、蕨菜、刺五茄、八角、榛子、核桃、红松籽、松子	广西六万大山森林小镇、贵州九龙山森林小镇、宁夏仁存渡森林小镇、内蒙古相思谷森林小镇、内蒙古满归红豆森林小镇、龙江森工伊春白桦森林小镇、河北塞罕坝森林小镇、吉林省露水河林业局森林特色小镇、黑龙江丹青河森林生态康养小镇、浙江省四明山森林氧吧小镇、江西省安福县明月山林场三江森林小镇、河南省济源市愚公森林小镇、四川天曌山森林小镇、云南龙韵森林小镇
森林饮料	金花茶、康养酒、康养茶、有机茶、苦丁茶、白桦树汁、金莲花茶、金坛绿茶	广西六万大山森林小镇、贵州九龙山森林小镇、内蒙古满归红豆森林小镇、龙江白桦森林小镇、河北塞罕坝森林小镇、吉林红旗林场森林矿泉文旅特色小镇、江苏省金坛茅山"半边山下"森林特色小镇、浙江省四明山森林氧吧小镇
森林药材	沉香、灵芝、艾草、白芨、铁皮石斛、草珊瑚、金线莲、花粉、人参、野山参、天麻、五味子、龙胆草、茅苍术、金蝉花、茅山葛根、黄精	广东省肇庆市睦岗街道办事处神谷小镇、广东龙门县蓝田瑶族森林特色小镇、陕西建庄森林小镇、内蒙古相思谷森林小镇、吉林红旗林场森林矿泉文旅特色小镇、吉林省露水河林业局森林特色小镇、江苏省金坛茅山"半边山下"森林特色小镇、河南省济源市愚公森林小镇、云南龙韵森林小镇
其他	蜂蜜、蜂王浆、巢蜜、蜂胶、蜂蛹、野猪、狍子、驯鹿、森林鸡、森林猪、林蛙油	海南霸王岭雨林氧吧森林小镇、贵州九龙山森林小镇、内蒙古相思谷森林小镇、北京白龙潭林场森林蜜蜂小镇、吉林省露水河林业局森林特色小镇

由上可见，在国家森林小镇康养产业中，对于森林蔬果类的开发利用最为普遍，森林饮料和森林药材的开发利用也较为集中，森林动物的开发利用最少，尤其是近年伴随新冠肺炎疫情暴发而出台的"禁食禁养野生动物"政策，使森林动物养殖产业受到重创。可见，森林食品还有很大的开发利用空间。

（三）森林食品的开发利用

森林康养食品的开发利用，是21世纪最具生命力的朝阳产业和绿色环保产业，有学者研究将其归纳为以下三个层次：第一层次主要是对我国现有的森林康养食品资源和种质资源等进行调查研究、收集相关资料，为深层开发利用奠基；第二层次为初级加工，研发当地森林康养产品的生产与加工，如中药材、食用菌、走地鸡等；第三层次是深层次开发，研究蜂蜜甜品、果汁等需要深加工的功能性产品并以期实现规模化、产业化[11]。据此，国家森林小镇康养产业森林食品加工利用情况见表2。

表2 国家森林小镇中森林食品的加工利用情况

分类	典型特征	小镇名称
资源普查	通过基础性研究，明确当地的森林食品资源，为森林食品的深层次研发打下基础	河南省济源市愚公森林小镇
初级加工	具有规模小、原生态、加工程度低的特点。 1. 开发并生产各类森林初产品，如林药、林菌、林禽、原生态水果等； 2. 对森林食品进行一定的初加工，实现了初级产业化。如林下草药药膳等	广东神谷小镇、广东龙门县蓝田瑶族森林特色小镇、海南霸王岭雨林氧吧森林小镇、云南龙韵森林小镇、贵州九龙山森林小镇、陕西建庄森林小镇、四川天墉山森林小镇、河北塞罕坝森林小镇、江西省安福县明月山林场三江森林小镇、内蒙古相思谷森林小镇
深层加工	具有规模大、产业化、知名度较高、加工程度较深的特点。 1. 进行深层次的产品开发； 2. 规模加工建立了较为完备的加工体系，进行一定的规模化生产； 3. 形成自有品牌	广西六万大山森林小镇、内蒙古满归红豆森林小镇、北京白龙潭林场森林蜜蜂小镇、江苏省金坛茅山"半边山下"森林特色小镇、黑龙江丹青河森林生态康养小镇

可见，大部分森林食品利用程度低下，深层次加工仅仅开始起步，尚待进一步开发。对森林食品深层开发利用的典型国家森林小镇如下所列。

（1）北京白龙潭林场森林蜜蜂小镇，主要开发了蜂蜜相关产品，集中蜂蜜、蜂王浆、王浆、花粉、蜂胶、巢蜜等精加工森林产品，研发了蜂蜜蛋糕、蜂蜜冰激凌、蜂蜜香皂等衍生蜂蜜产品，已经形成了较为完整且集中的森林食品产业链，实现了从标准化养蜂到蜂产品的标准化生产、采集和初加工的一体化经营。蜜蜂小镇注册了密云蜂业、京纯养蜂专业合作社、京密、太师屯等蜂产品商标，实现了蜂产品产业的规范化经营。

（2）黑龙江省丹青河森林生态康养小镇注册成立了盛林达林业发展有限公司，注册了"林哥林嫂"品牌，并对红松籽、黑木耳、榛子、蜂产品、大球盖菇、森林鸡、森林猪等森林食品进行了森林认证，大力开发相关森林产品。

（3）广西六万大山森林小镇以"中国香海·康养圣地"为主题，积极推进延伸八角产业链，推动八角及中医草药深加工项目建设，打造"香海"系列产品品牌，提升了特色森林食品的核心竞争力。

二、存在问题

通过对首批国家森林小镇建设试点康养产业中森林食品开发利用情况的调查研究，发现存在如下几方面的问题。

（一）产品缺少特异性

森林食品产业是近年来新兴的产业，其发展起步晚，许多人并不了解森林食品的含义，对森林食品的品种、数量、食用方法和开发利用途径缺乏详备资料以资利用。大部分国家森林小镇对森林周边自然、人文生态资源缺乏充分规划和合理利用，对特色森林食品的开发利用程度不高，缺少与当地蕴含的独特历史文化的结合，忽视了文化及健康服务在森林食品康养产业中的运用。

（二）政策、资金支持不足

尽管国家出台了一系列政策鼓励康养产业发展，有些国家森林小镇建设试点所在地方政府也出台了一些相关政策，但政府无论是政策支持还是资金投入终归有限。对于康养产业中森林食品的开发利用吸纳社会资本是必由之路，但缺乏政府的相关政策倾斜。

（三）缺乏高科技支撑与产业融合

目前仅有少部分森林小镇的森林食品形成了标准化的采集、生产和加工体系，大部分国家森林小镇还是以私人的开发采集或是一些小企业加工销售为主，大多森林食品处于初加工阶段，缺少深层次的开发，产品同质化严重。生产工艺不够先进等原因，影响到了森林食品的高水平开发利用、深入与发展[12]。森林食品产业尚处于探索性开发阶段。与第三产业融合发展较少，产业链内部企业间的关联度小，产业集而不聚。森林食品在森林康养中与医学和健康学尚未明显地融合与发展，大部分国家森林小镇对森林食品的利用仅停留在品尝当地特色美食的层面，缺乏实践的创新及产业融合的发展理念。

（四）专业人才匮乏

人才是任何产业发展的最终动力，目前既懂森林食品产业，又会经营管理的复合型人才不多，森林食品产业整体从业人员水平较低。专业人才、创新人才的缺

伍　科教与标准篇

乏，严重阻碍森林食品产业的发展。国家森林小镇中缺乏技术人才对森林康养食品进行系统科学的研发，相应的人员配套及服务体系也未得到成型架构，直接限制了森林食品的发展规模。

（五）宣传与销售不力

许多国家森林小镇都有丰富的具有当地特色的森林食品资源，但是对这些森林食品的宣传力度不够，缺乏科学的绿色食品认证和功效宣传。与此同时，能够展现森林食品营养保健特色的餐厅及购物场所较少，大多靠游客自行挑选，缺乏系统的销售策略。

三、相关建议

（一）挖掘森林食品文化内涵，突出特色

充分挖掘和融合森林食疗、药疗、芳香疗法等各类养生手段，结合当地特色文化，如养生文化、少数民族文化、长寿文化、饮食文化等，积极开发具有本地特色的森林食品品牌。设置森林食品康养体验项目，开展种植、采摘、科普认知等文化体验活动。根据药食同源，按照春夏秋冬四季不同时令调配菜品，将药材与食材有机结合，做成既能养生又满足味蕾的美食，带来对饮食文化的全新体验。定期举行养生文化节等活动，将森林康养食品品牌注入健康元素，融合当地文化理念，增加附加值，突出特色。

（二）多方争取政策、资金支持

一方面政府应合理引导、制定扶持森林食品企业的政策，加大市场监管力度，整合资源，着力培育林业产业化龙头企业，引进各类社会资本和先进技术，减免其税收，扩大企业规模，争取做到区域连片开发，创立产品品牌，成为本地特色。对贷款转型发展森林食品产业的林户，各地林业部门优先帮助其申报林业贷款中央财政贴息，并积极争取中央和省在贴息资金安排上给予倾斜。林下经济产业发展财政专项资金优先用于支持发展森林药材、香精香料等林下经济产业。此外，还可以争取农业产业发展补助，并优先落实各类涉农项目补助资金。另一方面，吸引民间资本积极参与。鼓励科研机关、农技推广部门和科技人员采取技术服务、参股、转让等形式参与森林食品产业化经营，带动森林食品加工产业升级和产业集群建设。

伍　科教与标准篇

（三）加强与高科技融合，增加产业联动效应

积极采用现代科技、增加创意元素，积极运用计算机和网络技术。针对特殊群体进行森林食品产品开发，如老人、残障人士、儿童、特殊疾病人群（如高血压）等。利用例如丁香、金银花、茯苓、石斛、玉竹、薄荷、蜂蜜等药食同源药材，基于"药食同源"物质基础研制药膳或依托森林食品原材料中的功能活性物质进行深加工，生产符合时代需求的绿色食品，并结合现代保健食品研发与生产新技术，研发保健品等可用于森林康养的特色产品，增加产品的效用和价值。强力推动特色森林食品产业及其有关产业的发展，借助森林食品产业的上下游产业和相关合作产业的联动效应促进当地产业的投资增速提升，带动其他产业同步发展[13]。

（四）提升人才队伍建设水平

森林食品在森林康养中的开发利用融合了医疗服务、森林生态、餐饮住宿及文化旅游等诸多环节，因此亟须一支专业的队伍来实现森林康养食品产业的系统性。一是引进专业人才队伍，在现实基础上制订相应的森林康养人才引进计划，加强同国外合作和交流；二是依托周边高校及科研院所实施人才培养，分科目培养森林食品高附加值和精深加工开发的专业技术人才。委派技术人员加强技术培训，同时需要培养能积极开拓与对接市场的人才。

（五）拓宽特色森林食品的宣传与销售途径

对当地特色森林食品进行绿色食品或森林食品认证，统一设计包装，注册相应品牌，将森林食品作为森林康养宣传的一部分，设立森林特色食品专卖店和森林特色食品养生餐厅，将森林食品融入森林康养产业。加大线上线下宣传力度，线下在康养基地内部及周边投放广告，如道路旁标识牌，或在宣传介绍材料中加入当地特色森林食品；线上与新媒体相结合，利用微信公众平台、小红书、抖音等公众媒体进行有针对性的宣传，提高产品知名度。确保产品不仅能产得出而且卖得出、卖得好。

四、前景展望

森林食品是森林康养的主要物质载体之一，森林食品产业是林业产业的重要组成，体现了生态性、社会性、经济性的有机融合，能更好地实现森林资源的永续利用，促进林业产业结构调整、转型。开发利用森林食品，能够满足人们对于食品的

消费需求、提高人们的身体素质，并在一定程度上具有保护环境的生态效益和开发森林经济的社会效益。在国家森林小镇建设中，森林康养食品具有极大的开发利用潜力和广阔的市场前景。

（一）贯彻习近平生态文明思想和新发展理念的重要举措

习近平总书记强调，生态文明建设是关系中华民族永续发展的根本大计，生态兴则文明兴。林业建设是事关经济社会可持续发展的根本性问题，林草兴则生态兴。国家森林小镇建设是践行习近平总书记"绿水青山就是金山银山"重要思想和满足人们走进森林、享受森林美好愿望的具体行动。国家森林小镇森林康养产业中森林食品的加工利用是应对日益严重的生态危机，响应党和政府建设美丽新时代的必然要求。提供更多优质生态产品和服务，满足人民日益增长的对优美生态环境的需要，这是时代赋予我们的新使命。

（二）推动新时代林草事业高质量发展的客观需要

中华人民共和国成立以来，我国林草事业取得了举世瞩目的成就。尤其是改革开放以来，我国森林面积、森林蓄积量实现持续快速增长，人工林面积稳居全球第一，我国对全球植被增量的贡献达到1/4，居世界首位。党的十八大以来，中国特色社会主义进入新时代，生态文明建设上升为国家战略，人民对良好生态环境的需求日益高涨，林草事业迎来新的发展机遇。林业由采伐林木资源向培育保护森林资源转型，由单一型林业经济向复合型林区经济转型。因而，森林康养中森林食品的开发利用及其发展受到国家和政府以及学者的高度重视，是未来逐步发展的新兴产业。

（三）实现供给侧结构性改革的必然结果

在我国经济实行供给侧结构性改革的大背景下，国家森林小镇建设及森林康养产业迎来重要发展机遇。人们需求层次发生变化的必然结果是森林康养业态的兴起，符合经济发展的内在逻辑。近几年开始提出的森林康养以及产业化，在健康养生的市场需求下，森林食品被充分利用并且产品化，创建了林区可持续发展模式以及优化利用资源的崭新路径，发展的长期目标是人与自然的和谐。

参考文献

[1] 中国林业生态发展促进会标准．森林食品认证程序：ZLC 004—2015［S］．2015 - 01 - 21.

［2］国家林业和草原局，民政部，国家卫生健康委员会，国家中医药管理局．关于促进森林康养产业发展的意见［Z］．2019 – 03 – 03.

［3］国家森林小镇建设规范及制度课题组．国家森林小镇建设规范［S］，2018.12.

［4］肖泽忱．森林康养发展模式及康养要素［J］．中国住宅设施，2021（10）：21 – 22.

［5］柳娥，崔厅，等．森林康养的内涵及发展模式研究［J］．林业调查规划，2022（4）：130 – 133，137.

［6］史云，董劭璇，等．森林康养模式研究［J］．合作经济与科技，2019（4）：12 – 15.

［7］吴后建，但新球，刘世好，等．森林康养：概念内涵，产品类型和发展路径［J］．生态学杂志，2018，37（7）：11.

［8］蒋弘蜂．发展森林康养 共享绿色红利［J］．中国林业产业，2018（10）：22 – 28.

［9］方国华．森林食品开发现状及发展趋势分析［J］．农家科技．2011（S1）：21.

［10］赵丛娟，刘庆博，宋莎．我国森林食品相关研究进展［J］．中国林业经济，2015（3）：76 – 78.

［11］刘正祥，张华新，刘涛．我国森林食品资源及其开发利用现状［J］．世界林业研究，2006（01）：58 – 65.

［12］彭北，许玉贵，孙杰．森林食品开发问题刍议［J］．当代经济，2015（15）：2.

［13］张晓梅，董姝琪．森林食品产业减贫的作用机理及效应分析［J］．林业经济问题，2019（3）：256 – 260.

HB.20 森林康养教育与人才培养现状和前景

吴建平① 张秀丽② 徐鸿虹③

摘 要：本报告介绍了德国、日本、韩国、中国等国森林康养人才培养模式，国内森林康养人才的高校培养现状，在社会层面国内森林疗养师的培养，作为森林康养人才的未来发展方向森林康养师的培养模式。从学科建设、培养路径、资源整合等方面分析了森林康养人才培养问题。针对目前森林康养师培训教学缺乏系统观、学科零散无体系、实操培训少及跨学科运用不足等问题，从"生物—心理—社会"全科医学模式中提炼"生命环境—生命能量—生命状态"的森林康养人才发展的培养界面。

关键词：森林康养；森林疗养；人才培养；森林疗养师；森林康养师

一、森林康养教育与人才培养现状

（一）森林康养与森林疗养

近些年来，随着经济的发展和城市化进程的推进，城市生态系统的破坏和生态环境的恶化使得城市空气污染严重、极端天气频发、气候温度异常，给居民的身心健康状况带来了不小的负面影响。越来越多的人开始意识到了自然环境的重要性，居民的生态意识正在逐渐觉醒。同时，城市的快节奏生活使得不少人深感自己患上了"城市病"，亚健康的身体状态使得人们渴望更健康的生活方式，摆脱城市的桎

---

① 吴建平，博士，北京林业大学人文社会科学学院教授，研究方向：生态与环境心理学。

② 张秀丽，硕士，北京八达岭国家森林公园正高级研究员，研究方向：森林康养、森林疗养与自然教育。

③ 徐鸿虹，本科，北京森疗科技有限公司中级风景园林工程师，研究方向：森林康养，人才培养。

梏和束缚。此外，互联网与电子产品的发展成为人们亲近自然的重要阻碍，人们与自然相处的时间越来越少，产生了一系列的生理和心理问题。这种自然缺失不仅会弱化人们对生命的敬畏和对生活的感知，更会带来一系列心理和情绪健康问题[1]。因此，有越来越多的人向往与自然的亲近和接触，在自然中寻求内心的宁静与放松。

依托于森林的有关保健、治疗活动被称为森林疗养。在日本和德国，将其称为森林疗法，韩国称为森林休养，我国台湾地区称为森林调养。虽然名称有所不同，但基本含义都是"利用特定森林环境和林产品，在森林中开展森林安息、森林散步等活动，实现增进身心健康、预防和治疗疾病目标的替代治疗方法"[2]。近些年来，我国在发展森林疗养的基础之上进一步提出了森林康养的概念，森林康养是以森林生态环境为基础，以促进大众健康为目的，利用森林生态资源、景观资源、食药资源和文化资源，并与医学、养生学有机融合，开展保健养生、康复疗养、健康养老的服务活动[3]。与森林疗养相比，二者既有区别，又有联系。森林疗养主要侧重于森林医疗，适用于亚健康人群、老人和病人等群体，是身体治疗和恢复的辅助手段。而森林康养课程设计更科学、受众更广泛、适应性更强，让健康人群也能享受到森林康养的活动效益，更是涵盖了旅游休闲、修身养性、养老保健等多个方面的应用场景。可以说，森林康养不仅丰富了森林疗养的内涵，更拓宽了其应用范围，是对森林疗养事业发展的有力补充[4]。

已有多项研究表明，森林疗养对人的身心健康的诸多方面都有积极作用。包括身心放松与恢复、改善健康状况和提升免疫水平三个方面。从身心放松与恢复的角度上讲，森林疗养可以帮助个体生理放松[5]，恢复心理资源，提升积极情绪，减少消极情绪[6,7]，从而进一步改善抑郁[8]。从改善健康状况的角度看，森林疗养对于部分疾病可以起到缓解作用，如降低糖尿病患者的血糖[9]、减少哮喘儿童的过敏反应[10]、改善肠道癌患者的睡眠质量[11]，提升慢性阻塞性肺病患者的肺功能和运动耐力[12]，特别是针对心血管类疾病，森林浴也可以起到调节神经活动，降低血压，改善高血压症状的作用[13~15]。从提升免疫水平的角度上来看，植物杀菌素（芬多精）可以舒缓心理紧张，提高自然杀伤（Natural Killer，NK）细胞的活性，增强抗癌细胞的表达，提高免疫力[16~18]。

因此自森林康养自引入我国以来，以其"治疗、预防、康复、保健"的独特属性[19]，不仅在推动林业产业发展的过程中提高了林业产品的生态价值和服务价值，拓宽了林业发展方向，也成为普及健康生活、优化健康服务、完善健康保障、发展健康产业、建设健康环境的有效途径[20]，为居民提供了优质的研学教育、游憩休闲、健康养生等生态服务产品，是缓解人口老龄化和"城市病"压力的重要手段。同时，大力推进森林康养事业建设，是生态文明建设战略和绿色发展理念的有力实践，也是践行"绿水青山就是金山银山"发展理念的重要体现，更是实现健康中国、乡村振兴战略的重要步骤。

但随着森林康养事业的发展和推广，也面临着森林康养产品良莠不齐，消费者难以分辨等诸多问题。因此，为了更好地发展森林康养行业，提高森林康养服务质量，需要进一步完善专业的人才培养方案和行业准入制度，为森林康养事业发展保驾护航。

（二）各国森林康养人才培养现状

森林康养是为在森林里从事疗愈体验、游憩活动或健康旅游的人们提供专属服务的活动，包括人、环境与活动三因素。可见，森林康养活动离不开有资质的森林疗养师、合格的森林环境和被医学证实科学有效的康养课程。可以说，森林康养人才一直是决定森林康养效果的关键所在。因此各国在发展森林康养事业的过程中，都为森林康养人才的培养提供了相应的发展策略和支持政策，在国外，森林康养师培训已经成为一个成熟的行业，其人才培养和资格认证已经成为一套完备的体系，值得学习和借鉴。

德国作为森林康养的起源国，最早提出了利用森林通过自然疗法实现疗养和保健效果，是现代森林康养事业发展的雏形，其人才培养和教育模式也始终走在世界发展前列。19世纪40年代，"欧洲水疗之父"塞巴斯蒂安·克奈普在巴登·威利斯赫恩镇创建了世界上第一个森林浴基地。在开展自然健康疗法的过程中，小镇上逐渐出现了许多了解克奈普疗法的专业医师和森林疗养中心。因此在德国的森林疗养基地，不仅有从事森林疗养工作的人员，还配有专门的医师进行健康管理，逐渐形成了以森林医疗为主的森林康养发展模式[21]。1986年，德国森林基金会提出了森林体验教育，即将森林体验与教育相结合，让人们在接触和感受森林的过程中了解和认识森林，加深人与自然的连接，是促使人们能够积极参与森林活动的一种寓教于乐的体验教育方式[22]。同时，德国还通过立法的形式将森林知识科普教育作为森林公园的一项基本职能为公众提供森林服务[23]。

在德国，与森林治疗师类似的水疗师、芳香疗法师、植物疗法师被统称为Heilpraktiker（又译为"海帕克"），即自然疗法师。与专业的医生和心理治疗师不同，他们没有接受过专业的医学培训，不具有处方权，但是可以从事具有专业特色的、非医学的治疗实践，并规定了其申请条件与资格认证方式。因此德国的自然疗法师职业不仅为非医学专业的从业者提供了行医资格认证的可能，更在法律层面上为森林康养事业的发展提供了支持。

日本作为亚洲森林康养发展较早的国家之一，是在寻求森林资源多面机能利用的基础上提出的"森林疗养"活动，致力于"让人体的所有感官进入森林的气息中"，通过人们的五感（视、听、嗅、味、触）去感受森林，利用在森林中的活动改善人群身心健康为主[24]。其森林疗养基地的申请本身就需要依托当地的森林资源发展基础，如当地的观光旅游的状况、疗法基地的卖点、基地状况、基地设施状况，森林资源状况等六大部分[25]。

因此，日本的森林康养人才培养也以促进当地森林疗养事业发展为主，包括森林疗法向导和森林理疗师两种。森林疗法向导主要是面向当地居民招募，培养可以引导游客开展森林浴，进行森林漫步和运动的向导。而森林理疗师则不仅需要具备向导能力，更需要专门学习森林医学、森林科学、心理学等相关知识，还需要掌握一些急救和保健技能，同时还需要具备良好的沟通能力以便为体验者提供高质量的森林疗养服务和专业的森林实践指导。为培养专业的森林疗养人才，2001 年日本林野厅组织制定了严格的森林疗养师的考试制度，2007 年，日本森林疗养协会成立，专门负责森林疗法的推广与人才培养。从 2009 年开始，申请者通过每年组织一次的笔试测试后再通过二次考试（主要是提交论文）即可获得资格证书。2015 年，正式转为线上函授课程，申请者可以利用业余时间自由学习，完成作业练习和相关论文，就可以获得全国认证的资格证书。函授二级课程主要包括森林疗法的基本知识，如森林浴与森林疗法的区别，森林疗法的作用等，大约需要 6 个月。完成二级课程后，就可以从事森林向导的相关工作。而成为森林理疗师，则还需要学习森林医学、心理学、林学等专业一级课程，大约需要 3 个月。在完成课程学习后，还需要参加森林理疗师认证课程并注册加入日本森林治疗协会，认证课程一般是在森林基地举办实地培训活动，以便为新晋森林理疗师提供更好的指导。

森林理疗师可以有两种方式开展工作，一种是在森林疗养基地和森林步道进行注册开展活动，主要受众为当地旅游的游客；另一种是可以在网上发布公告，邀请他人来附近体验森林活动。森林理疗师在正式接待游客之前，至少需要按照森林疗养菜单模拟三次才能够开展工作，所以一般来说森林理疗师和森林向导都是服务于特定的森林疗养基地，结合基地的森林资源和特色开展森林疗养活动，所以地方局限性较大[26]。

此外还有一些国家在发展森林康养的过程中，也形成了自己的人才培养模式。如根据韩国的《森林文化与休闲法》，森林治疗师需要在韩国林务厅制定的培训机构完成课程学习，再通过韩国林业教育中心主办的课程考核，然后才可以向韩国林务厅申请森林治疗师国家资格证书。和日本类似，韩国的森林治疗资格也分为一级森林治疗教练和二级森林治疗师，学习内容包括森林治疗与健康、森林治疗与心理学、森林治疗与生活医学等方面。而美国的自然和森林康养协会（Association of Nature and Forest Therapy，ANFT），是目前全球最大的森林康养师培训协会，申请者可以在官网上提交报名表，经过 6 个月的在线远程教学后，可以获得一个临时认证证书，再申请进行 4 天的实地森林体验课程后，才能成为 ANFT 全球认证的森林康养师。

在我国的台湾地区，目前的森林疗愈师培训及认证单位主要是台湾森林保健学会，主要包括森林疗愈基础课程、森林科学课程、心理健康与解说课程、身体健康与户外课程等四个方面的培训内容。课程内容包含 60 学分的核心课程、15 学分的活动课程，以及 3 次随队实习与 2 次亲自带队活动，通过考核后就可以取得森林疗愈师的资格，认证有效时间为 5 年。

（三）国内森林康养人才培养的发展现状

自 2013 年《森林医学》一书在国内翻译出版后，我国也兴起了森林康养研究和实践的热潮。2015 年，四川省率先提出了"森林康养"的概念并成为全国最早推广森林康养产业的省份，之后贵州、福建、江西、重庆等省都纷纷推进森林康养事业发展，建成了一批国家级森林康养基地，推出了各类森林康养产品。在现阶段的发展中，各地都提出了对专业的森林康养人才和科学的森林康养课程的发展需要，因此，如何明确森林康养人才的培养定位和确定森林康养师的培训方案是目前发展森林康养事业发展所需要关注的重点问题。

近些年来，国家和各地政府出台了一系列政策的支持和鼓励森林康养的专业人才培养，如 2019 年，国家林业和草原局（国家林草局）发布的《关于促进森林康养产业发展的意见》[3] 指出，到 2035 年，建成覆盖全国的森林康养服务体系，建设国家森林康养基地 1200 处，建立一支高素质的森林康养专业人才队伍。2021 年，国家林草局在《关于推动森林康养产业高质量发展的提案》一文中提到，拟建立健全体系完善、专业配置完整、符合市场需求的森林康养服务和市场运营人才培训体系，开展以市场运营、旅游服务、大众健康、森林养生等不同方向人才培养和职业培训[27]。在学历教育方面，北京林业大学和福建农林大学设立了森林康养方向的本科人才培养模式，初步形成了本硕博三级人才培养体系。

1. 国内森林康养人才的高校培养现状

国内森林疗养师的培训目前尚未有国家统一的专业职业资格培训，现阶段主要依靠各地和各协会自发的资格培训与认证。近些年来，随着森林康养事业的发展，这种情况有所转变，森林康养人才培养逐渐步入了专业化、系统化培训阶段。2019年 3 月，国家林草局发布的《关于促进森林康养产业发展的意见》中提出：加强人才培养，将森林康养专业人才培训纳入相关培训计划，支持高校和职业学校建设森林康养相关学科和专业，培养实用型、技能型专业人才[3]。可见除了行业和地区对森林康养的专业人才培训之外，还需要将森林康养专业人才的培养需要纳入高校培养计划当中，培养一支懂康养业务、会经营管理的经营型人才队伍和技术优良、服务意识强、职业操守好的康养技术人员。

2018 年，北京林业大学增设野生动物与自然保护区管理（森林康养方向）专业，该专业方向隶属于农学学科自然保护与环境生态大类，授予农学学士学位，归属于生态与自然保护区学院。森林康养方向以培养具有扎实专业基础、较强创新精神和精湛实践技能的森林康养专业人才为目标，不仅需要掌握国内外森林康养事业的发展现状及发展趋势，还需要了解野生动植物保护、生态学、生物学、医学、中医学、心理学等森林康养相关的基本理论和方法，旨在为国家公园、自然保护区、森林公园等森林康养基地或相关企事业单位培养具有森林康养管理、森林康养基地规划建设和森林疗养实践能力的复合型人才。其重点特色课程包括"森林疗法""森林康养管理""森林康养基地规划设计""健康管理学"等。

与其他专业相比，该专业更重视理论学习和实践教学的结合，目前北京林业大学对森林康养方向的人才培养实践教学主要分为三类：首先是认知类教学，在学习野生动植物的相关知识时，为了增强学生对森林的认识，会在实验或实习的课程中让学生实地深入了解森林生态系统中动物、植物、生长环境等相关基本知识。其次是专业基础类实践，在掌握了相关课程的基础之上开展实地研究，让学生实际掌握植物的挥发物提取、森林康养基地规划设计等方法。再次是最重要的是专业综合类实践，会采用到基层自然保护区或森林康养基地实习的方法让学生切实体验和了解森林康养项目的规划和管理，并进一步掌握与森林浴、森林医学、森林疗法、森林旅游相关的专业技能。目前学校已经与多地森林康养基地建立了合作关系，为学生科研、实践、就业、实习提供了更多可能，如玉屏山国家森林康养基地就是北京林业大学首个森林康养教学科研就业实践基地。

2018 年，福建农林大学新增林学专业（森林康养班），成为全国第二个专门开设森林康养方向的高等院校。2019 年开始招收森林康养方向的硕士与博士研究生。本科森林康养方向设在林学一级学科底下，归属于林学院新林科系内。该专业依托该校优势学科林学建立，授予农学学士学位。致力于培养具备森林休闲、森林康养、森林疗愈、生态旅游、环境心理调节、植物资源开发与利用等方面的知识和技能，能够在国家公园、自然保护区、森林公园、森林康养基地、自然教育机构，或相关企事业单位从事森林康养项目设计与管理、生态旅游规划与实践、森林植物与环境利用等方面工作的复合应用型专门人才。该专业采取校内报名选拔制招生，在新生报到时可提交申请或网上报名，参与初试选拔，并按照初试成绩确定参与复试的名单，最终只招收通过复试考核的 30 人并单独成立森林康养班。同时，采取小班教学和全导师的培养方式，满足学生的个性化发展和指导需求。同时，针对森林康养班，学校还特批一定的教学经费和奖励绩效，鼓励教师积极办学并开展研究。对于森林康养班的同学，可以优先申报各类创新创业项目，从而充分激发同学们的学习和创新热情。

近些年来，还有许多院校也纷纷开设森林康养专业，2019 年，贵州省林业学校老年服务与管理专业森林康养方向正式开班。2020 年四川省旅游学校下设巴蜀武术养生学院（康养旅游系），旨在培养目前从事运动与康养相结合的高素质技能型人才。2020 年，山西农业大学林学专业新设森林康养方向，并在庞泉沟、芦芽山、历山、蟒河等有代表性国家级自然保护区建立的多个教学科研基地，学生能够进行定期、长期的实习、实训锻炼，提升专业技能及实践动手能力。但可以看出，森林康养培养方向在有些学校隶属于林学、农学专业，在有些学校隶属于旅游管理专业，专业培养定位不清晰，人才培养方案不统一。不仅仅是高校专业培养，在整个森林康养事业的发展中，也长期面临着与旅游专业区分不明确，建设投入方向不明确、人才培养定位模糊、专业核心技术特色不突出、生源不足等诸多发展性问题[28]。

2. 国内森林疗养师的培养现状

目前，我国森林康养事业的专业从业者有森林向导、森林疗养师和熟悉森林医学的医生等，主要以森林疗养师为主。森林疗养师（Foresttherapist），是指掌握林学、医学和心理学等基础知识，利用特定的森林疗养资源和疗养手段，为访客提供预防、保健和康复等健康管理服务的专业人士。早在 2013 年，北京就率先开展了"森林向导"的培训，并出版了《自然体验教育活动指南》和《森林疗养师培训教材》等相关教材，为培训者系统了解和掌握森林康养的相关知识提供了可能。2015 年，北京市园林绿化局率先引入了森林疗养师的培训，并开发了森林疗养师的在线培训课程，可供森林疗法爱好者学习和了解相关知识。目前，已经举办了 9 期森林疗养师培训班。此外，北京市还搭建了森林疗养师预约服务平台，设立了疗养师注册和派遣系统。之后，中国林学会森林疗养分会、中国林业产业联合会森林康养分会、森林疗养师自律会相继成立。其中，森林疗养师自律会专门负责森林疗养师的培训考核及监督管理，并将北京森疗科技有限公司作为运营实体，以便更好地搭建森林疗养师专业培训平台，联合多方资源促进森林疗养事业的发展。此外还有专门负责森林疗养基地管理经验培训的森林康养基地联盟，负责森林疗养基地建设和认证的森林疗养基地认证机构，更有专业的森林疗养研究小组，负责对森林疗养展开科学的实证研究与常识科普。

由森林疗养师自律会承办的森林疗养师专业培训课程是由北京市林业碳汇工作办公室（国际合作办）与北京林学会联合主办，该项培训课程首先要求报名者需要具备一定的专业背景，即获得生物学、环境学、林学、心理学、医学等森林疗养相关专业大专及以上学历。每年申请者可在规定时间前自愿报名，接受资格审查，并采取线上和线下相结合方式的培养方式，包括理论知识培训、实操技能培训和在职训练三部分。

在理论知识培训阶段，学员可登录官网（http：//www.foresttherapy.cn/）完成注册并开通账号，在五个月内完成在线培训的课程阶段的培训，所有视频课程和参考书籍对所有学员免费开放。其中在线课程内容主要包括森林疗养的基础知识（如环境心理学、森林疗养概要、森林疗养研究进展）、森林疗养技术（如团体心理辅导、荒野疗愈、催眠疗法、艺术疗法）、森林疗养实践、森林疗养规划设计和森林疗养管理等内容。在完成在线课程后，学员还需提交一篇森林疗养的实践论文，学习成绩将根据在线学习的情况和论文完成情况进行综合考核，通过后方可进入下一阶段的培训。

在实操技能培训阶段，经验丰富的森林疗养师将带领理论知识培训合格的学员开展为期6天的实地学习和体验森林疗养活动的培训，如介绍五感体验和刺激方式、常见的自然游戏、常用的课程设计技巧、必需的安全急救技能等。旨在让学员学习如何根据不同的森林环境、体验人群、疗养需求制定有特色、有目标的森林疗养课程，体验森林疗法的独特魅力和疗养效果。学员可根据需要自行选择实践时间和地区，在实地培训结束后会进行闭卷考试，笔试合格者可以成为预备森林疗养师。

在职训练阶段，预备森林疗养师可以通过观摩森林疗养活动、开展森林疗养实践的方式进行为期一年的训练并接受督导，在积累7次以上的在职训练经验后，就可以申请实操考核。申请材料包括活动方案、实施情况和活动总结三个方面，考核小组将根据考核标准进行评分，考核通过者可以最终获得森林疗养师资格。在成为森林疗养师后，还需要在森林疗养师自律委员会登记注册，按时备案活动信息，并按要求接受监督管理。目前，培训共分为华北片区、东北片区、西北片区、华东片区、华中片区、华南片区和西南片区七个片区，每个片区都设置了专业的督导老师，帮助和指导学员的理论学习和在职训练阶段的实践活动。

森林疗养师自律会还开展其他森林康养人才的培训，如针对森林疗养基地的运营管理培训，针对医生的森疗疗法处方培训和面向森林疗养爱好者的工作坊等。同时，还举办森林疗养师的各种交流活动，如森林疗养国际研讨会、全国森林疗养年会、全国森林疗养课程设计大赛等，为森林疗养师的相互交流和行业发展提供平台支持。

中国林业产业联合会森林康养分会自成立以来，始终坚守"兴林富民、亲林健民"的组织理念，在全国各地积极开展森林康养基地认证和建设工作；承担森林康养行业调查和数据收集工作，协助完成森林康养行业标准的制定；同时建立了多方参与的全国森林康养专业智库，形成了完整的人才培训体系和课程；还于2018年发起成立森林康养国家创新联盟，与其他机构建立了紧密的合作关系，推进森林康养与各行业协同发展。也举办了一系列森林康养专业人才培训，如针对森林康养师培养的初级森林康养指导师专项培训班，该培训课程不仅面向从事森林康养专业工作和研究的相关人员，更欢迎社会各界森林康养爱好者参与。该课程采用线上授课的形式，不仅包括森林康养的基础知识和研究现状，还会介绍森林康养的相关政策、行业标准、基地建设等相关信息，并出版了《初级森林康养指导师教材》作为培训教材。目前，已经在海南、江西、湖南、内蒙古等地累计开展了五次培训。还有针对森林康养基地运营管理者的森林康养基地标准化建设与运营管理研修课程，旨在介绍国家森林基地的建设标准，森林康养项目的建设和组织原则并传播先进森林康养基地的管理经验，为森林康养基地建设的推广提供理论支持。还有全国森林康养自然教育、森林康养政策、森林康养基地标准化建设、森林康养专业技能、森林康养运动、森林教育营地主任等培训班。并与各地方合作，在湖南、江西、福建、浙江举办了森林康养知识宣讲和人才培训班，为森林康养的专业人才培养作出了积极的贡献。

中国林学会森林疗养分会也举办了一系列的专业培训，如 2020 年首次与地方政府合作在福建省三明市举办了初级森林疗养师培训班，该培训班不设准入门槛，是对专业森林疗养和森林康养人才培养的重要补充，可以根据地方特点为合作的省市地区和科研院校的学员提供时间短、可操作性强的培训。这种培训主要采取理论与实践相结合的实地培训模式，可以在短期内让学员熟悉相关基地自然情况的同时，掌握森林康养知识，熟悉森林康养技能，尽快上手森林康养工作。同时，中国林学会森林疗养分会还提供森林疗养师培训服务，并为与各机构联合培训的学习时间在三个月以上的森林疗养师颁发认证证书。目前已有 400 多名学员获得了其森林疗养资格的官方认证。同时，中国林学会森林疗养分会还与国际自然与森林医学会（International Society of Nature and Forest Medicine，INFOM）签署了森林疗养合作协议，与国际自然和森林医学联盟（International Nature and Forest Therapy Alliance，IN-FTA）、国际森林疗养与公众健康中心（International Forest Therapy and Public Health Center，IFTHC）及各国森林疗养机构达成了合作共识，未来我国森林康养国际化人才培训和各国资格互认也将成为可能。

此外，还有一些特色的森林康养主题培训，有助于推动各行各业与森林康养技术的结合。如森林康养中医药适宜技术高级研修班，旨在针对一些有中药材康养资源开发需要的森林康养从业者，通过了解中医学的相关知识，将森林康养和中医学融合发展，将"治未病"的中医理念引入森林康养基地的建设过程中来。还有专门针对运动康养模式运营的森林运动康养研修培训班，该课程介绍了太极养生、香道、茶道等相关知识，旨在培养森林运动康养的专业技术人才。

各地政府为促进森林康养创新和高质量发展，也会着重培养了解当地发展情况，开发当地森林疗养资源的森林康养从业人员，并定期组织相关人员进行培训和研讨。如黑龙江省举办的文旅康养市场创新与高质量发展研讨会，从黑龙江的特色康养资源出发，利用冰雪＋文旅康养开发的方向为促进当地森林康养事业发展提出了有针对性的建议。贵州省为培育一批森林康养健康管理人员，促进全省森林康养医养深度融合，举办了"全省森林康养健康管理培训会"，不仅对森林康养的建设目标做了明确的规划和工作安排，更强调了人才培训的重要性，同期举办的培训课程还与贵州当地情况相结合，从中医养生和森林康养的融合的角度深入浅出地介绍了相关森林康养知识。

而已有森林基地的景区在建设森林康养基地的过程中也对高质量的森林康养人才产生了巨大需求，但和日本的森林理疗师类似，这些森林疗养师本身就是基地的工作人员，熟悉当地的特色旅游资源，会根据特定的森林基地或景点景区制定适合的森林康养课程，有些森林疗养师还会服务于特定的人群，如老人、儿童和残障人士等。这些森林疗养师有特定的服务对象，所以会提前发布体验信息、招募体验者，且会限制报名人数，以保证最好的体验效果。如北京八达岭森林公园作为国内首个符合本土认证标准的森林疗养基地，在每次活动之前森林疗养师都需进行两次以上的实地勘察，根据目标人群的特点选择合适的疗养方案和路线。同时，在进行课程实践的过程中鼓励当地的森林疗养师参加北京市园林绿化局和其他机构的专业培训活动，以"请进来，走出去"的方法多渠道培养森林康养人才，获得了一致好评[29]。

3. 森林康养师——森林康养人才的未来发展方向

2021 年 3 月，教育部对职业教育专业目录进行了全面的重新修订，发布了《职业教育目录（2021）》，其中将"森林生态旅游专业"更名为"森林生态旅游与康养"专业，隶属于林业类专业[30]。原有的森林生态旅游专业人才培养方案往往与旅游管理专业类似，隶属于管理学专业，需要学习旅游资源的开发和管理，如旅游学概论、旅游接待业、旅游目的地管理、旅游消费者行为等知识。因此此次专业目录的调整不仅为长期以来面临着这为长期以来职业定位不清晰的森林康养专业指明了方向，更明确了未来专业人才培养的重点和关键。未来，专业人才培养有了更明确的"康养"定位，这不仅需要在原有的培养基础之上完善林学、医学、心理学等的专业基础知识培训，研发专业的森林康养学习教材及教学资源，更需要增强实操性，切实培养能够进行森林基地管理、森林疗法实践、森林课程的专业技术人才，以便更好地满足行业人才需求和市场消费需求。

2022 年 7 月，人力资源和社会保障部向社会发布了新修订的《中华人民共和国职业分类大典》，在康养休闲的职业门类下，新增森林园林康养师的职业，包括森林康养师和园林康养师等，是指从事森林或园林康养方案设计、环境评估和场所选择、康养服务、效果评估、咨询指导的服务人员。并明确指出了职业的主要工作任务，包括以下六点：①运用森林或园林康养、林学、风景园林等理论、技术和方法，评估康养环境、选择康养场所；②规划设计并指导营建康养基地、康养浴场、康养园林、康养步道等康养设施；③使用健康监测设备、健康评定量表等手段，采集、分析、评估康养对象健康状况和健康需求信息，制订康养计划和方案；④运用康养技术和自然养生疗法，组织和指导康养对象开展康养活动；⑤评估康养效果并调整康养方案；⑥供森林或园林康养咨询服务[31]。可以看出，森林园林康养师需要具备专业的理论知识、科学的疗养技术、有效的康养手段来帮助建设森林康养基地、提供森林康养服务。森林园林康养师职业的确定，揭示了森林康养未来的职业发展方向，为未来培养森林康养行业专业人才培养提供了职业定位和培训标准。相信在未来，随着森林康养事业的发展，将会有越来越多的专业人才加入森林康养工作中来，让越来越多的人享受到自然环境对人身心健康的促进作用。

二、森林康养教育与人才培养问题

进入中国特色社会主义新时代以来，党和国家高度重视和支持森林康养事业发展，全国人民的健康观念、健康实践、健康指数发生了深刻变化，呈现出以森林康养为鲜明特点的全民运动、全民健身、全民养生的可喜局面。健康是生命之根、事业之本，森林康养是人类健康需求的大趋势。我国森林康养产业方兴未艾，机遇与挑战并存，希望与潜力同在，要引领森林康养事业顺势而为、乘机而上，进一步强化国民健康养生的意识，进一步放大森林康养的功能作用，进一步完善森林康养的保障体系，加快推动森林康养产业升级，促进森林康养事业高质量发展，不断推动人民健康事业上水平、上台阶。

关于强化森林康养人才培训，构建森林康养人才队伍体系的问题。2019年3月，国家林业和草原局、民政部、国家卫生健康委员会、中医药局联合印发了《关于促进森林康养产业发展的意见》，明确提出要加强森林康养人才培养，将森林康养专业人才培训纳入相关培训计划，支持高校和职业学校建设森林康养相关学科和专业，培养实用型、技能型人才。目前，学历教育已有北京林业大学、福建农林大学等高校开设了森林康养本科方向。同时，国家林业和草原局系统干部培训工作已将森林康养纳入培训课程，正在筹划编写有关干部培训教材。近10年来，森林疗养师自律委员会、中国林业产业联合会森林康养分会、中国林学会森林疗养分会等多家机构也在探索开展森林康养师（森林疗养师）的职业技能型人才培训。

近年来，国家林业和草原局积极推动森林康养产业标准化进程，已制定出台了《森林康养基地质量评定》和《森林康养基地总体规划导则》，森林康养是森林生态产品价值实现的重要途径。目前，森林康养已作为重要指标纳入国家标准《森林生态系统服务功能评估规范》，且该成果已应用于森林资源核算第三期研究。同时，国家林业和草原局已委托有关科研单位开展了森林康养多产业融合发展与经营模式、森林康养养老模式与实现途径等软科学课题研究，并于 2018 年批复成立了森林康养国家创新联盟，推动建立以企业为主体、市场为导向、产学研深度融合的技术创新模式，进一步夯实科技支撑，促进森林康养产业发展。下一步，国家林业和草原局将进一步深入推进森林康养实证研究等关键技术，为森林康养健康发展奠定坚实的理论基础。

截至目前已公布的第七批名单，全国共有各类各级森林康养基地 1300 多家，大部分基地康养资源良好，但目前还主要靠生态旅游产业，以门票、食宿和游乐设施收入为主，缺乏有吸引力的留住游客的森林康养课程与产品，客户的复购率偏低。康养人才欠缺是目前森林康养发展的突出问题之一，加之基地大多位于偏远地区，在吸引和留住人才方面也面临很多现实的困难，大大制约了基地森林康养的可持续发展。在森林康养人才培养方面存在的问题主要有以下几个方面。

（一）森林康养学科建设问题

森林康养高端人才缺乏，高校学历教育学科建设与教材编写工作亟待加强。森林康养是通过良好的森林环境，经由专业的医学或相关领域的实证研究，以改善人们的生理及心理健康为目的。目前建设森林康养专业或方向的高校为数不多，但是有逐渐增加的趋势。根据国家林业和草原局将进一步深入推进森林康养实证研究等关键技术，为森林康养健康发展奠定坚实的理论基础的要求，森林康养高端研究型人才缺乏，目前，北京林业大学、福建农林大学等高校已开设了森林康养本科方向，招生硕博研究生。但毕业生数量偏少，供不应求。北京林业大学在自然保护区学院、福建农林大学在林学院开设森林康养专业，所开设的基础课、专业基础课、专业课、选修课不尽相同，学生实习的课程也有不同。各高校教材正在编写与试用中，正式出版的成熟的教材也很少。

森林康养属于交叉学科，涉及林业、医学、园艺、健康管理、体育学、心理、艺术等学科；也属于实操性比较强的学科，森林康养本科教育在中国也刚起步。我国的森林康养由 2015 年发展至今，在许多的地方的称呼虽不尽相同，但是其目的殊途同归。用人单位需要高校康养专业毕业生具备森林康养、自然疗愈、生态旅游、环境心理调节、植物资源开发与利用、森林康养课程设计与产品研发等方面的知识和技能，未来能够在国家公园、自然保护区、森林公园、森林康养基地、自然教育机构，或相关企事业单位从事森林康养循证医学研究、项目设计与管理、森林康养生态旅游规划与实践、森林植物与环境利用等方面工作的复合应用型专门人才。目前高校主干学科为林学、生态学等，主干课程有森林博物学、森林康养概论、中医学基础、环境心理学、环境教育导论、保健康复学、森林康养管理、森林疗愈与检测、森林康养规划与设计、生态旅游学、森林艺术、食品工程、森林植物资源开发与利用、森林培育等课程。毕业生理论课程学习偏多，由于受 3 年来新冠肺炎疫情的影响，学生的实习实践时间较少，如何应对疫情常态化培养森林康养复合实操性应用型人才也是亟待解决的问题。

（二）森林康养多层次人才培养路径问题

国家林业和草原局出台政策，将进一步支持有关高校和机构开展森林康养人才培育，加强各层次人才培训力度。除了学历教育需要加强外，非学历教育也存在人才培养路径多而杂，培训体系不完善等问题。

国家林业和草原局人才交流中心、林业干部管理学院正在对全国林业系统干部开展森林康养与自然教育等相关政策培训，并将其列入干部继续教育培训计划。目前缺乏相应的教材与优秀的师资。

2015 年由北京市园林绿化局对外合作项目管理办公室主办的森林疗养师培训，从国外引进培训课程，并进一步本土化，逐渐开发了一套课程，出版了相应的培训教材，包括森林医学、林学、心理学、康复医学等线上理论网课与线下实操 11 个模块课程培训，已经自成体系，但随着社会与市场对森林康养核心技术森林疗养人才的高水平需求，需要更新与增加网上与实操课程，满足开发森林康养疗养课程与产品、策划带领相关活动、编制产业发展规划、市场宣传策划与运营等课程，应编辑出版面向青少年、职工疗休养、智慧养老与特殊人群等新的实操实践课程与案例集。

面向森林康养基地与市场需求，中国林业产业联合会森林康养分会与森林疗养分会正在开展初级森林康养师（初级森林疗养师）、中高级森林康养师等培训，目前没有出版统一的教材，课程体系需要进一步健全与优化，以满足市场的不同需求。

（三）森林康养人才培养资源整合问题

森林康养是指人们依托优质森林资源而开展康复、疗养、养生、休闲等系列有益于身心健康的活动。从森林康养的起源，谈到森林康养是实施健康中国战略的重要组成部分，是推动人民健康事业发展的重要抓手。森林康养产业发展，人才培养与团队建设是最重要的因素，也是各个基地发展的核心竞争力。后疫情时代人们对健康更加关注，各级政府出台了一系列促进森林康养大健康产业发展的政策，无论是高校或职业学校学历教育还是社会机构非学历教育，都在积极探索中。由于疫情等原因，学校之间关于学科建设、课程设置、教材编写等方面存在交流沟通与资源共享不足等问题。

由于社会对森林康养专业人才的需求，从国家到地方各级学会、协会与培训机

伍　科教与标准篇

构正在开展多层次的人才专业技能等培训工作，同样存在质量参差不齐等现象。如何将线上线下课程设置、优质师资资源、实操培训经验、案例分析汇总、培训教材编写、人才培养规范等资源进行整合，解决森林康养产业的可持续人才培养问题是当务之急。如何培养不同层次的战略人才、战术人才与靶心人才，来满足制定森林康养政策、产业发展规划、基地规划设计、康养课程编制、康养产品开发、康养方案制定、康养活动策划与带领解说等产业可持续发展的需要。

如何让森林康养基地能够顺利运营，需要有一批懂专业的森林康养人才，进行基地运营、课程设计、实证研究、市场营销、活动带领等工作，因此培养全方位的森林康养人才是我们面临的首要任务。如何树立全国一盘棋的思想，建立全国人才地图，促进优质人才资源组合，万物智联，形成互教互学，形成基地团队自驱发展力，都是亟须解决的问题。

森林康养活动主要是通过医学的询证研究，分析不同的森林环境及课程能够带给人们的各类健康效益，并组织森林疗养师及专业人士，设计专属的森林康养课程并带领体验活动，以达到治疗或预防疾病的一种替代性活动疗法，为民众提供美好的生活需要与条件，促进民众身心灵的健康。多数的森林康养基地因为顶层设计及政策不明确、基地设施不完善、实证研究未进行、业态宣传不够力、相关产业未链接等原因，至今多数基地还是处于观望的阶段，或是仅为临时组织森林疗养师进行短期的森林康养活动而已。

三、森林康养教育与人才培养模式

（一）解决现状问题的尝试

现阶段，支撑森林康养旅游发展的技术队伍还比较薄弱，虽然也有专家对森林养生机理做过长期研究，更有大量专家热衷于当前的森林康养解读和推动工作，但能对各地森林康养实践提供系统、专业指导的专家不多。因此，构建研究专家团队，加强森林康养从业队伍的高质量培养显得尤为关键和重要。对如何扎实推进森林康养发展缺乏明确的思路、有力的手段，多数停留在概念炒作，无实质性建设方案及想法，距离为人民提供高质量多样化的森林康养产品还有很大距离[32]。

为解决教学培养及商业发展中的问题，本报告从生物－心理－社会全科医学模式中获取森林康养人才培养的原生架构。运用 PBL 教学法提升综合运用各学科解决问题的能力，以技术驱动和市场驱动的双引擎探索森林康养师的"胜任力"培养模式。帮助森林康养师从技术演进到最佳实践的挑战，以此实现业务目标和人才战略的可持续人才发展。

1. 基础知识培养

（1）教学方法

森林康养是一门结合了理论、实践和经验的应用科学，更是商业发展中的一项技术，需要从专业视角和体验者视角进行双视角教学，学员既是学生也是好的体验者。"英雄之旅"体验界面和"PBL 教学法"学习情境的教学界面相融合，将实现沉浸式教学的可能。

"英雄之旅"作为人才培养场景式教学的剧本逻辑，真实的学习奇幻体验之旅，促进学员产生心流体验。森林康（疗）养收到冒险的召唤，遇见导师跨入森林探寻生命之源；遇见盟友，通往森林中深藏的生命能量；经历磨难并复活，带着能使人重新获得生命状态的灵药归来。丰满学员内在世界的成长历程。

"PBL 教学法"是临床医学专业特色的教学模式，是以学生为中心，以问题和质询为基础的整合性、合作性和反复性的学习方法。通过 PBL 教学培养的批判性技能是判断问题和解决问题的关键所在。PBL 使学生在复杂的、多面的、有意义的现实世界问题情景中展开学习，帮助学生培养灵活掌握知识的能力、分析解决问题的能力、自我导向的主动学习能力、有效的沟通协作能力以及内在的激励能力[33]。

PBL 的基本十大要素分别是：①学生必须对自己的学习负责（自主学习）；②自由设定要解决的问题及问题背后的各个学科因素；③学习过程应整合不同的学科或科目；④相互协作必不可少；⑤学生自主学习过程中所学到的知识必须能够用来分析和解决问题；⑥对解决问题过程中所获得的知识和概念进行分析和讨论；⑦每个阶段问题以及每个课程单元结束后应进行自我评价及互评；⑧PBL 中开展的活动必须针对现实世界存在价值的问题；⑨学生必须通过考试来衡量其是否达到 PBL 的学习目标；⑩PBL 应作为教学的基础而不仅是教学课程的一部分。

一次 PBL 教学要分次给予问题，分次讨论。具体过程大致包括七个步骤：①弄清不熟悉的术语；②界定问题；③头脑风暴（对可能的假设或解释进行集体讨论）；④重新结构化问题（对问题的尝试性解决）；⑤界定学习目标（以上步骤为学生小组讨论）；⑥收集信息和个人学习（学生独立学习）；⑦共享收集到的和个人学习的信息（小组报告和讨论）。

（2）知识架构

①森林疗养与健康

理解包括身体、心理和社会交往的整体健康观，了解医学模式变迁和整体医学；理解辅助替代疗法，了解辅助替代疗法与传统医学的差异，掌握辅助替代疗法个体差异大的处理方法；了解康复医学的工作模式，明晰森林疗养师在医疗环境和非医疗环境中的工作定位；了解森林疗养发展历史，掌握行业发展动向。掌握森林疗养的概念、内涵、基本属性和主要形式。

②森林疗养因子

理解和掌握亲生物假说、注意力恢复理论、压力缓解理论等相关理论及假说。能够理解和运用森林在气候舒适、五感舒适，以及作为镇静、运动、冒险、怀旧、无条件接纳等环境方面具有的优势复合型因子。能够识别和运用森林中下面有训练、自然游戏、自然隐喻、作业等素材；能够识别和运用森林中芳香、药草、营养、代茶饮等植物资源。能够解说和运用芬多精、负氧离子、绿视率、森林声响、土壤微生物、气候类型、温湿度、气压（氧分压）、光照（紫外线）、光周期、盐雾、露水、温冷泉、腐殖质、地质环境、地磁强度等因子的疗养功能。

③森林疗养效果

掌握森林疗养对人体神经（精神、情绪和作业效率）、免疫、内分泌、循环等系统的疗养效果；生理指标：掌握心率变异性、脑波、皮肤导电率、脉搏、血压、血糖血氧饱和度、唾液皮质醇等指标的监测和评价方法，掌握压力的生理综合评价法；心理量表：掌握情绪、睡眠、抑郁、焦虑、多动、自闭、认知等心理量表的使用方法。

（3）思维跨界

过去的培养模式以培养专业人员为主，专业思维以专业技能为中心，把人才专业性放在第一位，不考虑用户需求及商业运营中的实际问题。而商业思维以解决用户问题为中心，让专业知识为商业服务。脱离群众闭门造车，专业难以服务于商业发展。那怎么练习这种跨界思维呢？最好的办法就是练习比喻。人类的思维过程基本上都是比喻式的，如果你要了解一个新事物，第一个想法一定是作比喻，把它转化成一个你熟悉的东西。再通过三大思维工具来打开演进式知识架构的搭建思路提供依据。

①工程师思维

工程师思维就是模块化系统思维。通过解构，把较大的系统，打散成一个个模块，然后再进行重构，把这些模块按照功能性重新组合，实现学科界面的模块化运用。能够在没有结构的情况下，从初步的概念和构想中，看到潜在的结构。在有约束的情况下，有取舍的完成活动目标，去实现森林康养活动的结构性。

②批判性思维

批判性思维是创造性思维的出发点，是通识教育与专业教育相融合的黏合剂，是一种以正确推理和有效证据为基础，审查、评估与理解事件、解决问题、做出决策的主动的和系统的认知策略，去实现森林康养活动的创新性。

③发散性思维

发散性思维是不依常规，寻求变异和多种答案的思维形式。要求森林康养师沿着各种不同的方面去思考，重组眼前的信息和记忆系统中的信息，寻求思维的多向性，去实现森林康养活动的多样性。

2. 服务技能训练

（1）技巧运用

如何通过森林改变用户的心理及生理病理层面的生命状态是森林康养师最重要的职能。森林疗养自律会初步设定十一大类森林疗养体验技巧，分别为：倾听、肯定、陈述；五感刺激技巧（正念、止语、赤足盲行、独处、自然游戏等）；森林心理疏导（自我疏导、团体疏导、树木叙事疗法、大地艺术疗法等）；植物识别与利用（药食同源、草本茶、草木染、芳香植物）；森林感统训练和自然游戏（破冰类、加强体验感自然游戏类、功能类）；森林作业疗法（园艺、木育、食育、森林经营）；森林运动疗法（北欧执杖行走、气候地形疗法）；森系芳香疗法（制香、精油调制、芳香抚触）；辅助疗养手法（伸展体操、瑜伽、五禽戏、太极拳、呼吸法、森林冥想）；场地评估，受理面谈（人群识别与目标制定，终了面谈—效果评估）；荒野疗法实践，野外安全防护和应急处置。十一大类森林体验表达形式作为环境干预和行为干预的方法基础；通过九大人体系统解耦环境与行为对生理反应作为监测手段；立足于帮访客构建四大健康生活方式为服务基石；提供保持性环境，通过镜像神经元原理让访客在关系中修炼坚韧的三大生命基本动力；最终帮助访客建立自我边界以及自我实现的主体感（图1）。

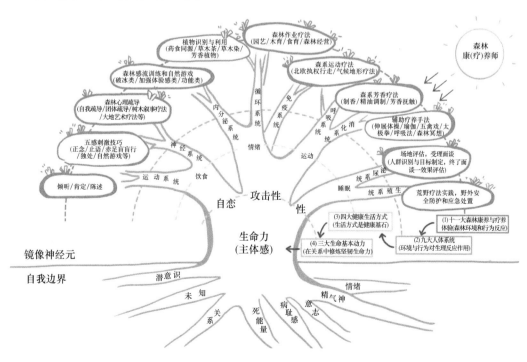

图1　生态功能与疗愈因子

（2）技能拆解

森林康养分为环境干预与行为干预两方面。森林康养师的技能提升在于有没有充分发现森林环境及森林要素的功能性？有没有将关键问题转化为关键需求进行行为干预？有没有将森林特色资源服务于课程的总目标？解决这三个问题需要森林康养师有以下三种能力。

①整体解读场地的能力

要从森林要素，连接和功能中有关联地、整体地、动态地来阅读森林场地。能从林学、地理学、物理学和进化生物学中更宏观的尺度看待不同时期的森林环境及功能变化；要把中国哲学元气论作为基础来解读森林四季与中医四时养生的对应关系；要从西方哲学原子论的视角发现森林微观层面中的微量元素和微生物功能对人体的作用。森林康养并非把森林简单的作为活动场地来运用，也并非相关学科的累加和活动的堆砌。华裔地理学家段义孚在《空间与地方》提出了三种基本类型的空间，包括神话空间、实用空间、抽象空间或理论空间，并且三种空间存在大量的交叠。

阅读森林的土地是森林康（疗）养师的第一要务。森林康（疗）养师不仅要用感官审慎地触摸、嗅闻、看、品尝和记录，观察、收集、记录的森林的数据。利用生态学功能把土地上各种变因加以串连起来，并看看它们的互动模式。"朴门永续"的自然模式语言是解读自然与人的共性和设计活动的基础，是生态因子转化为疗育因子的关键所在。森林康养师的在生命环境中的任务是：从森林动态模式网络及生命史中了解模式、寻求和谐的问题解决方式、增加并保护资源、达成特定的活动设计空间[34]。在盖娅理论理论中，以器官的说法解释地球维持生存与健康不可或缺的要素，比如森林就像可以过滤并净化水的肾脏；海洋是肺；河流是血液循环系统，岩石像骨头，等等。通过生命的隐喻，赋予人的功能意志。水的功能、先锋树种、芬多精、庇护、筑巢等生物行为中发现康养功能，如巢穴提供孵化自我、庇护提供安全感、水的流动模式可以运用在亲密关系的流动。创造这些元素间的关联性，是完成一个好活动的基本条件（图2）。

②唤醒生命力的能量

生命能量作为森林康养活动背后的推动力，是森林康养能否实现目标的关键。森林康养的目标绝非解决问题而已，罗伯特·弗里茨在《阻力最小之路》一书中提到：解决问题是限游戏，创造是无限游戏。森林康养师要有把问题翻译成身心需求的能力，利用自己的情感、技能、思维、认知等方面作为能量输送的起始点，提炼出课程的主题目标。再基于现有的科研成果作为理论依据，针对要解决的难题找到创造心流的高峰体验，满足访客身心需求，启发访客并重新唤起他们的生命力长出新叶。活动设计中通过运用能量流动推动物质循环的底层逻辑去设计活动之间的连接。

通过"一叶、一枝、一干、一根"的森林康养活动单元目标路径去组合成复合路径，形成具有系统性的森林康养活动的体验。最终促成疗愈因子作用于访客（图3）。

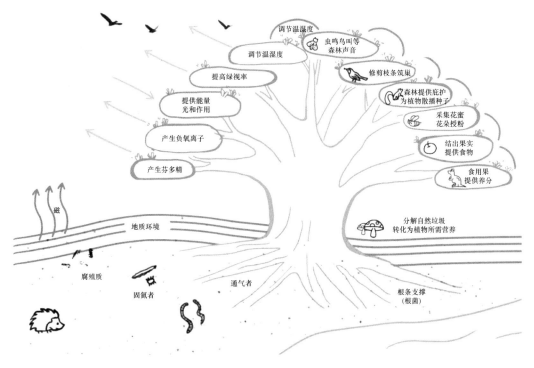

图 2　生态功能与疗愈因子

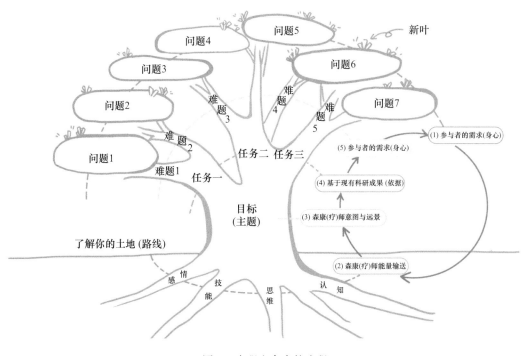

图 3　唤醒生命力的流程

③设计心流体验的技能

森林康养师可以自身专业为背景，把参与式设计、循证设计、亲生命性设计、体验设计等设计手法，结合表达性艺术治疗、作业疗法等丰富的手段达到森林康养的目的，形成具有场域特色的康养活动。

一位好的森林康养师不仅要有支撑活动的理论与逻辑，更需要为用户带来简洁的、有启发、有趣的用户体验界面。如何用产品人的思维为用户提供峰值体验将是一位森林康养师的核心能力。美国知名行为心理学家希思兄弟发现，打造让用户难忘的峰值瞬间大致包括4种因素：欣喜、认知、荣耀、连接达到超预期的外在体验经历。从事心理研究的法国人类学家凯洛瓦把能带来乐趣的活动按照体验效果分为竞争、投机、眩晕、模仿4类。

乐趣的出现至少都会提及这些八项元素中的一项，或是全部。第一，面临一份可完成的工作时间。第二，能够全神贯注。第三，这项任务有明确的目标。第四，即时的反馈。第五，能深入地投入行动之中。第六，能自由控制自己的行动。第七，进入"忘我"状态，时间感会改变。心流即一个人完全沉浸在某种活动当中，无视其他事物存在的状态。一个人可以不管外界发生什么事，只靠改变意识的内涵，使自己快乐或悲伤；意识的力量也可以把无助的境况，转变为反败为胜的挑战[35]。

3. 综合素质提升

森林文化修养是提升中国特色森林康养师素养的途径。森林康养师要有"混自我入万物，否定主体客体之分，同归玄冥妙境。"贯串人间万事，贯串天地万物的世界观。也要有王国维的"有我之境"与"无我之境"省事人生的新视角，将山、水、我三者变得圆融起来，实现"无我之境"的自然整体观。先抛去个人成见，才能对周围的人或物进行客观评价，即在观察事物时，不先将自己的感情附着于外物之上，而是融入物境之中，实现物我统一[36]。也要有"以素、以简、以枯、以寂、以小、以缺、以真为美"的自然美学理念去修整内心的状态。

森林康养师不仅要"授人以鱼"提供访客解决问题的方式，更要有"授人以渔"的精神，帮助访客理解生存与进化的底层逻辑实现突破创造。从森林生态系统看到事物之间的共同点找到底层逻辑。不同的森林空间和生态环境面临变化时，才能被应用到新的变化中，从而产生适应新环境的方法论。

森林康养师还要不断地通过客观地审视自己，从而达到"无知之知"的境界，启动思路是发现问题的最难的第零步。为了实现想象和创造，舍弃所学重置为空白状态后再思考，避免"知识桎梏"[37]。总之，森林康养师需要从多元化的认知模型、生态式的思维方式、大量的跨学科知识去为访客创造意义，给访客带来体验界面简单，内心充满秩序的情感体验。

（二）可持续人才培养模式探索

可持续人才培养将利于云平台应对复杂业态、代际员工管理等带来的挑战，升级人才培养理念，以技术驱动和市场驱动的双引擎模式，驱动森林康养基地与从业人员产生更大的创造力，实现业务目标和人才战略。

双引擎驱动理念在产品落地上，必然会让一些基础能力受到考验，前端所体现出来的管理意图及用户意图要与中台紧密配套，就像三个不同转速的齿轮，构成"前端解耦＋中台聚能＋终端驱动"的人才建设策略。在双引擎驱动的管理理念下，人力资源管理"前端解耦"的含义是通过新的思维探索、对不同视角下不同用户群进行洞察分析以及系统性的模式设计，为不同群体提供针对性强、丰富多样的数字化场景应用产品，通过这些产品来推动不同用户群体自身的价值激发，促进组织活力和创造力的提升[38]。

1. 知识型平台

森林疗养师自律委员会推出学长督导陪学制度和森林疗养智联院，通过"应用＋平台"的模式构建云化的培训知识系统。网络学习平台依托小鹅通平台，将森林疗养课程设计大赛作品、优秀导师工作坊及各地疗养师在行动经验中更新实践知识形成云端存储知识库，实现森林康养知识的云存储、云管理和云共享。只有通过事实性知识与方法性知识的并用和更新才能不断搭建演进式的人才培训架构。

2. 人才型平台

由于森林康养所需人员专业跨度大，在实际工作中服务团队通常以各相关专业组合形式搭建。为此，森林疗养师自律会在各地开展森疗师俱乐部，为人才地图及人才组合搭建了服务平台。通过采取"N＋X"的专业序列素质模型，先确定多个专业的共性胜任力要素（N），然后确定某个专业差异化胜任力要素（X）[39]。"N"是森林康（疗）养师的共性能力和关键能力；"X"是差异化能力，包括知识技能、客户导向、领导力。通过该模型建构出三类人才分级：

（1）战略人才

能找到森林康养发展要素、功能及连接中找到关键矛盾，从森林环境要素和市场经济中洞察需求，以低成本实现爆发式的森林康养发展思路。能够从团队增长、足够好的产品、增长战略以及快节奏的试验中找到一种精准的、低成本、高效率的森林康养营销方式。能从运维的角度出发，搭建平台化手段进行森林康养产业的流程与技术的解耦，有创造构建生态福祉为核心的长期目标，同时也有达成短期目标的执行力，形成万物智联、和谐共赢的影响力。

（2）战术人才

战术人才是有能力组织利益相关者制定角色、目标、共识，并由程序化的执行步骤，能面向森林康养基地业务运营的服务载体。接入电子渠道、业务渠道、合作商等多方业务及技术平台，构建本土网络，并且是能从一个领域的技术和模式套用另一个领域的跨界高手。能积极跟进国家政策与方针的大循环，同时能确保内部森林康养项目的畅通无阻。让团队成员实现信息共享，分配好每个人的工作，管控好项目的进度，最终实现高度协作。行动力超强，失败中不断迭代。通过森林康养产品去构建与用户的关系，不断观察、判断，通过自身强大的系统能力向用户交付一种生态福祉的希望。

（3）靶心人才

靶心森林康养服务人员，能够将用户城市生活中的痛点通过森林活动创造爽点来解决问题，帮助访客从遇到的挑战中激发更大的"挑战—应战"机制潜力。以产品人思维去研发能引导市场需求的产品，站在"生命陪伴者"的角度运用自身技能所长提供服务，提供超越实用需求的服务，能够满足用户的精神需求，激起用户的场景想象。

还要具备汇集业务一体化流程操作能力，包括用户接入、界面展示、门户服务，负责接收用户请求，通过界面集成将界面展现组件组合成用户界面[40]。通过微服务架构重新构建多元的服务方式，将单体服务拆分成不同人群、不同生命阶段的多个微服务。

参考文献

［1］理查德德·洛夫. 林间最后的小孩：拯救自然缺失症儿童［M］. 王西敏，译. 北京：中国发展出版社，1983.

［2］周彩贤，马红，南海龙. 推进森林疗养的研究与探索［J］. 国土绿化，2016（10）：48–50.

［3］国家林业和草原局. 关于促进森林康养产业发展的意见［EB/OL］. 2019–03–06. http：//www. gov. cn/zhengce/zhengceku/2019–09/30/content_ 5435338. htm.

［4］丛丽，张玉钧. 对森林康养旅游科学性研究的思考［J］. 旅游学刊，2016，31（11）：6–8.

［5］Song C，Ikei H，Miyazaki Y. Physiological effects of nature therapy：A review of the research in japan［J］. International Journal of Environmental Research and Public Health，2016，13（8）：781.

［6］周卫，聂晓嘉，池梦薇，等．森林康养消费者情绪状态对身心健康恢复的影响
［J］．林业经济，2020，42（9）：53 – 62.

［7］Kasetani T，Okumura K，Yoshida S，et al. Differences in the physiological and psychologi-
cal effects of walking in various satoyama［countryside forests］landscapes［J］．Journal of
the Japanese Institute of Landscape Architecture（Japan），2007. 70（5）：569 – 574.

［8］赵珊珊，李怡文，常晓红，等．森林疗养对抑郁情绪作用的系统评价和 Meta 分析
［J］．中国社会医学杂志，2022，39（1）：97 – 102.

［9］Ohtsuka Y，Yabunaka N，Takayama S. Shinrin – yoku（forest – air bathing and walking）
effectively decreases blood glucose levels in diabetic patients［J］．International Journal of
Biometeorology，1998，41（3）：125 – 127.

［10］Seo S C，Park S J，Park C W，et al. Clinical and immunological effects of a forest trip
in children with asthma and atopic dermatitis［J］．Iranian Journal of Allergy，Asthma
and Immunology，2015，14（1）：28 – 36.

［11］Kim H，Lee Y W，Ju H J，et al. An exploratory study on the effects of forest therapy on
sleep quality in patients with gastrointestinal tract cancers［J］．International Journal of
Environmental Research and Public Health，2019，16（14）：2449.

［12］霍婧婧，陈雪，张艳娟．疗养期间森林浴对军队慢性阻塞性肺疾病患者肺功能和
运动耐力的影响［J］．中国疗养医学，2018，27（6）：573 – 575.

［13］Mao G X，Lan X G，Cao Y B，et al. Effects of short – term forest bathing on human
health in a broad – leaved evergreen forest in zhejiang province，China［J］．Biomedical
and Environmental Sciences，2012，25（3）：317 – 324.

［14］陈葩，陈孝强．森林浴对康复疗养员睡眠质量的影响［J］．中国疗养医学，
2020，29（7）：717 – 719.

［15］Lee J Y，Lee D C. Cardiac and pulmonary benefits of forest walking versus city walking
in elderly women：A randomised，controlled，open – label trial［J］．European Journal
of Integrative Medicine，2014，6（1）：5 – 11.

［16］Li Q，Nakadai A，Matsushima H，et al. Phytoncides（wood essential oils）induce hu-
man natural killer cell activity［J］．Immunopharmacology and Immunotoxicology，
2006，28（2）：319 – 333.

［17］Li Q，Morimoto K，Nakadai A，et al. Forest bathing enhances human natural killer ac-
tivity and expression of anti – cancer proteins［J］．International Journal of Immunopa-
thology and Pharmacology，2007，20（2）：3 – 8.

［18］Li Q，Kobayashi M，Inagaki H，et al. A day trip to a forest park increases human natural
killer activity and the expression of anti – cancer proteins in male subjects［J］．Journal of
Biological Regulators and Homeostatic Agents，2010，24（2）：157 – 165.

伍 科教与标准篇

［19］周彩贤，马红，南海龙．推进森林疗养的研究与探索［J］．国土绿化，2016
（10）：48－50.

［20］关恒伟，周帅，王蕾，等．基于城市近郊森林生态康养模式的策略——以宁夏森
淼森林康养示范区规划为例［J］．中国园林，2018，34（S1）：53－57.

［21］乔丽霞．森林疗养基地规划建设研究［D］．北京：北京林业大学，2017.

［22］程希平，陈鑫峰，叶文，等．日本森林体验的发展及启示［J］．世界林业研究，
2015，28（2）：75－80.

［23］朱建刚．德国森林体验教育与森林疗养考察［J］．国土绿化，2017（2）：42－45.

［24］南海龙，马红，邹大林，等．日本森林疗养概况及对北京的启示［J］．绿化与生
活，2015（3）：52－55.

［25］张志强，谭益民．日本森林疗法基地建设研究［J］．林业调查规划，2016，41
（5）：106－111.

［26］王燕琴，陈洁，顾亚丽．浅析日本森林康养政策及运行机制［J］．林业经济，
2018，40（4）：108－112.

［27］国家林业和草原局．"关于推动森林康养产业高质量发展的提案"复文［EB/OL］.
2021－11－18. https：//www. forestry. gov. cn/main/4862/20211118/162419749462536.
html.

［28］李蓉．森林生态旅游与康养专业人才培养研究［J］．旅游纵览，2022（9）：51－53.

［29］张秀丽．北京八达岭国家森林公园森林疗养探索与实践［J］．林业资源管理，
2017（6）：37－40.

［30］中华人民共和国教育部．教育部关于印发《职业教育专业目录（2021年）》的通知
［EB/OL］. 2021－03－17. http：//www. moe. gov. cn/srcsite/A07/moe_ 953/202103/
t20210319_ 521135. html.

［31］中华人民共和国人力资源和社会保障部．关于对《中华人民共和国职业分类大典
（2022年版）》（公示稿）进行公示的公告［EB/OL］. 2022－07－12. http：//www.
mohrss. gov. cn/xxgk2020/fdzdgknr/jcgk/zqyj/202207/t20220712_ 457477. html.

［32］王欣，耿建忠，邹统钎．中国康养旅游发展报告（2019）［M］．北京：社会科学文
献出版社，2020.

［33］贾建国，谢苗荣．全科医学师资培训指导用书［M］. 2版．北京：人民卫生出版
社，2019.

［34］Rosemary Morrow. 地球使用者的朴门设计手册［M］．台湾：大地旅人出版
社，2012.

［35］米哈里·契克森米哈赖．心流：最优体验心理学［M］．张定绮，译．北京：中信
出版社，2017.

［36］复旦大学韩国研究中心．韩国研究论丛（总第27辑）［M］．北京：社会科学文献

伍 科教与标准篇

出版社，2014.

[37] ［日］细谷功. 高维度思考法［M］. 程亮，译. 北京：中国华侨出版社，2018.

[38] 马海刚. HR＋数字化：人力资源管理认知升级与系统创新［M］. 北京：中国人民大学出版社，2022.

[39] 林丽萍. 从零开始学胜任力模型建模与应用［M］. 北京：中华工商联合出版社，2021.

[40] 杨炼，黄瑾，张钟琴，等. 云计算平台构建与 5G 网络云化部署［M］. 北京：人民邮电出版社，2021.

伍 科教与标准篇

HB. 21 森林康养标准研制进展及完善对策

丁章超[①] 罗惠宁[②]

摘　要： 森林康养涉及了众多的产业门类和学科，是一个新兴的业态和产业，已成为当前社会关注的热点，而一个新兴产业发展，离不开标准的指引和规范，这是产业步入正轨的根本保障。本报告采用文献研究、专家访谈等方法收集有关森林康养产业的标准，通过系统梳理森林康养产业标准及有关行政主管部门、学会、协会的职能职责和业务管理工作特点，总结当前森林康养产业标准化发展现状，探讨存在的问题并提出对策，旨在为森林康养标准化发展提供研究思路。目前国家林业和草原局、各省级林业主管部门、中国林学会、中国林业产业联合会、世界中医药学会联合会等已发布和在研标准多项，涉及森林康养基地建设、管理、技能培训、服务设施建设、生活服务、康养林培育、康养步道等方面，使得森林康养产业标准化进入快速发展阶段，但同时也存在标准体系不完善、标准制定内容交叉、缺乏标准实施评价等问题，为此亟须制定相应对策，构建科学完善的森林康养标准体系，加强多学科基础实证研究，开展标准实施与评价，通过评价促进森林康养产业标准质量提升，更好地推动森林康养产业可持续发展。

关键词： 森林康养；标准化；研制进展；完善对策

一、国内外森林康养标准研制进展综述

森林康养涉及了众多的学科和产业门类，是一个新兴的业态和产业，是促进林业高质量发展、助力乡村振兴战略、深入践行"绿水青山就是金山银山"理念的重

[①] 丁章超，农业推广硕士（林业领域），贵州省林业学校讲师，林业工程师，研究方向：森林生态、资源保护与利用、森林康养、自然教育和林业产业等。

[②] 罗惠宁，本科，贵州省林业对外合作与产业发展中心正高级工程师，研究方向：森林资源保护与利用、森林经营、林业产业（林下经济、森林康养）、自然教育等。

要措施和途径[1]，已成为当前社会关注的热点。经查阅有关文献资料显示，森林康养的理念由德国于20世纪40年代首先提出，随后被众多国家接受，森林康养产业由此兴起。目前，德国、日本、韩国、美国、芬兰等国家都将"森林康养"列入全民健康养生的主体活动项目[2]，成为最受人们喜爱和欢迎的健康旅游生活方式之一，在一定程度上降低了公费医疗费用，增强了人们的身体素质，森林康养产业取得了长足发展。据资料显示，这些国家高度重视森林康养标准化建设工作，出台了多项标准和制度，如日本的森林康养基地与康养步道认证体系、疗养师制度，韩国自然林休养制度、森林疗愈指导师制度等[3]。总体上，国外发展森林康养更倾向于重视对森林资源本身的开发与利用，注重对人类活动空间、身体机能的恢复和探索，强调森林具有养生保健等多种功能[3]，森林康养产业具有较为完善的发展模式和标准体系。

我国森林康养尚处于发展初期阶段，但发展势头强劲。党的十八大以来，国家十分重视人民群众健康问题，深入推进"健康中国"战略重大部署，连续三年的中央一号文件都对发展康养产业提出了明确要求。2013年3月，湖南省在全国"两会"上率先向国家呼吁发展森林康养产业，我国森林康养产业发展开始受到重视[4]。2015年9月，成立了中国林业产业联合会（中产联）森林康养分会，负责推动和培育国家级森林康养建设项目，促进森林康养产业发展，培养森林康养专业人才，搭建全国森林康养服务网络。2016年1月，国家林业局发布《关于大力推进森林体验和森林养生发展的通知》，森林康养产业被写入国家林业"十三五"规划[5]。北京、四川、湖南、贵州和山西等地率先开展森林康养实践，如北京市建立了西山、松山等森林康养基地及多形态的森林康养示范区，每年吸引游客达8000万人次[5]。四川省于2016年出台了《关于大力推进森林康养产业发展的意见》，启动了首批十大森林康养试点示范基地建设，并确定每年5月和5月5日分别为四川省的"森林康养月"与"生态康养日"，年接待游客达3.35亿人次，实现直接收入1144.74亿元[1]。2019年，国家林业和草原局（国家林草局）、民政部等四部委《关于促进森林康养产业发展的意见》印发后，全国森林康养产业呈现快速发展的态势，浙江、广东、福建等地也陆续出台了关于推进森林康养产业发展的指导性意见[4,5]。2020年，国家林草局等四部委联合下文公布96个国家森林康养基地，其中以县为主体的经营单位17个，以经营主体为单位的国家森林康养基地79个。中产联森林康养分会，先后牵头制定并发布了《全国森林康养基地建设标准》、《国家森林康养基地认定标准》《森林康养基地认定实施细则》和《森林康养基地命名办法》等四项团体标准，作为国家森林康养基地的认定规则和标准。截至2021年12月，由中产联森林康养分会认定的国家级森林康养基地试点建设单位1321家，各省市区省级、市级森林康养基地数量突破3000家。2016—2019年，我国森林旅游（含森林康养）游客人数

伍 科教与标准篇

年增长率达到 14.5%，占国内旅游人数的比例从 27% 上升到 30%。2019 年游客量达到 18 亿人次，创造社会综合产值 1.75 万亿元[6]。2021 年国内生态旅游游客量达 20.93 亿人次（其中森林康养近 5 亿人次），同比增长超过 12%[6]。

在我国森林康养产业发展具有明显的区域不平衡性，总体来说，北方省份森林康养产业没有南方省份发展好，究其原因极可能是在气候环境、森林生态环境、水热资源条件等方面南方优于北方所致。下面以贵州为例，简述近年贵州发展森林康养产业和标准化建设的概况[7]。

贵州省自然山地景观独特、森林景观秀美，生态环境优良、山清水秀、空气清新、气候宜人，发展森林康养产业具有得天独厚的条件。同时，贵州民风淳朴、民族文化浓郁，县县通高速，大数据产业全国领先，快进慢养基础设施比较完备。自 2016 年以来，贵州省先后出台《关于推动绿色发展建设生态文明的意见》等文件，将森林康养纳入重点发展的产业，连续 6 年被写入省政府相关文件[7]。贵州省林业局、贵州省卫生健康委员会（贵州卫健委）等 4 部门联合印发《关于推进森林康养产业发展的意见》，明确建立集康复疗养、保健养生、娱乐度假于一体的森林康养产业体系。贵州卫健委、贵州省发展和改革委员会（贵州发改委）等 15 部门联合印发的《关于加快推进医疗健康服务和养老服务融合发展的实施方案》，指明了森林康养与医疗养老协调发展的模式和路径。积极承担贵州省委有关森林康养产业发展的重大研究课题，取得了一定的理论成果。创造性地探索"大生态 + 森林康养"模式[7]，把森林康养产业作为全省林业高质量发展的重要抓手，在合理布局、分期发展森林康养试点基地的基础上，积极推进全域森林康养示范县的申报与建设，大力发展森林康养产业。积极利用生态文明贵阳国际论坛平台，提升贵州森林康养的知名度和品牌影响力，先后举办"大生态 + 森林康养育""森林康养 中国之道"主题论坛，发布《森林康养贵阳备忘录》，进一步提升了贵州森林康养的品牌影响力[7]。积极探索研究森林康养产业标准，为推动森林康养规范、科学发展，贵州省林业局率先在全国制定出台了《贵州省森林康养基地建设规范》（DB52/T 1198—2017）、《贵州省森林康养基地规划技术规程》（DB52/T 1197—2017）两项地方标准，以及与中产联森林康养分会联合研制发布《森林康养小镇标准》（T/LYCY 1025—2021）、《森林康养人家标准》（T/LYCY 1026—2021）两项团体标准，同时制定《贵州省省级森林康养基地评定办法》、《贵州省省级森林康养基地管理办法》和《贵州省森林康养基地健康管理中心建设指南》。目前，贵州省共有森林康养（试点）基地 78 个，2021 年贵州森林旅游康养全产业链实现产值 1965.72 亿元，占林业总产值的 52.85%，成为助推"健康贵州"和乡村振兴战略的新兴产业。贵州在全国森林康养产业发展的水平评价上，总体上属于第一方阵序列。

森林康养的本质是人类利用优质的森林资源和森林生态环境及其释放的有益物

质，并与现代医学和传统医学有机结合，以健康管理为基础，开展养生保健、森林疗养、休闲娱乐等一系列有益于人类身心健康的活动，以达到预防疾病、强身健体的目的，是一个新兴的健康产业、绿色产业和朝阳产业。标准是经济活动和技术发展的重要支撑[8]，一个新兴的产业和业态更需要标准化来助推和引领产业高质量发展，森林康养产业也不例外。当前，国家层面和地方政府已经相继出台了推动森林康养产业发展的意见和政策，发挥了较好的示范引领作用。为进一步促进森林康养产业高质量发展，亟待研究和加快森林康养产业标准化建设。

国家林草局作为森林康养产业的业务主管行政部门，积极谋划森林康养产业发展，积极推动森林康养产业标准化进程，2018 年国家林草局批准成立国家森林康养创新联盟，制定出台了《森林康养基地质量评定》（LY/T 2934—2018）、《森林康养基地总体规划导则》（LY/T 2935—2018）和《中国森林认证 自然保护地森林康养》（LY/T 3245—2020）三项行业标准，2020 年 3 月发布国家标准《森林生态系统服务功能评估规范》（GB/T 38582—2020），第一次把森林康养作为重要指标纳入评估范围。

中产联森林康养分会，高度重视森林康养产业标准化建设工作，自成立以来，先后牵头组织制定《国家级森林康养基地标准》（T/LYCY 012—2020）、《国家级森林康养基地认定实施规则》（T/LYCY 013—2020）、《国家级森林康养基地认定办法》（T/LYCY 014—2020）、《国家级森林康养基地认定办法》（T/LYCY 014—2020）《森林康养基地命名办法》（T/LYCY 015—2020）、《特色（呼吸系统）森林康养规范》（T/LYCY 3023—2021）、《特色（呼吸系统）森林康养基地建设指南》（T/LYCY 1024—2021）、《森林康养小镇标准》（T/LYCY 1025—2021）、《森林康养人家建设标准》（T/LYCY 1026—2021）等 8 项团体标准，极大推进了森林康养规范化标准化建设。伴随着森林康养产业的快速发展和人民群众的健康需求，中产联森林康养分会在深入调查研究的基础上，正在积极与地方政府林业、中医药、文旅、体育、医院、高校和科研部门联合立项研制《全域森林康养建设规范》《森林康养师职业技能要求和评价规范》《森林康养步道建设规范》《森林康养基地生态环境监测规范》《森林康养基地安全应急规范》《特色（血糖管理）森林康养规范》《特色（血糖管理）森林康养基地建设指南》等七项标准，为森林康养产业标准化建设发挥了重要作用。

为大力推动和规范森林康养产业健康发展，我国各省、市、县级政府和业务主管部门高度重视森林康养产业标准制度建设。据不完全统计，我国四川、湖南、贵州、山西、浙江、湖北等省、市县先后发布地方标准 17 个，其中省级层面地方标准 13 个，县市级地方标准 4 项；按省份统计，湖南省、四川省各 4 个，是目前出台标准最多的省份，其次是浙江 3 个，贵州、山西各 2 个，湖北 2 个。如浙江省丽水市已发布《森林康养基地建设规范》（DB3311/T 195—2021）；2022 年，贵州省林业局与中产联森林康养分会联合开展《森林康养步道建设规范》团体标准研制，浙江景宁县与浙江省林业局、解放军 903 医院、中产联森林康养分会联合开展《特色（血糖管理）森林康养基地建设指南》《特色（血糖管理）森林康养规范》团体标准研制，湖北省启动首个森林康养生活服务标准研制等。

（一）国外森林康养标准研制情况

世界各国根据各自森林资源禀赋、结构与特点，创建了不同的森林康养发展机制和政策标准体系，取得了长足的发展和显著成效。国外森林康养产业发展，以德国、日本和韩国最具有典型性[1]。①20 世纪后期，德国率先颁布了森林保护及娱乐指南，从资源保护和利用两个方面，为人们提供保健养生服务，制定政策强制国家工作人员参加森林康养，并将产生的消费费用纳入医保给予报销，提升了森林康养的影响力，降低了民众的医疗费用[3]。②日本是世界森林资源最为丰富的国家之一，森林覆盖率高达67%，具有发展森林康养产业的天然优势。日本政府高度重视森林资源保护及林业可持续经营与发展，实行"自然修养林"制度。1982 年，从德国引进并提出"森林浴"概念，接着进一步提出"森林康养"概念，并注重森林医学研究，成立了森林养生学会和森林医学研究会，大量开展森林与人类健康的医学实证研究，建立了世界首个森林康养基地认证体系，建立日本的森林康养执业医师制度，是世界上测定森林康养疗效最先进的国家[1,3]。③韩国政府制定了《森林文化休养法》《森林福利促进法》等法律制度，建立了韩国森林疗愈服务体系，有较为完善的森林康养标准体系，具有科学的森林讲解员、康养服务人员资格认证和培训体系[3,10]。

（二）国内森林康养标准研制情况

通过在百度、中国知网、国家和各省、市县林业主管部门官网、中国林学会官网、中产联森林康养分会官网、中国标准在线服务网、标准网等有关网络平台输入"森林康养""基地""标准""制度""规范""技术规程""办法"等关键词进行检索，向有关省份林业主管部门、协会函询森林康养标准研制情况，收集和整理全国森林康养标准研制情况。据不完全统计，全国共有各类森林康养标准40 个，其中：从标准的研制层级（实施范围）来看，国家层面的标准16 个，地方层面标准24 个；从标准类型来看，行业标准5 个，团体标准18 个，地方标准17 个；从标准的在研和发布情况来看，已经发布实施标准30 个，在研标准10 个；从标准研制的内容来看，森林康养基地建设标准28 个，森林康养林建设标准2 个（湖南省、四川省），森林康养步道建设标准2 个（地方标准1 个，团体标准1 个），森林康养小屋建设标准1 个，森林疗养师、职业技能标准3 个，森林康养服务设施、服务标准2 个，森林康养人家标准1 个，森林康养小镇标准1 个；从标准研制牵头和归口管理单位的性质和类别来看，国家林草局主管部门 5 个，中国林产业联合会（中产联）15 个，中国林学会 1 个，世界中医药联合会 1 个，中国林业环境促进会 1 个；地方林业主管部门 17 个；从标准研制的地域（区域）角度来看，以秦岭淮河为南北分界线，北方省份仅有山西省发布 2 个地方标准（除去北京国家层面机构发布的 22 个），南方有 5 省 16 个地方标准，具有明显的南北差异（详见表 1）。

表 1　全国森林康养产业标准数量统计情况一览表

序号	省份	标准名称	标准类型	归口单位/主管部门	实施范围	发布时间/在研
1	北京（国家层面）	LY/T 2788－2017 森林体验基地质量评定	行业标准	国家林草局	全国	2017
2		LY/T 2788—2017 森林养生基地质量评定	行业标准	国家林草局	全国	2017
3		森林康养基地总体规划导则 LY/T 2935—2018	行业标准	国家林草局	全国	2018 年 2 月 27 日
4		LY/T 2934—2018 森林康养基地质量评定	行业标准	国家林草局	全国	2018 年 2 月 27 日
5		LY/T 3245—2020 中国森林认证自然保护地森林康养	行业标准	国家林草局	全国	2020 年 12 月 29 日
6		森林疗养师技能要求和评价规范	团体标准	中国林学会	全国	待发布
7		T/LYCY 3023－2021 特色（呼吸系统）森林康养规范	团体标准	中产联	全国	2021 年 6 月 30 日
8		T/LYCY 1024—2021 特色（呼吸系统）森林康养基地建设指南	团体标准	中产联	全国	2021 年 6 月 30 日
9		T/LYCY 1026—2021 森林康养人家建设标准	团体标准	中产联	全国	2017 年 7 月 10 日
10		T/LYCY 1025—2021 森林康养小镇标准	团体标准	中产联	全国	2017 年 7 月 10 日
11		T/LYCY 013—2020 国家级森林康养基地认定实施规则	团体标准	中产联	全国	2020 年 11 月 10 日
12		T/LYCY 015—2020 森林康养基地命名办法	团体标准	中产联	全国	2020 年 10 月 31 日
13		T/LYCY 012—2020 国家级森林康养基地标准	团体标准	中产联	全国	2020 年 10 月 31 日
14		T/LYCY 014—2020 国家级森林康养基地认定办法	团体标准	中产联	全国	2020 年 10 月 31 日
15		全局森林康养建设规范	团体标准	中产联	全国	在研
16		森林康养师职业技能要求和评价规范	团体标准	中产联	全国	在研

伍　科教与标准篇

续表

序号	省份	标准名称	标准类型	归口单位/主管部门	实施范围	发布时间/在研
17		森林康养步道建设规范	团体标准	中产联	全国	在研
18		森林康养基地生态环境监测规范	团体标准	中产联	全国	在研
19		森林康养基地安全应急规范	团体标准	中产联	全国	在研
20		特色（血糖管理）森林康养规范	团体标准	中产联	全国	在研
21		特色（血糖管理）森林康养基地建设指南	团体标准	中产联	全国	在研
22		T/CCPEF 060—2019 森林康养小屋建设技术规范	团体标准	中产联	全国	2019年12月26日
23		森林康养基地建设标准	团体标准	世界中医药联合会	全国	2022年8月5日
24	湖北	DB4205/T 84—2021 森林康养基地建设规范	地方标准	湖北省宜昌市市场监督管理局	湖北宜昌	2021年7月1日
25		森林康养服务设施建设规范	地方标准	湖北省林业局	湖北	在研
26		BD43T 1494—2018 森林康养基地建设与管理规范	地方标准	湖南省市场监督管理局	湖南	2018年11月8日
27	湖南	DB43/T 1857—2020 森林康养基地导引系统规范	地方标准	湖南省市场监督管理局	湖南	2021年4月2日
28		DB43/T 2047—2021 森林康养技能培训规范	地方标准	湖南省市场监督管理局	湖南	2021年4月2日
29		DB43/T 1767—2020 森林康养培育技术规程	地方标准	湖南省市场监督管理局	湖南	2020年5月15日
30		DB51/T 2411—2017 森林康养基地建设 康养林评价	地方标准	四川省林业厅	四川	2017年9月19日
31	四川	DB51/T 2644—2019 森林康养基地建设 康养步道	地方标准	四川省林草局	四川	2020年11月3日
32		DB51/T 2261—2016 森林康养基地建设 基础设施	地方标准	四川省林业厅	四川	2016年9月26日
33		DB51/T 2262—2016 森林康养基地建设 资源条件	地方标准	四川省林业厅	四川	2016年9月26日
34	山西	DB14/T 2106.1—2020《森林康养基地建设 资源环境条件》	地方标准	山西省林业标准化技术委员会	山西	2020年8月14日
35		DB14/T 2106.2—2020《森林康养基地建设 基础设施》	地方标准	山西省林业标准化技术委员会	山西	2020年8月14日
36	贵州	DB52/T 1198—2017 贵州省森林康养基地建设规范	地方标准	贵州省林业标准化技术委员会	贵州	2017年8月18日
37		DB52/T 1197—2017 贵州省康养基地规划技术规程	地方标准	贵州省质量技术监督局	贵州	2017年8月18日

序号	省份	标准名称	标准类型	归口单位/主管部门	实施范围	发布时间/在研
38	浙江	DB33/T 2455—2022 森林康养建设规范	地方标准	浙江省市场监督管理局	浙江	2022 年 3 月 14 日
39		DB3311/T 195—2021 森林康养基地建设规范	地方标准	浙江丽水市场监督管理局	丽水	2021 年 11 月 16 日
40		森林康养服务设施建设规范	地方标准	浙江景宁县场监督管理局	景宁	2021 年 9 月 13 日

二、森林康养标准研制存在的问题

(一) 森林康养标准体系尚不健全

森林康养是一个与林业、旅游、医药、教育、体育、养老、中医等多业态相融合的产业复合体，我国森林康养产业尚处于发展初期，未能构建一个科学全面的森林康养标准体系，未能形成生产、生态、生活功能相结合的标准化建设模式[11]，支撑森林康养产业的融合发展。比如在森林康养产业的康养林建设与培育方面缺少国家层面的行业标准或国家标准来支撑，在康养产品、森林康养服务、森林康养的医学实证研究、森林康养技能人才培养以及森林康养环境监测等方面，缺少标准和规范。未建立一个层级、类型、内容和适用范围清晰、明确、有序的标准体系。另外，森林康养标准建设区域发展不平衡，从全国范围来看，以南方省份建立的森林康养标准数量较多，北方省份除北京市发布国家层面的标准外，其他省份几乎没有，与南方相比区域发展具有显著的不平衡性。

(二) 森林康养专业术语不规范

虽然我国现在有40个（据不完全统计）不同方面的森林康养标准，但是有关森林康养的专业术语定义不规范不统一。比如，"森林康养""森林康养基地""康养林""森林康养步道"等专业术语的定义、英语翻译不统一和规范；"森林医疗""森林养生""森林康养""森林医学""森林疗养"等专业名词的概念的内涵、外延界定不清晰，缺少权威解释。同一个事物名词，在不同的标准中，表述不一致，如"森林康养步道"，有的标准中称为"康养步道""森林康养道路"等。

(三) 标准制定存在交叉重叠现象

在实施森林康养产业标准化的过程中，因各森林康养标准牵头制定单位的研制目的、侧重领域的不同，各标准制定的组织单位和参编人员相互之间缺乏认真详细的沟通和协调，就会形成研制标准存在交叉重叠现象[12]。越是森林康养产业的基础性标准，交叉重叠就越明显。如在专业术语领域，国家林草局的行业标准、中产联的团体标准、部分省份的地方标准，对"森林康养基地""森林康养场所""森林康养资源""森林康养步道"等名词，在不同年度发布的标准都有各自的解释，这就对森林康养产业学术交流带来一定的障碍，不利于引导森林康养产业规范发展。同样，有关森林康养基地建设、认定和管理规范，在国家、省、县（市）不同层面分别出台了行业标准、团体标准、地方标准，这就造成标准内容、名词定义、规则等方面出现重叠交叉，资源浪费，不利于森林康养产业规范健康发展。

（四）标准缺乏实施评价研究

现有的森林康养标准，主要集中在森林康养的基地建设、康养步道建设、康养林等基础设施建设方面，在森林医学实证研究标准、森林康养产品认证规范、森林康养技能服务规范等方面，缺少技术标准规范和实施跟踪反馈评价体系。标准只有被评价才能体现真正价值[13]。对已发布的标准在实施推进的过程中，需及时进行评价、反馈、修订，以便进一步修改更新完善，建立更加科学完善的标准。

三、完善森林康养标准的对策及建议

（一）构建科学的森林康养标准体系，建立多方协同的沟通合作机制

按照"科学系统、突出重点；统筹协调、规范高效；循序渐进、全面覆盖、注重实效；示范创新，推广应用"的原则[14]，尊重市场需求规律，从森林康养发展的基础条件、设施建设、康养产品、运营管理、康养林营建、环境监测、人才培养、经济社会效益等方面，全方位立体化构建一个森林康养全产业链标准体系，规范森林康养产业发展。规范森林康养专业术语的定义和翻译，扎实做好森林康养标准的基础研究工作，重点开展康养林培育技术标准、森林康养服务技能标准、森林康养产品认证标准、森林康养师认证标准以及开展高血糖、高血压、高尿酸、呼吸系统疾病、抑郁症等"慢性病""城市病"和"心理疾病"为特色的森林医学实证研究和技术标准研制。加强与德国、日本等发达国家间的学术交流与合作，相互学习借鉴，取长补短；在立足林业的同时，加强与医药、体育、养老、旅游、中医等产业的跨界融合，各级政府积极引导企业、科研院所、高校、民间组织等社会力量参与

标准的制定和研发，加强标准研制组织之间的协调和沟通交流，平衡多方诉求，建立多方协同的沟通合作的良性机制，逐步构建符合我国国情的森林康养产业标准体系。

（二）加强多学科基础研究，注重实施与评价反馈

森林康养是一个跨界融合的多业态复合聚集的新兴产业，其核心与本质就是利用森林生态环境和康养树种，开展森林医学疗养和医学实证研究，达到恢复和提高人体机能，预防疾病的目的，是多学科跨界融合的复合性的新兴学科，内容涵盖了林学、心理学、养生学、医学、体育学等诸多学科。因此必须加强多学科的基础性研究，加强标准研制，才能提高森林康养的疗效，增强森林康养在人民群众中的影响力。标准的实施和评价是标准化工作中的重要环节，也是评价标准质量的关键指标[15]。在发展森林康养产业的过程中，要加强森林康养标准的实施、推广和应用，广泛听取森林康养企业经营管理和技术人员以及康养人群的意见和建议，形成有效的工作机制，加大森林康养标准的实施力度和动态管理水平，重视对已发布的森林康养标准的评价和反馈，要加强定性与定量评价方法并用，确保评估结果的客观与准确，要围绕提高森林康养标准的有效性和适用性，开展森林康养标准实施评价和评价共性技术研究，形成"制定—实施—评价—反馈"机制[12]，促进森林康养标准质量提高。

（三）加强区域居民互动，提升森林康养的公益属性

在研制森林康养标准时，要积极引导森林康养基地（场所）区域内的居民参与互动，尊重当地居民的民风习俗，了解和注重区域内居民的诉求和愿望，特别是涉及森林康养林培育、康养步道、健康管理中心、森林浴场等基础设施建设和森林景观提升、生态环境改善等方面，要充分保障当地居民的合法权益，作为标准研制的一项重要指标，普惠当地居民，提升森林康养的公益属性，增强人民群众的绿色获得感和生态幸福感，回归森林康养的本真。

参考文献

[1] 孙一，牟莉莉，江海旭，等. 供给侧改革推进森林康养产业化发展的创新路径 [J]. 湖南社会科学，2021（01）：72 - 79.

[2] 昝林森. 建立健全我国森林康养体系 [J]. 绿色中国，2021（24）：58 - 63.

［3］杨韵．国际森林康养开发模式启示［J］．现代园艺，2021，44（09）：116－118.

［4］陈心仪．我国森林康养产业发展现状与展望［J］．山西财经大学学报，2021，43（S1）：50－52.

［5］黄骁，王梦君，叶静，等．我国森林康养产业研究进展与对策分析［J］．林业建设，2021（03）：53－58.

［6］王新敏，苏建军，宋咏梅．社会—生态系统视角下山西森林公园综合效益评价研究［J］．旅游论坛，2022，15（03）：57－67.

［7］姚建勇，张文凤．贵州大生态背景下森林康养模式与路径探索［J］．林业资源管理，2021（05）：27－32.

［8］加强计量技术委员会建设 支撑经济社会创新发展——市场监管总局召开专题新闻发布会［J］．中国计量，2022（08）：10－16.

［9］侯英慧，丛丽．日本森林康养政策演变及启示［J］．世界林业研究，2022，35（02）：82－87.

［10］李祗辉．韩国森林疗愈服务体系建设及其对我国森林康养产业发展的启示［J］．林业调查规划，2021，46（05）：59－64.

［11］贾新平，梅雪莹，贾俊丽，等．中国休闲农业和乡村旅游标准体系研究［J］．农学学报，2022，12（08）：92－100.

［12］王晶亚，李慧珍，宗星煜，等．中医药国际标准化现状、问题与对策分析［J］．中华中医药杂志，2022，37（04）：1855－1859.

［13］陈衍泰，陈国宏，李美娟．综合评价方法分类及研究进展［J］．管理科学学报，2004（02）：69－79.

［14］邓希妍，李倩，董芬，等．全局旅游标准体系研究——以黄陂木兰文化旅游为例［J］．中国标准化，2022（16）：75－81.

［15］李元沉，王爽．标准实施效果评价方法研究初探［J］．中国标准化，2022（07）：57－61.

HB.22 基于消费者视角的中国森林康养基地评价指标体系及其应用

王天琦[①]　李　享[②]　李艺清[③]

摘　要： 森林康养基地评价指标体系作为一种深化对标管理和基地发展评判的工具，对基地发展具有重大意义。本报告对北京中医药大学侯胜田教授研究团队研制的中国森林康养基地评价指标体系及其应用进行了概要介绍。报告认为，经过几年的应用和修正，该评价指标体系已经成为评价中国森林康养基地的有效工具。政府、经营者、咨询公司等相关组织及专家学者可以通过收集整理评价数据进行分析，用于考核验收试点建设单位、开展科研分析、制定产业规划；消费者也可以根据评价结果理性选择合适的基地，进而促进森林康养产业规范化发展。

关键词： 森林康养产业；森林康养基地；评价指标体系；消费者视角

一、引言

在"美丽中国"和"健康中国"的战略背景下，在"绿水青山就是金山银山"的生态文明理念指导下，森林康养产业日益受到各级政府的重视。自 2016 年开始，中国林业产业联合会已经连续评选了七批全国森林康养基地试点建设单位名单，包括试点建设县（市、区）、乡镇、森林人家、试点建设单位等多类组织机构。2019年 3 月，国家林业和草原局（国家林草局）、民政部、国家卫生健康委员会、国家中医药管理局联合发布《关于促进森林康养产业发展的意见》；同年 7 月，四部门再次联合发布《关于开展国家森林康养基地建设工作的通知》，随后 107 家单位入

[①]　王天琦，北京中医药大学管理学院，研究方向：健康产业竞争力、健康旅游、中医药服务与贸易。

[②]　李享，管理学硕士，中国医学科学院药物研究所，研究方向：森林康养、中医药健康旅游。

[③]　李艺清，北京中医药大学管理学院，研究方向：互联网医院、健康旅游、中医药服务与贸易。

选首批国家森林康养基地。贵州、浙江、陕西等省份也纷纷公布省级森林康养基地名单。

政策文件的引导、森林康养内涵的延伸、森林康养基地的建设、消费者健康意识的提升等多方因素，使得国有林场、森林公园、地产企业等多元化的产业机构，积极参与到森林康养基地的建设中，各地充分结合自身优势，利用自然资源和社会资源努力将自己建设成为具有吸引力的基地。经过几年来的发展，各级各类的森林康养基地是否做到了选址科学安全、功能分区合理、建设内容完整、特色优势突出？是否满足了市场需求？是否得到了消费者的认可？产业实践的发展推动着学术领域的研究，对产业发展状况的数据描述需要用不同层次的指标来表示，而获得发展状况指标则需要构建一个理论上科学系统、实践中操作可行的评价指标体系，因此，北京中医药大学侯胜田教授研究团队自 2019 年开始启动了基于消费者视角的中国森林康养基地评价指标体系的研究工作，以期对基地建设起到监督指导作用，对森林康养产业发展起到推动促进作用。

二、评价指标体系的介绍

（一）理论基础

首先，森林康养产业是林业、旅游业和健康产业相互融合而成的新兴业态，因此中国森林康养基地评价指标体系在构建时以产业融合理论为基础，从不同产业方面对评价指标进行筛选，进而保证评价指标体系的全面性和实用性。其次，由于构建的中国森林康养基地评价指标体系是从消费者视角出发，因此构建的指标体系也应用了消费者行为学理论和顾客满意度理论，以消费者需求作为评价指标的选取来源，从而使基地始终对消费者产生吸引力。

（二）设计原则

评价指标的筛选和指标体系的构建需要遵循一定的原则，从而保证其理论意义和现实意义。森林康养产业是林业、健康产业、旅游产业融合发展的新兴业态，且森林康养基地是由多个子系统构成的有机整体，涉及影响因素较多，此外，由于中国森林康养基地评价指标体系最终由消费者填写，要保证所选指标易于消费者理解。基于此，中国森林康养基地评价指标体系在构建时遵循了科学性、代表性、系统性和可行性的设计原则，以保证所选指标能够科学合理地反映森林康养基地的发

伍 科教与标准篇

展状况得出客观的评价结果。

（三）评价内容

中国森林康养基地评价指标体系是通过综合运用文献研究法、焦点小组座谈法、内容分析法和德尔菲法等研究方法，从消费者视角出发进行构建的，最终以森林环境、康养功能、基地建设与管理为森林康养基地评价要素，三者相辅相成，共同构成一个康养综合体。在评价要素确定的基础上，借鉴国内外不同类型康养基地的评价内容和建设标准[1~8]，结合中国森林康养产业发展特色和专家意见，对评价要素进行具体化分解，进而构建出包含 7 个一级指标、32 个二级指标的基于消费者视角的中国森林康养基地评价指标体系[9]。

三、评价指标体系的应用

（一）应用对象与方法

基于消费者视角的中国森林康养基地评价指标体系，适用于以"中国森林康养基地"为评价对象的研究，这里的"基地"指的是经营主体建设的康养综合体，区别于以行政区（市、区、县、乡镇）为主体的建设单位。

基于消费者视角的中国森林康养基地评价指标体系在具体应用中可以形成普通消费者易于理解、方便填写的调查问卷，一个指标对应一道题目，对个别较难理解的指标标注含义，进而消费者可以根据亲身经历对某一森林康养基地进行评价。调查问卷采用李克特五维量表的形式进行调查（非常满意→非常不满意：分别赋分5→1），将调查结果转化为相应的分值，最后结合指标权重可以得到该基地的总体发展指数、不同维度发展指数以及具体指标的发展指数，发展指数越高，评价结果就越好，进而对森林康养基地的发展情况进行分析。考虑到目前国内森林康养产业还处于发展起步阶段，消费者对森林康养基地的体验率偏低，在实际调研中，可能存在某位消费者对森林康养基地某一指标不了解的情况，无法做出评价，因此在对调查问卷中的选项进行设计时，可根据实际情况灵活增加"无法评价"的选项，以保证评价结果的真实性和有效性。

（二）应用领域及意义

基于消费者视角对中国森林康养基地展开评价，是检验一个基地是否参照行业标准建设的重要组成部分，也是评价森林康养基地市场竞争力的有力工具。在当下森林康养产业蓬勃发展的趋势下，基于消费者视角的中国森林康养基地评价指标体系应用广泛，产业主管部门可以用于把握产业整体发展状况和进展，评价不同基地发展水平和消费者满意度；区域产业规划和管理者可以用于制定产业规划；投资机构可以用于选择目标投资项目；基地管理机构可以用于评价自己的发展状况，也可以与其他基地进行比较分析，判断与竞争对手的差距，进而做出相应的管理决策；运用该评价指标体系调查出的数据结果还可为消费者选择适合自己的森林康养基地提供参考。除此之外，本评价指标体系还可以用于对现有国家及地区森林康养基地的验收考评，对新评基地创建评审提供相关数据支持。

1. 规划管理

森林康养产业的发展离不开国家政策的支持。近年来，国家政策红利不断释放，如《关于促进森林康养产业发展的意见》《关于开展国家森林康养基地建设工作的通知》等，大力推动森林康养产业发展；各地方政府也积极响应中央号召出台相关政策文件，如《四川省林业厅关于大力推进森林康养产业发展的意见》《浙江省森林康养产业发展规划（2019—2025年)》等，因地制宜发展森林康养产业。为更好地推动产业发展，各级政府要将其纳入地方产业发展规划，明确发展目标和战略任务。基于消费者视角的中国森林康养基地评价指标体系涵盖森林环境、康养功能、基地建设与管理三方面内容，科学、合理地应用该评价指标体系可以为森林康养产业发展规划的制定提供一定的参考。

虽然从国家林草局到地方各级政府相继公布了一批批森林康养基地名单，有关组织机构也都争相申报挂牌，森林康养产业呈现出良好的发展趋势，但实际上目前森林康养产业发展参差不齐，一些地方、企业盲目投资森林康养综合体项目，造成了跑马圈地的乱象，一些建设中的项目因资金短缺、林地属性等问题而出现停滞，一些已建成项目并未获得消费者认可而亏损。由于森林康养产业资金投入高、回报周期长，因此需要认真研究市场需求，对先行试点建设单位考核验收，建立标杆基地，让其他基地对比标杆基地的指标值，从而促进基地规范化发展，最终达到引导政府未来规划和企业投资方向，进而合理布局的目的。

2. 学术研究

目前，中国关于森林康养的研究主要集中在产业发展现状、基地发展规划、产品开发等方面，从消费者视角对森林康养基地进行研究还较为缺乏。通过综合运用定性和定量的研究方法，构建出基于消费者视角的中国森林康养基地评价指标体系，可以丰富现有的研究成果，补充康养旅游研究的细分领域，为森林康养基地的相关研究与实践提供理论支持。未来的学术研究可以依据该评价指标体系对森林康养基地进行实证研究，并分析森林康养基地存在的问题，针对性地提出发展建议，推动森林康养基地可持续发展。未来研究也可在中国森林康养基地评价指标体系研究所得出的评价指标体系的基础上继续对评价指标体系进行更深入的挖掘与开发。

3. 产业推动

森林康养行业实践超前于学术研究，明确森林康养基地的概念与内涵，建立森林康养基地的评价体系与排行机制，提出多种具有可行性、可借鉴推广的发展模式，有利于森林康养产业的良性发展。行业发展指数是衡量某一行业发展程度的数据指标，可以通过中国森林康养基地评价指标体系形成调查问卷，并对调查结果进行计算分析得到。自 2021 年起，北京中医药大学侯胜田教授研究团队已经应用该评价指标体系连续两年对中国森林康养基地发展情况进行跟踪调查，通过对全国范围内的几百家国家森林康养基地的发展指数进行横向、纵向对比分析，有利于把握森林康养产业整体的发展状况，明确发展瓶颈，探索发展路径。经过连续两年的指数监测，该评价指标体系不仅成功转化成一项具有权威性的学术智库产品，而且逐渐成为一个有用、有效、有益的测评工具，已被多个研究团队、研究学者广泛应用于多个地区，如陕西省、东北地区、京津冀地区等，未来随着推广范围的持续扩大，将形成中国森林康养产业的发展图谱，进而打造出具有中国特色的森林康养品牌。

4. 基地自查

健康旅游产业是新兴朝阳产业，与欧美、日韩等发达国家的健康旅游产业相比，中国的健康旅游产业整体尚处于起步阶段，需要产学研联合推动产业发展。对于森林康养基地的经营者，不仅需要清楚基地当前有待改进，更需要明确具体问题和改进的具体方向。基地经营者可以用该评价指标体系进行内部自评，将今年的发展指标数据与往年的发展指标数据进行纵向比较分析，掌握基地的发展动态；也可以将发展指标数据与其他基地，尤其是标杆基地的相应指标数据进行横向对比分析，有助于经营者评定自身发展水平在同行业中的地位，判断与竞争对手存在的差距，明确自己在行业中的竞争能力，进而做出相应的管理决策。此外，森林康养基地的经营者还可以通过该评价指标体系形成消费者满意度调查问卷，收集整理消费者对该基地的意见建议，及时改进不足之处，从而更好地经营管理，开发产品和服务项目。同时可以附加人口统计学调查，分析不同人群的需求偏好，考虑差异化战略，基于自身优势，打造特色森林康养基地。

5. 消费者选择决策

消费者是构成森林康养旅游活动的主体，消费者的消费态度和行为极大地影响着森林康养产业的发展。经过新冠肺炎疫情，各个行业均有不同程度的改变和发展，消费者的健康意识也有了一定的提升，消费者的旅游出行从普通的游山玩水、陶冶情操转变为有意识地寻求一种更为合适的健康旅游行为方式。中国森林资源丰富，森林康养相较于其他的康养旅游形式发展得更为成熟，目前市场上消费者对森林康养的主观接受程度较高，并且有客观条件进行消费[10]。应用该评价指标体系得到的评价结果能够为消费者在选择森林基地时提供参考意见，帮助他们选择到更高质量、更适合自己的目的地。

四、未来展望

中国森林康养基地评价指标体系研究只是前期的理论探索，从市场需求的角度对森林康养基地的评价指标理论框架初步探讨。目前已选取了国家级、东北地区、陕西省的部分森林康养基地进行实证检验，并评价了其提供森林康养服务当前所处的发展水平等级及未来的发展潜力，根据评价结果提出发展路径，使之成为普遍适用的、有效稳定的、成熟的理论范式。

森林康养产业尚处在发展初期阶段，森林康养的概念和内涵还在不断丰富，中国森林康养基地评价指标体系研究的构建思路和评价指标只是初步提供了一种思路，具体的指标设计和权重的确定未来可进行动态调整和完善。

作为健康旅游中的细分领域，森林康养产业良好的发展趋势在一定程度上也反映出了健康旅游产业正在向好发展，北京中医药大学侯胜田教授研究团队不仅研制出中国森林康养基地评价指标体系，还陆续研制开发出了中国医疗旅游目的地评价指标体系、中国中医药健康旅游目的地评价指标体系、中国温泉康养基地评价指标体系及相应的数据库，并对相关领域进行动态跟踪调查，每年发布一次行业发展指数，已经得到业界一致认可。未来长期的动态跟踪调查研究将形成年度系列指数，成为森林康养产业、温泉康养产业、中医药健康旅游产业等发展的风向标，对于森林康养基地、温泉康养基地、中医药健康旅游目的地的成长、规范市场秩序、科普康养文化均具有重要的意义。

参考文献

［1］刘友多. 福建省森林康养基地建设技术评价研究［J］. 防护林科技，2019（09）：71 – 74.

［2］潘洋刘，曾进，文野，等. 森林康养基地建设适宜性评价指标体系研究［J］. 林业资源管理，2017（05）：101 – 107.

［3］宋子健，温全平．森林康养资源评价指标体系构建及评价——以蔡家川森林康养区为例［J］．林业科技情报，2020，52（01）：38－43.

［4］程刘玉．基于网络文本的森林康养旅游体验要素结构——以洪雅玉屏山景区为例［J］．区域治理，2019（51）：251－253.

［5］李济任，许东．森林康养旅游评价指标体系构建研究［J］．林业经济，2018，40（03）：28－34.

［6］刘祖军，马龙波，吴成亮．国有林场现代化评价指标体系构建与实证分析［J］．林业资源管理，2019（03）：36－40.

［7］杜扶阳．陕西省森林体验基地资源评价研究［J］．陕西林业科技，2017（02）：15－20.

［8］国家林业局调查规划设计院．LY/T 2934—2018，森林康养基地质量评定［S］．北京：中国标准出版社，2018.

［9］李享．基于消费者视角的中国森林康养基地评价指标体系研究［D］．北京：北京中医药大学，2022.

［10］王春波，田明华，程宝栋．中国森林康养需求分析及需求导向的产业供给研究［M］．北京：中国林业出版社，2020，96－118.

伍　科教与标准篇

陆

国际借鉴篇

HB. 23 北美森林康养理论与创新

何　梅① 胡玉安② 王思涵③ 顾海松④

摘　要： 森林康养作为一个新兴的社会经济与健康领域，在全球范围内对社会需求和环境保护的贡献越来越大，并受到了世界各国政府的高度关注。近年来，国际上越来越多的研究表明森林对人体健康的保健和治疗效果明显。特别是在过去两年中，森林康养已被用作减少新冠肺炎疫情相关压力的关键方法。鉴于目前森林康养的迅速发展以及社会需求的不断扩大，为加强国际森林康养科研、教学和产业机构之间的合作交流，加拿大不列颠哥伦比亚大学（University of British Columbia，UBC）与美国、中国、韩国、日本、德国等相关单位合作，于 2022 年 7 月 7—9 日成功举办了首届国际森林康养大会。本报告根据此次会议的内容，梳理了北美森林康养现状与主要研究理论，阐述和展示新一代信息赋能森林康养的创新技术。

关键词： 森林康养；理念；高新技术；实践

北美是世界上城市化程度最高的地理区域，其 82% 的人口居住在城市地区。2018 年，全球 55% 的世界人口居住在城市地区，预计到 2050 年这一数字将达到68%[1]。快速的城市化给北美地区带来了许多社会经济、环境和心理的挑战，例如犯罪率增加、空气和水污染加重，以及与城市密度和多样性更高水平相关的心理压力的出现导致的心血管疾病、哮喘、听力障碍、高血压和缺血性心脏病等[2]。

在过去的几十年里，人们越来越关注自然环境对人类健康和福祉的影响。1982年，日本农林水产省提出了 Shinrin – Yoku（SY）一词，也称为森林浴（Forest Bath-

① 何梅，博士，University of British Columbia 博士后，江西省林业科学院副研究员，研究方向：森林康养效果与模式研究。
② 胡玉安，博士，江西省林业科学院副研究员，研究方向：林业资源开发与利用。
③ 王思涵，学士，VisionX LLC 工程师，研究方向：生物学。
④ 顾海松，博士，VisionX LLC 总经理，研究方向：新一代信息技术的研发和产业化应用。

ing），以专注的方式让自己沉浸在大自然中，通过五感体验改善一个人身体、心理、情感健康[3~5]。越来越多的证据也表明，接触大自然对人类的心理和生理健康具有可量化的积极影响[3,5~7]。特别是在与沉浸在城市环境中相比，沉浸在森林中的行为能够显著降低血压，降低唾液皮质醇和α-淀粉酶，并改善紧张、愤怒、疲劳、焦虑、困惑和抑郁的情绪[8~10]。

该领域的积极研究成果在压力和挑战不断上升的北美社会环境下，已直接转化为各种健康计划，森林浴和森林康养作为促进积极生活方式和改善整体健康的方法在北美地区越来越受欢迎，并已开始由医生开处方作为治疗手段，并得到联邦、省和地方的推荐。例如在全球范围内，健康公园健康人运动（Health Parks Healthy People，HPHP）旨在将人与自然联系起来，改善人类健康的一项全球运动，美国的国家公园管理局和加拿大的安大略公园积极加入该运动，以倡导自然对身心的益处，改善人类身心健康。

一、北美森林康养理论

（一）北美森林康养的基础

在美国和加拿大，长久的国家公园保护和建设政策为 SY 提供了得天独厚的自然环境。例如加拿大所有省份的森林和自然环境资源充足环境优美。森林和林地占加拿大土地面积的40%，其中92%为公有。此外，森林一直是加拿大经济和传统的重要组成部分，被视为加拿大文化和生活方式的重要组成部分。另外，美国和加拿大有丰富的基础设施来促进公众进入森林，例如国家级的 Parks Canada，它管理着一个全国性的自然区域系统，涵盖 39 个自然区域和省级组织，例如 Society of outdoor recreation establishments of Quebec，该组织与加拿大公园局合作管理自己的24 个省级公园系统。这些组织既负责保护自然空间，又促进游客进入，并提供专门的场地，可以在其中实施和推广 SY。

即使在城市地区，公园和绿地在美国和加拿大也很容易进入。2013 年"Households and the Environment Survey"的结果显示，85%的加拿大家庭报告说他们住在公园或绿地附近。人们可以利用这些空间在城市内进行 SY。另外，美国和加拿大特别关注环境和户外教育的各级教育项目的增长，以及政府对这些项目的支持，不仅能够激发公众对进入自然空间的强烈兴趣，而且也激励受过培训的专业人士的新增长和为不同客户提供和调整 SY 活动。

美国和加拿大的森林康养的定义是作为一种健康保健模式。依托美国和加拿大长久以来保护和建设的丰富森林资源，作为 SY 的场所。让人们在森林中身心得以彻底放松，提升人体免疫力，预防和治疗多种疾病，改善人们的身心健康。

（二）北美森林康养理论研究

1. 理论基础

亲生物假说的概念源于希腊人对生命和生活的热爱，1984 年由美国生物学家 E. O. Wilson 提出[11]。他认为，由于我们在自然界中进化，因此我们对自然有一种生物学上的需要。我们热爱自然，我们在大自然中感到舒适，人类随着自然进化因而对自然具有亲和力，换句话说，我们在基因水平就决定了热爱自然。

基于这一概念，提出了两个主要理论——注意力恢复理论（Attention Restoration Theory，ART）和压力减轻理论（Stress Reduction Theory，SRT）——提供了对在大自然中度过时间可能影响人类健康的机制的理论基础[12]。注意力恢复理论认为，与现代生活相关的精神疲劳与引导注意力的能力下降有关。根据这一理论，在自然环境中度过时间可以使人们克服这种精神疲劳并恢复直接注意力的能力[13]。压力减轻理论描述了花时间在大自然中可通过激活副交感神经系统来影响感觉或情绪，从而减少压力和自主神经兴奋，因为人们与自然世界有着天生的联系[14,15]。此外，亲生物假说认为大自然为人们提供了发现、创造力、冒险、掌握和控制等机会，这些机会对大脑发育的不同方面可产生积极影响。

2. 主要研究

大量关于接触自然与人体健康之间关系的实证文献表明，SY 的实践对人类生理和心理系统有大量的积极健康益处，已研究的与 SY 愈合成分相关的研究结果特别强调了对以下方面的治疗效果：免疫系统功能（增加自然杀伤细胞/预防癌症）；心血管系统（高血压/冠状动脉疾病）；呼吸系统（过敏和呼吸系统疾病）；抑郁和焦虑（情绪障碍和压力）；精神放松（注意力缺陷/多动障碍）；人的"敬畏"感（感恩和无私的增加）。如在首尔市区研究了森林康养（Forest Therapy，FT）计划参与者和对照组参与者之间的生理和心理差异，发现慢性疾病和抑郁症显著减少[16]。Song 等研究了秋季在城市公园步行 15 分钟的日本男学生如何降低压力和心率。通过使用几个有效的心理测试，研究人员证明了 FT 对患有焦虑和抑郁等疾病个人的积极影响[17]。在日本千叶大学环境、健康和田野科学中心，研究人员测量了参与者前额叶脑区氧合血红蛋白水平变化[18]。结果表明，参与者的氧合血红蛋白水平显著增加，直接证明了绿色植物对人体的健康促进作用等。以上研究表明，在探索关于 SY 的健康益处的研究时，亚洲地区在生理和医疗保健方面的研究较多，而北美的研究主要集中在评估沉浸自然对抑郁、焦虑、认知功能和慢性疾病的长期影响方面，

陆 国际借鉴篇

并试图深入研究这种预防疾病的补充方式，协助某些疾病的潜在治愈。

（1）情感状态

研究表明沉浸于自然环境与自我的情感状态或潜在的感觉、情感或情绪体验有关。尽管研究方法各不相同，但对成年人的研究通常观察到暴露于自然环境和情感状态之间的关系，与积极情绪呈正相关，与消极情绪有负相关。一项研究随机分配60名成年人在加利福尼亚州帕洛阿尔托的自然或城市环境中步行50分钟，发现与城市体验相比，自然体验会带来情感益处（减少焦虑、沉思和负面影响，保持积极的影响）以及认知益处（提高工作记忆表现）。

（2）认知功能

实验研究考察了短暂自然体验和成人认知的影响，调查了与接触自然环境相关的认知功能，并与学龄儿童的研究结果一致。越来越多的研究发现，与城市环境相比，接触自然环境与注意力、执行功能和感知恢复能力的提高有关[19]。这些研究发现，即使在自然环境中短暂停留，也与积极的认知结果有显著的统计学关联。此外，北美森林康养一个新兴的研究领域是虚拟现实（Virtual Reality，VR），它使用眼动追踪和可穿戴生物监测传感器来测量对不同亲生物室内环境的短期生理和认知反应。这些研究发现，具有不同亲生物设计特征的室内环境具有一致的生理和认知益处。

（3）精神健康

北美最近的一项系统回顾发现，有证据表明，儿童的心理健康与青少年和年轻人的抑郁症状之间存在有益的关联[20]。研究发现，进入绿地与改善儿童的心理健康、整体健康、认知发展以及降低青少年的心理压力有关。一项研究调查了美国学生使用不同类型绿地的频率所带来的恢复益处，发现积极参与绿地活动的学生≥每周四次或超过15分钟获得了更高的生活质量、更好的整体情绪和更低的感知压力[21]。基于美国的今日成长研究（the U. S. - based Growing Up Today Study）的研究发现，在家周围绿色环境中活动时间的增加与高抑郁症状风险降低和抑郁症发病率降低相关[22]。总的来说，这些研究表明，自然环境具有可持续的公共卫生效益。

另外，其他创新研究可量化的沉浸时间，以评估与心理健康益处相关的在大自然中的持续时间。例如，Beyer等使用美国成年人样本发现，与周末在户外待不到30分钟的人相比，周末在户外待5~6小时或6~8小时的人得抑郁的概率更低[23]。这项研究的结果表明，自然与心理健康益处相关，并有可能降低与心理健康不良相关的身体成本。这些研究可能存在反向因果关系。因此，研究人员正在采用新颖的设计来研究绿色空间与心理健康之间的关系。例如，在华盛顿大学双胞胎登记处登记的双胞胎研究中，接触自然与降低抑郁、压力或焦虑的风险有关。

（4）人体机能

大量文献记录了进入绿色空间或周围绿色环境对儿童和成人身体活动的影响。

靠近绿色空间同时通过提供步行、跑步、骑自行车和其他活动的空间来促进身体活动。大多数研究（儿童和成人）都观察到在更容易进入绿色空间的地区会促使人们更高水平的身体活动。Almanza 等在加利福尼亚州的 208 名儿童中使用 GPS 和加速度测量数据，发现绿色度越高儿童进行体育活动的概率越高。此外，他们发现，每天接触绿地 >20 分钟的儿童每天进行中度到剧烈体育活动的比率是每天接触几乎为零的儿童的近 5 倍[24]。在对与自然运动相关的青少年健康结果的回顾中，14 项研究（英国 5 项，美国 5 项，澳大利亚 2 项，日本 1 项）的结果表明绿色运动比在其他地方进行的身体活动更有益，尽管任何身体活动在不同环境中都是有益的[25]。

（5）肥胖

自然环境可能通过体育活动途径影响超重或肥胖[26]。一些研究表明，接触自然空间与儿童和成人的肥胖率降低有关[27,28]。在一项针对美国儿童的研究中，增加的绿色与较低的 BMI z 分数和较低的 BMI z 分数在两个随访时间之间增加的概率有关[29]。一项研究发现，行道树密度与纽约市（美国）儿童的肥胖率较低有关；然而，没有发现与公园区域的关联[30]。

（6）睡眠

接触自然空间可能会影响睡眠时间和质量。美国少数研究证实了这些关联，在参与行为风险因素监测系统调查的美国成年人中，自然便利设施（如绿地、湖泊和海洋）与睡眠不足的报告较少相关，而大自然的绿色对男性和 65 岁以上的个体的睡眠尤其具有保护作用[31]。在威斯康星州健康调查研究中发现树冠增加与人们工作日睡眠时间相关[32]。

（7）糖尿病

自然环境与糖尿病之间关联的证据强调绿地是预防糖尿病的可能途径。较多研究表明，绿地与成人糖尿病呈负相关[33,34]。但很少有研究自然空间与儿童糖尿病之间的关系。对儿童的研究发现，在自然绿地中度过的时间与空腹血糖水平胰岛素抵抗之间存在负相关[35]。最近对美国儿童进行的一项研究发现接触自然绿地与胰岛素抵抗之间没有关联[36]。

（8）癌症

关于自然空间与癌症之间联系的研究是有限的，并且可能因癌症类型而异。最近的一项病例对照研究检查了沉浸绿地中是否与前列腺癌发病率有关，发现较高的绿化与较低的前列腺癌风险相关[37]。一项针对美国男性的单独研究表明，绿化与致命前列腺癌之间呈负相关[38]。另一项研究检查了绿色空间与几种癌症类型之间的关联，发现绿色空间对口腔癌、咽喉癌和非黑色素瘤皮肤癌具有保护作用，但与结直肠癌无关[39]。与此同时，哈佛医学院的副教授 Susan Abookire 博士正在进行一个研究项目，以观察引导森林疗养是否有助于防止医生疲劳。

二、新一代信息科技赋能森林康养产业

北美是新一代信息技术的发祥地，利用科技创新促进森林康养产业的发展有不少研究。森林康养的应用场景创新旨在建设数字孪生智能平台，更好地实现全方位空间信息、物理化学生物世界全要素智能传感和克隆呈现，支持超大自然森林环境群尺度还原、全要素场景、真实世界 5 感仿真模拟和软硬件平台弹性扩展，实现森林康养和居家森林康养的协同服务创新。

数字孪生技术是近 10 年最具潜力的战略技术趋势之一。它利用物理模型、传感器更新、运行历史等数据，整合多学科、多物理、多尺度、多概率的仿真过程，完成虚拟模型。映射以反映相应实体设备的全生命周期过程。目前，数字孪生主要应用于城市规划、管理和服务。通过在服务场景、对象、内容等方面构建数字孪生系统，将服务模型与虚拟现实、场景融合、个性化相结合。数字孪生已被纳入多个国家战略，5G 全面启动加速赋能各行各业。正在构建的森林康养数字孪生智能平台，更好地实现物理、化学、生物世界全方位空间信息、全要素智能感知和克隆呈现，支持森林环境群规模还原、真实世界 5 感平台模拟拓展，实践森林疗法与家庭森林疗法协同服务创新。

目前北美已基于森林康养开发了基于区块链技术和人工智能联邦学习的统一架构，具备全场景综合算力，可同时执行 3D 实时渲染、人工智能计算、高清视频编解码等任务，与数字化深度融合双 PaaS 平台用于智能森林医疗——基于数字孪生库的自然环境生态信息模型平台（CIM），该平台可以有效结合项目管理数据、空间地理信息系统（GIS）和建筑信息模型（BIM）等信息，构建自然环境全要素场景自然环境。基于自动语义分割和分类的深度学习模型，数字孪生技术可以支持不同时间尺度的地理空间特征数据的创建、渲染和分析，帮助家庭森林健康与森林健康基地管理者、规划者和建设者用户更好地协作基础设施管理、运营和优化，以实现最佳健康结果和体验。

该平台的运行有两个步骤：首先是依据森林康养的环境要求，对城市或森林的物理世界进行数字建模，形成完整的范式森林建模智能传感；其次是基于数字孪生模型的森林疗法的定制设计和规划，将物理世界映射到虚拟平台，最终获得 VR/AR 森林疗法。

（一）全范式林相建模

1. 从宏观定量卫星建模开始，绘制森林类型、植被、水体、地形等整体地面特征。宏观定量森林建模卫星遥感具有周期性、空间成像几何稳定、覆盖范围广、多光谱或高光谱等优点，可用于快速寻找全国最适合医疗保健的森林资源。从宏观上看，提供森林植被类型分类图像、植物芬多精和浓度分布图、地形和植被宏观3D模型等（图1）。这些卫星遥感结果用于规划低空无人机遥感和航空测量和地面传感测量。森林遥感动态监测主要包括：①森林资源调查；②森林动态变化分析；③森林生物量估算；④森林火灾监测；⑤森林病虫害监测；⑥森林生态工程监测等。森林遥感的核心技术包括物理反演和模式识别。

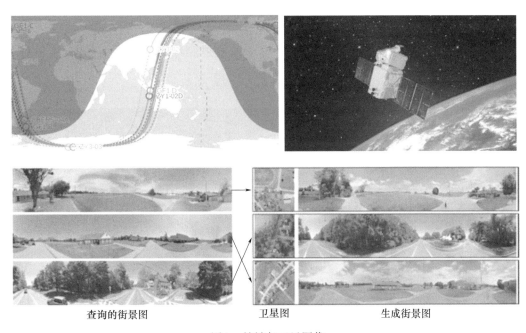

查询的街景图　　　　　　　　卫星图　　　　　生成街景图

图 1　植被与卫星图像

2. 使用无人机多光谱遥感对水分、植被和树冠状态进行更详细的建模。根据森林植被光合作用的光谱特性，将无人机的可见红光和近红外光结合起来，形成各波段的植被指数（见图2）。植被指数被广泛应用于全球和区域植被分类与环境变化、森林相、旱涝监测等，并且作为全球气候模型的一部分被整合到互动生态圈模型中；同时植被指数也可以与UHF根系水分测量相结合，形成叶冠生物物理水分蒸腾融合参数，推断芬多精浓度。

3. 将卫星和无人机数据与GPS结合起来进行地面测量。使用无人机对区域内的森林进行航测，并结合地面感知对森林进行3D智能建模，实现树木的精确测量。

4. 同时使用AlphaDog等机器狗来调查指定区域内树种、树龄和种植密度等精确的森林康养环境（见图3）。在树种、结构、树龄、密度、高度等的影响下，不同林种的空气负离子浓度存在显著差异，通过精确调查与绘制分析，在制定专业的森林健康计划之前，需要使用基于地面的传感技术对森林进行定量建模。

陆　国际借鉴篇

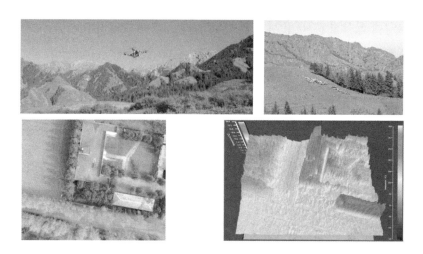

图2　无人机光谱分析

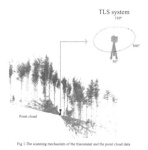
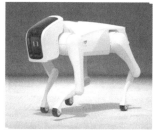
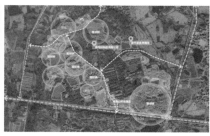

图3　使用 AlphaDog 绘制指定区域

5. 对于颗粒和分子等较小的事物，使用植物杀菌素颗粒监测器来检测离子、氧气和植物杀菌素水平、森林水分水平和其他因素的运动（见图4、图5）。①COM－3200PRO Ⅱ 专业型空气负离子检测仪是 COM－3200 PRO 空气负离子检测仪的最新升级款，它是一款严格遵照"日本 JISB9929 气体离子密度标准测量方法"标准的高精度、专业型空气负离子浓度检测、分析设备。②Kestrel 5500 手持气象仪是当前功能最完整和小巧轻便的手持气象站。重量轻、方便手持、自带多功能电表的天气和数据记录器，带有阳光下可读的显示屏和三脚架叶片安装选项。除了可以测量个项常规气象参数外，Kestrel 5500 可以测量风向、侧风、逆风和顺风。③集气罩是指污染物的吸气捕集装置。多用于密闭设备内部不允许微负压存在或污染物发生在污染源表面上的场合。按集气罩与污染源的相对位置及围挡情况，可分为密闭集气罩、接收罩、外部吸气罩和吹吸罩。④氧化锆氧量分析仪是采用新型的氧化锆检测技术和微机技术开发的分析仪器。可用于烟道、烟气、电厂、化工厂、空分制氮、化工流程及玻璃、建材中氧含量的连续自动分析。⑤7890B 气相色谱仪（GC）系统是世界上使用最广泛的 GC 系统，具有精确的温度控制、精确的进样系统和高性能电子气动控制（EPC）模块，具有良好的保留时间和面积计数可重复性。

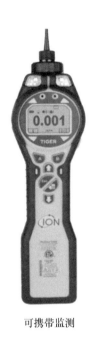

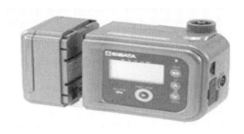

固定监测

可携带监测

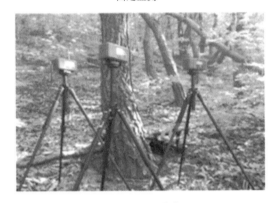

固定监测基站

图 4 芬多精检测设备

——森林精气(芬多精)的智能监测

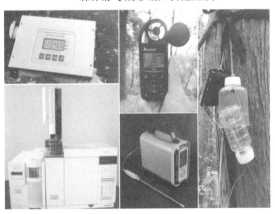

图 5 芬多精检测设备

6. 采用 E－nose 系统，借助便携式电子粒子传感器，检测森林康养要素分子，如空气中植物芬多精（图7）。该电子鼻（E－nose）是一种新型的非侵入式植物挥发物检测系统，包括一封闭气室，内置目标植物；至少一微型泵，与封闭气室连接；电子鼻系统，电子鼻系统包括至少一个传感器，根据目标植物挥发时的有机化合物，生成目标植物的 VOC 光谱信息后，将 VOC 光谱信息转换为数字信号；至少一个信号调理模块，对数字信号进行预处理以产生脉宽调制信号；数据控制模块，接收脉宽调制信号，得到目标植物在健康状态与天敌侵染状态的实时生长数据。通过开发基于优化传感器阵列的便携式电子鼻系统，使得本发明可以测定树木和植物 VOC 生物标记物，以及特定天敌侵染的植株的 VOC 生物标记物；从而诊断植株中的天敌侵染和其他外界环境的变化。

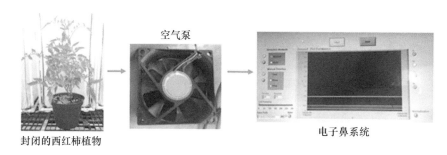

图 6　E－nose 系统

7. 收集了所有必要的数据之后，构建数字孪生模型，监控和预测森林的数字平台上创建虚拟森林（图 7）。全范式的林相数字化建模以及基于大数据的芬多精动态预测为制定森林康养疗程提供了科学基础。

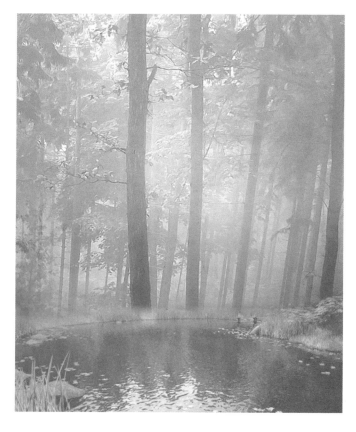

图 7　模拟森林测试

（二）森林康养产业的可持续模式 – 虚拟现实的森林康养

利用智能传感技术、人工智能和元宇宙的创新技术以及国际上的先进森林康养理论，为森林康养产业提供科学依据和规划，同时利用数字孪生技术把康养服务从森林基地拓展成便捷和可持续盈利的居家森林康养服务形态。

1. 虚拟现实的创新技术

（1）360°成像技术和沉浸式360森林康养5感沉浸式内容服务（图8）。

凭借功能齐全的360°全景摄像机，充分享受创作自由。这是一款三合一摄像机：拍摄令人惊叹的全景影像、HERO式视频和照片，以及出色的Vlog拍摄神器。360°全景功能能够拍摄出令人惊叹的全景照片和360°延时影像。Max配备卓越的稳定功能，6个麦克风打造的优质音频效果以及防水设计。

（2）自然的眼球交互操控，沉浸式视频音频的播放技术

该技术让人们更加身临其境体检森林康养数字内容，自然的眼睛和头部运动操控技术类似鼠标和键盘、驱动轮或 H. O. T. A. S. 旁边的额外输入层（图9）。传统上，监视器仅占据人类200~220°视野的18°。使用眼球交互操控和360°成像技术就像找回失去的周边视角，使用户可以有全场景的体验，有身临其境的感觉。

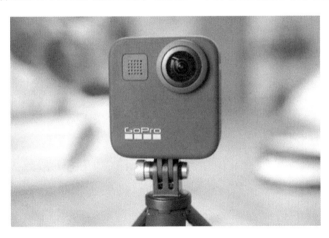

图8　GoPro360°摄像机

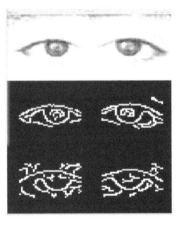

图9　眼球运动与视野

（3）使用 VegSense 来测量林下植被数据。

研究人员设置了 Microsoft HoloLens 作为混合现实传感器来为森林场景提供数据，应用程序可以测量林下植被，即生长在森林树冠和地面之间的植物生命（图10）。同时概念验证研究表明，该系统可以低成本地替代传统的经典现场测量（图11、图12）。

陆　国际借鉴篇

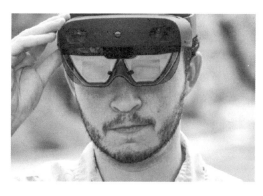

图 10　VegSense 设备

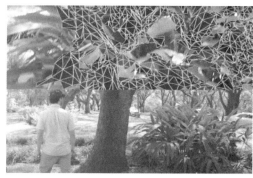

图 11　VegSense 建模

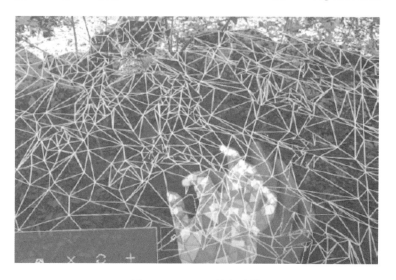

图 12　VegSense 数字建模

2. 虚拟和增强现实/元宇宙森林康养

该技术是森林的居家虚拟版本，可以将其应用到个人空间中。五感沉浸式 VR 将用于定制治疗，以降低血压和减少负面情绪。患有高血压、糖尿病和睡眠障碍的人群也可以从中受益。森林疗法界的研究表明，森林类型具有特定的药用特性。量身定制的智能治疗计划将专注于旅游、健康、治疗和锻炼。

该技术的 VR 展示了七种精选森林相，包括人造、森林、长凳林、廊台长凳林、台林、林瀑、湖林（图 13），以及它们对不同群体的康养效果。

森林能量场舱。森林疗法的能量场原理：森林磁场与人体同频共振，达到治疗效果。美国自然医学研究提出，森林的能量场和信息场与人类健康状态的能量场和信息场是一致的。人体的平均固有频率在人体躺下时为 4Hz，在人体站立时为 7.8Hz。当 4Hz 或 7.8Hz 频谱的外源性波动与人体固有频率共振时，人体组织器官的功能就会得到修复，一些器质性病变也会得到逆转。森林环境产生的磁场，通过人体的自我调节系统，激活生命的自我平衡和自我修复机制。全身的组织和器官都受到这种自我调节作用的影响，恢复它们的自愈力，达到整体平衡。森林疗法能量舱就是应用共振原理和舱内的绿色植物（图14）实现居家森林康养。

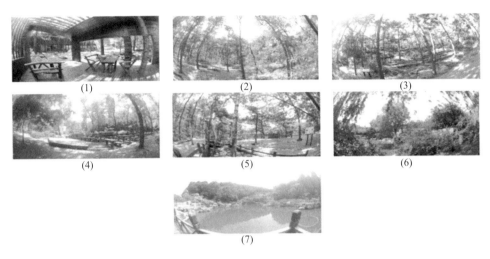

(1)　　　　　　　　(2)　　　　　　　　(3)

(4)　　　　　　　　(5)　　　　　　　　(6)

(7)

图13　VR 演示画面

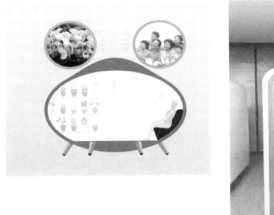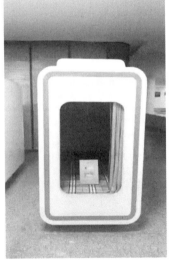

图14　森林能量仓

3. 可穿戴检测

通过测量标准健康指数的可穿戴实时监测产品来测试森林疗法的有效性，为森林医学提供便捷的验证工具。可穿戴的实时监控，为四高群体实时保驾护航：智能血糖动态监测（CGM）、智能高尿酸、高血脂、高尿酸检测。

（1）可穿戴心率产品

基于美信芯片 Max86178、Max86141、Max30101、Max32664 等芯片研发适用于

陆　国际借鉴篇

智能康养监测可穿戴心率设备。

（2）可穿戴心理压力监控技术和产品

可穿戴心理压力监控设备，通过测量皮肤电导，结合人工智能分析评估患者心理压力等级。

（3）可穿戴血糖水平的监控和预测技术及产品

智能血糖监控手表，通过多孔微针提取皮下体液测量葡萄糖含量，结合神经网络智能分析获取血糖值及其变化趋势。

（4）可穿戴健康产品的临床评估方法和平台

结合可穿戴设备和数字孪生森林康养，研发的可穿戴健康产品的临床评估方法和平台，采集康养环境参数（包括但不限于视觉环境、芬多精浓度、氧浓度、湿度、温度、负离子浓度、二氧化碳浓度、臭氧浓度等）与康养人的体征参数（包括但不限于皮肤电导、血压值、血糖值、血脂值、尿酸含量、神经递质分泌量、血氧浓度、心率等），借助神经网络算法等进行深度机器学习，建立环境参数与体征参数之间的关联，再结合医学专家数据库进行决策，判断康养效果，优化康养方案，阐明康养机制，结果通过人机界面子系统呈现给用户，个性化定制适用于康养用户的康养解决方案。

参考文献

［1］United Nations，Department of Economic and Social Affairs，Population Division. World Urbanization Prospects：The 2018 Revision；United Nations：New York，NY，USA，2019.

［2］Vlahov D. Urbanization，Urbanicity，Health. J. Urban Health Bull. N. Y. Acad. Med，2002，79，S1－S12.

［3］Hansen M M，Jones R，Tocchini. Shinrin－Yoku（Forest Bathing）and Nature Therapy：A State－of－the－Art Review. Int. J. Environ. Res. Public Health，2017，14：851.

［4］Park B J，Tsunetsugu Y，Kasetani T，et al. The Physiological Effects of Shinrin－Yoku（Taking in the Forest Atmosphere or Forest Bathing）：Evidence from Field Experiments in 24 Forests across Japan. Environ. Health Prev. Med，2009，15：18.

［5］Wen Y，Yan Q，Pan Y，et al. Medical Empirical Research on Forest Bathing（Shinrin－Yoku）：A Systematic Review. Environ. Health Prev. Med，2019，24：70.

［6］Kondo M C，Jacoby S F，South E. C. . Does Spending Time Outdoors Reduce Stress? A Review of Real－Time Stress Response to Outdoor Environments. Health Place，2018，51：136－150.

［7］ Oh B，Lee K J，Zaslawski C，et al. Health and Well – Being Benefits of Spending Time in Forests：Systematic Review. Environ. Health Prev. Med，2017，22：71.

［8］ Mao G X，Cao Y B，Lan X G，et al. Therapeutic Effect of Forest Bathing on Human Hypertension in the Elderly. J. Cardiol，2012，60：495 – 502.

［9］ Hunter M R，Gillespie B W，Chen S Y. P. Urban Nature Experiences Reduce Stress in the Context of Daily Life Based on Salivary Biomarkers. Front. Psychol，2019，10：722.

［10］ Lee J，Park B J，Tsunetsugu Y，et al. Effect of Forest Bathing on Physiological and Psychological Responses in Young Japanese Male Subjects. Public Health，2011，125：93 – 100.

［11］ Kellert S R，Wilson E O. The Biophilia Hypothesis. Washington：Island Press. 1995.

［12］ Kaplan R，Kaplan S. The Experience of Nature：A Psychological Perspective；Cambridge University Press：Cambridge，MA，USA；New York，NY，USA，1989.

［13］ Kaplan S. The Restorative Benefits of Nature：Toward an Integrative Framework. J. Environ. Psychol，1995，15：169 – 182.

［14］ Ulrich R S. View through a Window May Influence Recovery from Surgery. Science，1984，224：420 – 421.

［15］ Ulrich R S，Simons R F，Losito B D，et al. Stress Recovery during Exposure to Natural and Urban Environments. J. Environ. Psychol，1991，11：201 – 230.

［16］ Han J，Choi H，Jeon Y，et al. The Effects of Forest Therapy on Coping with Chronic Widespread Pain：Physiological and Psychological Differences between Participants in a Forest Therapy Program and a Control Group. Int. J. Environ. Res. Public Health，2016，13：255.

［17］ Song C，Ikei H，Miyazaki Y. Physiological Effects of Nature Therapy：A Review of the Research in Japan. Int. J. Environ. Res. Public Health，2016，13：781.

［18］ Sifferlin A. The healing power of nature. Time Mag，2016，188：24 – 26.

［19］ Bratman G N，Daily G C，Levy B J，et al. The Benefits of Nature Experience：Improved Affect and Cognition. Landsc. Urban Plan，2015，138：41 – 50.

［20］ Vanaken G，Danckaerts M. Impact of Green Space Exposure on Children's and Adolescents' Mental Health：A Systematic Review. Int. J. Environ. Res. Public Health，2018，15：2668.

［21］ Holt E W，Lombard Q K，Best N，et al. Active and Passive Use of Green Space，Health，and Well – Being amongst University Students. Int. J. Environ. Res. Public Health，2019，16：424.

［22］ Bezold C P，Banay R F，Coull B A，et al. The Association Between Natural Environments and Depressive Symptoms in Adolescents Living in the United States. J. Adolesc.

陆 国际借鉴篇

Health Off. Publ. Soc. Adolesc. Med，2018，62：488 – 495.

［23］ Beyer K M，Szabo A，Nattinger A B. Time Spent Outdoors，Depressive Symptoms，and Variation by Race and Ethnicity. Am. J. Prev. Med，2016，51：281 – 290.

［24］ Almanza E，Jerrett M，Dunton G，et al. A Study of Community Design，Greenness，and Physical Activity in Children Using Satellite，GPS and Accelerometer Data. Health Place，2012，18：46 – 54.

［25］ Mnich C，Weyland S，Jekauc D，et al. Psychosocial and Physiological Health Outcomes of Green Exercise in Children and Adolescents—A Systematic Review. Int. J. Environ. Res. Public Health，2019，16：4266.

［26］ Beyer K M M，Szabo A，Hoormann K，et al. Time Spent Outdoors，Activity Levels，and Chronic Disease among American Adults. J. Behav. Med. N. Y，2018，41：494 – 503.

［27］ Cleland V，Crawford D，Baur L A，et al. A Prospective Examination of Children's Time Spent Outdoors，Objectively Measured Physical Activity and Overweight. Int. J. Obes，2008，32：1685 – 1693.

［28］ Astell – Burt T，Feng X，Kolt G S. Greener Neighborhoods，Slimmer People？Evidence from 246 920 Australians. Int. J. Obes. Lond，2014，38：156 – 159.

［29］ Bell J F，Wilson J S，Liu G C. Neighborhood Greenness and 2 – Year Changes in Body Mass Index of Children and Youth. Am. J. Prev. Med，2008，35：547 – 553.

［30］ Lovasi G S，Schwartz – Soicher O，Quinn J W，et al. Neighborhood Safety and Green Space as Predictors of Obesity among Preschool Children from Low – Income Families in New York City. Prev. Med，2013，57：189 – 193.

［31］ Grigsby – Toussaint D S，Turi K N，Krupa M，et al. Sleep Insufficiency and the Natural Environment：Results from the US Behavioral Risk Factor Surveillance System Survey. Prev. Med，2015，78：78 – 84.

［32］ Johnson B S，Malecki K M，Peppard P E，et al. Exposure to Neighborhood Green Space and Sleep：Evidence from the Survey of the Health of Wisconsin. Sleep Health，2018，4：413 – 419.

［33］ Astell – Burt T，Feng X，Kolt G S. Is Neighborhood Green Space Associated With a Lower Risk of Type 2 Diabetes？Evidence From 267，072 Australians. Diabetes Care，2014，37：197 – 201.

［34］ Bodicoat D H，O'Donovan G，Dalton A M，et al. The Association between Neighbour-hood Greenspace and Type 2 Diabetes in a Large Cross – Sectional Study. BMJ Open 2014，4.

［35］ Thiering E，Markevych I，Brüske I，et al. Associations of Residential Long – Term Air Pollution Exposures and Satellite – Derived Greenness with Insulin Resistance in German

陆　国际借鉴篇

Adolescents. Environ. Health Perspect，2016，124：1291－1298.

［36］Jimenez M P，Oken E，Gold D R，et al. Early Life Exposure to Green Space and Insu-lin Resistance：An Assessment from Infancy to Early Adolescence. Environ. Int. 2020，142，105849.

［37］Demoury C，Thierry B，Richard H，et al. Residential Greenness and Risk of Prostate Cancer：A Case－Control Study in Montreal，Canada. Environ. Int. 2017，98，129－136.

［38］Iyer H S，James P，Valeri L，et al. The Association between Neighborhood Greenness and Incidence of Lethal Prostate Cancer. Environ. Epidemiol. Phila. Pa，2020，4.

［39］Datzmann T，Markevych I，Trautmann F，et al. Outdoor Air Pollution，Green Space，and Cancer Incidence in Saxony：A Semi－Individual Cohort Study. BMC Public Health，2018，18：715.

陆 国际借鉴篇

HB. 24 韩国森林康养发展报告

郭　昆①

摘　要：本报告运用文献研究等方法收集韩国森林康养的相关文献，从韩国森林的康养发展概况、韩国森林康养在不同人群的应用现况、韩国森林康养的政策及实践效果，以及韩国森林康养发展的关键问题及未来发展路径四个方面对韩国森林康养进行系统性的研究，发现韩国森林康养发展经历了不同阶段。目前，韩国森林康养发展较为成熟，韩国政府及相关部门注重利用和保护森林资源的可持续发展。韩国对森林资源的保护越来越具体，从增强森林康养专业人才的培养到为了实现 2050 年碳中和的目标制定了相对完善的森林政策，有助于韩国森林康养事业的发展。

关键词：韩国；森林康养；发展

自古以来，人类在自然界中进化。近些年来，由于城市化的快速发展和科技的进步，人类的生活方式发生了巨大的变化，这导致了现代社会中出现了许多与生活方式有关的健康问题。现代健康问题被认为源于人们的生活与自然的脱节。森林康养利用森林轻松的环境被认为是一种有效的有利于健康的方法，森林康养中美丽的风景、清新的空气和令人放松的鸟鸣都有利于人体的身心健康。随着韩国经济的发展，韩国城市环境和快节奏的生活正在改变韩国人的生活方式和互动方式。韩国森林康养的发展帮助韩国人回归自然，借助大自然的力量疗愈身心，促进人们的身心健康。

一、韩国森林康养发展概况

韩国的森林疗愈研究是由 Shin 和 Oh 对抑郁症患者发起的，并且逐年积累了更

---

① 郭昆，公共健康博士在读，陕西中医药大学讲师，研究方向：公共健康、健康心理学。

多的研究数据[1]。从既往的研究发现森林疗愈有明显的效果，森林环境可以通过增加自然杀伤细胞的数量来增强免疫系统，这有助于治疗疾病；森林环境有助于缓解疾病的症状，例如患有小儿哮喘或特异性皮炎的患者在接受森林康养计划后症状得到有效的缓解；森林康养有助于改善抑郁症以及缓解精神压力症状，在参加森林康复计划后，抑郁症患者的贝克抑郁量表得分下降；森林康养还有助于提高认知能力，韩国的研究表明 30 分钟的森林徒步可以减少压力、抑郁、愤怒、疲劳、焦虑和困惑等负面情绪，并提高认知能力[2]。韩国的森林面积约占韩国国土面积的 2/3，森林疗愈活动在大自然中进行活动来促进健康，例如在森林散步和欣赏风景，从而改善自主神经、内分泌和免疫系统，从而缓解压力并促进情绪稳定[3]。因此，近些年来韩国越来越重视利用森林康养来提高公共的福祉。韩国是老龄化最严重的国家之一，政府的医疗费用持续增加。为了公共健康，韩国政府增加了对森林康养的关注。

韩国林务局使用"森林疗愈策略"用以人们的健康和生活质量，而且韩国在不到半个世纪的时间内成功的将荒芜的土地变成了茂密的森林。韩国林务局将森林疗愈的概念合法化，并且推出了森林疗愈讲师系统，以开发和管理森林疗愈项目。韩国林务局自 2009 年开设第一座疗愈森林名为"Saneum"，意为"山的阴影"。此后，国家和公共疗愈林的总数稳步增加到 2015 年的 5 个和 2020 年的 32 个。随着疗愈森林数量的增加，到这些森林疗愈中心的游客数量也在迅速增加。例如，2009 年疗愈森林游客仅为 1067 人，但 2015 年增至 170 万人次，2019 年增至 180 万人次，2020年（新冠肺炎疫情全球大流行年）参观疗愈森林的人数为 150 万人次，这表明越来越多的人前往疗愈森林体验森林疗愈的效果[4]。根据 2012 年进行的一项调查，森林步行和徒步旅行是韩国人最喜欢的休闲活动之一，享受这些活动的人数每年都在增加。韩国林务局培训了 500 多名森林疗愈讲师，为公众提供专业的疗愈服务[5]。随着对森林疗愈中心的需求不断增加，韩国国家森林疗愈中心成为韩国森林疗愈的地标。国家森林疗愈中心在森林环境的疗愈效果研究、森林疗愈项目的开发、服务以及健康教育等方面发挥关键作用。

白头大干山脉被茂密的森林覆盖，远离城市生活的喧嚣。白头大干山被认为为整个韩国提供生命能量，几千年来这些山峰像哨兵一样静静地注视着时间的流逝和人类的旅程。白头大干山迷人的山脉拥有庞大的远足小径网络，非常适合森林康养。韩国国立森林疗愈中心是利用白头大干山丰富的森林资源，为改善人们的健康和提高生活质量而设立的森林福利综合体。韩国国家森林疗愈中心不仅提供森林疗愈服务，还培养了森林疗愈专业人才，开发与森林疗愈相关的产品，拓展森林疗愈文化。韩国国家森林疗愈中心提供各种森林疗愈项目，这些项目有助于提高人们的免疫力和身心稳定性。韩国国家森林疗愈中心通过运营与森林康养有关的冥想、茶

陆 国际借鉴篇

道、健康和文化等多样化和专业化的森林疗愈文化项目，在促进新的森林疗愈文化方面发挥着核心作用。韩国国家森林的森林疗法分为个人疗法和团体疗法。个人疗法分为森林疗法、放松疗法和DIY疗法。森林疗法是指参与者在森林中漫步或在森林中安装的吊床上休息，与大自然更加亲近。放松疗法是指在森林中进行冥想或日光浴，进而提高人体的免疫力。国家森林疗愈中心不提供任何医疗服务。相反，森林疗愈中心提供一系列项目使参与者放松身心，远离日常生活的压力。韩国国家森林治疗中心具有专业的水疗设施为参与者提供水疗服务，水疗服务可以有效地缓解人们的肌肉酸痛、帮助参与者放松精神或用于辅助治疗高血压和动脉粥样硬化的水按摩，促进参与者的身心健康。

韩国已经进入老龄化社会，2000年老龄化率为7.2%，2018年老龄化率为14.3%，预计到2065年韩国老龄化率将上升至42.5%，成为全球最高[6]。由于大部分韩国森林疗愈林位于郊区，韩国老龄化使交通不便者、行动不便者在日常生活中很难获得森林疗愈的益处。因此，韩国人对城市森林疗愈的需求量也在日益增高。Jorgensen于1974年首次将城市森林定义为林业的一个专门分支，其目标是种植和管理树木，因为它们对城市社会的生理、社会和经济福祉做出当前和潜在的贡献。此后，Deneke在1993年将城市林业定义为对城市和社区内外的树木、森林、绿地和相关资源进行持续的规划、种植、保护、维护和照料，以实现人、经济、环境、社会和公共健康效益[7]。在韩国，约有89%的人口居住在大都市地区，韩国人需要可以轻松到达的城市森林中进行森林休闲和疗愈[8]。因此，韩国政府通过将生活区和周边土地建设成为城市森林疗愈中心来促进公共卫生，以缓解城市生活造成的压力。城市森林因为地区而异，有多个空间和种植园以及用于各种森林活动的基础设施被城市居民用作"治愈空间"。城市森林疗愈林具有森林疗愈林的优点，例如景观、植物杀菌素、声音、灯光和负离子都可以为改善身心健康提供治愈疗法。森林疗法不被认为是治疗疾病的方法，而是一种有助于维持患者健康和增强生理和心理功能的治疗活动[4]。在老年人群中，森林疗愈除了通过稳定阿尔茨海默病患者的自主神经系统来降低血压外，还有利于治疗慢性中风患者的抑郁和焦虑症状，有利于辅助治疗心血管疾病以及对癌症患者自然杀伤细胞活性等生理因素，改善老年人的抑郁、焦虑和睡眠质量等心理状态。城市森林康养项目主要有步行、冥想、森林体操等，而最受欢迎的项目是在城市森林中步行，人们认为在森林中步行比在混凝土中步行对心理方面的影响更大，在森林中散步被人们认为是在森林中的主要休闲活动。

韩国政府开展了一项关于亲近自然好处的研究，森林疗愈师为病人们提供治愈指导，每天森林疗愈师将病人带入大自然以帮助他们康复。森林疗愈师带领一群有健康问题的人，例如具有压力、抑郁、焦虑，甚至癌症，穿过韩国茂密、宁静的森林。在整个步行过程中的不同时间，森林疗愈师都会停下来并要求参与者做一个简单的活动。在某一时刻，这群人可能会躺下来并仰望天空几分钟；在另一个地方，参与者可能会脱鞋赤脚走路，专注于他们脚下大地的感觉；在步行快结束时，教练可能会要求小组成员闭上眼睛，深呼吸，聆听周围的自然感觉。每次步行之前和之后，森林疗愈师都会收集人们步行的数据，测量他们的血压、激素水平、压力标志物、免疫功能等。事实证明，在大自然中度过安静、有意识的时间对身心健康都有深远的影响。经常在大自然中散步的老年人表现出改善大脑健康，可以预防阿尔茨海默病。花更多的时间在大自然中会减少皮质醇，皮质醇是压力荷尔蒙的一种。在大自然中的时间也减少了从事相关工作的倦怠和在慢性压力中恢复的速度。韩国森林康养计划的发展说明了一个简单且容易被忽视的事实，如果您对生活感到不知所措，那么在树林中安静地散步会帮助您重回正轨。

森林疗愈教练的需求量也日益增大。森林疗愈师是在森林中工作，并为健康目的提供一系列的治疗计划。如果林业或医学学科的毕业生想要从事森林疗愈工作，需要经过三四个月的培训，培训结束后必须参加考试才能获得执照，通过考试后获得国家执照。韩国有两种森林治疗指南，一级治疗指南涉及政策、项目的发展以及研究内容等；二级治疗指南是指导游带领步行，与客户会面。韩国忠北大学提供"森林疗愈"学位课程，毕业生就业前景良好。

二、韩国森林康养在不同人群的应用现况

（一）孕妇

森林疗愈的最大好处之一是可以缓解焦虑、恐慌的担忧。韩国拥有世界上最低的生育率，因此对准妈妈非常重视。通过在大自然中开设特殊的产前课程和森林冥想课程，不仅可以帮助新手父母减轻焦虑和担忧，还可以将大自然打造为与家庭相互联系的空间。

（二）童年

在韩国的许多森林中都设有儿童森林游乐场，孩子们可以在森林中安全地互动与玩耍。韩国正在进一步建立森林幼儿园，拥有训练有素的教师，引导孩子们与大自然一起学习美丽的自然艺术。Park Bum Jin 教授认为孩子们在森林中度过童年时光可以减少焦虑、感到更加快乐以及更加乐观。

陆　国际借鉴篇

（三）青春期

森林在自然和现代化中为人类互动提供了平衡。鉴于韩国电子游戏的热潮，森林疗愈中心与学校结合制定以森林教育为主题的常规课程，帮助学生了解自然世界及自然生物，激发青少年学生对自然世界的了解以及建立青少年对大自然的敬畏与迷恋，在大自然中打开并打造青少年创造力的大门。有研究表明将学校里的问题学生送到国家森林两天，会使这些问题学生变好，这是因为自然可以教会人们谦逊和尊重。

（四）青年

徒步旅行可以让人们远离城市的噪声、污染和人群，也可以让徒步旅行者通过一系列活动来调节情绪和能量水平。通过远足可以锻炼人的力量和建立耐力韧性的好方法。绿色健身房是韩国年轻人最欢迎的一项活动，绿色健身房是将轻度体育活动与绿色环境结合的新型运动概念，将运动与自然奇妙地结合起来。绿色健身房不仅强调改善社区的绿色空间，还强调加强当地居民之间的社会交流和联系。

（五）中年

森林疗愈对缓解人们的压力以及压力产生的不良影响具有有效的治疗效果，人们通过享受大自然带来的宁静来逃离城市生活，回归自然。森林中的树木释放出的香气可以抵御微生物和病原体污染，对人类有特别的好处。吸入这些被称为植物杀菌素的化合物会增加我们血液中自然杀伤细胞（NK 细胞）的数量，可以增强我们身体对癌症和肿瘤细胞的防御。因此，人们可以在森林疗愈中心根据自己的兴趣爱好选择参与不同的疗愈项目，这些疗愈项目包括森林徒步、森林冥想、木工艺品和茶道等活动。

（六）老年

随着韩国老龄化社会的加快，为老年人创造接触自然的机会是社会最重要的目标之一。因为在大自然中可以为老年人的心理健康和身体免疫力创造奇迹。在森林中，人们有了更多的时间进行简单的活动或在大自然中散步都可以使老年人避免孤独和抑郁的想法。韩国正在全国范围内建立一个疗愈森林网络，使森林疗愈中心成为森林康养的综合体，包括药草园、康养中心等。

（七）死后

在韩国传统的整体世界观和生死轮回的哲学中认为树葬林是一种尊重生命的环保方式。尸体的骨灰和残骸为种子提供了生命，种子将被培育成一棵树。随着时间的推移，这些树木成为疗愈森林的一部分，为后代提供一个空间，思考自己在生活圈的旅程。韩国将自然融入生活方式的愿景被越来越多的韩国人所接受。韩国森林康养是一个从摇篮到坟墓的项目，森林康养项目可以增加就业岗位，例如森林福利专家、森林口译员、幼儿园教师、森林步道师、森林疗愈师等[9]。韩国康养的目的是实施多个森林治疗计划，以便人们能够在整个社会中最大限度地发挥自然的治愈效果。

三、韩国森林康养政策及实践效果

由于 20 世纪初朝鲜战争期间，韩国森林被毁，村庄附近的树木被用作材料，森林资源如果不得到有效保护将会对韩国自然环境造成巨大影响。1967 年，韩国林务局成立，以有效地保护森林及重新造林。在中央政府、地方政府和人民群众的不断努力下，韩国重新造林取得成功。根据联合国粮食及农业组织林业委员会最近分析的结果，韩国在 1990—2015 年木材积累在内的森林资源增长率是世界第一，以及代表单位面积木材量的木材堆积量从 2010 年的 125 立方米/公顷增加到 2019 年的 161 立方米/公顷。

迄今为止的韩国森林政策可以分为五个时期：第一期（1973—1987）、第二期（1988—1997）、第三期（1998—2007）、第四期（2008—2017）、第五期（2018—现在）。这种时期的分类是根据韩国国家森林十年规划的目的。韩国林务局在森林政策第一期的重点是刀耕火种地区的造林和恢复，以绿化山体。森林政策的第二期是以植树造林为主，其目的是使绿色树木成长为森林资源。森林政策的第三期是将森林政策转向可持续森林问题，并考虑气候变化问题。森林政策的第四期是韩国林务局加强了森林康养、疗养、教育服务等森林福利振兴政策。最近的韩国国家森林规划于 2017 年制定，规划期为 2018 年至 2037 年，这一时期的愿景由三个部分组成：①创造就业机会的生产性森林；②人人可享福祉的森林；③人与自然和谐共生的生态林。回顾迄今为止的韩国森林政策，韩国森林的数量和质量都有提高。目前，包括 1913 名公务员在内的 3095 名工作人员在韩国林务局下属的相关部门工作。韩国森林福利院、韩国林业振兴院、韩国树木园管理院、韩国登山支持中心，以及韩国林业合作联盟等公共机构也负责森林相关事务。随着森林政策范围扩大，韩国已经制定了与森林有关的法律22部。

2020年，韩国林务局的财政预算为3亿美元，其中应用于"培育和保护森林"占比最高，为57%；其次是"扩大森林福利服务"，占比为15%；以及"加强林业产业"占比13%。划分森林政策领域有几个标准，根据韩国林务局的预算方案指出每个领域的含义主要包括如下几个方面：①培育森林资源和产业；②促进森林利用和福利；③创建国家森林疗愈中心；④保护森林资源；⑤国际森林合作；⑥森林科技研究与开发。从韩国林务局的预算比例算，"培育森林资源和产业"占比最高，为41.9%，其次是"保护森林资源"。培育森林资源和产业的目的是提高森林资源的经济和环境价值，它涵盖了在山区种植、养护树木的整个过程。保护森林资源除了保护木材，还处理栗子和香菇等非木材产品。将森林价值最大化是韩国森林政策的核心。要实现森林循环造林，必须在单位项目之间进行衔接，在生产木材的同时，通过重复造林—采伐—造林的循环来维持森林生态系统的健康。通过解决流通瓶颈，适度采伐更新树种，加强森林经营等来实现森林价值最大化。

促进森林利用和福利的目的是扩大森林福利服务，建立合理保护山区和自然友好型发展的管理体系。尽管对森林福利的需求量一直在快速增长，但人们担心以户外活动为主的森林福利服务需求将因雾霾天气的增多而使需求量下降。韩国林务局已将森林福利的范围从现有的娱乐扩展到疗愈、文化和教育。韩国国家政府部门对提供森林福利服务的干预是不可避免的，以响应人民对森林娱乐、疗愈和文化日益增长的需求。从长远发展看，韩国政府认为应该将森林康养事业的发展转移到私营部门，专注于软件或者森林康养项目的开发而不仅仅是森林本身。

韩国政府创建和运营国家自然休闲林为民众提供绿色休闲服务，为提高生活质量做出贡献。康养林按所有权分为中央政府、地方政府和私有林地。2019年下半年以来，综合森林游乐平台（https：//www.foresttrip.go.kr/main.do）允许一次预定和支付所有已经投入使用的由中央政府、地方政府和私人拥有的设施（170个地方）。韩国国有康养林以低廉的价格提供高质量的服务，以住宿设施为主的森林游乐服务存在设施维护成本增加、与同类设施差异化不足等问题。因此，韩国森林康养政策项目应更多关注项目管理与项目维护。

韩国林务局实施保护森林资源，目的是通过预防、控制和恢复森林火灾、虫害和山体滑坡等森林灾害，维护健康的森林环境，从而保护民众的生命财产安全。

由于气候变化，韩国干旱日数和强风增加，导致了更大的森林灾害。由于韩国徒步旅行者的增加和森林福利需求的增加，人为火灾的风险正在增加。随着护林直升机检修周期的到来，维修需求越来越大。保护森林资源的计划是保护民众生命和促进安全的森林政策的核心项目。尽管保护政策在控制山体泥石流、森林火灾和害虫方面是有效的，但考虑到气候变化导致森林灾害的可能性和预期规模的增加，持续的政策投入是有必要的。

森林科技研发是发展森林科学和技术，是韩国用以提高森林产业竞争力和促进国际研究合作相关的森林政策。韩国政府致力于将森林科技研发的成果致力于全社会的发展，人民对森林康养的需求也在不断地增长，从而吸引越来越多的研究者从事森林康养领域的相关研究。因此，有必要加强对森林科技信息公开的透明度。

四、韩国森林康养发展的关键问题及未来发展路径

森林是直接产生产品的经济资源，是产生纯净水、清洁空气的环境资源，是产生心理稳定、情感支持和艺术灵感的文化资源。同时，森林中的多种昆虫和动物在生态系统中也发挥着重要作用。韩国森林政策的目标是可持续管理森林，提高韩国民众生活质量、土地保护、经济发展和追求可持续绿色福利。森林在预防疾病和促进健康方面发挥着重要作用。森林有许多让人感到舒适的元素，如美丽的风景、清新的空气、阳光、声音、植物杀菌素和负离子。注意恢复理论、心理进化理论、亲生物假说和拓扑假说是森林疗法的背景理论[10]。根据注意力恢复理论，应减少定向注意力以从精神疲劳中恢复。大自然可以提供恢复环境，在这种环境中精神疲劳可以得到有效的缓解，因为定向注意力在自然界中会减少。根据心理进化理论，人类是自然友好的，并且在自然界中情绪可以恢复，因为人类是通过对自然环境的适应而进化。亲生物假说指出在大自然中体验到愉悦的感觉，因为人类在基因上具有对自然的依恋和归巢的本能。拓扑假说扩展了亲生物假说，人类通过学习获得了与自然的联系，这一假说解释了人类不仅对生物元素而且对非生物成分（如水和石头）的兴趣和积极感受。

森林疗法是一种综合疗法，它利用森林的各种环境元素。森林疗法包括六种方法：植物疗法、水疗法、饮食疗法、心理疗法、气候疗法和运动疗法。心理治疗方法是围绕冥想组织的，在聆听风声、水声和鸟声中进行冥想以缓解压力。从既往的研究证实森林疗法可以有效地缓解和预防压力相关疾病的症状，森林治疗计划可有效地降低心率、血压和脉搏，以及肾上腺素和皮质醇水平。冥想是森林疗法中使用的心理疗法之一，森林中的冥想是通过与自然的交流来感受和理解自然的生命力。近些年来，韩国的研究人员已经出版了有关森林对健康益处的书籍，包括治疗型森林、森林健康旅行、森林中的健康绿色淋浴等主题。韩国森林与人类健康领域最重要的事件之一是2005年成立了一个名为"森林与健康论坛"的跨学科研究小组，主要目的是研究森林对健康的循证效益，并将研究结果公之于众。迄今为止，已有

陆　国际借鉴篇

200 名林业、医学、体育科学等领域的研究人员参与了论坛。因此，森林生态系统的可持续性意味着保持维持生态系统和健康的能力，以使生态系统可持续发展。

韩国传统的乡村林地称为 Maeulsoop，属于韩国的森林公地。村庄林地提供生态系统服务，例如防风和防洪，提供景观美学作为旅游资源和野生动物栖息地，同时作为村民向神灵祈求平安和繁荣的圣地外。因此，乡村林地作为一种文化遗产承载着传统文化和村庄历史。然而，由于城市化和工业化，许多乡村林地的原有功能已被削弱，乡村林地的退化和消失代表了文化遗产的遗失。因此，在韩国保护乡村林地以及恢复乡村林地已成为当务之急。韩国政府决定恢复乡村林地自治制度，从而保证乡村林地的可持续发展，同时社区、地方和中央政府、私营部门和非政府组织之间的合作有序进行[11]。

韩国城市化进程的加快可能会加剧气候变化对森林的影响，气温升高伴随着更严重和更频繁的干旱，可能会增加树木死亡率。森林健康功能下降以及随后物种组成和植被结构的变化将导致生态系统功能的变化。在韩国工业区和大城市周围的森林开始出现衰退，引发了近年来城市森林的退化。近几年，韩国森林火灾发生得太频繁，防止森林火灾是有必要的。因此，韩国政府关注城市化影响森林生态系统的机构和功能，以及保护森林生态资源的可持续性发展至关重要。

韩国森林康养的目标是创造就业机会，促进智能林业，并在生活区提供森林教育和康复的机会。韩国政府宣布实施"韩国新政"，基于数字新政和绿色新政两个轴心，基于"加强包容性社会安全网"。韩国林务局作为支持韩国新政实现的重要部门在积极规划 K–Forest 计划，K–Forest 的愿景是"森林中的新日常生活"。K–Forest 的目标是创造就业机会，促进智能林业，并在生活区提供森林教育和康复机会。因此，韩国政府加大对森林康养专业的支持。

工业革命以来温室气体排放量增加引起的气候变化被认为是最具威胁的全球环境问题。《巴黎协定》提出的"新气候机制"导致国际社会积极努力减少温室气体排放，每个国家都应提交国家自主贡献并自愿设定目标和计划，以解决各种跨领域问题。其中，碳减排的可能性逐个部门（如工业、能源）进行了审查，《巴黎协定》强调了维护和促进包括森林在内的碳汇的必要性。2020 年，韩国政府宣布 2050 年实现碳中和，将碳排放量减少到零。为了实现"碳中和"的目标，加强"森林"作为关键碳汇的功能已经在韩国国家未来重大战略中得到明确规定。2021 年 1 月，K–Forest 制定了《2050 年碳中和森林产业推进战略》用以提升森林的碳吸收和储存功能，此战略确定了到 2050 年通过 30 年种植 30 亿棵树，贡献 3400 万吨碳中和的代表性目标，制定的政策包含 4 个方面：①增强森林的碳吸收能力；②扩大新的森林碳汇；③促进木材和森林生物质的利用；④保护和恢复森林碳汇[12]。韩国的碳中和策略，除了减缓全球变暖外，植树造林和高效森林经营还将提供生态系统保护、水源保护、净化空气、防止水土流失、提供娱乐功能等多种公共服务功能。因此，韩国的森林政策从侧重于开发森林资源以控制侵蚀和绿化转化为系统的可持续森林管理为目标。森林管理是减少温室气体排放的关键，未来的韩国政府关注森林对温室气体的量化管理，实现 2050 年温室气体减排战略。

参考文献

［1］ Shin WS，Oh HK. The influence of the forest program on depression level. J Korean For Soc，1996，85（4）：586－595.

［2］ So－Yeon Kim，Jungkee Choi. Effects of Korean forest healing programs on stress in adults：a systematic review and meta－analysis，Forest Science and Technology，2021，17：4，206－213，DOI：10. 1080/21580103. 2021. 2008020.

［3］ Jeon JY，Shin CS. Effects of indirect forest experience on the human psychology. Korean J Environ Ecol，2017，31（4）：420－427.

［4］ Park S，Kim S，Kim G，et al. Evidence－Based Status of Forest Healing Program in South Korea. International Journal of Environmental Research and Public Health. 2021；18（19）：10368. https：//doi. org/10. 3390/ijerph181910368.

［5］ Shin Won Sop. Forest policy and forest healing in the Republic of Korea. International Society of Nature and Forest Medicine，2015－10－10.

［6］ Lee Y. An Outlook for Social Changes in an Aged Korea：Implications from the Japanese Case Health and welfare policy forum. Health Welf. Policy Forum，2017，254：9－17.

［7］ Deneke F. Urban Forestry in North America：Towards a Global Ecosystem Perspective；Proceedings of the First Canadian Urban Forests Conference；Winnipeg，MB，Canada. 30 May－2 June 1993.

［8］ Lee J H. ，Burger－Arndt R J. Understanding the healing function of urban forests in German cities. J. Korean Inst. For. Recreat，2011，15：81－89.

［9］ Song C，Ikei H，Park B－J，Lee J，Kagawa T，Miyazaki Y. Psychological Benefits of Walking through Forest Areas. International Journal of Environmental Research and Public Health. 2018；15（12）：2804. https：//doi. org/10. 3390/ijerph15122804.

［10］ Shin W S，Yeoun P S，Yoo R W，et al. Forest experience and psychological health benefits：the state of the art and future prospect in Korea. Environ Health Prev Med 15，38（2010）. https：//doi. org/10. 1007/s12199－009－0114－9.

［11］ Deogkyu Kweon，Yeo－Chang Youn. Factors influencing sustainability of traditional village groves（Maeulsoop）in Korea. Forest Policy and Economics，2021，128：

102477. https：//doi. org/10. 1016/j. forpol. 2021. 102477.

［12］ Hong M，Song C，Kim M，et al. Application of integrated Korean forest growth dynamics model to meet NDC target by considering forest management scenarios and budget. Carbon Balance Manag. 2022；17（1）：5. Published 2022 May 23. doi：10. 1186/ s13021 － 022 － 00208 － 8.

HB. 25 德国森林康养发展经验总结及对中国的启示

白科阳[①]　向月应[②]

摘　要： 本报告分析了德国发展森林康养的资源基础，森林资源利用史，森林康养发展背景及历史进程，并以最典型的森林康养基地为例，分析其成功的经验。在此基础上，结合我国森林康养发展现状，建议以可持续经营理念推动中国森林康养产业资源稳步提升；完善森林康养基地评价指标体系，建立规范的行业机制；做好顶层设计，规划先行；加大森林康养业人才培养，促进我国森林康养产业健康持续发展。

关键词： 森林康养；发展经验；德国

森林是人类文明的摇篮。森林与人类息息相关，是人类亲密伙伴，是全球生态系统的重要组成部分。放眼现代，我们生活所需的食物、建筑、服装、工艺品、药物等，都离不开森林中丰富的动植物资源。现代科学逐渐证实，森林及其资源环境禀赋对人类生理与心理有重要的养生保健功效。同时，随着国民经济的提高，民众对回归自然、追求健康的需求越发强烈。森林康养这一释放心理压力、愉悦身心、提高身体机能的生活方式，也随之越来越受到公众的欢迎。

森林康养是以森林生态环境为基础，以促进大众健康为目的，利用森林生态资源、景观资源、食药资源和文化资源并与医学、养生学有机融合，开展保健养生、康复疗养、健康养老的服务活动。发展森林康养产业，是科学、合理利用林草资源，践行"绿水青山就是金山银山"理念的有效途径，是实施健康中国战略、乡村

---

①　白科阳，深圳大学数字生命与智能医疗创新研究院，助理研究员，研究方向：健康旅游与健康经济。

②　向月应，吴阶平医学基金会顾问，全军健康管理专业委员会学术顾问，深圳大学数字生命与智能医疗创新研究院首席专家，主任医师、博导，研究方向：医院管理和整体医疗理论与实践，健康旅游与健康产业，健康管理教育与创新。

陆　国际借鉴篇

振兴战略的重要措施，是林业供给侧结构性改革的必然要求，是满足人民美好生活需要的战略选择，意义十分重大[1]。

中国森林康养产业起步晚，但发展形势趋于良好。近些年，我国森林康养产业得到较快的发展，2016—2019 年四年间的森林游旅客数量合计约 60 亿人次，平均每年旅客数量约 15 亿人次，年均增长率为 15%，共计产出社会综合产值 5.35 万亿元。2020 年 3 月，国家林业和草原局、民政部、国家卫生健康委员会、国家中医药管理局等四部门，遴选出的第一批 107 家国家森林康养基地（其中，以县为单位申报的基地有 21 家，以经营主体单位申报的基地有 86 家），从国家层面，大力推进国家森林康养基地建设工作[2]。虽然已经具备一定规模，但总体而言，我国森林康养产业还处在初步发展阶段，还存在诸如组织保障不够、政策扶持力度待加强、缺少行业标准、专业人才缺乏、项目运营不成熟、财政与金融支持不足等问题。因此，我们需要了解国外成功的经验，从中找出先进的理念、思想、方法和模式，结合中国森林康养产业的特点，因地制宜，灵活运用。

提起森林康养，不得不提德国，这里是森林康养的发源地。世界上第一个森林浴基地始于 19 世纪 40 年代，建在德国的威利斯赫思镇。到 20 世纪 80 年代，德国将森林康养作为一项基本国策，纳入医疗保障体系，患者凭医生所开处方免费进行疗养。随着森林医疗项目的逐步推行，德国公务员的生理指标得到了明显改善，健康状况也趋于好转，同时，数据还显示，德国公费医疗费用支出出现了明显地减少（下降 30%），由此，一年为国家可节约数百亿欧元，国家健康指数也总体上升了 30%[3]，这一现象受到德国政府的高度关注和认可，森林康养因此获得了政府的大力支持。

随后，德国政府提出"森林向全民开放"的口号，规定所有国有林、集体林和私有林都向游客开放。目前德国共有 350 余处森林疗养基地，年游憩者近 10 亿人次，占德国旅游收入的 67% 以上[3]。

德国在森林康养领域走在世界的前列，同时，其产业也形成了一套成熟的模式，有很好的经验值得我们学习。本报告将系统研究德国森林康养，为我国森林康养产业发展提供借鉴。

一、德国森林康养的森林资源基础

（一）德国森林资源概况

森林资源是发展森林康养产业的物质基础。德国国土面积 35.75 万平方千米，人口 8 320 万，根据德国《2021 年森林报告》显示数据，目前，德国森林面积 1140

万公顷，森林覆盖率 32%，是欧洲森林资源最丰富的国家之一，自 1990 年以来，森林面积增加了 20 余万公顷。

德国森林中生活着 76 种不同的树，其中，云杉、松树、山毛榉和橡树是森林中的大家族，占整个森林面积的近 3/4。此外，桦树、白蜡树、桤木、落叶松、花旗松和梧桐等总共占了 17%。从森林类型看，针叶林面积约 55%，主要针叶树种为云杉（25%）和松树（23%）；阔叶林面积约 45%，主要阔叶树种为山毛榉（16%）和栎木（10%），混交林占德国森林面积的 76%，纯林占比持续下降，85% 的幼龄林（林龄不足 20 年）为天然更新，24% 的森林林龄超过 100 年。

德国森林蓄积量平均达到 336 立方米，其中最高的巴伐利亚州达到 403 立方米；德国森林年生长量达到 9500 万立方米，公顷年生长量 8 立方米，而德国年总采伐量仅为 5000 立方米，生长量远大于采伐量；德国森林平均年龄为 77 年，且结构较为合理和稳定，针叶树的比重略高于阔叶树，德国的林业产值已达到 1600 多亿欧元规模[4]，丰富且多种类的森林植物资源，为德国发展森林康养提供了物质基础和资源保障。

（二）德国森林资源的利用历史

德国森林资源保护与利用，其名声享誉世界。其保存如此规模的森林资源，并非一直这样，它也经历过一段从破坏到保护的过程。可以说，一部德国森林资源利用史，很大程度上反映了人类对森林的正确认识过程和学会处理人类自身与森林关系的过程，由此形成的森林可持续经营理念是人类的财富，也是我们当下发展中国森林康养产业需要认真践行的思想基础。

历史上，在德国北部的低洼地带，分布着大片的沼泽地，而其他地区大都被茂密的森林覆盖。到 17 世纪中叶，德国因为工业的发展（如制盐业、矿冶、玻璃生产、造船业等），对木材的需求量大大增加，森林由此遭到了大规模的采伐，即便是公有林、君主林，都没能"幸免于难"，出现了过度开采的情况。为此，当时的德国政府专门制定了严厉的森林条例法规，但是，也都无济于事，未能避免这一场声势浩大的森林破坏活动，这一时期就是森林利用史上的"采运阶段"。这种过度追求经济利益，无视生态环境的行为，给德国的森林资源带来了史无前例的灾难性后果，从而导致了 18 世纪初震动德国的"木材危机"。此次危机使人们意识到，森林资源并非取之不尽、用之不竭，它必须建立在培育、修复的基础上，科学适度开采，方能使大自然馈赠的资源持续地为人类生产生活服务。由于危机的出现，促使林业工作者对过往的森林经营理念和林业发展的自然规律进行了反思和探索。

1713 年，德国森林永续利用理论的创始人汉里希·冯·卡洛维茨（Carlowitz）首先提出了"森林永续利用"原则，并提出了人工造林思想。他指出："努力组织营造和保持能被持续地、不断地、永续地利用的森林，是一项必不可少的事业，没有它，国家不能维持国计民生，因为忽视了这项工作就会带来危害，使人类陷入贫困和匮乏。"除此之外，Carlowitz 还提出了"顺应自然"的思想理念，指出了造林树种的立地要求[6]。从此，德国上下掀起了一场声势浩大的恢复（修复）森林运动，Carlowitz 也因此被德国人尊称为"森林永续利用理论"的创始人[7,8]，该理论的产生，拉开了近代林业兴起与发展的序幕。这种森林经营理念突破了盲目开发森林资源的误区，永续的目的是追求最高木材产量的持续性和稳定性。

1795 年，德国林学家 G. L. 哈尔蒂希（G. L. Hartig）在《关于木材税收和木材产量确定》（*Anweisung zur Taxation der Forste oder zur Bestimmung des Holzertrags der Walder*）提出："林业领导人必须对森林进行估价，合理利用森林，使后人得到当代人所得到的同样多的利益。采伐的木材，不能多于也不能少于良好经营条件下永续经营所能提供的数量。"他的有关森林永续经营的理论思想，受到后人的高度评价。

1819 年，森林经济学家 J. C. 洪德斯哈根（J Christian Hurdeshagen）出版了《林业科学方法和概念》。1826 年，J. C. 洪德斯哈根创立了"法正林（Normal Frost）"学说：所谓法正林（Normal forest）就是理想的森林，或标准的森林，要求在一个作业级内，每一林分都符合标准林分要求，要有最高的木材生长量，同时，不同年龄的林分，应各占相等的面积和一定的排列顺序，要求永远不断地从森林取得等量的木材。洪德斯哈根主张应以此作为衡量森林经营水平的标准尺度，这标志着森林永续经营理论的形成[6]。1867 年，哈根提出"森林多效益永续经营理论"；1898 年，林学家盖耶尔提出"近自然林业理念"。德国的森林可持续经营理念历经350 多年发展，逐渐形成了一套完整的理论体系，成为支撑德国林业高质量发展的基石。

德国的森林可持续经营理论在实践中得到广泛应用，依照森林资源自然演替规律，通过人工辅助作用，实现优于森林自然发展的效果，包括避免皆伐、自然和遗传多样性的保护、森林生态系统的构建、森林生态群落的营造、促进林分稳定、促进混交林、保持合理林龄结构……目前，森林可持续经营理念已经成为全世界森林经营的主流方向，被广泛推广，成为精准提高森林质量的重要理论支撑。

由此可见，发展森林康养产业，首先应保护好森林资源，保持森林生态系统完整性和稳定性的前提下，以可持续发展理念为引导，科学合理地开发与经营，让自然资源持续为人类服务，不断满足人民群众对美好健康生活的需要。

二、德国森林康养发展历程

世界上最早发展森林康养产业的国家是德国，其有着深厚的历史文化传统。在德国，森林康养从一开始，就是以治疗为目的，被称为"森林医疗"，并逐渐成为一项基本国策。

（一）早期尝试阶段

工业革命所产生的环境污染，导致了一系列疾病的发生，德国森林康养在此背景下应运而生。19 世纪 40 年代始，随着工业革命的进程，欧洲城市环境污染随之加剧，德国亦如此。由于终日劳累、情绪紧张以及运动不足，德国人相继患上"文明病""慢性病"，许多人出现身体不适，健康问题受到挑战。在此背景下，德国人较早地意识到森林环境的保健功效，由此，以帮助人们摆脱慢性疾病困扰为目的的自然疗法开始盛行。

自 19 世纪 50 年代起，有"欧洲水疗之父"之称的塞巴斯蒂安·克奈圃经过 30 多年的研究，开创了一套由五大要素：水、植物、运动、营养和平衡所构成的全面的健康生活理念，水和植物是克奈圃理念中最为重要的两大要素，克奈圃坚信，"大自然已经慷慨地赐予了我们能保持健康的每一样东西，水和植物如果正确应用，几乎可以治疗任何疾病"，克奈圃成功地为很多人缓解甚至治愈了病症。

彼时，德国人建了 50 多处森林疗养所，疗养所设在森林资源茂密的山上，医生每天会带着患者在森林中漫步和运动；在宁静幽雅的森林环境中，跋山涉水、静思养神，同时，还会从饮食上给予专业的指导，进行调理，这一方式使得相关症状得以缓解，多数患者陆续康复，经过多年的实验证明，该方式对"城市文明病"确有治疗作用。以此为基础，德国科学家于 1865 年又创立了"森林地形疗法"，即森林 + 运动；1880 年，又进一步将"水雾"加入其中，发展为"自然健康疗法"，即植物精气 + 空气负氧离子 + 运动综合活动方式。

综观 19 世纪德国的森林康养活动，主要是为解决某些病症而走进森林，利用森林的特殊生态环境，实现疾病的治疗，其操作方式是专业的医疗卫生人员向公众提供医疗保障服务，同时，制定诸如定制化的运动康复方案，这些是人们较早利用森林促进人体健康的有效尝试。

（二）系统探索阶段

1962 年，德国科学家 K. Franke 通过大量研究，发现在森林环境的保健功能，

陆　国际借鉴篇

当人体处在森林环境中，人体的平衡神经会得到调整，身体韵律得到恢复，K. Franke 认为清新的空气以及树、树干、枝叶散发出来的挥发性物质，对肺部炎症、支气管哮喘、肺结核、食道炎症等疾病疗效显著[5]。

到了 20 世纪中后叶，许多风格独特的森林医院在西德的林区相继出现。这种医院往往会选址在泉水叮咚的森林当中，无医生、无药品、无门诊、无病房，患者常常在林间小径和树下泉边散步休息，通过森林所散发的植物精气作为改善和治疗患者疾病的手段，这种方法被称为"森林疗法"。科学家的研究证明，在浓密的森林中步行和洗温泉有同样的效果。

20 世纪 80 年代，德国将森林康养纳入基本国策，强制要求德国公务员要进行森林康养（医疗），数据显示，德国公费医疗费用出现明显的下降（下降 30%），德国的国家健康指数也总体上升了 30%，公务员的健康状况大为好转。通过森林康养的发展，直接推动了当地住宿业、餐饮业、交通运输业等相关行业的发展，并催生出森林康养治疗师、导游、护理等职业[3]。

1990 年将森林康养纳入国家医疗保障体系，建立多元国家医疗保障体系。

三、德国森林康养发展典型案例分析

目前，德国的森林疗养基地约为 350 余处，每年大约接待 30 万人，每人平均停留时间约为 3 周。德国自然疗法疗养地有 61 处，约占全部疗养地的 17%。在这种类型的疗养地中，"森林疗养"发挥着重要作用。本报告以德国最具代表性的森林康养基地——黑森林康养基地为例，一窥德国森林康养产业的发展现状。

（一）德国黑森林康养基地概况

黑森林康养基地处德国西南部巴登—符腾堡州内，总占地面积 11400 平方千米，该地拥有德国最大的山脉，林区森林密布，从远处望去，黑压压的一片，由此得名"黑森林"。这里除了拥有浓密的森林，还有滴滴湖等美丽的湖景、天然的温泉资源和顶尖的葡萄酒产区等。

黑森林康养基地主要植物资源为松树和杉树，树木茂密，笔直参天的杉树林、壮丽的山峰、迷人的山谷，整个森林环境深邃而神秘。在疗休养方面，该基地利用松树所释放出的植物精气，有杀菌、抗霉、驱虫等功效，有利于促进身体的循环系统、内分泌系统，对于久居城市的都市人，来此康养度假，身心都将得到全面改善。

黑森林康养基地采取多元规划，设计结合自然。康养森林、水疗中心、休闲村庄、莱茵河美景，一座座人工建筑依山就势，鳞次栉比，与自然环境融为一体，浑然天成，多功能的设备设施齐全，令人流连忘返。

黑森林康养基地，依据自身的资源优势，保持自然风光原生态的面貌，设计上做到"一步一景"，湖光山色，优美至极。同时，还开发出丰富且高品质的康养项目，如德国最大的水疗中心；"欧洲最热"浴场——弗里特里温泉浴场，就坐落在历史悠久的浴场城市——巴登·巴登温泉小镇上，小镇有 19 个温泉泉眼，每天喷涌出大约 100 万升温泉水，这里除常规的暖、泡、蒸、洗、冲、冷等温泉疗愈的项目，旅游者还可以在这里进行冥想、阅读、休憩，使其身心灵得到全面的舒展。

借助精致的地道美食和别致的葡萄酒产区的资源优势，开发出美味的菜肴和醇正的美酒，满足游客味蕾需求。除世界著名甜点——黑森林蛋糕，还有米其林星级的顶尖餐厅、小型特色村庄餐厅、音乐餐厅、家族餐馆等，这里也是德国红葡萄酒价格最贵的产区之一，出产德国顶尖红葡萄酒。总之，不管你的胃有多么挑剔，这里都可以满足你的味蕾。

根据当地独特的松树资源，设计出独特的手工艺品，即大家喜闻乐见的报时工具——布谷鸟钟。逼真的模仿、根据不同乐曲转换不同身姿、独特完美的设计工艺、精湛细腻的制作方式，让黑森林地区的布谷鸟钟逐渐走向世界。

（二）黑森林康养基地案例分析

目前，德国森林康养医院数量达到 350 多家，每年森林游憩者近 10 亿人次[3]，占德国旅游收入的 67% 以上，其中，黑森林康养基地创造的价值，占比较大，极大地促进了德国康养产业的发展。因此，德国黑森林康养基地成功经验值得我们思考。

1. 保持自然的生态环境，科学合理规划，设计结合自然

生态环境是森林康养的基础，设计应关注人与自然的互相依存关系，通过区域规划、空间布局、建筑选址、景观营造、项目设计等，发挥其保健养生、康复疗养的效果。德国黑森林，从北向南，森林茂密；丘陵高低起伏；湖泊风景秀丽，这些本底景观，是最本真、最大的卖点；此外，湖泊水域资源基底亦十分良好，有黑森林地区最大的天然湖——蒂蒂湖，湖区位于多条旅游线路的交会点，地理位置独特，且湖畔的小村庄多是德国传统的半木结构的民居建筑，人文环境和自然景观相得益彰，"一步一景"，营造舒适度假氛围，吸引众多游客度假疗养。

2. 挖掘森林资源的医学功效，发展康复疗养

黑森林康养基地内松树、杉树等林木资源丰富，森林覆盖率高达 98%，林中负氧离子含量高，植物散发的芬多精对身体的循环系统、内分泌系统等，有一定的协助作用。医生会根据区域内不同强度的大气辐射、风速和温湿度等生物气象条件，

陆 国际借鉴篇

为疾病或慢病患者设计治愈手段，开出"森林疗养"处方，这种先天的生态环境优势为康复疗养、休闲度假目的地的打造提供了得天独厚的宜居环境。由此，开发出健康步道（长度、坡度、节点、配套设施等都会根据患者的症状精心设计运动方案）、负氧离子浴、枝条浴、水浴、泥浴、温泉等特色化的森林康养项目，充分发挥了黑森林的生态康养度假功能。当您走进黑森林康养基地，每一个疗养基地，都是经过诸如医生、康复师、设计师、规划师等有"预谋"的布局和设置，比医院康复中心更加人性化、更亲近自然。

3. 深度融合关联产业，开发多种康养项目，产业带动人才发展

森林康养产业是一个综合性产业涉及多种行业群体，构成复杂，以此使相关企业紧密联系在一起，由此出现康养与林业、农业、住宿业、餐饮业、手工业、娱乐业、体育产业、会展业等产业融合，拥有乡村民宿酒店、公寓、林间小屋、私家农舍和高标准的酒店，米其林星级的顶级餐厅、小型特色村庄餐厅、音乐餐厅和家族餐馆，诞生德国顶尖红葡萄酒产区，还开设有国际赛马会、世界舞蹈晚会、国际会议展览，使这里成为欧洲的沙龙音乐中心、文化和会议中心，这里不仅是康养胜地，也是文旅度假胜地。

同时，在项目设计上，开发丰富多彩的康养项目，例如森林康养和户外运动融合，开发出具有疗养、户外探险的运动康复项目；森林康养和景观项目融合，开发具有疗养、观赏价值的艺术疗愈项目……德国的康养产业，并非产业的简单相加，而是经过专业的研究设计，有主题、有重点、有内涵，形成"由点到线、由线到面"，完整产业链，通过产业深度融合，带动周边相关产业发展，例如黑森林景区的"布谷鸟钟""黑森林蛋糕"等。

森林康养行业的发展，激发了市场对专业人才的需求，对于森林康养师、森林康养治疗师、康养护理师、森林理疗师和康养导游等方面的人才，市场需求空间很大。

4. 医保机制作为保障

德国森林康养胜地被纳入德国的国民医疗系统中，需要进行康复或治疗的病人经医生开具处方到医疗机构指定的疗养地疗养，便可获得医保报销，4年可申请一次，健全的医保机制使德国森林康养产业能够走进普通大众。

四、德国森林康养产业发展对中国的启示

从德国森林康养产业发展历程及发展现状来看，我国森林康养产业仍面临着诸多问题，结合中国实际，提出如下建议。

（一）坚持可持续经营理念，推进中国森林康养产业资源稳步提升

德国在森林保护与经营方面，思想先进，具有成熟的经营理念和经营理论（如可持续经营理念、多功能森林经营理论），可将其转化为符合我国实际、具有中国特色的行动指南，并纳入相关法律法规，确保我国在森林保育，森林资源利用上有法可依、有章可循。建议加大宣传力度，普及先进的森林经营理念，让从事森林康养产业相关的领导、从业人员、执法人员等，能够用先进的理念指导实践，切实增强提高森林质量的思想理论基础。

（二）完善森林康养基地评价指标体系，建立规范的行业机制

评价指标体系建设可有效提升森林康养的服务能力，满足不同消费群体的需求，实现森林康养产业的健康快速发展。国内学者在这方面已做了大量的研究，如刘朝望等构建了森林康养基地建设适宜性的评价指标体系，制定了评价方法、等级评定标准，由此确定建设地块开设森林康养基地的可行性[9]。晏琪等着重于分析森林康养空间基础指标及其评价体系构建，构建以康养功能为核心、森林康养空间为目标的评价指标体系，为森林康养空间规划设计及康养效果优化提供一定的理论支撑[10]。李秀云等通过比较分析国外成熟的森林康养基地建设实践，结合迈克尔·波特的"钻石模型"和菲利普·科特勒的4P营销理论，构建了旨在科学评价森林康养基地的"八要素模型"[11]。但是，我国在森林康养基地建设适宜性研究还是一个新课题，目前多停留在理论阶段，关于森林康养建设适宜性实例分析文献比较少；国内亦无统一的森林康养基地评价指标体系，因此，需尽快完善森林康养基地评价指标体系，构建统一标准体系。

森林康养产业作为新兴的产业业态，从一开始就应树立走精品之路的观念，避免同质化、低质化开发，保护与应用并重。政府及行业主管部门应根据森林康养资源的丰度、交通状况通达性、健康指标的改善程度、医疗保健资源的储备程度和物质保障供给程度等指标，积极构建严格的准入机制，制定规范的行业标准体系。

（三）注重顶层设计，坚持规划先行

森林康养是一个系统工程，是林业与健康养生融合发展的新业态，是实施健康中国战略、推进林业生态价值实现、促进乡村振兴的重要举措，在健康中国国家战略背景下，注重顶层设计，科学规划、合理开发。

在加强自然保护地和珍贵彩色森林建设基础上，规划森林康养地建设。树立生态美学设计理念，因地制宜，充分考虑当地气候特点、地质地貌特点、文化特点

陆　国际借鉴篇

等，以此为基础，使设计和开发能够"就地取材"，进而设计和开发出具有地域特色以营造出具有地域特色的森林景观，创造出集功能性、生态性以及艺术性于一体的景观，满足人们的多样化需求。

（四）重视和加强森林康养业人才培养

人才是保障和前提，是提升核心竞争力的基础和关键。森林康养涉及林学、生物学、健康管理学、康复医学、护理学、生态学、野生动植物保护、森林旅游、心理学、哲学、传统文化等学科，是新型的多学科交叉、多领域融合的复合型产业，森林康养效果、森林康养正面反馈取决于从业人员的专业水平和素养。目前我国森林康养产业面临人才缺乏的现状，尚无成熟的培养模式。

建立健全促进森林康养人才培养制度，切实做好顶层设计，加强各相关政府职能部门、高校和科研院所、企业和社会组织等的统筹协调，把森林康养人才纳入我国森林康养产业发展体系之中。

出台森林康养人才培养政策，从国家层面制订森林康养人才培养计划，出台人才培养政策措施，支持和鼓励相关专业和方向的在校及毕业生投入森林康养事业中。

设立多元化的办学机构，可分学校教育和社会教育，其中，学校教育应作为森林康养人才培养的重要力量，即包括大学教育（着重复合型、管理型、创新型人才的培养），也包括职业学校教育，成人教育、现代远程教育等方式，培养相应的不同层级的、实用性人才，通过几年的专业学习使学生明确未来就业方向。同时，强化实践性学习，对学生的实践性学习给予学分认定，并要求学生在校学习期间，必须到森林康养基地或企业等单位实习方能毕业。

建立校企合作联盟。成立多层次、多级别的校企合作联盟，搭建产学研一体化平台。通过校企联动、有机结合，使得产、学、研形成一体化链条，不仅实现了校企共赢，更能确保学有所用、学以致用，促进行业持续良性发展。

形成国际化的森林康养人才交流机制。加强与国外大学的广泛合作，与国外大学合作办学，学生可获得国内国外大学双学位。此外，还可以与国外的高等学院签订了双边或多边协议，给学生提供出国学习的机会，开展暑期国际合作与交流项目培训计划。

参考文献

[1] 国家林业和草原局、民政部、国家卫生健康委员会、国家中医药管理局．关于促进森林康养产业发展的意见（林改发〔2019〕20号）．

［2］蔡茂楷．推动森林康养产业高质量发展［N］．农民日报，2021－3－11（第005版）

［3］陆献峰．德国乡村振兴与森林康养的启示［J］．浙江林业，2018（09）：40－41．

［4］安文杰，李军．德国森林可持续经营管理制度的经验及启示［J］．温带林业研究，2020，3（3）：21－30．

［5］何彬生，贺维，张炜，等．依托国家森林公园发展森林康养产业的探讨——以四川空山国家森林公园为例［J］．四川林业科技，2016，37（1）：81－87．

［6］江腾宇，彭检贵，等．森林经营理论的发展历程［J］．湖北林业科技，2017，46（3）：50－52．

［7］于政中．森林经理学［M］．北京：中国林业出版社，1995：37－42．

［8］施昆山．世界森林经营思想的演变及其对我们的启示［J］．世界林业研究，2004（5）：1－3．

［9］刘朝望，王道阳，乔永强．森林康养基地建设探究［J］．林业资源管理，2017（2）：93－96＋156．

［10］晏琪，刘苑秋，文野，等．基于因子分析的森林康养空间评价指标体系研究［J］．中国园林，2020，36（1）：81－86．

［11］李秀云，李俊杰，康丽滢．基于八要素模型的京津冀森林康养基地评价及承德策略［J］．经济研究参考，2017（47）：71－79．

陆　国际借鉴篇

.